AF501505

TRAITÉ

THÉORIQUE ET PRATIQUE

DE LA

MÉTHODE ANESTHÉSIQUE.

Ouvrages du même Auteur.

Clinique de la maison des aliénés de Montpellier, in-8, 1833.

Anatomie et physiologie des annexes du fœtus, in-8, Montpellier, 1834.

Tableau des progrès de l'anatomie dans l'école de Montpellier, in-8, 1837.

Discours sur la certitude de la physiologie, in-8, Strasbourg, 1838.

Discours sur l'avenir de la physiologie, in-4, Strasbourg, 1838.

Éloge de Dugès, Montpellier, in-8, 1840.

Parallèle de Delpech et de Dupuytren, in-8, 1841.

Mémoire sur les fissures congénitales des lèvres, in-8, 1841.

Études chirurgicales sur Hunter et Desault, in-8, 1842.

De la Bile, de ses variétés physiologiques, de ses altérations morbides, in-8 avec figures, Montpellier, 1843.

La Médecine et les Poëtes latins, in-8, 1843.

Observations et réflexions sur quelques variétés rares de luxations, in-8, 1843.

Mémoire sur un nouvel appareil pour le traitement des fractures de la mâchoire inférieure, in-8, 1843.

Des succès et des revers en chirurgie, in-8, 1844.

Études sur le Chyle, in-8, Paris, 1844.

De la lymphe et de ses altérations pathologiques, in-8, Montpellier, 1845.

Mémoire sur les lésions des artères fessière et ischiatique et sur les opérations qui leur conviennent, in-8, Paris, 1845.

Introduction à l'étude de la clinique chirurgicale, in-8, Montpellier, 1845.

De l'insuffisance de l'humeur aqueuse à la suite de l'opération de la cataracte et dans quelques autres cas, in-8, 1846.

Mémoire sur les tumeurs syphilitiques des muscles et de leurs annexes, in-8, Paris, 1846.

Des larmes sous les rapports physiologique et pathologique, in-8, Montpellier, 1847.

Des injections iodées et des injections vineuses dans le traitement de l'hydrocèle, in-8, Paris, 1848.

De la lithotritie par les voies accidentelles, in-8, Paris, 1849.

Paris. — Imprimerie de L. Martinet, rue Mignon, 2.

TRAITÉ

THÉORIQUE ET PRATIQUE

DE LA

MÉTHODE ANESTHÉSIQUE

APPLIQUÉE A LA CHIRURGIE

ET AUX DIFFÉRENTES BRANCHES DE L'ART DE GUÉRIR,

PAR

E.-F. BOUISSON,

Professeur de clinique chirurgicale à la Faculté de médecine de Montpellier,
Chirurgien en chef de l'hôpital civil et militaire Saint-Éloi,
Membre correspondant de l'Académie nationale de médecine, etc.

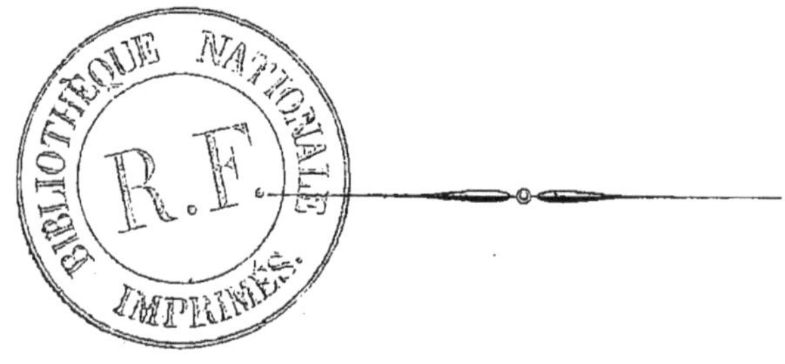

PARIS,

CHEZ J.-B. BAILLIÈRE,

LIBRAIRE DE L'ACADÉMIE NATIONALE DE MÉDECINE,

RUE HAUTEFEUILLE, 19, CI-DEVANT RUE DE L'ÉCOLE-DE-MÉDECINE, 17.

A LONDRES, CHEZ H. BAILLIÈRE, 219, RÉGENT-STREET.

A MADRID, CHEZ C. BAILLY-BAILLIÈRE, CALLE DEL PRINCIPE, 11.

1850.

1849

TRAITÉ THÉORIQUE ET PRATIQUE

DE LA

MÉTHODE ANESTHÉSIQUE

APPLIQUÉE A LA CHIRURGIE

ET AUX DIFFÉRENTES BRANCHES DE L'ART DE GUÉRIR.

INTRODUCTION.

Les dernières années qui viennent de s'écouler ont apporté un grave sujet de discussion aux académies et d'épreuve à l'enseignement clinique. C'était sur ce double terrain que devait se débattre et se résoudre la question des inhalations anesthésiques, l'une des innovations les plus importantes introduites dans le domaine de la chirurgie. Assez heureusement placé pour pouvoir vérifier les faits, à l'abri des communications agitées et hâtives qui auraient pu compromettre le succès d'une découverte aussi féconde que celle de l'insensibilité artificielle, si je n'ai pas eu la satisfaction de participer à la première moisson des résultats livrés à la curiosité du public, j'ai eu du moins l'avantage de commencer mes observations à un moment où il était possible de leur donner une direction rationnelle, et d'éviter ainsi de rester obstinément attaché, comme quelques chirurgiens, aux premières impressions produites par le hasard des essais.

Dans de telles circonstances, j'ai pu procéder avec méthode, mettre en usage de bons appareils, avoir égard aux indications, apprécier la valeur respective des agents anesthésiques, et réunir, en un mot, toutes les conditions propres à faire naître une conviction libre et réfléchie. Pour la faire partager à mes lecteurs, je dois non seulement leur soumettre mes propres recherches ou observations, mais encore exposer l'état du sujet avec une extension suffisante. Cette œuvre d'ensemble et de coordination est d'autant plus nécessaire que, jusqu'à ce jour, les investigateurs ont porté leur contingent sans ordre, et qu'il devait résulter de cette confusion de matériaux très variés, et quelquefois contradictoires, le doute et l'obscurité. Dieffenbach avait conçu le projet que j'essaie de réaliser aujourd'hui. Une mort inopinée a privé la science des lumières que l'illustre chirurgien de Berlin aurait jetées sur cette question. Depuis lors, aucun ouvrage complet (1) n'ayant été publié sur la *méthode anesthésique*, il m'a paru qu'il y avait opportunité à rapprocher les matériaux du sujet, de manière à faciliter la solution des nombreux problèmes qu'il renferme, et à y joindre les faits nouveaux ou les rectifications qu'il m'a été permis d'apporter. Il est probable que le temps, juge souverain de tous les progrès, modifiera, sous quelques rapports, les idées actuelles, et qu'un jour plus vif éclairera certains détails encore mal appréciés ; mais s'il y a quelque inconvénient à exposer une question scientifique avant le dernier terme de son évolution, il y a, en retour, un incontestable avantage à fixer l'état où elle se trouve à un moment donné, afin que le progrès marqué à ce point se développe à l'abri des premières incertitudes. C'est le sort de tous les systèmes de faits et d'idées : pour arriver à la science complète et formulée, il a fallu exposer plusieurs fois la science en travail. L'œuvre que nous nous proposons d'écrire repose néanmoins sur des faits assez nombreux et assez avérés pour ne pas encourir, sous ce rapport, le risque d'être prématurée.

La découverte de la propriété que possèdent certains corps volatils introduits dans l'organisme de produire l'insensibilité en respectant la vie, est l'une des plus utiles que l'on puisse citer. Elle doit à son utilité même d'avoir retenti ailleurs que dans la sphère purement médicale, et d'avoir préoccupé les savants de tous les ordres. et même le public, dans un moment où l'enthousiasme,

(1) Les publications de MM. Chambert et Lach ne concernent que l'emploi de l'éther sulfurique ; le travail principal de M. Sédillot n'est relatif qu'au chloroforme ; l'ouvrage commencé par M. Simonin (de Nancy), quoique plus général, est plutôt une collection raisonnée d'observations cliniques qu'un traité didactique sur la matière. — Il a paru aussi sur l'ensemble de la question diverses brochures ou dissertations parmi lesquelles nous devons distinguer la thèse de M. le docteur A. Courty, présentée au concours pour l'agrégation. Montpellier, 1849.

soulevé par d'autres découvertes, ne semblait pas épuisé. L'année 1846 sera célèbre dans l'histoire des sciences : elle a vu éclore des résultats, des inventions ou des découvertes d'application qui honorent l'esprit humain, élargissent le champ de l'industrie ou atténuent les maux de notre espèce. Un nouveau corps céleste, déterminé par la seule puissance du calcul, le coton azotique, enfin un agent efficace contre la douleur liée aux opérations chirurgicales, voilà assurément un magnifique tribut apporté par la science. Les deux mondes ont eu leur part de gloire ; mais, si nous avions à la peser, nous n'hésiterions pas à couronner la conquête faite dans la patrie de Franklin et de Jackson. Si la découverte astronomique se distingue par la grandeur des difficultés vaincues, la découverte médicale brille par le nombre et l'utilité des services qu'elle a rendus. La première a fait éclater les ovations de l'Académie, les encouragements et les récompenses des souverains ; la seconde a été surtout appréciée et bénie par les hommes malheureux et souffrants. Leverrier a glorifié l'humanité, Jackson l'a servie.

Sans insister davantage sur un parallèle dont les termes appartiennent à des catégories trop différentes pour qu'il puisse être poursuivi sous de nombreux rapports, il nous suffira de rappeler, comme trait remarquable de l'histoire médicale contemporaine, que l'introduction des inhalations éthérées dans la pratique a reçu un accueil conforme à son importance, et n'a pas eu à lutter contre les dénégations passionnées qui ont souvent fait obstacle à l'avénement d'autres idées nouvelles. Sans doute, quelques exemples d'opposition peuvent être cités ; on doit reconnaître aussi que des erreurs, évidemment causées par l'empressement trop grand qu'on a mis à publier des observations insuffisantes, des espérances exagérées, des éloges ou des reproches mal fondés, ont contribué à obscurcir une question dont la solution exigeait du temps et du calme. Mais, quand on songe avec quel labeur certaines vérités sont sorties de l'orage des discussions, on ne peut qu'être frappé de l'accord des opinions sur le fait principal qui, en ce qui concerne l'éther, a surgi avec la puissance de l'évidence, et a immédiatement rejeté le débat sur les points accessoires. La question mise à l'étude sur une vaste échelle, dans les hôpitaux, dans les académies, dans la presse, en Amérique, en Angleterre, à Paris, en province et bientôt dans tous les points de l'Europe, s'est développée avec rapidité et s'est bientôt grossie de matériaux sans nombre. Comment les médecins eussent-ils pu rester indifférents à l'annonce d'un moyen capable d'anéantir la douleur, de prévenir son développement dans les opérations chirurgicales, ou de simplifier diverses maladies où l'excitation nerveuse prédomine? Il n'en fallait pas tant pour stimuler le zèle. Chacun s'est mis à l'œuvre et a fourni sa part d'observations, d'expériences, de communications. Ce qui devait arriver est résulté de cette immense contribution apportée par l'ardeur scientifique, par le dévouement médical, par l'amour-propre même; car tous les sentiments ont soutenu les investigateurs dans leurs recherches. Le terrain de la science a été encombré, et l'on n'a pas tardé à reconnaître que l'exubérance des matériaux mal élaborés nuisait à leur examen, et que la confusion des faits et des idées en étouffait la valeur et l'application.

A l'œuvre générale et ardente d'expérimentation, doit succéder l'œuvre particulière et calme d'appréciation. Les académies ont désigné des commissions chargées de juger l'état de la question. Déjà un jugement émané de ces sources élevées a pu contribuer à détruire les incertitudes, à fixer les opinions flottantes. L'Académie de médecine maintiendra-t-elle ses décisions au sujet du chloroforme? Bornons-nous à constater pour le moment que les académies posent plutôt des conclusions qu'elles n'en développent les motifs. Les rapports ne peuvent équivaloir à des traités, et les arrêts des hautes cours médicales ou scientifiques ne sauraient empêcher les efforts individuels de s'exercer avec utilité sur une matière où le besoin d'affermir la vérité par le nombre et la coordination des preuves se fait sentir avec une sorte d'urgence.

Ce dernier motif, auquel nous pouvons joindre l'obligation où nous ont placé les devoirs de notre enseignement clinique d'étudier la question et d'en exposer les détails aux élèves de notre faculté, nous ont décidé à rassembler dans un cadre méthodique les détails d'un sujet qui a pris aujourd'hui des proportions fort étendues. Il ne s'agit plus seulement d'une vérité à démontrer. Si l'on réclame un terme au doute, ce désir n'est plus relatif au fait de l'insensibilité qui succède à l'action des agents dits anesthésiques; mais, à la mesure dans laquelle il faut la produire, à l'étude approfondie de chacun des détails de cette remarquable action, à l'examen de l'opportunité de sa provocation et enfin à la discussion particulière et complète des nombreuses questions qui sont comprises dans ce sujet, élargi et revêtu d'un caractère déjà si complexe, que plusieurs sciences interviennent dans son exposition. L'étude de l'éthérisation comprend en effet des notions empruntées à la chimie, à la physiologie, à la pathologie, à la thérapeutique; des considérations afférentes à la psychologie ne sont pas même étrangères à son domaine; et si l'on ajoute à ces points de vue déjà si variés les considérations qui appartiennent intrinsèquement au sujet, on ne tardera pas à se convaincre qu'il a pris rang parmi ceux dont l'importance et la complication exige une exposition monographique. Le plan de notre sujet devant se dérouler dans un ordre que nous croyons naturel, nous nous dispensons d'en faire une exposition abrégée et justificative. La plupart de ces réductions préalables d'une matière à traiter, sous prétexte d'en éclairer les difficultés, ne sont qu'une apologie déguisée aux faibles avantages de laquelle nous ne devons pas sacrifier le temps des lecteurs.

CHAPITRE PREMIER.

LES TROIS FINS DE LA THÉRAPEUTIQUE CHIRURGICALE.

La grande chirurgie en exercice, c'est-à-dire considérée dans l'exécution des opérations sanglantes et douloureuses, s'est toujours préoccupée de trois points principaux :

Arrêter le sang;

Atténuer ou supprimer la douleur;

Obtenir promptement la cicatrisation de la plaie résultant de l'opération.

§ Ier. Hémostasie.

De ces trois problèmes, le premier peut être considéré comme résolu d'une manière satisfaisante. Les moyens de compression destinés à prévenir l'hémorrhagie pendant la durée de certaines opérations, des amputations, par exemple, sont appliqués d'après des règles précises et des indications anatomiques exactes, et si leur action ne va pas jusqu'à suspendre absolument le cours du sang dans les divisions artérielles qui correspondent à la région intéressée par les instruments de chirurgie, elle est au moins suffisante pour que le malade ne coure aucun danger et que l'opération elle-même n'éprouve aucun obstacle. L'hémostasie définitive, exécutée au moyen de la ligature des vaisseaux, n'est pas moins efficace que l'hémostasie préventive. Ce moyen, dont l'idée seule appartient aux anciens, mais dont l'application à la pratique et la valeur démontrée sont le fruit du génie d'Ambroise Paré, remplit si bien les vues du chirurgien, qu'il n'a pu être perfectionné et qu'il a fallu renoncer à toutes les substitutions que certains chirurgiens se sont efforcés de faire adopter à diverses époques, telles que le froissement, la torsion des artères, etc.

§ II. Réunion immédiate.

Le dernier but de l'art chirurgical, celui qui consiste à obtenir une prompte cicatrisation, est moins sûrement atteint que le premier. Mais les dangers sont évités, les pansements irrationnels sont depuis longtemps proscrits, et si quelques praticiens hésitent encore entre la réunion immédiate et la réunion secondaire, si d'autres préconisent différents moyens de régulariser le travail de la nature, de prévenir ou de modérer le développement de l'inflammation, tels que les applications réfrigérantes ou les appareils à incubation dans l'air chaud, il n'en est pas moins avéré que, sous le rapport indiqué, l'art n'est pas absolument impuissant. Sans doute, la cicatrisation est une œuvre de la vie, mais elle est singulièrement favorisée par certaines pratiques chirurgicales. Quand on voit les plaies des lèvres ou de la face guérir en quelques jours par l'emploi de la suture entortillée, quand on voit l'adhésion être solide lorsqu'on retire les aiguilles, on ne peut récuser les puissants avantages de la réunion immédiate, et si des habitudes routinières n'entretenaient de fâcheux préjugés contre l'application générale de ce moyen, on reconnaîtrait que la réunion immédiate n'a pas seulement des chances de succès dans les cas de plaies de la face. Les solutions de continuité de presque toutes les régions, accidentelles ou consécutives à des opérations de chirurgie, peuvent efficacement recevoir l'application de ce moyen. On voit tous les jours à Montpellier les plus graves opérations suivies d'une guérison complète dans un délai de huit ou dix jours, et c'est là, sans doute, un témoignage suffisant des progrès de la chirurgie, en ce qui concerne l'art de faciliter la réunion des plaies. Ces faits sont même loin d'être nouveaux. L'école de Hunter et celle de Delpech les ont mis en lumière, leur ont donné une forme scientifique et une démonstration non équivoque. Mais, aux époques mêmes où la réunion immédiate, aidée ou non de l'emploi des sutures, était le plus en défaveur, il s'est trouvé des praticiens éclairés qui l'ont adoptée et maintenue, comme pour protester contre son oubli et lui assurer une durée continue depuis Celse jusqu'à nos jours.

§ III. Anesthésie artificielle.

Quant au problème qui consiste dans la suppression ou l'atténuation de la douleur, il a marché beaucoup plus lentement vers sa solution, et cependant la douleur, presque aussi redoutée que l'hémorrhagie, a constamment fixé l'attention des chirurgiens. On a toujours compris qu'un moyen propre à la prévenir serait un immense progrès dont profiteraient simultanément le malade et l'opérateur ; le premier, en échappant aux effets psychologiques et vitaux de la souffrance, le second en ayant la faculté d'accomplir l'acte opératoire avec calme. Ce problème, si longtemps rebelle aux tentatives ou si faiblement dévoilé dans quelques uns de ses points par divers moyens que nous énumérerons bientôt, est enfin résolu. Mais pour apprécier plus exactement l'intérêt du nouveau progrès de l'art chirurgical, il est utile de rappeler préalablement et d'une manière succincte les principaux effets de la douleur produite par les opérations.

CHAPITRE II.

DE LA DOULEUR PRODUITE PAR LES OPÉRATIONS CHIRURGICALES.

§ Ier. En quoi elle diffère de la douleur traumatique accidentelle.

La douleur qui se produit pendant que l'on exécute les opérations de chirurgie, diffère des autres douleurs traumatiques par les dispositions morales où se trouve l'individu qui doit être opéré, par l'influence qu'elle reçoit de la durée, la nature ou le siége de l'opération, par le genre de réaction qu'elle développe chez celui qui la subit.

Il n'entre pas dans mon objet de traiter de la douleur d'une manière générale, encore moins d'imiter certains chirurgiens qui ont trouvé la matière assez belle pour en faire le sujet d'une amplification qu'un rhétoricien n'eût pas désavouée. Marc-Ant. Petit (1) et M. Renauldin (2) ont laissé peu à faire à ce point de vue, mais pour leur rendre toute justice, ils ont mis de l'intérêt dans leur exposition, malgré la prolixité ornée à laquelle ils se sont abandonnés. Je renvoie au travail de Bilon (3) ceux qui seraient désireux de connaître les variations que le siége et les tissus de l'organisme peuvent imprimer à la douleur. Quant à ceux qui auraient la curiosité de peser les arguments à l'aide desquels on a eu la prétention de prouver que la douleur est un bien, ils pourront consulter les anecdotes fidèlement retenues et banalement citées des stoïciens ou de quelques personnages historiques de la trempe de Possidonius et d'Épictète. Ce qui peut paraître étonnant, c'est qu'un homme versé dans les connaissances médicales et qui aurait dû être renseigné par l'expérience pratique sur les tristes effets de la douleur, B. Mojon de Gênes (4), ait pu soutenir qu'elle était un bien. Dire que la douleur est utile, c'est avouer que la médecine ne l'est pas. Les philosophes, qui prétendent que la douleur est nécessaire pour sentir le plaisir, mériteraient d'être mis à l'épreuve. Quant à ceux qui se bornent à dire qu'elle est une ressource naturelle liée à l'instinct de la conservation et qui nous sert à fuir le danger, ils confondent la douleur avec la sensibilité.

La douleur est une exaltation irrégulière et dangereuse de la sensibilité. Quand elle se lie aux opérations chirurgicales, elle en est une complication d'autant plus fâcheuse qu'elle ne se borne pas seulement à troubler l'exécution de l'opération, mais que son influence survit à celle-ci et continue à déranger l'organisme.

L'idée de la douleur et celle de l'opération chirurgicale semblent tellement inséparables, que les malades bien informés sur ce point,

(1) *Discours sur la douleur*. Lyon, 1798.

(2) *Dictionnaire des sciences médicales*, article DOULEUR.

(3) *Dissertation sur la douleur*. Paris, an XI, in-8.

(4) *Sull' utilità del dolore*. Gênes, 1811. — Trad. en français, avec des notes, par Michel. Paris, 1843, in-12.

malgré les louables illusions que cherchent à leur suggérer les chirurgiens, sont dans un état de préoccupation morale fâcheuse et qui dispose à sentir plus vivement les souffrances. Cette préoccupation est à la douleur ce que l'attention est aux sensations ordinaires; elle en facilite la perception, elle prépare l'analyse de tous les détails que cette épreuve va fournir. L'imagination, qui a plus de part que le jugement dans cette appréciation anticipée des impressions à subir pendant l'opération, va toujours au delà du but, et le tableau que le malade se trace à lui-même des souffrances qu'il redoute constitue déjà le premier trait dont il sent l'aiguillon. Le sommeil le fuit, l'appétit s'éteint, les forces se dépriment, le refroidissement, la pâleur et les phénomènes qui annoncent la concentration des actes vitaux se produisent à un degré variable, suivant les individus, et constituent des conditions fâcheuses pour l'opération elle-même. L'influence de cette préoccupation est si réelle, elle tient si exactement à l'état moral des sujets, qu'elle n'est pas toujours en rapport avec l'importance et la gravité des opérations. J'ai vu, comme tous les chirurgiens, des malades qui éprouvaient un trouble excessif à l'idée d'une opération légère en elle-même, mais que l'imagination leur présentait sous le jour le plus sombre. C'est pour obvier aux dispositions fâcheuses que développent chez les malades les réflexions auxquelles ils se livrent sur le jour, l'heure, la nature de l'opération dont on cherche en vain à leur démontrer la nécessité et l'innocuité, que certains chirurgiens se sont élevés contre la longue durée des préparations à faire subir aux malades et comme contre les préparations elles-mêmes. Pouteau avait poussé l'éxagération sur ce point jusqu'à vouloir supprimer même certaines précautions physiques et locales indispensables à l'exécution régulière des opérations; c'est tomber d'un excès dans un autre. S'il convient d'éviter l'appareil de la douleur, d'en dissimuler toutes les apparences, d'en chasser jusqu'à l'idée, il ne faut pas faire à ce but le sacrifice de précautions non moins indispensables pour assurer le succès des opérations.

§ II. Influence de l'état moral sur la douleur chirurgicale.

L'idée de la douleur n'agit pas, au reste, au même degré sur tous les malades. Ses effets varient comme la constitution morale.

Sous ce rapport il faut distinguer :

Les malades pusillanimes par ignorance ;

Les pusillanimes par caractère ;

Les malades indifférents ou insensibles ;

Les malades résignés ;

Les malades réellement courageux ;

Ceux qui n'ont qu'un faux courage.

Chacune de ces natures psychologiques est diversement influencée par l'opération et réagit différemment sur ses effets.

A. Les malades *pusillanimes par ignorance* sont particulièrement les enfants qui ne sauraient concevoir une idée exacte de ce qu'on se propose de faire et qui redoutent instinctivement la douleur, sans apprécier, ni exagérer ses effets. Il est rare toutefois que l'appréhension qu'ils éprouvent dépasse de beaucoup le moment où on leur parle de l'opération ; la mobilité naturelle de leurs idées, l'impossibilité où ils sont de juger sainement ses résultats, la facilité avec laquelle on agit sur eux par des artifices dont leur confiance et leur crédulité assurent souvent le succès, permettent de leur épargner les effets de la crainte. A ce point de vue, les enfants présentent des conditions favorables. Mais s'ils sont fréquemment à l'abri de la douleur redoutée, la sensibilité propre au jeune âge leur fait vivement sentir la douleur physiologique provoquée par les opérations. Les spasmes, les convulsions peuvent aggraver leur position, mais généralement ces effets sont de courte durée, et les enfants perdent promptement le souvenir du mal qu'ils ont éprouvé.

B. Les malades *pusillanimes par caractère* constituent la catégorie la plus fâcheuse, et celle sur laquelle la crainte, la réalité ou le souvenir de la douleur exercent la plus dangereuse influence. On a souvent cité l'exemple d'un calculeux chez lequel Desault avait fait avec l'ongle le simulacre de la première incision nécessaire pour la taille, et qui fut tellement impressionné de ce qu'il croyait être l'opération elle-même, qu'il fut pris d'un tremblement nerveux dont la mort fut le résultat. J'ai vu à Strasbourg, dans le service de M. Bégin, un malade atteint d'une carie du pied, et dont l'état général pouvait faire bien augurer de l'opération. Lorsqu'on lui annonça qu'il fallait amputer la jambe, il fut pris d'une diarrhée subite et de quelques autres complications qui se terminèrent promptement par la mort. Un malade, à qui j'excisai, en 1846, un bouton cancéreux de la lèvre, se présenta en tremblant dans la salle des opérations. Gourmandé sur sa faiblesse, il parut reprendre courage, et commanda lui-même le premier temps de l'opération. Mais une grande pâleur se répandit sur ses traits au moment où il vit l'instrument; il fallut l'opérer avec une grande célérité, et à peine était-il débarrassé de son mal, qu'il tomba dans une syncope profonde, bien qu'il n'eût presque pas perdu de sang. Cette syncope fut longtemps rebelle aux moyens usités en pareil cas; il fallut insister sur les plus actifs pour ranimer le malade vaincu par l'idée de la douleur. Chez de pareils sujets, les opérations ont souvent des suites graves. Ce ne sont pas seulement des troubles nerveux qui se manifestent, mais des affections fébriles, insidieuses, des inflammations sourdes et de mauvaise nature, des phlébites, des angioleucites, des érysipèles, et tout le cortége des complications graves, dont on méconnaît quelquefois les relations avec la douleur, mais que celle-ci tient réellement sous sa dépendance à cause de l'ébranlement qu'elle a imprimé à l'organisme, et par lequel il a été disposé à toutes ces perturbations.

C. Il est des malades absolument *indifférents* ou *insensibles* que l'idée d'une opération ne trouble pas, que son exécution ne paraît pas émouvoir, et qui, en réalité, ne témoignent par aucun trouble de l'action qu'ils ont subie. J'ai plusieurs fois rencontré de semblables malades, mais c'étaient particulièrement des hommes du Nord. Les Méridionaux sont plus impressionnables et ne se croient pas déshonorés pour avoir crié. L'insensibilité peut être considérée comme un privilége pour les malades qui ont à subir d'importantes opérations; ils portent avec eux une prophylaxie naturelle contre la douleur, cette redoutable compagne de l'art chirurgical, et l'éther ne leur est pas nécessaire. J'ai opéré, en 1847, un Alsacien qui portait un lipome assez volumineux de la région dorso-cervicale. Je l'engageai à respirer de la vapeur d'éther pour lui épargner toute souffrance; il me répondit qu'il ne redoutait pas la douleur, qu'il s'était blessé plusieurs fois sans avoir beaucoup souffert, qu'il s'était lui-même ouvert souvent des varices avec un couteau, et que l'éther le fatiguerait plus que l'opération. Celle-ci fut assez longue, la tumeur projetait des racines adhérentes qu'il fallut disséquer avec soin. Pas un mouvement, pas un cri, pas la moindre altération dans les traits ne furent reconnus pendant la durée de cette opération, qui fut terminée par l'application des points de suture, et le malade quitta la salle des opérations en me remerciant et en racontant des historiettes gaies aux assistants. On comprend que chez de tels malades, les opérations n'aient aucun retentissement fâcheux; ils sont de la catégorie de ces hommes que Montesquieu caractérise en disant qu'il faut les écorcher pour les chatouiller. C'est une bonne fortune pour un chirurgien que de rencontrer de pareils malades.

D. Les malades *résignés* constituent une catégorie assez remarquable, et dont le chirurgien doit respecter d'autant plus les douleurs, que celles-ci ne sont pas amoindries par leurs dispositions morales, mais seulement attendues ou tolérées avec plus de patience. La plupart des personnes qui se trouvent dans ce cas, cherchent un auxiliaire dans les pensées religieuses, elles considèrent le mal qu'elles vont endurer comme une épreuve attachée à leur existence et dont le prix a pour condition une soumission absolue. Mais quoique la tolérance de la douleur soit considérée comme un devoir à remplir, l'idée de son acuité n'est point effacée; des efforts intérieurs agitent l'âme pour la disposer à supporter une épreuve à laquelle la raison consent, dont la foi fait supporter la perspective, mais que la nature combat d'autant plus énergiquement que la décision semble plus méritoire. Aussi les malades résignés n'ont-ils pas toujours la récompense de leur vertu au point de vue médical. J'ai vu plusieurs fois des sujets opérés dans de telles dispositions morales, et après ces luttes intérieures qui avaient précédé la résignation, éprouver des spasmes très pénibles, des fièvres nerveuses, ou tomber dans un état adynamique. Aussi le chirurgien doit-il distinguer dans les effets de la résignation, ceux qui peuvent être salutaires au malade et ceux qui indiquent une longue agitation intérieure et ne pas négliger pour ces derniers toutes les précautions qui peuvent atténuer la douleur. Les femmes composent en grande majorité les malades dont nous caractérisons, en ce moment, l'état moral. Un grand nombre doivent aux convictions religieuses et à la résignation qui en est la conséquence la force de supporter, sans se plaindre, les opérations les plus longues et les plus pénibles. Mais ce silence, qui étonne souvent les assistants et qui est favorable à l'opération, n'est pas toujours l'interprête fidèle du calme de l'âme et la douleur n'enfonce pas ses aiguillons avec moins d'énergie et n'en prépare pas moins des complications ultérieures.

La crainte de la douleur suscite quelquefois une résignation apparente dont le chirurgien doit se défier. Certains individus, après avoir longtemps envisagé l'opération qu'on leur propose avec un véritable effroi, font de violents efforts pour sortir de la stupeur où ils étaient plongés. Honteux de leur faiblesse, ils s'exaltent brusquement, et se font illusion sur leur propre résignation. Peu de dispositions morales sont plus défavorables que celle-là. Dupuytren dit que ceux qui les présentent se livrent au chirurgien plutôt en victimes qu'en hommes armés de résolution, et que, malgré leur décision apparente, ils demeurent frappés de la pensée que l'opération projetée leur sera funeste. L'expérience confirme cette observation.

E. Les malades *réellement courageux* obtiennent plus sûrement leur guérison. Les conditions les plus favorables sont celles d'une véritable énergie morale qui lutte contre la douleur sans exaltation et sans faiblesse. Cette vertu morale n'est heureusement pas rare ; elle est soutenue par la raison qui fait préférer aux malades la douleur passagère de l'opération à la douleur constante de la maladie pour laquelle on la pratique. On l'observe particulièrement chez les adultes, chez les hommes d'un esprit éclairé. Un grand nombre de personnages dont le nom est cité dans l'histoire en ont offert des exemples ; la pratique des chirurgiens militaires en fournit surtout de nombreux modèles. Les malades courageux ne subissent que les effets physiques ou vitaux de la douleur, mais ils échappent à ses effets psychologiques et le calme de l'âme réagit sur le corps dont les actions vitales se régularisent plus promptement.

Il est certains individus qui, sans avoir précisément un courage moral très élevé, luttent avec succès contre l'idée de la douleur, et échappent facilement à ses effets destructeurs. Ce sont des individus qu'une destinée malheureuse a mis dans le cas d'avoir à subir plusieurs opérations. Pourvu que la constitution ne soit pas viciée, il s'établit dans l'organisme une sorte de tolérance qui semble affaiblir graduellement l'action de la douleur. J'ai ouvert plusieurs abcès à un malade nommé Gibely, qui était dans mon service chirurgical en 1846, et dont l'existence entière était un tissu de vicissitudes pathologiques. Embarqué sur le vaisseau *le Tonnant*, qui avait sauté à la bataille d'Aboukir, Gibely fut jeté à la mer, et nagea pendant plusieurs heures pour se sauver. Il assista à la plupart des siéges ou combats auxquels prit part l'armée d'Orient, et eut le bras droit cassé dans l'une de ces batailles. Rentré dans ses foyers, il eut une hernie inguinale droite qui s'étrangla, et qu'il fallut opérer. Plus tard, un ulcère cancéreux se manifesta à la face, et exigea l'application de la poudre arsenicale. Ce malheureux eut encore la jambe gauche fracturée par les roues d'une diligence. Il eut une pustule maligne à l'avant-bras droit. M. Lallemand lui fit la taille hypogastrique en 1839, et, d'après les indications fournies par M. Franc, Gibely, aujourd'hui fort âgé, mais supportant bien sa vieillesse, aurait eu une imperforation de l'urètre à sa naissance, un hypospadias, à quoi il faut encore ajouter des rhumatismes, la syphilis et un rétrécissement urétral.

F. Les malades que la douleur chirurgicale éprouve souvent de la manière la plus fâcheuse, sont les *fanfarons* des salles d'opérations. Ces malheureuses victimes de la peur et de la douleur en éprouvent toutes les angoisses intérieures, et, par une vaine parade de bravoure, ils veulent paraître impassibles ou même ils affrontent la douleur en paroles ridicules. Certains cherchent à se dominer pour ne pas crier; mais l'expression de leur visage ou l'abattement de leurs forces trahit le véritable état de leur âme. L'exaltation factice qu'ils croyaient pouvoir soutenir devient pour eux un rôle impossible, et leurs efforts déraisonnables n'ont fait qu'aggraver leur position. Les suites des opérations pratiquées sur de tels sujets sont souvent funestes.

Les détails qui précèdent peuvent servir à faire apprécier les différences qui existent entre la douleur chirurgicale et la douleur liée aux lésions traumatiques accidentelles. Dans le premier cas, l'appréhension, l'inquiétude précèdent la douleur, et elles la rendent plus vive dans le cours de l'opération, à cause de l'attention que l'âme prête à son exécution. Dans les cas de traumatisme, toute préoccupation est supprimée. Les individus qui éprouvent un accident grave sont quelquefois distraits au moment de l'accident, et cette distraction peut être poussée jusqu'au point de laisser quelques instants les blessés dans l'ignorance du coup qui les a frappés. La rapidité d'action de la cause vulnérante contribue aussi à déguiser la douleur ; les efforts auxquels le blessé se livre ordinairement pour échapper aux effets de l'accident, en atténue la gravité ; enfin, s'il est un grand nombre de lésions traumatiques essentiellement douloureuses, il en est aussi dans lesquelles le traumatisme produit un ébranlement local qui engourdit la sensibilité des parties frappées, et s'oppose à la perception de la douleur. Les plaies contuses sont, à des degrés variables, dans ce dernier cas. Toutes ces circonstances modifient les effets de la douleur, et servent à faire comprendre comment celle qui se produit pendant les opérations de chirurgie est réellement dans une catégorie spéciale, et doit fixer l'attention des hommes de l'art. Cette douleur est un effet si sérieux des opérations de chirurgie, que la différence paraît radicale entre deux opérations comparables du reste sous d'autres rapports. L'opération de la ténotomie sous-cutanée et celle de l'extirpation de l'ongle incarné peuvent être rapprochées sous le rapport de leur peu de durée, de leur innocuité ordinaire et de leur efficacité. Mais quelle différence la douleur n'établit-elle pas entre les deux cas : aussi les opérations chirurgicales douloureuses sont-elles considérées comme la ressource extrême de l'art. Ce n'est que lorsque tous les autres moyens ont échoué, et que l'indication de leur emploi devient urgente, qu'on se décide à les pratiquer.

§ III. De la durée et du siége de la douleur chirurgicale.

C'est surtout par sa *durée* que la douleur des opérations chirurgicales se distingue des autres douleurs traumatiques, ou de celle qui se produit par l'effet de l'inflammation ou de diverses maladies organiques. Presque toujours, dans les cas que nous venons d'indiquer, la douleur présente des intermittences ou des périodes de diminution qui la rendent plus supportable. La douleur chirurgicale n'a pour limites de son état le plus aigu que la durée même de l'opération ; elle se développe avec toutes les nuances que lui imprime la sensibilité spéciale des tissus intéressés depuis la peau et les cordons nerveux, qui sont les organes les plus sensibles, jusqu'aux organes fibreux et osseux dont la sensibilité est obtuse. Mais toutes ces variétés se combinent, ce sont autant d'impressions pénibles qui se confondent, pour le malade, en une sensation indéfinissable, et jettent l'organisme dans un trouble inconnu. Les forces du système nerveux, surtout, semblent s'épuiser. Les opérés, trop longtemps tourmentés, lorsque des circonstances insolites prolongent la durée ordinaire des opérations, tombent dans un état de prostration qui n'est pas sans ressemblance avec la syncope. C'est ce qui avait fait sans doute dire à Dupuytren que la douleur tue comme l'hémorrhagie. Au reste, les effets varient beaucoup, suivant le *siége* des opérations. Il est des régions essentiellement sensibles dont l'impressionnabilité peut être exagérée par la maladie qui réclame l'opération, et dont la division par l'instrument tranchant fait éclater la plus vive douleur. On sait combien les débridements des tissus étranglés par l'inflammation dans des régions abondamment pourvues de nerfs, telles que l'aisselle, la main et particulièrement les doigts, provoquent une souffrance aiguë. J'ai vu un malade délirer par le seul effet de la douleur occasionnée par l'ouverture d'un panaris.

§ IV. Modes particuliers de la douleur chirurgicale.

Le genre d'action exercée sur les tissus par le chirurgien fait varier les degrés et le caractère de la douleur. Il n'est pas nécessaire d'insister pour établir les différences de la douleur produite par un instrument tranchant bien affilé ou un peu obtus, par les instruments perforants, par les déchirures exercées par la scie, par l'ongle ou au moyen d'une traction, d'une torsion des tissus. La douleur que procure l'étreinte d'une ligature offre aussi des caractères spéciaux. L'action du feu exalte encore la sensibilité d'une manière particulière, et il faudrait passer en revue tous les genres d'opérations si nous avions à détailler les trop nombreuses formes que la douleur peut revêtir.

La sensibilité propre au sujet qui subit l'opération joue le plus grand rôle; tel est abattu par une opération médiocrement douloureuse: une piqûre de sangsue, l'acupuncture, une légère section de la peau, provoquent chez lui la syncope ou des spasmes. Tel autre supporte sans s'émouvoir l'amputation d'un membre. Mais les extrêmes ne peuvent servir à faire connaître les faits ordinaires. Le plus grand nombre des opérés supportent la douleur dans de certaines limites. Dans les cas où il n'existe pas de fâcheuses prédispositions, de sensibilité physiologique exagérée ou un état de grande préoccupation d'esprit, les opérations ordinaires, telles que les amputations, les ablations de tumeurs, ne produisent pas d'accidents spéciaux subordonnés à l'influence de la douleur, si l'action chirurgicale n'excède pas dix minutes ou un quart d'heure. Des opérations plus longues peuvent même être supportées sans que le danger les accompagne nécessairement. Mais une opération douloureuse qui exige une demi-heure est déjà la source de dangers réels. Si elle excède ce délai, le danger n'est plus équivoque, et j'ai entendu Delpech affirmer qu'une opération chirurgicale prolongée pendant trois quarts d'heure exposerait à des chances probables de mort.

§ V. Des suites morbides de la douleur chirurgicale.

Les effets de la douleur produite par les opérations chirurgicales n'étant pas constamment les mêmes, nous devons jeter un coup d'œil rapide sur leurs principales manifestations.

Toute lésion traumatique s'accompagne de phénomènes inévitables, qui sont des caractères symptomatiques dans l'état ordinaire, mais qui, poussés à un haut degré, se transforment, s'élèvent dans la signification médicale, et passent au rang de maladies spéciales et dominantes, c'est-à-dire fournissant des indications distinctes. Pour nous borner aux phénomènes de cet ordre, dont la douleur est le principe et dont une opération chirurgicale est la cause provocatrice, nous signalerons, dans les circonstances ordinaires, les effets inévitables, mais modérés, de la souffrance subie par l'organisme. La douleur causée par l'opération lui survit, mais amendée, diminuée, tolérable enfin ; l'organisme, encore sous l'influence de l'ébranlement qu'il a reçu, subit et exprime une modification plus ou moins durable, suivant les sujets, et que modifient surtout le tempérament, l'âge, le sexe et les habitudes.

A. Cette disposition transitoire qui marque l'intermédiaire entre l'exaltation purement nerveuse de l'opération et la fièvre traumatique qui doit se développer, est connue sous le nom d'*état nerveux*. Le pouls est concentré, les téguments sont contractés et refroidis, les urines claires et aqueuses ; il y a du tremblement, un peu de spasme général, une disposition au développement des sympathies que la douleur propre à l'opération peut avoir mises en jeu. En somme, il se produit ce qu'on nomme l'état nerveux, mode passager de l'économie créé et entretenu par la douleur, et qui présente ses indications distinctes.

Dans les cas plus graves, la douleur donne lieu à des phénomènes d'un ordre plus fâcheux, qui ne sont plus limités dans la sphère des symptômes, mais qui se changent en accidents ou en complications.

B. Les *spasmes* locaux sont des accidents assez ordinaires après les amputations ou d'autres opérations; tantôt partiels et bornés au siége de la lésion, ils se manifestent quelquefois sympathiquement dans d'autres organes : les spasmes gastriques et abdominaux, les vomissements qui en résultent surviennent assez fréquemment.

C. Les *convulsions* subordonnées à la douleur peuvent aussi éclater, quoique plus rares. On les observe surtout chez les enfants.

D. La douleur porte quelquefois son action sur les centres nerveux de manière à troubler l'intelligence, sans qu'il y ait complication de méningite ou d'inflammation cérébrale. Il se développe, dans ces cas, une forme particulière de délire qui a surtout fixé l'attention des chirurgiens modernes, et qu'on nomme, en raison de sa cause, *délire traumatique.* Cette espèce de délire, qui roule ordinairement sur la position du malade, sur les faits concernant sa profession, sur les résultats de la mutilation qu'il a subie, est remarquable par l'absence ordinaire de la fièvre; et il est si évidemment sous l'influence de la douleur, qu'on ne le voit guère survenir que dans le cas où celle-ci a été extrême, et que d'ailleurs le moyen le plus sûr de le soulager ou de le faire cesser consiste précisément dans l'administration des substances calmantes, de l'opium en particulier.

E. Un état différent, mais non moins dangereux, peut succéder à l'action profonde de la douleur : c'est la *stupeur*. Elle se manifeste à la suite de ces graves opérations dont le nom seul imprime la terreur à certains malades, la taille, par exemple; ou bien après ces aventureuses opérations que quelques succès ont importées dans la pratique, mais dont l'issue, plus souvent malheureuse, ne saurait inspirer trop de circonspection. Telles sont l'extirpation de la matrice, la ligature de l'aorte ou des deux carotides, la désarticulation totale du maxillaire inférieur, ou enfin ces grandes amputations, moins dangereuses au fond que les opérations, qui viennent d'être signalées, mais qui mutilent si profondément l'organisme, que la portion respectée est souvent insuffisante pour la réparation : telles sont la désarticulation coxo-fémorale, l'amputation simultanée de deux membres.

F. Le *tétanos* est encore une des conséquences de la douleur portée à l'extrême. Sans doute, cette complication si redoutable des lésions traumatiques n'est pas essentiellement subordonnée à la douleur, puisqu'on l'a vue succéder à des opérations ou à des blessures accidentelles peu importantes, puisque sa manifestation fréquente et presque épidémique chez les blessés et les opérés d'un corps d'armée révèle des influences d'un autre ordre, et qu'enfin son étiologie générale est, en somme, très complexe ; mais la douleur est une de ses causes les plus puissantes. On voit le tétanos survenir particulièrement à la suite des opérations qui ont intéressé des nerfs, où lorsque des corps étrangers, tels que des ligatures laissées dans les plaies étreignent ces tissus sensibles, ou lorsqu'on opère sur des régions naturellement pourvues de filets nerveux et de tissus fibreux où la tuméfaction inflammatoire ne peut s'accomplir en toute liberté, comme dans certaines lésions du pied, ou bien encore lorsque des pansements irrationnels et irritants prolongent la douleur à la surface des plaies. Dans tous ces cas, l'organisme surexcité peut réagir d'après le sens morbide qui se révèle par le tétanos; et le caractère de cette réaction est si grave, que malgré la thérapeutique la plus active, la mort en est la conséquence ordinaire. Heureusement, dans nos climats et dans l'état actuel des progrès de la chirurgie, le tétanos est rare à la suite des opérations.

Quoi qu'il en soit, et sans insister davantage pour dérouler le cortége des accidents que la douleur tient sous sa dépendance, il est évident que ceux qui sont caractérisés par des désordres de nature nerveuse sont assez nombreux ; et si l'on ajoute l'influence que la douleur ressentie dans les parties opérées exerce sur le développement ultérieur de l'inflammation, on possédera des motifs de conviction suffisants pour comprendre qu'une des tendances progressives de l'art devait être de combattre, de détruire ou de prévenir ce redoutable élément morbide, et que l'avenir de la chirurgie dépendait spécialement du succès ou de l'impuissance des efforts destinés à lutter contre la douleur.

La recherche des moyens propres, non seulement à la détruire mais à la prévenir, était trop naturelle pour appartenir seulement à une époque ou à un homme. On y a toujours songé plus ou moins. Aussi l'indication de ces divers moyens, tout imparfaits qu'ils sont, appartient à l'histoire de l'art, et doit précéder l'exposition du plus important et du dernier de ceux qui ont été proposés, l'éthérisation.

CHAPITRE III.

DES PRINCIPAUX MOYENS PRÉCONISÉS POUR PRÉVENIR LA DOULEUR PRODUITE PAR LES OPÉRATIONS CHIRURGICALES.

Article Ier. — Considérations préliminaires et historiques.

Un commentaire chirurgical des préceptes de Celse relatifs à l'art de pratiquer les opérations pourrait, sans forcer l'interprétation, amener à penser que l'adage si expressif qu'il a formulé par les expressions brèves et justes de *tutò, citò et jucundè*, renfermait surtout l'intention d'épargner les douleurs à l'opéré. L'adverbe *tutò* fait principalement allusion à l'hémorrhagie et au but propre de l'opération; l'adverbe *citò* désigne particulièrement le dessein d'abréger les souffrances; enfin, le mot *jucundè* ne saurait se rapporter exclusivement au talent ou à l'art déployé par le chirurgien dans le pansement. Aux yeux de Celse, le chirurgien seul n'était pas désigné dans la pensée résumée par l'adverbe *jucundè*. L'opéré devait recueillir sa part dans les résultats, ainsi qualifiés, et l'allégement des souffrances est encore exprimé par ce mot, dont la signification serait puérile si elle n'était pas profonde. Le précepte de Celse a toujours été en cause dans les développements successifs de l'art chirurgical. Méconnu par les uns, exagéré par les autres, il a toujours eu sa place au fond des habitudes pratiques et des discussions de la théorie. Quel mépris de la douleur dans cet appareil instrumental si compliqué et si terrible des Arabes, d'Albucasis surtout, qui, malgré son incontestable mérite, n'a pu éviter l'épithète de *féroce!* Mais, par un heureux contraste, quelle sollicitude pour les souffrances des opérés dans les réformes d'Ambroise Paré, qui, à la vue du redoutable arsenal, ne peut s'empêcher de le nommer *misérable boutique et magasin de cruauté!* Quelle direction différente suivie par le prudent F. de Hilden et par M.-A. Severin, qui, sous prétexte de restaurer la mâle chirurgie des Grecs, fait abus du fer et du feu, et se vante de terrasser les maux avec la massue d'Hercule! Quelle inégale appréciation des devoirs du chirurgien et de la valeur des méthodes pratiques entre les opérateurs du XVIIe siècle qui prodiguent les pansements irritants, l'emploi immodéré des caustiques, et l'Académie de chirurgie qui proscrit ces moyens douloureux, souvent dangereux, presque toujours inutiles! Une revue rapide de l'histoire de la science prouve qu'au milieu même des plus grandes aberrations de la pratique, un certain ordre de chirurgiens s'est préoccupé de l'idée d'éviter ou d'abréger la douleur dans les opérations, et que des efforts plus ou moins heureux ont été tentés dans ce sens aux principales époques du développement de l'art chirurgical.

§ Ier. Agents anesthésiques chez les anciens.

C'est moins dans les écrits des chirurgiens que dans les ouvrages qui concernent l'histoire naturelle ou la matière médicale, qu'on trouve des documents dignes d'être recueillis. Ces détails avaient passé inaperçus; il a fallu tout l'intérêt qu'a inspiré la découverte des propriétés stupéfiantes de la vapeur d'éther pour attacher quelque valeur aux indications perdues dans les livres de Pline, de Dioscoride et d'autres auteurs.

Le savant philologue M. Éloy Johanneau a communiqué aux journaux de médecine (1) une note très curieuse sur les moyens qu'employaient les anciens pour rendre les membres insensibles à la douleur physique. Le passage suivant, extrait de Pline (2), prouve qu'à son époque on employait un moyen local assez singulier pour engourdir les parties sur lesquelles on devait opérer. « *Vocatur et memphites a loco gemmantis naturæ. Hujus usus conteri et iis quæ urenda sint aut secanda, ex aceto illini. Obstupescit ita*

(1) Voyez *Journal de médecine et de chirurgie pratiques*, 1847, et *Bulletin des arts.*

(2) *Plinii secundi historia mundi*, lib. XXXVI, cap. 11.

corpus, nec sentit cruciatum. » Antoine du Pinet donne cette traduction dans son vieux style. « Quant au grand marbre du Caire qui est dit des anciens *Memphitis*, il se réduit en poudre, qui est fort bonne, appliquée en liniment avec du vinaigre, pour endormir les parties qu'on veut couper ou cautériser, car elle amortit tellement la partie, qu'on ne sent *comme* point de douleur. » Mais il paraît que du Pinet n'osait pas croire à un effet si surprenant, puisqu'il affaiblit dans sa traduction le texte de Pline, qui assure positivement qu'on ne sent point de douleur : *nec sentit cruciatum.* Ce savant, qui a traduit aussi les *Secrets miracles de la nature*, et qui a fait des notes marginales sur sa traduction de Pline, y cite *Messer* Dioscoride (1), qui dit que cette pierre de Memphis est seulement de la grosseur d'un talent, qu'elle est grasse et de diverses couleurs : ψηφιδων, λιπαρὸς δὲ καὶ ποικιλος. Dioscoride ajoute que si on la réduit en poudre et qu'on l'applique sur les parties à cautériser ou à couper, elles deviennent, sans qu'il en résulte aucun danger, si insensibles, qu'elles ne sentent pas la douleur.

Quoi qu'il en soit de ce merveilleux moyen d'engourdir la sensibilité, nul doute que les anciens n'aient connu les propriétés stupéfiantes de certaines plantes, et n'aient eu recours à leur emploi interne pour éviter la douleur des opérations. Voici comment s'expriment Dioscoride et Matthiole, son commentateur (2).

« Il en est qui font cuire la racine de mandragore avec du vin jusqu'à réduction à un tiers. Après avoir laissé clarifier la décoction, ils la conservent et en administrent un verre pour faire dormir ou amortir une douleur véhémente, ou bien avant de cautériser ou de couper un membre, afin d'éviter qu'on en sente la douleur. Il existe une autre espèce de mandragore appelée *morion.* On dit qu'en mangeant un drachme de cette racine, mélangée avec des aliments ou de toute autre manière, l'homme perd la sensation et demeure endormi pendant trois à quatre heures : les médecins s'en servent quand il s'agit de couper ou de cautériser un membre. » De son côté, Pline (3) donne un témoignage pareil, à propos du suc épaissi des baies de la mandragore. « On le prend, dit-il,

(1) Lib. v, cap. 158.
(2) Article MANDRAGORE.
(3) *Loc. cit.*, lib. xxv, cap. 94.

contre les morsures des serpents, ainsi qu'avant de souffrir l'amputation ou la ponction de quelque partie du corps, afin de s'engourdir contre la douleur. »

La même assertion se retrouve dans Dodonée (1), d'où M. Pasquier a extrait le passage suivant : « Le vin dans lequel on a mis tremper ou cuire la racine de mandragore fait dormir et apaise toutes les douleurs, ce qui fait qu'on l'administre utilement à ceux auxquels on veut couper, scier ou brûler quelques parties du corps, afin qu'ils ne sentent point la douleur. »

§ II. Agents anesthésiques chez les Chinois.

Parmi les faits intéressants concernant l'histoire de la médecine chez les Chinois, dont on doit la connaissance à l'érudition de M. Stanislas Julien, de l'Académie des inscriptions et belles-lettres, nous devons citer, comme afférente à notre sujet, une note communiquée par ce savant à l'Académie des sciences de Paris (2), concernant une substance anesthésique employée en Chine dès les premières années du IIIe siècle de notre ère. Voici, d'après M. Stanislas Julien, les curieux renseignements contenus dans une notice biographique relative à Moa-Tho, extraite d'un ouvrage intitulé : KOU-KIN-I-TONG, ou *Recueil de médecine ancienne et moderne*, publié au commencement du XVIe siècle.

« Lorsqu'il reconnaissait qu'il fallait employer l'acupuncture, il l'appliquait en deux ou trois endroits ; il faisait de même pour le moxa, s'il était indiqué par la nature même de l'affection qu'il avait à traiter. Mais si la maladie résidait dans les parties sur lesquelles l'aiguille, le moxa ou les médicaments liquides ne pouvaient avoir d'action, par exemple dans les os, dans la moelle des os, dans l'estomac ou les intestins, il donnait au malade une préparation de chanvre (*ma-yo*), et, au bout de quelques instants, *il devenait aussi insensible que s'il eût été dans l'ivresse ou privé de vie*. Alors, suivant le cas, il pratiquait des ouvertures, des incisions, des amputations, et enlevait la cause du mal. Puis il rapprochait les tissus par des points de suture et y appliquait des liniments. Après un

(1) *Histoire des plantes*, trad. de Charles de l'Escluse, p. 297.

(2) Séance du 12 février 1849.

certain nombre de jours, le malade se trouvait rétabli sans avoir éprouvé pendant l'opération la plus légère douleur. »

Cette indication se rapporte bien évidemment à l'emploi du *cannabis indica*, depuis quelque temps introduit et expérimenté en Europe sous le nom de *haschysh*. Nous aurons bientôt à nous expliquer sur le degré d'efficacité anesthésique de cette plante.

§ III. Agents anesthésiques au moyen âge et à la renaissance.

On sait qu'au moyen âge l'art de préparer des substances très actives, capables d'engourdir les sens ou même d'éteindre promptement la vie, avait été poussé fort loin. La trop célèbre *aqua toffana* prouve que les Italiens s'étaient signalés par ce genre de composition. La mandragore jouait surtout un grand rôle dans les préparations destinées à enivrer jusqu'à la perte complète des sens, ainsi qu'on peut s'en convaincre par les récits de Boccace. Cet écrivain rapporte que l'usage de ces plantes somnifères avait passé dans la pratique chirurgicale, et il raconte dans une de ses *nouvelles* (1) qu'un certain Mazet de la Montagne, chirurgien célèbre à Salerne, opérait ses malades après leur avoir fait prendre une eau endormante qu'il préparait lui-même. La connaissance de ces drogues narcotiques avait été acquise par les prisonniers soumis à la torture, et il paraît qu'un certain nombre d'entre eux ont pu affaiblir à leur aide la douleur attachée aux épreuves aussi horribles qu'injustes qu'ils avaient à subir. Des témoignages plus directs et plus certains se trouvent dans les traités des chirurgiens célèbres de l'époque, notamment dans celui de Guy de Chauliac (2), Brunus et surtout de Théodoric. Ce dernier, qui était élève de Hugues de Lucques, indique, à la fin de son *Traité de chirurgie*, une confection soporifique faite d'après la recette de son maître, et qu'il recommande aux opérateurs. *Confectio soporis à chirurgiâ facienda secundùm dominum Hugonem.*

M. Duval a vu, dans la manière dont cette confection était employée, l'origine de l'anesthésie produite par la voie pulmonaire, ou de ce qu'il nomme l'*odoration somnifère en chirurgie* (3).

(1) La 39e ; *Il Decamerone.*

(2) *Ars chirurgica Guidonis Cauliaci, Bruni*, etc. Venet., 1546. In-fol.

(3) *Bulletin de l'Académie de médecine.* Paris, 1848, t. XIII, p. 1272.

On jugera de la relation signalée par M. Duval, en lisant le texte de J. Canappe (1), qui s'exprime ainsi à propos de la manière de trancher un membre mortifié : « Aucuns, dit-il, comme Théodoric, leur donnent médecines obdormifères qui les endorment, afin que ne sentent incision, comme *opium*, *succus morellæ*, *hyosciami*, *mandragoræ*, *cicutæ*, *lactucæ*, et plongent dedans esponge et la laissent seicher au soleil, et quand il est nécessité, ilz mettent cette esponge en eaue chaulde, et leurs donnent à odorer tant qu'ilz prennent sommeil et s'endorment; et quand ilz sont endormis, ilz font l'opération; et puis avec une autre esponge baignée en vin aigre et appliquée ès narilles les esveillent, ou ilz mettent ès narilles ou en l'oreille, *succum rutæ* ou *feni*, et ainsi les esveillent, comme ilz dient. Les autres donnent opium à boire, et font mal, spécialement s'il est jeune; et le aperçoivent, car ce est avec une grande bataille de vertu animale et naturelle. J'ai ouï qu'ilz encourent manie, et par conséquent la mort. »

Il résulte de cette citation que, pour Théodoric et les chirurgiens de son époque, l'odoration des substances somnifères n'était qu'un moyen auxiliaire, mais qu'ils administraient préalablement les sucs narcotiques destinés à plonger les malades dans l'insensibilité. Il n'existe d'autres preuves de l'emploi narcotique des agents volatils que celles qui se rapportent aux empoisonnements par des substances évaporables absorbées par les poumons. Ainsi, suivant Zacchias (2), le pape Clément VII aurait été empoisonné par la fumée ou l'exhalaison d'un flambeau dont la mèche recélait un poison subtil. On a dit que Catherine de Médicis possédait des secrets de ce genre, et que voulant se défaire d'un grand personnage, elle avait tenté de le faire mourir en lui envoyant une pomme de senteur empoisonnée. Les émanations de certaines fleurs (3) ou de certains arbres produisent, chez ceux qui les respirent, un sommeil lourd suivi de la mort : telle serait l'influence du mancenillier. Mais il est bien douteux que ces faits si éloignés de toute application chirurgicale aient exercé la moindre influence pour éveiller l'idée de la méthode employée de nos jours. L'odoration somnifère ap-

(1) *Traité des guides*, traduit en français en 1538.

(2) *Quæstiones med. leg.*, p. 60.

(3) Voyez Triller, *De morte ex violarum odore obortâ.*

pliquée à l'art des opérations a, comme nous le verrons, une origine beaucoup moins reculée.

§ IV. Procédés anesthésiques dans les temps modernes.

Ils se résument dans toutes les tentatives faites depuis la renaissance de l'art chirurgical pour concilier l'allégement de la douleur avec les règles qui concernent la sécurité des opérations. Il faut distinguer toutefois les efforts indirects tentés pour simplifier, régulariser et perfectionner les méthodes opératoires ou l'art des pansements, et les essais directs pour supprimer la douleur. Ces derniers doivent surtout fixer notre attention, bien que leur valeur ne soit pas toujours en rapport avec les éloges dont ils ont été l'objet.

Article II. — Examen spécial des moyens réputés préventifs de la douleur.

Ces moyens ont été proposés d'après des intentions fort différentes, et leur mode d'action, par cela même très varié, ne se prête que difficilement à une classification méthodique. On peut toutefois rapporter leur influence à une modification de l'état local des parties sur lesquelles on doit opérer, ou à une modification générale de l'organisme qui altère la sensibilité, ou agit sur les centres nerveux, de façon à leur enlever la perception des douleurs provenant de l'opération. Ces divers moyens proposés à différentes époques peuvent se réduire aux suivants :

§ Ier. Moyens locaux.

Ils ont surtout pour but d'engourdir la région à intéresser, et de diminuer ou d'éteindre sa sensibilité.

L'efficacité des émollients, des sédatifs, des narcotiques, employés sous diverses formes pour combattre des affections locales inflammatoires ou nerveuses, peut avoir suggéré l'idée de faire agir des moyens de cet ordre sur des surfaces destinées à être lésées par l'instrument du chirurgien.

A. La *narcotisation locale* est un fait physiologique démontré. Sans que l'impression se transmette aux centres nerveux, ou au moins sans qu'elle y soit ressentie d'une manière appréciable, il peut y avoir une imbibition ou une pénétration des tissus par un médicament stupéfiant, et les radicules nerveuses subissent une torpeur locale qui rend plus ou moins insensibles les tissus dans lesquels elles plongent. Lorsqu'on veut dilater, inciser ou cautériser un rétrécissement urétral très douloureux, une application préalable de pommade de morphine dans l'intérieur du canal rend l'opération supportable et peut la faire passer presque inaperçue. L'onction de l'anus avec un corps gras chargé de belladone diminue notablement l'incision nécessaire pour la guérison des fissures de cette région, si sensible au passage des matières fécales et au contact du bistouri. L'incision ou le débridement des tissus enflammés occasionne beaucoup moins de souffrances lorsqu'on a préalablement recouvert la région malade de cataplasmes laudanisés ou qu'on a plongé les parties dans un bain rendu sédatif par la décoction plus ou moins concentrée de plantes narcotiques. Nul doute que la narcotisation directe de l'iris avec la belladone, avant l'opération de la cataracte, ne soit un moyen prophylactique contre la douleur que ferait éprouver la lésion de cette membrane, et ne contribue ainsi à prévenir le développement de son inflammation. Les épithèmes opiacés, maintenus longtemps sur des points de la peau qui doivent être incisés, y éteignent la sensibilité. J'ai réussi à faire passer presque inaperçue une opération d'arrachement partiel de l'ongle sur un sujet qui avait un ulcère péri-onguéal du gros orteil, et auquel j'avais prescrit l'application préalable d'un emplâtre d'opium.

Des exemples de cette nature pourraient être multipliés; mais, en général, on peut dire que la narcotisation locale n'offre que des avantages bornés. Il n'est guère possible de l'appliquer à de grandes opérations; et, dans les cas moins importants où l'on y a recours, ses effets sont loin d'être toujours complets.

B. L'engourdissement par le froid a été aussi proposé récemment. M. Al. Sanson a réclamé comme lui appartenant l'idée de ce moyen, que pourraient revendiquer bien des gens, si elle en valait la peine. Déjà Hunter avait remarqué que lorsqu'on pratiquait des incisions sur l'oreille d'un lapin, après avoir soumis cet organe à l'action prolongée du froid, l'hémorrhagie n'avait pas lieu ou ne se produisait que tardivement, et que l'animal ne manifestait point de sensibilité. Larrey avait observé des effets comparables chez les nombreux blessés qu'il fut obligé d'amputer après la bataille d'Eylau, par un froid très intense. On sait que des irrigations ou des applications réfrigérantes peuvent être faites avec succès pour prévenir la douleur et les inflammations dues aux lésions traumatiques. L'action sédative du froid rend les tissus moins susceptibles de recevoir l'action du stimulus. En suspendant la caloricité, qui est un des effets intimes de la vie, il détruit aussi d'une manière plus ou moins durable la sensibilité et la contractilité. Si la soustraction de calorique est considérable, les tissus sont plongés dans la stupeur et l'inertie, la mort locale peut même succéder à l'action du froid; ce n'est donc pas un moyen sans puissance thérapeutique, et l'on pourrait peut-être le faire entrer utilement dans la prophylaxie opératoire; mais des essais de ce dernier genre ont été à peine entrepris, et ne pourraient d'ailleurs rendre des services bien nombreux.

C. La *compression des tissus* peut engourdir la sensibilité, et les chirurgiens n'ont pas manqué de varier son mode d'application pour en tirer tout le parti possible.

Les effets locaux de la compression sur la sensibilité, la contractilité et les actes nutritifs des organes ou des régions sur lesquelles elle s'exerce, peuvent être observés dans une foule de circonstances, et l'idée de ce moyen est instinctive dans quelques cas où il s'agit de suspendre la douleur, comme dans ceux où il est urgent d'arrêter le sang. Si les douleurs inflammatoires sont aggravées par la compression, les douleurs nerveuses sont calmées par ce moyen, et si l'on en fait l'application sur des tissus sains, leur sensibilité peut être altérée, engourdie, suspendue ou anéantie, suivant la durée, l'intensité et le mode de son emploi. Pour que les nerfs servent de conducteurs réguliers et fidèles à la sensibilité, il faut qu'ils soient exempts de toute pression; une ligature appliquée sur leur trajet suspend leurs fonctions conductrices. Une pression durable exercée sur ces mêmes organes détermine d'abord du fourmillement, plus tard de la torpeur, enfin la paralysie. Tout chirurgien a vu ce résultat se produire et se montrer rebelle aux moyens curatifs, même dans des cas où la compression n'avait pas été excessive. Tels sont ceux où la paralysie du membre supérieur est la suite de la pression exercée sur les branches émanées du plexus brachial par le support axillaire d'une béquille, ou par la simple pression de la tête posée pendant le sommeil sur la face interne du bras.

L'influence de la compression sur la sensibilité étant du domaine de l'observation la plus ordinaire, l'idée de l'employer dans une certaine mesure comme un moyen préventif de la douleur a dû se présenter à plusieurs chirurgiens.

La compression locale et modérée des tissus entre les doigts, leur froissement ou leur massage suffit pour engourdir momentanément leur sensibilité et pour rendre supportables certaines opérations légères. Les bijoutiers qui veulent perforer les lobules de l'oreille des enfants afin d'y suspendre des ornements, sont dans l'habitude de presser et de malaxer cet appendice cutané et celluleux avant de le transpercer. Par cette précaution, la sensibilité est assez engourdie pour que les enfants ressentent à peine de la douleur. J'ai réussi à engourdir par une pression et des froissements réitérés la peau de la région postérieure du cou avant l'application d'un séton, et à terminer cette petite opération sans que le malade en eût conscience. Je suis également dans l'habitude de presser et de froisser les bords de la division labiale avant l'opération du bec-de-lièvre, et cette précaution rend très supportable le moment douloureux de cette opération, l'avivement des bords.

La compression spéciale de certains cordons nerveux a été mise en usage pour diminuer la douleur produite par la section des tissus dans lesquels ils se distribuent. Pour être efficace, cette compression doit être exacte, graduée et limitée au nerf dont on se propose de suspendre l'action. On ne comprend guère quel bon effet pouvait retirer de sa pratique cet empirique dont parle Van-Swieten (1), qui prétendait guérir la douleur des dents en comprimant fortement un nerf derrière l'oreille, ou le nerf maxillaire inférieur sous la lèvre. Si Van-Swieten avait mieux connu les fonctions du nerf facial et la distribution du maxillaire inférieur, il n'eût point mentionné, sans la réfuter, un pareille hérésie.

Vers la fin du siècle dernier, Jacques Moore (2), chirurgien de Londres, érigea la compression en méthode régulière pour prévenir ou diminuer la douleur dans les opérations de chirurgie. Son travail étant simplement cité, mais au demeurant peu connu, voici

(1) *Commentaria in H. Boerhaave Aphorismos*, t. I, p. 335. In-4.

(2) *A Method of preventing or diminishing pain in several operations of surgery*. London, 1784. — Voyez aussi *Journal de médecine*. Paris, 1785, t. LXV, p. 306.

une courte analyse de l'écrit qu'il a publié. Guidé par le désir de contribuer au succès des opérations par un moyen propre à détruire la douleur qui les accompagne, Moore dit s'en être préoccupé dès ses débuts dans la profession, et avoir puisé dans la connaissance des propriétés des nerfs l'idée de rendre insensibles les parties où ils se distribuent en pratiquant leur section. Plus tard, il pensa que la compression remplirait son but, en faisant éviter les inconvénients du premier moyen. Il en espérait d'autant plus favorablement, qu'il se fondait sur les effets que produit une fausse position lorsqu'on est assis et que le nerf sciatique est comprimé. Moore pensa que le tourniquet serait l'instrument propre à la compression. Il fit sur lui-même les premières expériences, qui néanmoins trompèrent son attente. Une forte compression sur le nerf sciatique, précisément à l'endroit de son passage sous la tubérosité de l'ischion, n'émoussa point la sensibilité de sa jambe et de son pied. Cependant il reconnut que cette non-réussite dépendait de ce que la compression n'avait pas duré assez longtemps ; car ayant laissé une autre fois le tourniquet en place pendant quatorze minutes, son pied s'est tout à fait engourdi, et, dans l'espace d'une demi-heure, le pied, la jambe et le côté extérieur de la cuisse sont devenus même insensibles aux piqûres des épingles, quoiqu'une partie de l'intérieur du membre eût conservé un certain degré de sensibilité, ce que Moore attribua à ce que les nerfs crural et obturateur étaient à l'abri de la compression. Ayant ensuite relâché le tourniquet, la sensibilité et le mouvement ont bientôt reparu.

D'après les résultats de cette expérience, Moore soumit à une compression simultanée le nerf sciatique et le nerf crural, et il assure ne plus avoir ressenti les impressions douloureuses dans toute l'étendue du membre inférieur. Pour mieux obtenir cet effet, Moore fit construire un compresseur à deux pelotes, unies par un demi-cercle en fer, qui faisait le tour du membre sans toucher d'autres points que ceux sur lesquels agissaient les pelotes, et d'un mécanisme tout à fait analogue à celui du compresseur attribué à Dupuytren.

A l'appui de ses idées sur l'efficacité de la compression comme moyen de prévenir la douleur, Moore décrit avec détail une amputation de la jambe pratiquée au-dessous du genou, et supportée sans douleur par le malade. Il s'appuie, à ce sujet, du témoignage de

Hunter. Mais, pour obéir à une exactitude scrupuleuse dans le récit de ce fait, il convient qu'il aurait été plus concluant si l'on n'avait administré au malade un grain d'opium, environ un quart d'heure avant l'opération, dans le but de prévenir les douleurs consécutives de la plaie.

D. Bell (1) préconise la méthode de Moore, et déclare la préférer à l'administration de l'opium avant l'opération, par la raison, dit-il, que ce médicament dispose l'estomac au vomissement. Il revient sur les avantages du compresseur proposé, dont il donne une figure, et dont il assimile l'action à celle du tourniquet. Bell fait remarquer à ce sujet que cet instrument n'exerce pas seulement une action hémostatique, mais qu'il contribue aussi à modérer la douleur. Il rappelle que plusieurs malades, s'apercevant eux-mêmes de ce dernier effet, demandent spontanément qu'on serre davantage le tourniquet.

Les espérances conçues par Moore, malgré le patronage de Hunter et de Bell, n'ont pu faire généralement adopter dans la pratique la compression préventive telle que la conseillait le chirurgien anglais. Outre que ce moyen ne diffère pas sensiblement du tourniquet ordinaire, qui, en comprimant les vaisseaux, agit aussi sur les nerfs qui les avoisinent, la compression se borne à produire de l'engourdissement sans éteindre d'une manière suffisante la sensibilité des parties sub-jacentes ; elle substitue une douleur pénible ressentie au lieu même de son application à la douleur qu'on veut éviter dans les parties situées au-dessous. Ajoutons que si, d'après le précepte de Moore, on applique le compresseur quinze ou vingt minutes avant de pratiquer l'opération, comme l'instrument, pour si exactement qu'il soit appliqué, comprime simultanément les vaisseaux, et surtout les veines qui s'affaissent plus aisément, il en résulte un gonflement pénible du membre.

A côté de la compression limitée aux parties pourvues de cordons nerveux, il convient de mentionner la compression exercée sur la totalité du membre, soit qu'on se borne à l'étreindre circulairement, comme l'a recommandé Juvet, soit que son action s'exerce sur une plus grande surface, comme l'ont conseillé Théden, et dernièrement M. Liégard.

(1) *Cours complet de chirurgie*, t. VI, chap. XLV.

Le garrot, ce moyen si simple et si puissant de la chirurgie extemporanée, lorsqu'il s'agit de suspendre une hémorrhagie, en attendant d'autres moyens plus supportables, a été considéré par Juvet comme efficace contre la douleur. Mais ses effets se bornent à produire de l'engourdissement, sans s'élever jusqu'à déterminer une véritable insensibilité. A ce point de vue même, on peut lui reprocher d'occasionner un résultat contraire à celui qu'on recherche à cause de la douleur qu'il procure sur le lieu même où la constriction circulaire est exercée. Le garrot n'éteint complétement la sensibilité des parties sub-jacentes qu'en menaçant leur vie et en exposant aux chances du sphacèle, si son action est prolongée. Tels sont les effets de la ligature appliquée au traitement des tumeurs pédiculées, ou dans d'autres cas; et l'on sait que, sous le prétexte d'endormir la douleur et de faire obstacle au sang, les chirurgiens arabistes employaient la ligature circulaire des membres comme le plus sûr moyen d'en opérer le retranchement. Si l'application temporaire du garrot est insuffisante, et que son application prolongée soit dangereuse, on ne peut guère compter sur un moyen dont les effets extrêmes sont contraires au but des praticiens : aussi en est-il bien peu qui songent aujourd'hui à le mettre en usage.

La compression circulaire des membres répartie sur une certaine surface, pratiquée avec mesure et pendant un temps limité, détermine plus convenablement un léger degré d'insensibilité qui contribue à simplifier l'opération. M. Liégard (1), de Caen, a récemment porté l'attention sur cette pratique, dont il a eu à se louer, et dont il cite en particulier les exemples suivants :

« Il y a environ quatre ans, dit-il, je me disposais à pratiquer l'arrachement de l'ongle sur le pied d'un jeune ouvrier. Il pria son maître de lui serrer auparavant le bas de la jambe le plus fortement possible avec un long mouchoir. Nous attendîmes quelques instants pour que l'engourdissement du pied fût plus complet. Alors je fendis l'ongle du gros orteil, et j'enlevai, comme cela se pratique, les deux portions séparément. Le jeune homme cependant ne se plai-

(1) *De la compression circulaire très exacte des membres au-dessus du point malade, avant et pendant l'opération.* (*Mélanges de médecine et de chirurgie pratiques.* Caen, 1837, in-8, p. 350.)

gnit nullement, et nous dit ensuite qu'il n'avait ressenti aucune douleur.

» Quelque temps après, je fis la même opération sur un coiffeur, âgé de trente-quatre ans. J'appliquai d'abord au-dessus des malléoles une bande de trois aunes que je serrai très fortement; une minute après, je fis l'arrachement de l'ongle qui ne fut aucunement douloureux. Ces deux opérations ont été suivies, l'une et l'autre, d'une guérison prompte et durable. »

Nul doute que pour des opérations peu importantes, pratiquées superficiellement et qui intéressent précisément les tissus qui, en raison de leur position extérieure, ressentent plus que les autres l'engourdissement produit par la compression, il n'y ait réellement diminution de douleur. Aussi la précaution recommandée par M. Liégard ne peut être que très utile. Mais il n'est pas nécessaire d'insister pour démontrer qu'elle serait impuissante dans une opération plus longue ou plus grave, telle qu'une amputation.

Quant à la compression générale, recommandée par Théden et répartie sur toute la surface d'un membre conformément aux principes de ce chirurgien, elle possède sans doute divers avantages dont on tire un profit journalier en thérapeutique; mais elle est dépourvue de toute efficacité comme moyen préventif de la douleur. Son effet, sous ce rapport, se borne à déterminer une légère torpeur qui se dissipe à la première sollicitation énergique de la sensibilité. Ce serait donc se faire une entière illusion que de compter sur la compression générale d'un membre pour le soustraire aux douleurs procurées par une opération. Les éloges donnés à ce moyen forment le pendant de ceux que Kock, de Munich, a accordés à l'action hémostatique de la compression exercée sur le trajet de l'artère, et qui, d'après ce chirurgien, rendrait la ligature des vaisseaux inutile à la surface des plaies, après les amputations.

Quelle que soit l'idée qu'on se forme de la valeur des moyens locaux que nous venons d'énumérer, si on les met en usage, ils ne montreront d'efficacité qu'autant qu'on les combinera avec d'autres précautions qui ont pour but de rendre la douleur plus supportable, sinon d'en prévenir le développement, et dont l'influence dépend plus directement des chirurgiens. Nous les résumons en peu de mots :

E. Règles à observer pendant une opération pour atténuer la douleur. Le chirurgien fera choix d'instruments d'une bonne trempe, bien acérés et bien adaptés au but qu'il se propose. Le succès d'une opération et la manière dont le malade la supporte dépendent beaucoup plus qu'on ne croit de ce premier soin. L'incurie dans le choix des instruments est une des causes les plus actives de la douleur.

On a conseillé de substituer l'or, l'argent ou le cuivre à l'acier dans la fabrication des instruments de chirurgie. Ces essais, loin d'atteindre le but, étaient plus propres à augmenter la douleur qu'à la diminuer, parce que le tranchant des lames faites avec les premiers métaux était loin d'être aussi parfait que celui des lames d'acier.

La recommandation de faire chauffer les instruments, afin que l'action du froid ne s'ajoute pas à celle de leur contact douloureux, ne saurait être considérée comme bien efficace contre la douleur. Elle est utile cependant, dans les cas où une sonde métallique doit être portée dans le canal de l'urètre. Mais que peut-on en espérer dans les incisions et autres opérations semblables ? Certains ont conseillé d'enduire les instruments d'un corps gras, et ont eu la bonhomie de croire que les malades n'en sentaient pas le contact. Quand il s'agit de sonder, d'explorer, ce moyen est encore utile ; quand il s'agit de scier, il peut faciliter l'action de la lame et éviter les douleurs qui résultent des secousses d'une scie pressée entre deux pièces osseuses ; quand il faut faire pénétrer un instrument piquant à une certaine profondeur, nul doute encore que le corps gras, en facilitant le glissement, n'épargne la souffrance, mais la division des tissus n'est pas dépouillée de son action douloureuse, et l'on a beau graisser un bistouri, des ciseaux ou un couteau à amputation, le malade ne s'en plaint pas moins.

On place en première ligne, et avec raison, la célérité dans le manuel opératoire ; c'est le moyen le plus sûr d'abréger la douleur : aussi ce précepte doit-il être rigoureusement suivi, à moins qu'il ne compromette la sécurité de l'opération. Dans la hernie étranglée, il est prudent de n'agir qu'avec lenteur et de diviser graduellement les tissus. Les opérations qui consistent dans la dilatation des conduits doivent aussi être pratiquées avec lenteur : ainsi le spéculum introduit avec promptitude cause de la douleur et n'en occasionne pas quand il est poussé lentement

Dans les opérations longues et douloureuses, il est utile de suspendre de temps en temps la manœuvre, pour se conformer aux lois normales de l'innervation. Cette fonction offre ce caractère remarquable, que les phénomènes qui en dépendent sont soumis à une intermittence plus ou moins longue. L'économie est incapable de supporter sans interruption une action nerveuse, quel que soit, d'ailleurs, son caractère. Les phénomènes nerveux les plus simples, tels que la sensation ou la contraction musculaire, exigent un repos momentané sans lequel leur énergie se détruit. Ce fait est encore plus réel pour la sensibilité exaltée : l'extrême plaisir est fugace, l'extrême douleur doit l'être aussi. Une opération excessivement douloureuse et poursuivie avec une exacte continuité entraînerait la mort par épuisement des sources de l'action nerveuse, comme on en connaît de nombreux exemples.

Un moyen d'amoindrir la douleur des opérés consiste à agir perpendiculairement au plan représenté par la région. Les tissus sont alors plus facilement divisés. Les organes très sensibles, tels que la peau, les cordons nerveux, doivent être coupés d'une manière complète et d'après le sens qui expose le moins la surface de la division au contact étendu de l'instrument et de l'air atmosphérique. Ainsi les incisions obliques ou faites en dédolant doivent être évitées, surtout à la peau, à cause de la douleur que produit la dénudation du corps muqueux. S'il faut soulever les téguments pour les disséquer, ils seront saisis avec les doigts, non avec des pinces, et les angles de l'incision seront respectés. Autant que la texture des parties et la nature de l'opération l'autorisent, les tissus, et particulièrement les tissus celluleux, seront divisés par de grandes incisions. Les sections à petits coups sont le tourment du malade et dévoilent un chirurgien inhabile ou timoré.

Chaque instrument doit être manié conformément au genre de son action. Le bistouri doit faire une division nette, la scie doit être conduite avec un rythme régulier. Les fils destinés à couper les tissus qu'ils embrassent doivent être fortement serrés. Le cautère actuel sera chauffé à blanc et appliqué d'une main ferme sur les parties à détruire, avec la précaution de garantir les parties voisines. Les ciseaux seront maniés dextrement et de façon à bien saisir les tissus. On les préférera au bistouri, plutôt d'après la disposition des parties à intéresser que d'après la différence qu'on suppose qu'ils exercent pour diminuer la douleur. Louis avait prétendu qu'en raison de leur mécanisme, ils produisaient une sorte de contusion plus douloureuse que l'incision ordinaire ; Bell et Lisfranc se sont assurés, en employant sur le même individu le bistouri et les ciseaux pour réséquer les bords d'un bec-de-lièvre, que la sensation de douleur suscitée par ces instruments était à peu près égale. Les aiguilles seront introduites par un mouvement de vrille ; le trois-quarts par une impulsion brusque. Enfin, chaque instrument sera manié d'après des indications puisées dans son mécanisme et dans la nature des tissus qu'il devra intéresser.

Un moyen important de diminuer la douleur consiste, dans les opérations complexes, à commencer les incisions du côté de l'origine des nerfs, au lieu de les terminer par la section de ces organes. « On conçoit, dit Lisfranc (1), qui insiste sur ce précepte et qui en revendique l'idée, qu'un cordon nerveux conservant ses communications avec le centre commun, la douleur sera la même tant que l'instrument agira sur lui ; que si, au contraire, ses communications sont détruites par une section complète, d'autres sections consécutives seront moins douloureuses. » Pour appuyer le précepte par un exemple, dans la désarticulation du maxillaire supérieur, opération laborieuse qui exige de nombreuses incisions et qui porte sur une région où se ramifie un nerf de sensibilité, il est très important de pratiquer la section du nerf sous-orbitaire dès le début de l'opération, afin de supprimer la douleur que le malade aurait inévitablement ressentie chaque fois que le bistouri aurait porté sur un point en rapport avec le nerf désigné.

Toutes les précautions qui viennent d'être énoncées ont leur valeur dans la pratique et doivent être prises en vue d'épargner les douleurs aux malades. Le chirurgien les modifiera suivant les cas, et fera concourir à son but l'ensemble des moyens dont il peut disposer. Quelques uns de ceux précédemment signalés ne seront pas sans influence pour prévenir ou modérer la douleur. Sans doute leur efficacité est limitée, et ce serait se contenter de bien peu que d'être satisfait des services qu'ils rendent ; mais tels que nous les présente l'état actuel de la science, certains d'entre eux possèdent des avantages dont il y a lieu de tirer parti. L'idée même qui a

(1) *Précis de médecine opératoire*. Paris, 1845, t. I, p. 47, in-8.

dicté les essais auxquels on s'est livré pour en vérifier la valeur mérite d'être prise en considération. S'il était possible de détruire, pour un temps donné, la sensibilité locale d'une région sur laquelle doit être pratiquée une opération chirurgicale, le problème de l'anéantissement de la douleur serait plus heureusement résolu que par l'emploi des agents qui suspendent la sensibilité générale. Les inhalations anesthésiques elles-mêmes, malgré leur efficacité, le céderaient peut-être à un moyen dont l'action serait ainsi bornée. La science n'a pas dit, sans doute, son dernier mot sur la possibilité d'agir localement sur la sensibilité de manière à éviter les douleurs provoquées par une opération ; déjà quelques essais heureux d'éthérisation directe des surfaces traumatiques ont été entrepris par M. J. Roux, de Toulon. Il y a là un progrès à désirer, il ne faut pas renoncer à le poursuivre.

§ II. Moyens généraux.

La série de moyens que nous devons actuellement examiner comprend ceux qui ont pour but de provoquer, chez l'individu à opérer, l'incapacité de sentir. Ils exercent sur l'organisme, et spécialement sur le système nerveux, une action qui le met dans l'impuissance d'éprouver ou de manifester les affections dépendantes des causes qui, dans l'état ordinaire, produisent de la douleur.

Il est à peine nécessaire d'insister pour prouver que l'idée de plonger l'économie dans un tel état est puisée en partie dans l'observation des faits physiologiques ou pathologiques qui démontrent que la sensibilité générale peut être affaiblie ou détruite d'une manière plus ou moins durable, plus ou moins profonde.

Dans le sommeil, les actes de sensibilité sont affaiblis ; une vive sollicitation dans le moment où l'on dort le plus profondément peut seule faire reparaître cette faculté vitale. Dans l'apoplexie et les autres affections de l'encéphale, le sommeil pathologique est encore plus profond et la torpeur est telle que les malades sont complétement insensibles. Le moi reste étranger même à des mutilations naturellement très douloureuses. L'anesthésie est encore plus prononcée pendant les attaques épileptiques, et l'on voit les malheureux atteints de cette maladie se blesser, se brûler gravement sans avoir conscience de l'accident qu'ils éprouvent. Dans l'éclampsie, la sensibilité est abolie, ce dont les accoucheurs ont occasion de se convaincre et même de profiter; car plusieurs opérations obstétricales, telles que la version, l'application des forceps destinés à faire cesser l'éclampsie, ont été souvent exécutées à l'insu de la malade. Il serait inutile de multiplier les exemples de ce genre. Des effets plus ou moins analogues se produisent dans divers autres cas. L'ivresse, la syncope, certains états moraux, affaiblissent, dépravent ou suspendent la sensibilité, et l'art peut jusqu'à un certain point agir sur le système nerveux de manière à le plonger dans un état comparable à celui que l'observation a fait constater dans les cas précédents.

La possibilité de provoquer l'insensibilité générale par divers moyens a fait naître l'idée de les appliquer à la chirurgie. Nous nous contenterons de signaler les suivants :

A. Le *sommeil naturel* a été quelquefois utilisé pour pratiquer des opérations courtes et peu importantes sur des sujets timorés. Ce n'est guère que chez les enfants, et pour un nombre très limité de cas chirurgicaux, que l'on peut choisir cet état physiologique pour opérer.

B *L'ivresse alcoolique* plonge les individus qui la subissent dans une sorte d'hébétude caractérisée non seulement par le trouble de l'intelligence, par l'impossibilité de lier les idées et de former des jugements, mais par le désordre des autres actions nerveuses. Les muscles cessent de pouvoir se contracter avec une énergie et une régularité suffisantes, ceux de la vie animale échappent à l'empire de la volonté; enfin la sensibilité elle-même éprouve une atteinte profonde et il arrive un moment où les effets de l'ivresse sont si complets que les actes de la vie organique s'accomplissent seuls et ne sont pas toujours exempts de perturbation. Les victimes de cette dégradation sont plongées dans un sommeil crapuleux qui éteint jusqu'au sentiment et au souvenir de leur position. Les chirurgiens, souvent appelés à remédier à des accidents survenus pendant cette abdication du pouvoir de la vie animale, ont été surpris de la facilité avec laquelle ils triomphaient des obstacles ordinairement apportés par les phénomènes de contractilité et de sensibilité. Si une luxation se produit chez un homme ivre, la réduction s'opère sans douleur et sans résistance, et la facilité de l'opération est en raison du degré de l'ivresse. Nous avons ainsi réduit une luxation du bras sans que le malade eût connaissance non seulement de la réduction, mais même de l'accident qui l'avait rendue nécessaire ; il se refusait à croire que son bras eût été démis et réduit.

Des opérations plus graves ont été pratiquées avec succès pendant l'ivresse alcoolique, et les malades exprimaient à leur réveil un douloureux étonnement d'avoir subi une mutilation. M. Blandin (1) a cité le cas d'une amputation de cuisse reconnue urgente et qu'il a pratiquée lui-même, à l'hôpital Beaujon, sur un homme ivre-mort. Alors que les fumées du vin se dissipèrent, le malade fut profondément surpris et affligé de la perte de son membre.

Des faits de ce genre ont inspiré à quelques chirurgiens non seulement l'idée de profiter des cas d'ivresse accidentelle pour exécuter des opérations de nécessité immédiate, mais de provoquer directement l'ivresse pour soustraire les opérés à l'influence de la douleur. Cette idée, inspiration soudaine d'un désir louable en lui-même, n'a pas eu et ne devait pas avoir les honneurs d'une expérimentation régulière. Quelques rebouteurs seuls ont pu adhérer à une pratique dont les malades et l'opérateur entrevoyaient les résultats à un point de vue peu digne de la science. Mais l'ivresse, même revêtue de l'idée thérapeutique, n'a pu entrer dans les habitudes dignes et rationnelles de l'art vraiment chirurgical. La dégradation dont elle est le type, l'infidélité de son action, l'état variable d'imbécillité dans lequel elle plonge, les réactions auxquelles elle expose après le réveil de l'économie, les irritations que peut provoquer sur le tube digestif l'ingestion des boissons qui la déterminent, devaient l'exclure de la série des ressources prophylactiques contre la douleur. L'action du vin et des liqueurs alcooliques à haute dose a d'ailleurs failli plusieurs fois, et un chirurgien qui avait cru pouvoir ennoblir l'ivresse en la déterminant avec du vin de Champagne et la rendant médicale par l'administration simultanée de l'opium, déclare avoir complétement échoué pour allonger, chez une jeune malade irritable, un membre depuis longtemps fléchi. Le champagne laudanisé, malgré les libations prescrites, ne provoqua d'autres phénomènes qu'une loquacité et une hilarité désordonnées.

(1) *Bulletin de l'Académie de médecine.* Paris, 1847, t. XII, p. 317.

L'ivresse alcoolique, appliquée à l'art de prévenir la douleur, n'a été utile qu'en familiarisant avec l'idée qu'il serait possible d'obtenir un sommeil anesthésique passager par l'emploi de quelques substances préférables au vin et à l'alcool. Mais il suffirait des effets ordinaires que produit l'usage excessif de ces liqueurs pour les proscrire, quand il serait aussi vrai qu'il est avérément faux que leur action se prête à un développement favorable de l'anesthésie. La torpeur qui succède à l'administration des alcooliques est tardive, irrégulière dans son apparition, sa durée et sa cessation ; elle est dangereuse, répugnante, et c'est d'elle surtout qu'on peut dire qu'elle est immorale.

C. On a récemment songé à l'administration d'une substance déjà répandue chez les Orientaux, le *haschish*. Mais il paraît que si l'étrange action de cette substance peut déterminer, au lieu de l'ivresse lourde et dégradante des boissons vineuses, une exaltation légère et vaporeuse qui arrache au sentiment de la réalité, cette action se borne à impressionner l'imagination, à agrandir le champ de l'existence et du plaisir, sans rendre insensible à la douleur physique. Que le haschish reste comme un agent extatique à l'usage des Musulmans, il ne lui est pas réservé de lutter contre la douleur, sous la direction de l'art chirurgical.

D. L'*opium* et les *narcotiques* seraient plus aptes à remplir ce dernier but. La thérapeutique en fait un usage si général, qu'il serait hors de propos d'entrer dans de longs développements à ce sujet. Nul doute cependant que l'opium ne soit plus propre à détruire la douleur qu'à la prévenir. Ses effets physiologiques ne sont pas complétement identiques avec ses effets thérapeutiques, et l'état du corps, au moment où l'on administre ce médicament, exerce une influence manifeste sur son genre d'action. L'opium donné à un malade souffrant apaise la douleur ; donné à un sujet bien portant, il n'affaiblit pas constamment la sensibilité normale, il peut même l'exalter à un très haut degré. J'ai toujours conservé le souvenir de cette exaltation excessive de la sensibilité que nous observâmes avec M. Bérard sur un animal que notre savant collègue voulait faire servir à des expériences toxicologiques. Je rapporte l'expérience telle qu'elle est consignée dans mes notes :

« Le 28 juin 1836, nous pratiquâmes, avec M. Bérard, l'œsophagotomie à un chien de forte taille : nous introduisîmes par l'ouverture accidentelle 3 gros d'opium en suspension dans l'eau et nous liâmes l'œsophage entre la plaie et l'estomac. Peu de temps après l'opération, le chien, qui était très vigoureux, eut le train postérieur affaibli et les pupilles dilatées. Il ne tarda pas à se réfugier dans un coin et tomba dans la somnolence ; mais le moindre bruit le réveillait en sursaut, et il retombait aussitôt. Cet état dura jusqu'au soir ; il survint alors des mouvements convulsifs qui persistèrent sans doute toute la nuit et se prolongèrent dans la matinée, mais en s'affaiblissant graduellement jusqu'au moment où le chien devint complétement impuissant, tout en conservant une extrême sensibilité. L'immobilité semblait absolue ; mais touchait-on le bout de la queue, ou un point circonscrit des membres postérieurs, sans exercer aucune violence, aussitôt le chien entrait en convulsion et témoignait ainsi d'une vive douleur. Il expira vers cinq heures du soir. Pendant toute la durée de l'action toxique, il n'avait rendu ni matière fécale ni urine. »

L'opium, administré à des sujets actuellement exempts de douleurs, les jette d'autres fois dans un sommeil assez profond, accompagné de signes de congestion cérébrale avec une insensibilité plus ou moins profonde. C'est ce qui avait depuis longtemps suggéré l'idée de son emploi pour prévenir la douleur des opérations. Nous avons vu que son administration était familière à quelques chirurgiens du moyen âge. Théodoric et Guy de Chauliac, l'une des lumières chirurgicales de Montpellier, administraient l'opium aux malades qu'ils se disposaient à opérer. D'autres les ont imités, et, au siècle dernier, Sassard (1), chirurgien de la Charité de Paris, a beaucoup insisté par son exemple et ses conseils pour faire administrer avant les opérations graves et douloureuses un narcotique approprié à l'âge, au tempérament et aux forces du malade. Son conseil, encore suivi quelquefois, le serait d'une manière plus générale si les effets de l'opium étaient constants, si l'excitation ne prenait quelquefois la place de l'insensibilité que l'on recherche, si l'on n'avait à redouter des effets toxiques, des congestions cérébrales, des vomissements opiniâtres, et surtout si ces effets étaient

(1) *Essai et dissertation sur un moyen à employer avant quelques opérations pour en diminuer la douleur.* (*Journal de physique.* Paris, 1781.)

peu durables et ne laissaient dans l'économie qu'une trace passagère et facile à maîtriser.

Cette dernière condition, si peu remplie par l'opium, a grandement contribué à limiter son usage avant l'opération ; tandis que la facilité avec laquelle se dissipent les effets de l'éther et du chloroforme a contribué, au contraire, nous pouvons le dire par anticipation, à faire adopter ces héroïques agents.

E. Il n'est moyen que l'on n'ait évoqué d'un oubli mérité lorsque l'éther a été annoncé comme agent anesthésique. M. Al. Sanson a rappelé quelques uns de ceux qu'il avait mis lui-même en pratique, la *syncope* entre autres. On sait que cet accident a été utilisé quelquefois pour faciliter la réduction des luxations, la rentrée des hernies et quelques autres opérations de même nature. Mais la régularisation d'un pareil état, qui, au reste, éteint plutôt l'action musculaire que la sensibilité, a des dangers qui restreignent singulièrement son usage. On détermine la syncope ou un affaiblissement considérable des forces par l'émétique à dose nauséeuse, par la saignée pratiquée debout. Mais en somme, cette précaution ne peut pas être assimilée aux moyens anesthésiques ; la syncope n'est pas le remède de la douleur : c'est plutôt une certaine forme de la douleur artificiellement provoquée, qui est le remède de la syncope, en réveillant sympathiquement les contractions du cœur.

F. On avait songé autrefois à déterminer mécaniquement une torpeur cérébrale destinée à prévenir la douleur, par la *compression des veines jugulaires.* Morgagni (1) rappelle à ce sujet que les Assyriens, pour circoncire sans douleur, faisaient naître une sorte d'apoplexie en comprimant les vaisseaux du cou. Il est douteux que la mention d'un pareil exemple fasse revenir à la même précaution.

G. La *distraction morale* a été élevée au nombre des moyens anesthésiques, et l'on a pensé que la chirurgie pouvait en faire ses profits. Répéter l'exemple banal des soldats qui dans le feu de l'action ne sentent pas leurs blessures, ce n'est pas éclairer beaucoup la discussion de la valeur de la distraction morale en médecine opératoire ; car les malades n'ont d'autres préoccupations que celle de l'opération qu'ils vont subir, tandis que les guerriers excités songent à autre chose qu'aux blessures qu'ils peuvent recevoir. La repro-

(1) *Epist.* XIX, 22, 37.

duction des traits historiques qui démontrent la puissance d'une pensée forte effaçant l'impression de la douleur ne saurait ajouter non plus un argument puissant en faveur du moyen. Mutius Scevola haranguant le peuple sans s'émouvoir, pendant que sa main brûle sur un brasier; les martyrs chrétiens oubliant la douleur au sein de leurs espérances immortelles ; d'autres héros supportant des tortures pendant que leur esprit s'occupe de pensées d'une autre nature, et tous ces grands exemples de révulsion morale pendant laquelle s'efface le sentiment de la douleur, ne sont pas d'un grand secours pour le chirurgien et pour le malade. On a cependant mis à profit cette possibilité de la révulsion morale dans des cas où l'action chirurgicale devait être prompte, et lorsque la préoccupation du malade faisait obstacle à son exécution. Dupuytren était habile dans ce genre d'influence. Ses élèves racontent plusieurs cas qui démontrent le parti qu'il savait en tirer. « Une femme, qui n'appartenait pas à la dernière classe du peuple, fut amenée à l'Hôtel-Dieu. Elle s'était luxé le bras, et déjà des tentatives de réduction avaient été faites inutilement. Les aides sont disposés pour l'extension et la contre-extension; deux nouvelles tentatives échouent. Alors Dupuyten s'écrie : « Madame! on n'est jamais trahi que par les siens; vous vous adonnez au vin, et c'est votre fils qui me l'a dit! » Cette pauvre malade, qui était d'une sobriété exemplaire, éprouva une telle émotion qu'elle allait avoir une syncope. Dupuytren saisit ce moment, et opéra avec facilité la réduction (1). »

H. Il est enfin un moyen d'anesthésie provoquée, appliqué à la prophylaxie de la douleur dans les opérations chirurgicales, et dont nous ne pouvons nous empêcher de dire quelques mots, bien que les doutes dont il est depuis si longtemps l'objet ne soient pas dissipés, et qu'il n'ait pas réussi à prendre dans la science le même crédit et la même valeur que la plupart des faits d'observation : c'est le *magnétisme animal*. L'admission de cette étrange influence appartient encore au domaine des convictions individuelles. Malgré ses échecs devant les académies, le magnétisme animal compte cependant beaucoup d'esprits éclairés qui admettent, non seulement l'existence de ses phénomènes, mais l'utilité de leur application en

(1) *Essai histor. sur Dupuytren*, par M. Vidal (de Cassis). Paris, 1836.

thérapeutique ; aussi convient-il, dans l'intérêt de la science, de garder une certaine réserve concernant l'appréciation des faits de cet ordre. C'est dans cette expectative d'une solution possible, plutôt que d'après une adhésion qui nous rangerait au nombre des croyants, qu'il nous paraît utile de reproduire quelques observations tendant à prouver que le magnétisme animal a pu développer un état d'anesthésie favorable à l'exécution des opérations chirurgicales. Quelques partisans du mesmérisme, surtout en Angleterre (1), se sont empressés de rapprocher et de comparer les effets du magnétisme et ceux de l'éthérisation. Bien qu'à notre avis le parallèle soit insoutenable, voici quelques faits d'insensibilité magnétique mise à profit par les chirurgiens ; leur intérêt ne peut être méconnu, à quelque point de vue qu'on les envisage.

Observation de M. Cloquet. Madame Plantin, âgée de soixante-quatre ans, consulta M. Cloquet, le 8 avril 1829, pour un cancer ulcéré et qui était compliqué d'un engorgement considérable des ganglions axillaires correspondants. M. Chapelain, médecin de cette dame, n'avait pu obtenir d'autre résultat qu'un sommeil très profond, pendant lequel la sensibilité paraissait anéantie, les idées conservant toute leur lucidité. Il proposa à M. J. Cloquet de l'opérer pendant qu'elle serait plongée dans le sommeil magnétique. Ce dernier, qui avait jugé l'opération indispensable, y consentit, et l'on décida qu'elle aurait lieu le 12 avril. La veille et l'avant-veille, la malade fut magnétisée plusieurs fois par M. Chapelain, qui la disposait, lorsqu'elle était en somnambulisme, à supporter sans crainte l'opération, et qui l'amena même à en causer avec sécurité, tandis qu'à son réveil elle en repoussait l'idée avec horreur.

Le jour fixé pour l'opération, M. Cloquet trouva la malade habillée et assise dans un fauteuil dans l'attitude d'une personne paisiblement livrée au sommeil naturel ; M. Chapelain l'avait mise dans le sommeil magnétique. La malade parla avec beaucoup de calme de l'opération qu'elle allait subir. Tout étant disposé pour l'opérer, elle se déshabilla elle-même et s'assit sur une chaise.

M. Chapelain soutint le bras droit ; le gauche fut laissé pendant le long du corps. M. Pailloux, élève interne de l'hôpital Saint-

(1) *Facts and Observations as to relative value of Mesmeric and hypnotic coma, and ethereal narcotism, for the mitigation or entire prevention of pain during surgical operations*, by James Braid.

Louis, était chargé de présenter les instruments et de faire les ligatures. Une première incision, partant du creux de l'aisselle, fut dirigée au-dessus de la tumeur, jusqu'à la face interne de la mamelle. La deuxième commença au même point, cerna la tumeur par en bas et fut conduite à la rencontre de la première. M. Cloquet disséqua avec beaucoup de soin les ganglions engorgés, à raison de leur voisinage de l'artère axillaire, et extirpa la tumeur. La durée de l'opération a été de dix à douze minutes.

Pendant tout ce temps, la malade a continué à s'entretenir tranquillement avec l'opérateur, et n'a pas donné le plus léger signe de sensibilité : aucun mouvement dans les membres ou dans les traits, aucun changement dans la respiration ni dans la voix, aucune émotion, même dans le pouls, ne se sont manifestés ; la malade n'a pas cessé d'être dans l'abandon et l'impassibilité automatique où elle était quelques minutes avant l'opération. On n'a pas été obligé de la contenir, on s'est borné à la soutenir. Une ligature a été appliquée sur l'artère thoracique latérale, ouverte pendant l'extraction des ganglions, la plaie étant réunie par des emplâtres agglutinatifs et pansée, l'opérée fut mise au lit, toujours en état de somnambulisme, dans lequel on l'a laissée quarante-huit heures. Une heure après l'opération, il se manifesta une légère hémorrhagie qui n'eut pas de suite. Le premier appareil fut levé le 14 ; la plaie fut nettoyée et pansée, sans que la malade témoignât ni sensibilité ni douleur. Après ce pansement, M. Chapelain réveilla la malade, dont le sommeil somnambulique durait depuis deux jours. Cette dame ne parut avoir aucune idée, aucun sentiment de ce qui s'était passé (1).

J'ai rapporté textuellement cette observation à cause du retentissement qui lui a été donné, et parce qu'elle est une des premières que l'on ait invoquées en faveur des applications du mesmérisme à la médecine opératoire. Depuis cette époque, d'autres faits ont été recueillis et publiés. Leur publication, tantôt reçue avec des contestations orageuses, tantôt accueillie sans émotion de la part du public médical, et avec un silence significatif, doit

(1) Voyez l'ouvrage de M. Foissac, intitulé : *Rapports et discussions de l'Académie royale de médecine sur le magnétisme animal.* Paris, 1833, p. 156, in-8.

trouver place, au moins par extrait, dans un ouvrage relatif à tous les essais tentés pour prévenir ou modérer les douleurs produites par les opérations chirurgicales. Une amputation de cuisse au-dessus du genou aurait été pratiquée sans douleur, pendant le sommeil magnétique, par M. Ward, dans un hôpital d'Angleterre. Voici un abrégé de cette opération qui a été le sujet d'une discussion assez animée à la Société royale de médecine et de chirurgie de Londres.

Observation de M. Ward. James Wombel, homme de peine, âgé de quarante-deux ans, souffrait depuis cinq ans d'une affection du genou gauche, pour laquelle il entra à l'hôpital de Wellow le 21 juin 1842. Quelques mois plus tard, il se plaignait d'une vive douleur et d'une grande faiblesse à laquelle avaient contribué le décubitus prolongé et la privation de sommeil. M. Topham commença alors à le magnétiser; mais les effets de cette action furent d'abord très lents et bornés à l'appesantissement des paupières. Plus tard, les effets de ce moyen furent plus prompts et amenaient l'allégement des douleurs; un peu de bien-être général s'était même produit. Toutefois, l'affection, très avancée, n'était curable que par l'opération. M. Ward, ancien chirurgien de l'hôpital Saint-Barthélemy, fut rendu témoin de l'insensibilité produite par la magnétisation et de la possibilité de limiter cette insensibilité sur tel ou tel point de ses membres. L'opération fut décidée pour la fin de septembre, et pratiquée par M. Ward. Après avoir convenablement placé le malade, M. Topham le soumit à l'action magnétique, et indiqua à M. Ward le moment où il pouvait commencer. Celui-ci pratiqua l'amputation à lambeaux. La première section se fit sans que l'opéré donnât le moindre signe de sensibilité; après la seconde incision, il fit entendre seulement quelques murmures. Au reste, son aspect extérieur ne fut nullement modifié, et pendant tout le reste de l'opération, qui exigea vingt minutes, il fut immobile comme une statue. Interrogé sur ce qu'il avait éprouvé pendant l'opération, il déclara n'avoir ressenti aucune douleur (1).

Plus récemment, M. le docteur Loysel, de Cherbourg, a annoncé dans les journaux de cette ville, et en s'appuyant du témoi-

(1) Voyez, pour des détails plus étendus : *Account of a case of successfull amputation of the thigh during the Mesmeric state without the knowledge of the patient*, by W. Topham and W. Ward. — *Remarks*, by J. Elliotson. In-8. London, 1842-1843.

gnage d'un grand nombre de personnes, que plusieurs opérations avaient été pratiquées par lui sous l'influence du sommeil magnétique, et qu'une parfaite insensibilité avait permis d'accomplir l'opération sans douleur. Une amputation de jambe, une extirpation de ganglions sous-maxillaires, et diverses opérations ont été pratiquées sur des sujets d'âge, de sexe et de tempérament différents. L'insensibilité produite par le sommeil magnétique les a exemptés de toute sensation douloureuse. M. le docteur Kuhnholtz, de Montpellier, nous a communiqués quelques faits du même genre, tirés de sa pratique et concernant des opérations moins importantes. Enfin, il paraîtrait que plusieurs chirurgiens de l'Inde anglaise auraient tiré un parti réellement avantageux du magnétisme pour exécuter, à l'abri de la douleur, des opérations graves.

Toutes ces merveilles sont assurément fort intéressantes, mais l'impossibilité de les réitérer à volonté, la contingence capricieuse des phénomènes magnétiques, les désappointements réitérés des magnétiseurs, quand ils ont convié des témoins éclairés et incrédules à leurs expériences, la possibilité de simuler l'insensibilité, enfin l'introduction du charlatanisme qui trouvait dans ces mystérieux phénomènes un champ favorable pour l'exploitation de la crédulité publique, ont tellement compromis la cause du magnétisme, que, malgré les assertions émanant d'observateurs probes et dignes de foi, la science sérieuse et justement exigeante pour l'adoption des vérités n'a pu enregistrer les faits magnétiques comme ayant une réalité démontrée. Ces faits sont encore à l'état de discussion; ceux mêmes que nous avons cités, malgré les apparences d'authenticité qui s'y rapportent, ne sont pas suffisants pour dissiper toute incertitude; en sorte que, jusqu'à ce jour, la chirurgie n'a pu tirer un profit général de cette thérapeutique mystique dans ses formes, incertaine ou inconstante dans ses résultats. Le magnétisme compte beaucoup de croyants enthousiastes qui le compromettent; il compte peu d'observateurs rigoureux qui l'établissent sur des bases certaines. Or, en matière de science, la foi ne suffit pas, la démonstration est exigée.

La prophylaxie de la douleur, ainsi que nous venons de l'établir par la longue exposition des moyens que nous avons signalés, a été l'objet de tentatives variées et persévérantes. Mais si nous rapprochons, pour les comparer, toutes ces ressources dont quelques unes ont été si vantées par ceux qui les ont proposées, nous ne tardons pas à reconnaître que, même les plus efficaces, telles que la compression, l'opium, etc., ne rendent à la médecine opératoire que des services incomplets. Leur application n'est ni sûre ni générale, elle rachète une partie de ses avantages par divers inconvénients. Ces derniers ont même fini par sembler assez évidents pour que la chirurgie se considérât comme désarmée contre les douleurs qu'elle procure. La majeure partie des opérateurs s'abstenaient de toutes précautions spéciales contre la douleur autres que celles qui se tirent de l'application des règles intrinsèques de l'art des opérations.

Le découragement qui s'est emparé de certains chirurgiens concernant la thérapeutique préventive de la douleur a même été poussé assez loin, non seulement pour faire renoncer aux moyens actuels, mais pour anticiper sur l'avenir, pour traiter cette recherche de peine perdue et pour conseiller sur ce point une sorte de résignation. « Éviter la douleur dans les opérations, disait naguère M. Velpeau (1), est une chimère qu'il n'est pas permis de poursuivre aujourd'hui. Instrument tranchant et douleur, en médecine opératoire, sont deux mots qui ne se présentent point l'un sans l'autre à l'esprit des malades, et dont il faut nécessairement admettre l'association. »

Heureusement, ces sortes de points d'arrêt, dont on menace la science, ne sont pas des jugements sans appel. M. Velpeau lui-même a été l'un des premiers à le reconnaître. La détermination rigoureuse des propriétés anesthésiques de l'éther et du chloroforme, l'application qu'on a songé à en faire à la chirurgie, sont venues prouver que le progrès était possible, et qu'une voie nouvelle s'ouvrait pour le bien de l'humanité.

(1) *Médecine opératoire*. Paris, 1839, t. I, p. 32.

CHAPITRE IV.

DÉCOUVERTE DES EFFETS DES INHALATIONS ANESTHÉSIQUES ET DE LEUR APPLICATION A LA PROPHYLAXIE DE LA DOULEUR.

Cette découverte, comme la plupart de celles qui se rapportent à des progrès importants, a été revendiquée par plusieurs prétendants. Nous ne signalerons que les documents les plus dignes d'être reproduits sur ce point d'histoire médicale contemporaine.

§ Ier. Historique de la découverte des inhalations éthérées aux États-Unis.

La première idée de supprimer la douleur dans les opérations chirurgicales, au moyen des inhalations des vapeurs d'éther, a été clairement émise et appliquée dans les États-Unis vers la fin de 1846, par M. le docteur Charles Jackson et par M. Morton, dentiste de Boston. Voici le texte de la lettre adressée par M. Jackson à l'Académie des sciences de Paris, sous la date du 13 novembre 1846. Cette lettre faisait partie d'un paquet cacheté, adressé de Boston, et qui fut ouvert le 18 janvier 1847, à la requête de M. Élie de Beaumont. M. Jackson s'exprime dans les termes suivants :

« Je vous demande la permission de communiquer, par votre intermédiaire, à l'Académie des sciences, une découverte que j'ai faite, et que je crois importante pour le soulagement de l'humanité souffrante et d'une grande valeur pour l'art chirurgical.

» Il y a cinq ou six ans, je reconnus l'état particulier d'insensibilité dans lequel le système nerveux est plongé par l'inhalation de la vapeur d'éther sulfurique pure, que je respirai en grande abondance, d'abord par forme d'expérience, et plus tard dans un moment où j'avais un rhume très fort causé par l'inhalation du chlore. J'ai tiré dernièrement un parti utile de ce fait, en déterminant un dentiste de cette ville à administrer la vapeur d'éther aux personnes auxquelles il devait arracher des dents. On observa que ces personnes n'éprouvèrent aucune douleur dans l'opération, et qu'il ne résulta aucun inconvénient de l'administration de la vapeur d'éther.

» Je priai ensuite ce dentiste d'aller à l'hôpital général de Massachusetts, et d'administrer la vapeur d'éther à un malade auquel on allait faire subir une opération chirurgicale douloureuse. Le résultat fut que le malade n'éprouva pas la moindre douleur pendant l'opération, et alla bien ensuite. Une opération à la mâchoire, l'amputation de la jambe et la dissection d'une tumeur ont été les sujets des premières expériences chirurgicales. Depuis lors, de nombreuses opérations ont été faites sur différents malades avec le même succès, et toujours sans douleur. Les malades ont eu des convalescences remarquablement faciles et sans secousse nerveuse.

» Je désirerais que l'Académie des sciences voulût bien nommer une commission chargée de faire les expériences nécessaires pour constater l'exactitude des assertions que je vous adresse sur les effets merveilleux de l'inhalation de la vapeur d'éther.

» On peut respirer très commodément cette vapeur, en plongeant une grande éponge dans l'éther, la plaçant dans un tube conique court ou dans un entonnoir, et aspirant l'air atmosphérique dans les poumons à travers l'éponge saturée d'éther. L'air peut ensuite être rejeté par les narines, ou bien on peut mettre des soupapes au tube ou à l'entonnoir, de manière à ce que l'haleine ne sorte pas à travers l'éponge, où elle affaiblirait l'éther par la vapeur d'eau qu'elle renferme.

» Au bout de quelques minutes, le malade tombe dans un état de sommeil très particulier, et peut être soumis à toutes les opérations chirurgicales, sans éprouver aucune douleur : son pouls devient un peu plus rapide, et ses yeux brillent comme par l'effet d'un état particulier d'excitation. En se remettant au bout de quelques minutes, il vous dira qu'il a *dormi* ou qu'il a *rêvé*.

» Si l'éther est faible, il ne produira pas l'effet qui lui est propre. Le malade sera seulement enivré, et éprouvera ensuite un mal de tête sourd. On ne doit par conséquent faire usage que de l'éther le plus fortement rectifié.

» Si un dentiste arrache les dents le soir, il serait à propos d'avoir une lampe de sûreté de Davy, pour y placer la lumière, afin d'éviter le danger des explosions causées par la vapeur d'éther, qui s'enflammerait si une flamme nue était approchée de la bouche.

» Pour l'administration de la vapeur d'éther, il est important d'en avoir un grand volume, de manière à ce qu'elle puisse être respirée librement et produire promptement son effet, parce qu'on évite ainsi toute sensation désagréable; mais il n'y a aucun danger à craindre d'une inhalation prolongée de la vapeur d'éther, pourvu que l'air atmosphérique soit lui-même admis convenablement. Dans les opérations prolongées, on pourrait appliquer la vapeur d'éther plusieurs fois, à des intervalles convenables, de manière à tenir le malade endormi. »

Ajoutons quelques détails à ce résumé plein d'intérêt.

Les résultats de la découverte de M. Jackson se sont produits dans les circonstances suivantes. M. Jackson, se rappelant avoir vu des élèves, à Cambridge, donner des signes d'ivresse après avoir respiré de l'éther sulfurique sur leur mouchoir, expérimenta sur lui-même les inhalations de cette substance, et se convainquit que, non seulement elles développaient une sorte d'ivresse, mais qu'en prolongeant leur action, l'insensibilité se manifestait. Il fit part de sa découverte à M. Morton, dentiste de Boston, qui se livra à des recherches particulières, fit confectionner un appareil, et s'assura, en soumettant ses clients aux inspirations des vapeurs de l'éther, qu'ils supportaient sans douleur l'extraction des dents. Nous voudrions pouvoir taire qu'un brevet d'invention fut pris pour l'exploitation du nouveau moyen, si digne de l'immense publicité qu'il ne tarda pas à recevoir. Les succès de M. Morton ayant éveillé l'attention, M. Warren voulut essayer l'efficacité du remède inconnu; il le mit en usage vers le milieu du mois d'octobre 1846, à l'hôpital général de Massachusetts, et vérifia les effets annoncés. M. Bigelow fit aussitôt le récit de cette opération devant une Société médicale de Boston, sans pouvoir indiquer encore d'une manière sûre la nature du liquide que le brevet d'invention déguisait sous le titre de *composé anodin*, mais qu'on présumait être l'éther. M. Bigelow se livra à quelques expériences pour connaître le nouvel agent. Le premier essai fut fait avec l'éther sulfurique, dont l'odeur avait été nettement reconnue dans la préparation employée par M. Morton. M. Bigelow, expérimentant sur lui-même, obtint une exhilaration très marquée, bien que moins agréable peut-être que celle que produisent le gaz oxyde d'azote ou le haschysh égyptien. Il est probable, ajoute-t-il, que l'éther aurait pu être inhalé assez longtemps pour déterminer une ivresse excessive et l'insensibilité. D'autres expériences furent faites avec l'huile de vin (huile éthérée), qui contient aussi de l'alcool et qui entre dans la composition de la liqueur d'Hoffmann. Des essais eurent lieu aussi avec cette liqueur. Mais les effets observés sur trois ou quatre sujets ne furent point identiques à ceux de l'éther seul. Les patients se trouvaient dans un état de calme, et généralement ils perdaient toute tendance à parler et à se mouvoir ; le sentiment était en partie paralysé, bien que, chose remarquable, ils eussent la conscience entière de leur état; car ils demandaient qu'on les piquât ou qu'on les pinçât, pour voir jusqu'à quel point ils avaient perdu la sensibilité. On essaya l'huile de vin à dose beaucoup plus forte; puis l'éther chlorique, avec et sans alcool, sans obtenir des résultats plus tranchés (1).

La révélation du secret ne se fit pas toutefois attendre bien longtemps. Nous empruntons à M. John Warren le récit de quelques autres particularités dont l'exposition n'a plus sans doute le même intérêt qu'à l'époque où la découverte commençait à se divulguer, mais qui conserve une sorte de valeur historique. On ne saurait sans inconvénient renoncer à mentionner les détails qui se rattachent à l'avénement des idées importantes ; car ces détails leur sont inhérents, et font apprécier l'esprit avec lequel elles ont été accueillies. On en jugera par l'extrait suivant d'un article de M. Warren, inséré dans le *Boston medical and surgical Journal* (2).

« Je fus prié, dit M. Warren, par M. R.-H. Eddy, dans une lettre du 30 novembre 1846, de fournir en faveur de M. Morton un compte rendu des opérations que j'avais exécutées ou dont j'avais été témoin, et dans lesquelles la nouvelle découverte appliquée à prévenir la douleur avait été employée. M. Morton, de son côté, me demanda quels seraient les hôpitaux de la contrée où il pourrait proposer l'application de son procédé. Ces demandes et le désir d'être utile à mes confrères m'ont déterminé à fournir l'exposé suivant des faits et à le publier :

» Il y a environ cinq semaines que M. Morton, dentiste de cette ville, m'informa qu'il avait inventé un appareil pour l'inhalation d'une vapeur dont l'action déterminait une insensibilité totale à la

(1) Voyez *Medical Times*, january, 1847, et la *Revue médico-chirurgicale de M. Malgaigne*, janvier 1847.

(2) *Origin of inhalation of ethereal vapour for the prevention of pain in surgical operations.*

douleur, et qu'il l'avait heureusement employé dans un nombre suffisant de cas pour être convaincu de son efficacité. Il désira une occasion favorable de vérifier son pouvoir dans les opérations chirurgicales, et je consentis à lui fournir la première occasion qui se présenterait.

» Étant à cette époque attaché au service de l'hôpital de Massachusetts, un malade ne tarda pas à se trouver dans les conditions convenables. Une tumeur qu'il portait au cou exigeait une opération. J'en informai M. Morton.

» Le 17 octobre, le malade étant préparé pour l'opération, l'appareil fut appliqué sur la bouche par M. Morton pendant environ trois minutes, et, au bout de ce temps, l'insensibilité se manifesta. Je fis aussitôt une incision d'environ trois pouces sur la peau du cou, et je commençai une dissection à travers les vaisseaux et les nerfs importants du cou, sans qu'il y eût aucune expression de douleur de la part du patient. Bientôt après, il commença à proférer des paroles incohérentes, et parut agité pendant le reste de l'opération. Interrogé immédiatement après sur ce qu'il avait souffert, il répondit qu'il avait ressenti à son cou une sensation pareille à celle d'une égratignure.

» L'effet de ces inhalations gazeuses pour neutraliser la faculté sensitive fut rendu parfaitement évident à mon esprit par cette expérience, quoique le malade eût donné de légers indices de souffrance pendant une partie de l'opération. M. Morton me fit remarquer que l'influence de ce moyen cessait quelques minutes après sa suspension, et que comme l'opération avait été prolongée au delà de ce terme, il n'était nullement étonné que le succès n'eût été que partiel.

» Le jour suivant, 18 octobre, une opération fut exécutée à l'hôpital, par le docteur Hayward, sur une femme qui portait une tumeur au bras. Cette fois la respiration du gaz fut continuée tout le temps de l'opération. Il n'y eut aucune manifestation de douleur; à la fin seulement, quelques murmures se firent entendre, mais la malade les attribua plus tard à un rêve désagréable qu'elle avait éprouvé. Ayant examiné le pouls de la malade avant et après l'opération, je trouvai que le nombre des pulsations s'était élevé de 80 à 120.

» Deux ou trois jours après avoir constaté ces faits, je vis le docteur Charles Jackson, homme distingué par l'esprit philosophique qu'il porte dans ses recherches, aussi bien que pour ses connaissances étendues en géologie et en chimie. M. Jackson m'apprit qu'ayant eu le premier l'idée d'employer l'inhalation de l'éther comme moyen de prévenir la douleur, il l'avait communiqué à M. Morton, afin qu'il l'essayât pour l'extraction des dents. Il n'eut aucune prétention au mérite de l'invention de l'appareil, ni à son application pratique, vu qu'on en était redevable à M. Morton.

» Le succès de ce moyen pour prévenir la douleur pendant un certain temps étant suffisamment établi, je pensai qu'il était de mon devoir d'introduire cet appareil dans la pratique de l'hôpital; mais je fus aussitôt arrêté en apprenant que le propriétaire de l'appareil était dans l'intention d'obtenir le droit exclusif d'en faire usage. Il s'éleva alors la question de savoir si, conformément à un principe élevé, depuis longtemps introduit dans la profession médicale, et qui nous défend de cacher aucune découverte utile, nous pouvions continuer à encourager un moyen dont l'usage ne nous était point permis et sur la nature duquel nous n'étions pas suffisamment renseignés. Après une discussion sur ce point avec le docteur Hayward, mon collègue à l'hôpital, nous arrivâmes à la conclusion que nous ne serions autorisés à encourager l'usage ultérieur de cette découverte qu'autant que nous serions nous-mêmes mieux éclairés en ce qui la concerne. Le docteur Hayward eut sur ce point une conversation avec M. Morton, qui se décida à m'écrire une lettre dans laquelle il me faisait part de son consentement à nous faire connaître le moyen employé, et réclamait notre assistance pour mettre les inhalations en usage dans le cas où elles conviendraient.

» Les choses étant ainsi, nous crûmes devoir inviter M. Morton à continuer ses expériences à l'hôpital et ailleurs. Bientôt après, le 7 novembre, il appliqua son procédé à l'occasion d'une opération douloureuse et prolongée, la résection partielle de la mâchoire inférieure, que je pratiquai sur un malade dont les douleurs furent remarquablement allégées. Le même jour, une amputation de la cuisse fut pratiquée sur une jeune femme par le docteur Hayward. Dans ce cas, la respiration de la vapeur éthérée réussit complétement à empêcher la douleur de l'opération, et la malade déclara qu'elle ignorait si on lui avait fait quelque chose. »

M. Warren ajoute aux détails qui précèdent le récit de quelques autres faits démonstratifs dont la publicité ne pouvait tarder à s'établir. Une vérité utile, supérieure à la séduction passagère d'un intérêt personnel, ne pouvait rester longtemps comprimée. La pensée de M. Jackson s'était révélée comme un bienfait trop grand pour se restreindre aux proportions d'un profit individuel. M. Jackson était d'ailleurs resté étranger à l'intention de monopoliser sa découverte en la plaçant sous la sauvegarde antiscientifique d'un brevet; et M. Morton lui-même ne persista pas longtemps dans ses prétentions. Il eût été malheureux qu'au XIXe siècle la profession médicale ajoutât un nouveau nom à ceux des Raw et des Colot. La propriété de la découverte est devenue subséquemment l'objet d'une vive contestation entre MM. Morton et Jackson : l'opinion publique attribue généralement à ce dernier le véritable et premier mérite, celui de l'invention (1).

§ II. Propagation et perfectionnement de la découverte en Europe.

Le 17 décembre 1846, le docteur Boot, de Londres, reçut une lettre des États-Unis qui l'informait de l'heureuse pensée et des essais favorables de MM. Jackson et Morton; il s'empressa d'en faire part à un dentiste de Londres, M. Robinson, et ce dernier fabriqua sans retard un appareil à l'aide duquel il fit respirer de l'éther à un malade, qui subit sans douleur l'extraction d'une dent. Presque aussitôt, le 19 décembre, M. Liston pratiquait, à l'hôpital du collége de l'Université, une amputation de jambe et un arrachement de l'ongle du gros orteil, sans que les malades en eussent conscience. Après lui, M. Fergusson, à l'hôpital du King's college; M. Tatum, à l'hôpital Saint-Georges; M. Lansdown, à Bristol, ont répété ces tentatives avec des succès variés. Cette vive émulation fut quelques instants troublée par la réclamation d'un certain M. Dow, se disant agent des inventeurs brevetés, et menaçant de poursuivre quiconque ferait usage du nouveau moyen sans son autorisation. Il fallut que les chirurgiens fussent rassurés par les

(1) Voyez à ce sujet les publications intitulées : 1° *Mémoire sur la découverte du nouvel emploi de l'éther sulfurique*, par W.-T.-G. Morton ; suivi de pièces justificatives. Paris, 1847. — 2° *Défense des droits du docteur Charles T. Jackson à la découverte de l'éthérisation ;* suivie de pièces justificatives par J.-L. Lord et H.-C. Lord, conseillers. Paris, 1848.

gens de loi. La découverte, constatée d'abord en Angleterre par le bénéfice des relations faciles qui existent entre ce pays et l'Amérique, pénétra presque aussitôt en France, où elle a reçu la glorieuse extension que toutes les vérités utiles trouvent dans cette patrie de la science et de l'enthousiasme.

M. Malgaigne, le premier, donna l'élan de la publicité à une découverte qui devait bientôt préoccuper tous les esprits. Dans la séance du 12 janvier 1847 de l'Académie royale de médecine, ce chirurgien fit part de plusieurs opérations qu'il avait exécutées à l'hôpital Saint-Louis, et que les malades avaient supportées sans douleur ou avec un remarquable affaiblissement de cette sensation morbide. On sut bientôt que, dès le 25 décembre, M. Jobert, sous la direction d'un jeune médecin américain, avait lui-même tenté, dans le même hôpital, un premier essai dont les résultats avaient manqué à cause de l'imperfection de l'appareil; mais que la même tentative ayant été reproduite peu de jours après, pour des opérations de diverse nature, l'insensibilité avait été obtenue d'une manière complète. Dès ce moment, commença ce travail collectif qui dévoila promptement toute l'étendue et tout l'intérêt d'une découverte dont les applications devaient être plus variées qu'on ne l'aurait cru de prime abord. De l'Académie de médecine, la question fut portée à l'Académie des sciences; toutes les notabilités chirurgicales de Paris, et notamment MM. Velpeau, Roux, Gerdy, Blandin, Jobert, Amussat, Laugier, et une foule d'autres, s'empressèrent de fournir leur tribut (1). Quelques objections de MM. Magendie et Lallemand ne suffirent pas même à modérer le zèle; tous les médecins voulurent coopérer à une étude dont les rapides progrès étaient désormais inévitables.

Les chirurgiens de la France imitèrent sans retard ceux de la capitale. MM. Bonnet et Bouchacourt à Lyon, Sédillot à Strasbourg, Jules Roux à Toulon, Simonin à Nancy, etc., apportèrent de nouveaux faits. Mon collègue, M. Serre, chargé à cette époque du service de l'hôpital Saint-Éloi de Montpellier, s'empressa, de son côté, de vérifier les admirables effets de l'éther. A la même époque, j'en faisais une heureuse application dans ma pratique pour une amputation d'un sein squirrheux, et depuis lors je n'ai cessé d'employer la méthode anesthésique à l'hôpital Saint-Éloi.

(1) Voyez *Bulletin de l'Académie de médecine*, t. XII, p. 226 et suiv.

L'Allemagne (1), l'Italie, l'Espagne, la Russie, la Belgique, la Suisse, n'ont pas tardé à recevoir les communications émanées de France et d'Angleterre, et bientôt l'usage des inhalations éthérées, vérifié dans tous les points de l'Europe, fut salué d'une adoption à peu près unanime. Citer les noms de MM. Dieffenbach et Jüngken de Berlin, Wattmann de Vienne, Rothmund de Munich, Heyfelder d'Erlangen, Hammer de Manheim, Siebold de Gœttingue, Porta de Pavie, Buffini de Milan, Roël de Madrid, Pirogoff de Saint-Pétersbourg, Delavacherie de Liége, Mayor de Lausanne, c'est résumer l'ensemble des plus importants essais dont l'éthérisation ait été l'objet dès son avénement dans ces diverses contrées. L'opposition, les restrictions établies ou émises au sujet du nouveau moyen, ont été contenues dans une mesure dont il n'y a pas lieu de se plaindre, et qui d'ailleurs est toujours nécessaire pour diriger l'attention et régulariser le zèle.

Dans cette coopération si étendue, on remarquera que la question a été particulièrement posée, discutée, examinée, agrandie et résolue en France sous ses rapports les plus variés. La question, telle qu'elle nous est arrivée d'Amérique et d'Angleterre, était toute renfermée dans la détermination des propriétés anesthésiques de l'éther. Il fallait vérifier la réalité de ces propriétés et juger la convenance de leur application pour prévenir les douleurs causées par les opérations chirurgicales. Ce point a eu bientôt acquis une large base expérimentale. Mais à côté de cette première détermination, existaient d'autres points de vue à peine soupçonnés ou tout à fait méconnus, et qui se sont dévoilés au jour des investigations poursuivies en France.

Les appareils, encore imparfaits, ont été non seulement améliorés, mais d'autres appareils ingénieux ont été imaginés, et, sous ce rapport, il y a eu plutôt excès que défaut.

Les propriétés spéciales aux diverses sortes d'éthers ont été recherchées. La question de la durée des inhalations et des moyens de les graduer a été explorée.

La physiologie expérimentale s'est attaquée à ce sujet, l'a remanié, éclairci et fécondé sous des rapports très divers et pleins d'intérêt.

(1) Voyez à ce sujet un compte rendu de M. Aronssohn, *Gazette médicale de Strasbourg*, 1847.

Le côté psychologique de la question a lui-même frappé et occupé plusieurs investigateurs.

Si l'on ajoute à ces divers genres de recherches celles qui se rattachent à l'examen intrinsèque des effets de l'éther, aux périodes de son action, à l'application qui peut en être faite aux catégories spéciales d'opérations, à l'extension de cette application à l'art des accouchements, au traitement de plusieurs maladies médicales; si l'on observe que la médecine légale en a recueilli aussi quelques services, on verra que, par l'extension qu'elle a reçue, la découverte de Jackson s'est presque transformée. S'il faut rapporter au docteur américain tous les honneurs d'une idée qui contenait virtuellement tant de résultats et qui devait briller sous tant d'aspects, il n'est pas moins juste de reconnaître que cette évolution s'est accomplie sous l'influence de l'activité française, et que la constitution scientifique de cette découverte est un titre qu'on ne saurait refuser à nos compatriotes.

§ III. Essais précurseurs et complémentaires de la découverte.

La découverte de M. Jackson est digne d'être considérée sous deux rapports : elle établit un fait nouveau, celui des propriétés anesthésiques de l'éther sulfurique; elle exprime une idée nouvelle, celle de profiter de ces propriétés pour prévenir la douleur inhérente aux opérations chirurgicales. A ce double titre, l'éthérisation a été accueillie dans la science comme une conquête inattendue, et son auteur n'a pu, selon toutes les probabilités, s'inspirer des notions vagues et perdues dans les archives de l'art médical. Si le véritable créateur et possesseur d'une vérité est celui qui non seulement la trouve en elle-même, mais qui sait aussi en voir et en faire adopter les conséquences, nul ne remplit mieux que M. Jackson les conditions à l'aide desquelles un économiste célèbre, M. J.-B. Say, prétend qu'on établit la propriété intellectuelle d'une vérité. Aussi aurions-nous passé sous silence les réclamations de priorité qui ont assiégé les bureaux des académies, si quelques unes de ces révélations tardives n'étaient revêtues d'intérêt, et quelques autres d'une apparence de vérité qui prouve seulement les fâcheux effets de l'indécision, ou d'une temporisation inopportune. Il en a été de l'avénement de l'éthérisation comme de celui d'une foule d'autres observations ou idées fécondes. Dès que l'équité publique concentre les éloges autour d'un nom, ceux qui ont silencieusement entrevu la découverte, ceux qui, l'ayant conçue, n'ont pas eu assez d'activité ou d'influence pour la faire apprécier, ceux même qui n'ont qu'une part très éloignée à l'idée dont ils voient le succès, veulent en goûter les fruits et tentent cette conquête ordinairement difficile. Nous ne venons pas appuyer ces efforts tardifs ni juger à l'encontre de l'opinion générale; et si quelques mots nous paraissent nécessaires à ce sujet, ce n'est pas pour exposer des droits que les intéressés ont surtout mission de faire valoir, mais seulement pour signaler les *prodromes* et le *complément* de la découverte.

A. Les essais ou les idées qui ont *précédé* les heureuses tentatives de MM. Jackson et Morton se rattachent à l'indication des propriétés de l'éther, à son mode d'administration sous forme d'inhalations gazeuses, ou à l'application de ses propriétés à l'art de prévenir la douleur.

Plusieurs faits prouvent que la notion des effets stupéfiants de l'éther, bien qu'imparfaitement établie, existait cependant dans la science. Dans les traités de matière médicale, cette propriété est attribuée à l'éther administré à haute dose, et, dans les ouvrages de toxicologie, ceux de MM. Orfila et Christison, entre autres, le fait de l'insensibilité est exactement indiqué chez les animaux soumis à l'action de cette substance.

Le mode d'administration sous forme de vapeurs était également connu. Voici ce qu'on lit dans l'ouvrage de MM. Mérat et Delens (1) : « On en administre aussi la vapeur au moyen d'un flacon dont une tubulure reçoit un tube droit qui plonge par une extrémité dans l'éther, par l'autre dans l'air, et dont la seconde tubulure, recourbée en arc, s'adapte à la bouche du malade ; celui-ci aspire, et l'air qui rentre par le tube s'imprègne d'éther en traversant ce fluide. » Un appareil à peu près analogue est décrit par Nysten à l'article ÉTHER du *Dictionnaire des sciences médicales*.

Quant à l'emploi médical de l'inhalation de l'éther, il paraît avoir été appliqué pour la première fois par M. Richard Pearson (2), de

(1) *Dictionnaire universel de matière médicale et de thérapeutique.* Paris, 1831, t. III, p. 165.

(2) *Annales de médecine de Duncan.* 1798.

Birmingham. Il prescrivait l'éther comme remède dans la phthisie pulmonaire et d'autres maladies des poumons, soit isolément, soit combiné avec la ciguë. Il le faisait inhaler par le malade à mesure qu'il s'évaporait d'un vase ouvert, avec la bouche ou au moyen d'un entonnoir renversé, ou en tenant près de la bouche et du nez un mouchoir imprégné d'éther. Ces essais de Pearson avaient lieu vers la fin du dernier siècle, en 1795.

A peu près à la même époque, Beddoes (1) reproduisit les observations de Pearson, et fit connaître aussi une observation intéressante du docteur Thornton. Ce dernier avait conseillé l'inhalation de l'éther à un malade pour une affection de poitrine : le malade fut immédiatement délivré de l'oppression et de la douleur. Thornton mit en usage le même moyen pour obtenir le soulagement d'une inflammation très douloureuse de la glande mammaire. Non seulement l'effet désiré fut obtenu, mais l'inhalation produisit évidemment la plupart des résultats que nous observons aujourd'hui. « Je remplis une cloche de verre d'air atmosphérique, dit Thornton, et y fis brûler deux cuillerées à bouche d'éther. La malade inhala le produit pendant cinq minutes environ, en se tenant debout jusqu'à ce que le pouls s'effaçât; les yeux s'obscurcirent et ne représentèrent plus les objets de la vision ; la face devint d'une pâleur mortelle; la malade finit par s'évanouir dans les bras d'un domestique. Au bout de dix minutes environ, elle reprit ses sens. Le pouls était faible et donnait 98 pulsations. Pour la première fois depuis plusieurs semaines, la malade ne sentait ni chaleur ni oppression à la poitrine. »

Thornton paraît avoir longtemps employé ce moyen à titre d'agent sédatif. D'après MM. Boot et Robinson (2), il aurait trouvé au commencement de ce siècle un imitateur dans le docteur Woolcombe, de Plymouth. Mais ce moyen, assez employé en Angleterre, était tombé comme tant d'autres en désuétude, et l'on n'avait songé à tirer aucun profit des faits observés.

Nous ne saurions passer sous silence des indications plus significatives fournies par sir Humphry Davy. Bien qu'elles soient rela-

(1) *Sur les airs artificiels.* Bristol, 1795-1796.

(2) *Traité de l'inhalation de la vapeur d'éther pour prévenir la douleur dans les opérations chirurgicales.* Londres, 1847.

tives au *gaz oxyde nitreux*, ces remarques n'en sont pas moins dignes d'intérêt. H. Davy raconte qu'en deux occasions il se guérit d'un mal de tête par l'inhalation de cet oxyde. Il essaya aussi son effet pour soulager une douleur physique intense causée par le percement d'une dent de sagesse. « La douleur, dit-il, diminuait toujours après les quatre ou cinq premières inspirations, et le malaise était pendant quelques minutes absorbé dans la jouissance. » Plus loin, H. Davy ajoute : « L'oxyde, entre autres propriétés nombreuses, paraissant avoir celle de détruire la douleur physique, on pourrait probablement l'employer avec avantage dans les opérations chirurgicales où il n'y a pas une grande effusion de sang (1). » Si ces observations, consignées dans un ouvrage de chimie, n'eussent pas été hors du cercle de celles dont les médecins peuvent ordinairement profiter, on pourrait supposer qu'elles ont exercé une grande influence sur les recherches modernes. On ne peut méconnaître du moins la relation qui existe entre les assertions de H. Davy et celles de M. Wells, dont il sera bientôt question.

Quelques exemples de l'emploi de l'éther en vapeur ont eu lieu en France. M. Desportes, au rapport de M. Duméril, était dans l'habitude de conseiller aux phthisiques les inhalations d'éther et en obtenait des effets sédatifs.

M. Anglada, professeur de toxicologie à Montpellier, conseillait l'éther sous forme de vapeurs comme un puissant moyen de calmer les douleurs névralgiques ou autres, et employait, à cet effet, un flacon à deux tubulures très analogue à ceux dont on se sert aujourd'hui pour l'inhalation du gaz éthéré. Ses essais remontent au delà de trente ans.

Environ à la même époque, M. Faraday (2) disait qu'en respirant la vapeur d'éther mélangée avec de l'air atmosphérique dans un flacon muni d'un tube, on éprouvait des effets semblables à ceux qui sont occasionnés par le gaz protoxyde d'azote dont l'action, d'abord exhilarante, devient plus tard stupéfiante. Il ajoute que ce dernier effet peut devenir grave, sous l'influence de l'éther, et il cite l'exemple d'un jeune homme qui, pour s'être soumis à son action, tomba dans un état léthargique dont la durée se prolongea pendant trente heures.

(1) *Recherches sur l'oxyde nitreux*, p. 556.

(2) *Quarterly Journal of science*. 1818.

M. Ducros est venu de son côté entretenir l'Académie des sciences (1) de l'utilité de l'éther pour endormir les hypochondriaques Il assure que ce médicament opère mieux que l'opium, d'après des expériences qu'il fait remonter à 1842 ; mais au lieu de faire respirer l'éther à ses malades, il leur en frictionnait l'intérieur de la bouche avec un pinceau, mode dont personne assurément ne revendiquera l'idée.

Des prétentions plus directes à la découverte de Jackson ont été récemment élevées, et elles ont trait non seulement à l'intention de stupéfier l'organisme au moyen d'inhalations gazeuses, mais à celle de faire une application chirurgicale des effets obtenus. On jugera le degré de valeur de ces moyens et leur affinité avec la méthode américaine. M. Gérardin a fait valoir les droits de M. Hickmann, chirurgien de Londres, qui écrivit en 1828, au roi Charles X, une lettre communiquée par ce dernier à l'Académie de médecine, et dans laquelle était annoncée la possibilité d'éviter la douleur dans l'exécution des opérations les plus délicates. Selon M. Hickmann, l'introduction méthodique de certains gaz dans le poumon peut suspendre la faculté de sentir. Il en a fait l'épreuve sur des animaux vivants et désire la coopération des grands médecins et chirurgiens de Paris pour en faire l'essai sur l'homme. Cette communication, qui ne spécifiait rien, n'eut aucun retentissement, et son auteur lui-même ne paraît pas avoir donné suite à ses premiers essais.

Il en eût peut-être été de même des essais de M. Wells (2), qui cependant ont une liaison beaucoup plus directe avec ceux de Jackson, et occupent un rang plus important dans la série des idées et des travaux qui ont précédé la divulgation définitive des effets de l'éther et de leur application à la chirurgie.

M. Wells, dentiste à Hartford, a réclamé pour lui-même la priorité de l'idée d'éteindre la sensibilité pour les opérations chirurgicales au moyen des inhalations gazeuses, et il a trouvé un appui dans le témoignage de M. Ellsworth et d'une Société médicale

(1) Séance du 16 mars 1846.

(2) Le nom de M. Wells appartient à l'histoire de l'éthérisation, non seulement par ses réclamations, mais par sa fin malheureuse et violente dont il s'épargna les angoisses en s'éthérisant.

du Connecticut (1). D'après leurs assertions, des essais pratiques confirmant cette idée remonteraient à 1844, et auraient été exécutés non seulement à Hartford, mais à Boston, où ils auraient été constatés par plusieurs chirurgiens éminents et connus même de MM. Jackson et Morton. M. Wells raconte qu'il respira lui-même du gaz *protoxyde d'azote*, et qu'il se fit extraire une dent sans éprouver de sensation désagréable ; il assure avoir exécuté cette opération sur douze à quinze personnes préalablement soumises à l'action de ce gaz, et que la même insensibilité fut obtenue. Il ajoute qu'à Boston même, il a employé non seulement le gaz protoxyde d'azote, mais aussi les vapeurs d'éther. Que toutefois il avait donné, pour sa part, la préférence au premier gaz, dont l'inspiration est, dit-il, plus agréable que celle de l'éther. M. Wells raconte que les nombreux essais qu'il fit à Boston et les efforts auxquels il se livra pour les faire prendre en considération n'atteignirent pas le but qu'il se proposait ; il ne rencontra que des sceptiques, et la vive contrariété qu'il en éprouva fut la cause d'une longue maladie pendant laquelle ses essais furent interrompus.

Les tentatives de M. Wells sont assurément les plus importantes parmi celles qui ont précédé la prise en considération des résultats annoncés par MM. Jackson et Morton. Quoique M. Wells ait préféré le protoxyde d'azote à l'éther, ce qui prouvait tout au moins que les effets de ce dernier n'étaient pas bien appréciés, ces essais n'en comptent pas moins parmi les prodromes les plus significatifs de la découverte américaine ; et ils honoreraient leur auteur, si les dénégations formelles de M. Jackson au sujet des assertions de M. Wells n'affaiblissaient la confiance qu'on peut leur accorder.

B. Les essais qui ont *suivi* et *complété* la découverte des inhalations éthérées se rapportent principalement à l'introduction du *chloroforme* dans la pratique. Nous en tracerons plus opportunément l'historique en nous occupant de ce corps.

(1) Voyez *Galignani's Messenger*, 18 février 1847 ; — *Bulletin de l'Académie royale de médecine*. Paris, 1847, t. XII, p. 394 ; — *Journal des connaissances médico-chirurgicales*, mars 1847.

CHAPITRE V.

DE L'ÉTHER SULFURIQUE ET DE SES PRINCIPALES PROPRIÉTÉS.

On a primitivement donné le nom d'*éther*, en chimie, à l'un des produits de l'action de l'acide sulfurique sur l'alcool. On a reconnu plus tard que l'alcool fournissait des produits analogues avec d'autres acides. L'expression fut alors généralisée; elle a fini même par être appliquée à des corps qui, n'ayant pas la volatilité qu'exprime le mot *éther*, se forment cependant par l'action accomplie au contact des acides et de l'alcool, sous l'influence de certaines circonstances. La dénomination basée primitivement sur la ressemblance des propriétés s'est détachée de cette source pour se rapporter à l'origine chimique des corps, si nombreux aujourd'hui, confondus sous le nom d'*éthers*.

Le plus connu, le plus ancien et le plus employé de cet ordre de corps, est l'éther sulfurique que sa volatilité a fait comparer au fluide rare dont on suppose l'espace rempli au-delà de notre atmosphère. Frobenius, le premier, conçut cette comparaison en 1730, et il en déduisit l'expression d'*éther*, qui depuis lors est adoptée dans la science. Toutefois l'éther sulfurique était connu sous un autre nom à une époque bien antérieure. Sa découverte, préparée deux siècles avant par celle de l'alcool et de l'acide sulfurique, que l'on doit à Arnaud de Villeneuve, l'une des gloires de Montpellier, remonte à 1540 et appartient à Valerius Cordus. Née au sein des espérances merveilleuses de l'alchimie, cette substance était destinée, après trois cents ans, à exciter un nouvel intérêt par la découverte des effets qu'elle produit sur la vie. On peut consulter, dans le *Journal de physique* de l'abbé Rozier, l'histoire des travaux dont l'éther a été le sujet. Les essais chimiques qui s'y rattachent n'ont pas cessé de se multiplier, et de nos jours il a fixé l'attention des chimistes les plus éminents, depuis Vauquelin et Fourcroy jusqu'à MM. Dumas, Malagutti, Regnault, etc.

A. *Préparation et composition.* L'éther sulfurique s'obtient en prenant 4 parties d'alcool à 36° et 2 parties d'acide sulfurique à 66°. On mélange l'acide avec la moitié de l'alcool dans une terrine, en versant l'acide sur l'alcool par petites parties et en agitant. Ce mélange doit être versé, encore chaud, dans une cornue tubulée en verre, à laquelle sont annexés une allonge et un ballon qui doit communiquer avec un serpentin en plomb rafraîchi par un courant d'eau. La cornue étant placée sur un bain de sable, on porte le mélange à l'ébullition aussi promptement que possible. La tubulure de la cornue doit être fermée avec un bouchon en liége donnant passage à un tube en verre effilé à sa partie inférieure, qui plongera dans le liquide jusqu'à 4 ou 5 centimètres du fond. La partie supérieure de ce tube recourbé au-dessous du bouchon sous un angle convenable s'adaptera, au moyen d'un prolongement en caoutchouc, à un vase contenant le reste de l'alcool et placé à une certaine distance du fourneau. Ce vase doit porter, à sa partie inférieure, un robinet qui permette d'introduire à volonté l'alcool dans la cornue, et la quantité en sera réglée de manière à remplacer le liquide qui distille, sans que l'ébullition soit interrompue. Lorsqu'on aura ainsi ajouté tout l'alcool, et que le produit distillé sera égal aux trois quarts environ de la totalité de l'alcool employé, l'opération sera arrêtée.

Le produit de la distillation est un mélange d'eau, d'éther, d'alcool, d'acides et d'huile douce de vin; il a besoin d'être rectifié. On y parvient en ajoutant 15 grammes de potasse caustique par litre d'éther; on agite le mélange à plusieurs reprises; après un jour de contact, on décante l'éther qui surnage la solution alcaline, et on le distille au bain-marie, dans un alambic ordinaire. On fractionne les produits; ceux qui marquent moins de 56° doivent être soumis à une nouvelle distillation.

L'éther sulfurique est le type des éthers du *premier genre*, c'est-à-dire de ceux qui ne contiennent aucune portion de l'acide qui a servi à les former. Ces éthers ont tous une même composition, et ils peuvent être représentés par 2 volumes d'hydrogène percarboné et 1 volume de vapeur d'eau. D'après une supposition de M. Dumas, l'hydrogène percarboné jouerait le rôle d'une base énergique susceptible de se combiner avec l'eau: il en résulterait que les éthers du premier genre seraient de véritables sels pouvant être considérés comme un hydrate d'hydrogène percarboné. D'après une autre théorie, les éléments de ce dernier corps seraient réunis de manière à former un corps particulier sous le nom d'*éthérine*, et l'éther sulfurique serait un hydrate de cette substance. Enfin, une troisième théorie consiste à considérer l'éther comme un oxyde d'un radical inconnu : alors, au lieu de traduire sa composition en disant qu'il est formé de 2 volumes d'hydrogène percarboné et de 1 volume de vapeur d'eau, on associe les mêmes éléments de manière à avoir, d'un côté, 1 proportion d'oxygène, et de l'autre, un radical formé de 4 proportions de carbone et de 5 proportions d'hydrogène. Ce radical prend le nom d'*éthyle*, et l'éther sulfurique est l'*oxyde d'éthyle* (1). Nous n'avons pas à nous prononcer sur la valeur de ces théories qui se partagent encore les adhésions des chimistes. Que l'éther soit une combinaison spéciale, un sel ou un oxyde, les circonstances relatives à sa formation n'en sont pas moins bien appréciées. Examinée dans sa généralité, la formation de l'éther par l'action de l'acide sulfurique paraît consister dans la déperdition faite par l'alcool de la moitié de l'eau ou des éléments qui y sont contenus. L'alcool est, en effet, représenté dans sa composition par des volumes égaux d'hydrogène carboné et d'eau, tandis que l'éther l'est par 2 volumes d'hydrogène bicarboné et 1 volume d'eau. Il en résulte qu'en enlevant à l'alcool la moitié de l'eau qu'il contient, on le transforme en éther. Or c'est ce que fait l'acide sulfurique, qui, par une action de contact, détermine la séparation de l'alcool en eau et en éther sans s'approprier aucun de ces deux composants. L'alcool a pour formule $C^4H^6O^2$, d'où l'on retranche 1 équivalent d'eau pour arriver à la formule de l'éther : $\begin{array}{l} C^4H^6O^2 \\ -H\ O \end{array}$ donnent éther $C^4H^5O = C^4H^4, HO$.

La simplicité de cette interprétation la rend probable. M. Mitscherlich prétend l'avoir appuyée par des expériences directes et décisives. Mais quand il y aurait encore place à des doutes fondés sur ce point, les propriétés chimiques de l'éther sont exactement connues, et ce sont elles qu'il nous importe surtout de constater.

B. *Caractères physico-chimiques.* L'éther sulfurique est une

(1) Un chimiste allemand, M. Frankland, élève de M. Bunser, de Magdebourg, dit être parvenu à obtenir isolément le radical de l'éther sulfurique, ou *éthyle*, si longtemps cherché par les chimistes (1849).

substance très fluide, transparente, incolore, d'une odeur agréable, diffusible et caractéristique. Sa saveur est chaude et produit même une sensation d'âcreté. Elle devient ensuite très fraîche. Sa densité est de 0,7115 à + 24° C.; elle est de 0,7237 à + 12,5 C. L'éther médicinal, ou mélangé d'alcool, a une densité plus élevée : elle est de 0,758, et il marque 56° à l'aréomètre de Baumé.

L'éther est très volatil ; lorsqu'on en verse quelques gouttes sur la peau, il s'évapore promptement et produit un froid très sensible. On a utilisé en médecine cette propriété de l'éther sulfurique qu'on applique dans certains cas sur la peau, à titre de réfrigérant. Il se solidifie à une basse température; sous l'influence de la chaleur, il entre facilement en ébullition. Ce changement d'état se manifeste à + 35°,6, sous la pression de 76° C. de mercure. La vapeur d'éther pèse 2,586 d'après les expériences de M. Gay-Lussac; la densité théorique est de 2,583, en supposant que 8 volumes de vapeur de carbone, 10 volumes d'hydrogène et 1 volume d'oxygène soient condensés en 2 volumes de vapeur d'éther.

La chaleur rouge décompose l'éther, en donnant naissance à un dépôt de charbon et à divers produits mal définis; à un rouge obscur, il se forme aussi différents produits, tels que l'aldéhyde, des carbures d'hydrogène, etc. D'après MM. Faraday et Daniell, sa combustion lente donnerait lieu à un acide particulier d'une odeur très irritante, nommé acide lampique. D'après des observations plus récentes, la combustion lente agit chez lui comme sur l'alcool. On reconnaît parmi les produits qui se forment, les acides acétique et formique, ainsi que l'acétal et l'aldéhyde. Cette combinaison catalytique est assez active pour entretenir au rouge du platine spongieux chauffé d'abord et placé au-dessus de l'éther. Les mêmes corps se forment encore quand on laisse tomber de l'éther goutte à goutte sur une brique chauffée à 150°. Celle-ci fait l'office d'un corps catalytique, et partout où tombe l'éther, on aperçoit dans l'obscurité une flamme bleue peu intense.

Au contact de l'air et d'un corps en ignition, l'éther, comme toute substance organique très hydrogénée et très carbonée, s'enflamme facilement. Il brûle avec une flamme blanche et fuligineuse, en produisant de l'eau, de l'acide carbonique et un dépôt de charbon. Si l'on en verse quelques gouttes dans un flacon d'oxygène pur et qu'on approche une allumette enflammée, il se produit une vive détonation. L'étincelle électrique décide le même effet dans l'eudiomètre, et convertit l'éther en eau et en acide carbonique; ce qui n'arrive pas, lorsqu'au lieu d'oxygène pur, c'est de l'air atmosphérique qui est mélangé avec la vapeur d'éther.

Lorsque l'éther reste longtemps exposé au contact de l'air et de la lumière, à la température ordinaire et à l'abri de l'évaporation, comme dans un flacon non rempli ou souvent débouché, il se décompose et fournit de l'acide acétique. MM. Planche et Gay-Lussac ont en outre reconnu qu'il se forme de l'alcool et une matière analogue à l'huile douce de vin, dont l'éther le plus récent semble au reste offrir toujours quelque trace. L'éther, ainsi altéré, est moins volatil, d'une saveur âcre et brûlante, miscible à l'eau en toute proportion. Ce fluide serait peu favorable pour les expériences destinées à produire l'insensibilité; il aurait en outre l'inconvénient d'attaquer les pièces en cuivre des appareils propres à son administration. L'éther doit être récent et bien rectifié; et pour qu'il conserve le plus longtemps possible ses qualités, on doit le garder soigneusement dans une cave et dans des flacons exactement remplis et bien bouchés. Il est utile, dans certains cas, d'y ajouter un peu de magnésie calcinée.

L'éther, considéré dans les rapports qu'il peut avoir avec diverses substances chimiques, en dissout un grand nombre et se comporte diversement avec les autres. Nous ne pouvons indiquer ici que les faits d'observation les plus importants.

Plusieurs métalloïdes sont solubles dans l'éther. Il se charge de 17 pour 100 d'azote, suivant Dœbereiner; le soufre s'y dissout à froid, dans la proportion de 1 pour 100; le phosphore dans celle de 2 pour 100. Si l'on concentre la liqueur, le phosphore cristallise par le refroidissement. L'iode et le brome, solubles aussi dans l'éther, le décomposent peu à peu, en formant des acides hydriodiques et hydrobromiques. Le chlore agit sur l'éther d'un manière particulière. Si l'on fait tomber ce dernier dans un flacon de chlore et qu'on l'allume, il se fait une explosion et du charbon se dépose. Ce dernier corps paraît aussi en grande quantité, si l'on plonge de l'éther enflammé dans un flacon plein de chlore; mais si l'éther se trouve en excès, et que l'on opère à la lumière diffuse, le chlore est absorbé, et il se forme un liquide oléagineux découvert par M. Malaguti, qui l'a désigné sous le nom d'*éther chloré*.

L'eau et l'éther agités ensemble se dissolvent réciproquement. Ils se séparent en deux couches : l'une supérieure d'éther, qui dissout 1/36 d'eau ; une inférieure d'eau, qui dissout 1/9 d'éther. Les deux liquides, une fois saturés, ne se mélangent plus. Par un contact très prolongé, à la température ordinaire, l'eau et l'éther peuvent reproduire l'alcool ; ce qu'on cherche vainement à obtenir en dirigeant ces corps à travers des tubes remplis de substances poreuses à une température élevée.

L'action des acides sur l'éther n'a pas été le sujet de recherches très variées. L'acide sulfurique absorbe l'éther. Si l'on chauffe, il y a décomposition, et il se forme de l'eau, de l'acide carbonique, de l'hydrogène carboné, de l'huile douce de vin, de l'acide sulfureux et du charbon. L'acide nitrique l'attaque et donne naissance à plusieurs produits d'oxydation, tels que les acides acétique, formique, oxalique, carbonique et l'aldéhyde. L'acide chlorhydrique dissout également l'éther.

Les métaux, tels que le fer, le zinc, le plomb, le cuivre, avec le secours de l'oxygène de l'atmosphère, convertissent l'éther en acide acétique et forment des acétates. Le potassium et le sodium, chauffés avec l'éther, dégagent de l'hydrogène, et il se forme des composés hydrocarburés.

Les alcalis hydratés, chauffés avec l'éther, donnent de l'acide acétique. La transformation se fait même à froid, si l'air trouve un accès facile. Le gaz ammoniac est très soluble dans l'éther.

Ce corps dissout aussi quelques sels, et en particulier le nitrate de mercure. Il dissout également plusieurs chlorures qu'il enlève même à leur dissolution aqueuse, par exemple les chlorures de mercure, d'or, de fer. M. Kulhmann a reconnu qu'avec le perchlorure de fer, l'éther entrait en combinaison et fournissait un produit cristallin.

Envisagé quant à l'action qu'il exerce ou qu'il subit au contact des substances organiques, l'éther fournirait un grand nombre de résultats à signaler ; nous nous bornerons aux indications les plus succinctes.

L'alcool et l'éther se mélangent et se dissolvent mutuellement en toute proportion. Si, lorsque ce dernier surpasse la proportion d'un cinquième, on ajoute de l'eau, celle-ci fait surnager l'éther et en retient elle-même une partie qu'on peut en séparer par la distillation. Il résulte, des rapports de l'alcool et de l'eau avec l'éther, deux préparations médicamenteuses, qui sont :

L'*alcool éthéré*, ou *liqueur d'Hoffmann*. Les deux corps sont mélangés dans la proportion de 1 partie d'éther et de 3 parties d'alcool à 36°.

L'*eau éthérée*. Pour l'obtenir, on met dans un flacon bien bouché 150 grammes d'éther sulfurique et 500 grammes d'eau distillée ; on agite vivement, et après vingt-quatre heures, on renverse le flacon pour soutirer l'eau saturée d'éther que sa pesanteur ramène à la partie inférieure.

L'éther est soluble dans l'eau déjà saturée de sucre, d'où la possibilité d'obtenir un *sirop d'éther* dont l'usage est aujourd'hui très répandu et d'une administration agréable.

L'éther dissout un grand nombre de substances organiques dont plusieurs échappent à l'action de l'eau et de l'alcool. Sa force dissolvante s'exerce particulièrement sur les substances organiques très carbonées, telles que les huiles grasses ou essentielles, quelques résines, les graisses animales. C'est d'après cette propriété que Durande, médecin de Dijon, avait conseillé l'emploi de l'éther dans le traitement des calculs biliaires (1). Il dissout en outre des substances d'une autre nature, telles que le tannin, les cantharidines et un grand nombre de principes immédiats du règne organique. Cette propriété est cause qu'on l'emploie souvent, en pharmacie, comme excipient de diverses préparations connues sous le nom de *teintures éthérées*.

C. *Propriétés médicamenteuses*. Une ère nouvelle est pour ainsi dire ouverte aujourd'hui à l'étude des effets de cette substance ; et ce que l'on en sait jusqu'à ce moment est bien propre à faire comprendre la variabilité, ou plutôt l'immense différence des effets subordonnés à la dose et au mode d'administration des agents médicamenteux. Comme ce travail doit être en grande partie consacré à l'exposition et à l'analyse de ces effets, nous nous bornerons, quant à ce moment, à rappeler les principaux effets physiologiques ou thérapeutiques reconnus à l'éther administré aux doses et avec les formes ordinaires, soit afin de compléter des indications utiles, soit afin de mettre en regard les effets depuis longtemps connus avec les effets anesthésiques dont nous aurons bientôt à apprécier la nature et les applications.

(1) *Observations sur l'efficacité du mélange de l'éther et de l'huile volatile de térébenthine*, etc. Strasbourg, 1790, in-8.

L'éther sulfurique, introduit dans les voies digestives à dose modérée, tel qu'on l'emploie pour les usages de la médecine pratique, produit une stimulation légère et rapide qui lui a valu d'être considéré comme le type des médicaments nommés *excitants diffusibles.* Quelle que soit la forme sous laquelle on l'administre, soit par gouttes mélangées avec les éléments d'une potion, soit qu'on en ait imbibé un fragment de sucre, soit qu'on le fasse prendre sous forme de sirop, si sa quantité n'excède pas 1 ou 2 grammes, il produit dans la bouche, l'œsophage et l'estomac un sentiment particulier de chaleur avec un mélange d'autres sensations dont l'analyse est assez compliquée. M. Trousseau (1) dit avoir expérimenté sur lui-même, qu'en prenant de 4 à 6 grammes d'éther, on éprouve une explosion insolite de chaud et de froid si pénétrant et si intense, qu'on ne peut analyser ce chaos d'impressions. La déglutition du médicament est assez laborieuse. Ce qui reste, c'est une chaleur assez vive qui, à mesure que le liquide descend, se fait sentir à l'œsophage, puis à l'estomac. Une fois que le goût et l'odorat cessent d'être affectés par la saveur spéciale et l'odeur subtile et suave de l'éther, les phénomènes consécutifs ressemblent à ceux que produit l'alcool, avec cette différence que ces derniers sont plus prononcés, s'étendent bien plus aux organes de la circulation, se dissipent moins promptement, et jettent dans une stupeur fatigante, une ivresse crapuleuse; tandis que l'action de l'éther se borne à exalter un peu, mais subitement, la susceptibilité sensoriale, avec quelques légers vertiges auxquels succède bientôt une certaine obtusion des sens, comme serait celle produite par l'interposition d'une gaze très fine entre les stimulants extérieurs et toutes les surfaces de relation. Joignez à cela l'aspect particulier de l'œil pendant l'ivresse, quelques fourmillements erratiques parcourant assez agréablement la peau des extrémités, et s'évanouissant au bout d'une heure pour faire place à un grand bien-être. Le pouls et la chaleur ne sont pas sortis de leurs limites physiologiques, les urines n'ont pas été plus abondantes. Voilà très fidèlement, dit en terminant M. Trousseau, ce que nous avons ressenti.

J'ai cité à dessein l'exposition des effets de l'éther sulfurique

(1) *Traité de thérapeutique et de matière médicale*, t. II, p. 262.

ingéré, tels que dit les avoir exactement constatés sur lui-même l'auteur d'un des plus récents et des plus recommandables traités de matière médicale, pour faire apprécier le véritable état de l'expérience médicale au sujet de l'éther. On a vu que la dose essayée par M. Trousseau est supérieure à celle qui est généralement employée : c'est une dose un peu forcée, pour rendre les effets plus saillants; mais on reconnaît que, malgré le soin mis à les observer, il n'est nullement question d'anesthésie proprement dite; il n'est survenu qu'une certaine obtusion des sens, c'est-à-dire l'action sédative que l'on cherche à obtenir après l'action diffusible.

Certains états de l'économie rendent plus sensibles les effets particuliers de l'éther sulfurique.

Dans les syncopes, les défaillances, l'excitation rapide qu'il produit remédie promptement à ces états. Associé à d'autres médicaments pour vaincre l'adynamie, il stimule heureusement l'organisme et borne son influence à cette stimulation.

Dans les cas où l'économie est agitée par la douleur, par le spasme, comme dans les névralgies, l'hystérie, il substitue à ces états celui qui est propre à son action; et lorsque son usage est soutenu, il produit un effet sédatif assez marqué. Il est donc, suivant les cas, suivant les doses auxquelles on l'administre, ou suivant la durée de son usage, stimulant diffusible, antispasmodique, sédatif; et, en somme, ce médicament, si propre à déterminer par lui-même des désordres profonds dans l'innervation, est apte à corriger les désordres pathologiques de cette fonction, quand il est convenablement employé. D'après Ribes, qui donne à cet égard une assurance formelle, les effets de l'ivresse convulsive produite par les vins et les différentes espèces d'eau-de-vie céderaient avec la plus grande facilité à l'ingestion de l'éther sulfurique à la dose de 20 ou 30 gouttes.

D. *Propriétés toxiques.* On trouve, dans plusieurs ouvrages de matière médicale, l'assertion formelle que l'éther sulfurique n'est pas un poison. On n'a pu émettre la même affirmation au sujet de quelques autres éthers, notamment de l'éther nitrique et de l'éther cyanhydrique; car ces derniers donnent facilement la mort, ainsi qu'on l'a expérimenté de nos jours. Mais l'innocuité absolue de l'éther sulfurique, au point de vue toxicologique, n'a été admise elle-même que d'après un examen insuffisant ou d'après quelques récits extraordinaires, et que l'exagération a probablement dénaturés. On s'est étayé, par exemple, du cas du chimiste Bucquet (1), qui, pour soulager les douleurs d'une affection chronique à laquelle il succomba, abusait de l'éther sulfurique, jusqu'au point d'en prendre une pinte par jour. Bien que des traces d'inflammation gastrique imputables à l'éther eussent été observées, il est évident qu'on serait autorisé à refuser le titre de poison à une substance prise pendant quelque temps à une dose aussi élevée, si les exemples d'une pareille tolérance étaient bien communs; mais loin de là, des doses infiniment moindres peuvent déterminer la mort. S'il n'y a pas inexactitude dans la narration de l'histoire de Bucquet, il faut attribuer cette immunité à l'habitude; ce qui serait d'autant plus raisonnable, qu'on assure que ce chimiste s'était aussi habitué à l'opium, dont il prenait jusqu'à 100 grains par jour. Or les propriétés toxiques ne sont pas refusées à l'opium donné à haute dose.

Quelle que soit, au reste, l'interprétation donnée à ce fait et à un petit nombre d'autres analogues, l'éther, à forte dose, n'en devient pas moins un véritable poison. Les expériences récemment entreprises sur l'inhalation des vapeurs éthérées ont établi ce fait d'une manière incontestable; mais déjà les qualités toxiques de l'éther administré par les voies digestives avaient été reconnues, quoiqu'on n'eût peut-être pas accordé une attention suffisante à ce genre de faits.

Dès 1811, Brodie (2) signala le résultat de quelques essais de toxicologie expérimentale qui laissent entrevoir les dangereux effets de l'éther à haute dose. 4 à 5 gros d'éther sulfurique administrés à un cheval le plongèrent dans une léthargie profonde, et suffirent pour suspendre chez cet animal toute contraction musculaire.

Un essai tenté sur des chiens, par M. Orfila (3), fournit un résultat plus démonstratif. Une demi-once d'éther sulfurique fut administrée à un chien, auquel l'œsophage avait été lié pour empêcher le vomissement. Au bout de dix minutes, l'animal fut incapable de se tenir debout; quelques minutes plus tard, il tomba dans un état

(1) *Mémoires de la Société royale de médec.*, année 1779. Paris, 1782. —*Histoire*, p. 74.

(2) *Journal de médecine* de Leroux, Corvisart et Boyer. Paris, 1813 t. XXVI, p. 320.

(3) *Toxicologie générale*, t. II, p. 456.

comateux et bientôt après il succomba. M. Orfila fut frappé, dans le développement des phénomènes qui se produisirent, de l'ivresse et de l'insensibilité, et il a rappelé cette observation à l'Académie de médecine, à l'occasion de la discussion dont l'éther a été l'objet.

J'ai constaté, de mon côté, les effets toxiques de l'éther à haute dose ingéré dans l'estomac. Les résultats observés me paraissent dignes d'être ajoutés au petit nombre de ceux que la science possède. En 1843, époque à laquelle je me livrais à des études expérimentales sur la bile, j'administrai de l'éther à un chien, dans le but de déterminer si cette substance absorbée agissait sur la composition de la bile, et dissolvait la cholestérine qu'elle tient en suspension. L'animal était d'assez forte taille : 16 grammes d'éther furent injectés par l'œsophage, et ce canal fut lié entre l'incision et l'estomac pour que l'éther ne fût pas expulsé par les contractions de ce viscère. Le chien parut agité de sensations extraordinaires; son ventre se ballonna presque immédiatement, sans doute à cause de la vaporisation de l'éther dans la cavité de l'estomac et de la distension qu'en éprouvait ce viscère. Il y eut des efforts de vomissement. Quelques minutes après l'expérience, l'animal se coucha spontanément; il se releva bientôt avec des signes d'agitation; mais ses membres ne pouvaient le supporter, il chancelait et présentait tous les signes de l'ivresse. Un quart d'heure environ après l'ingestion, il alla se coucher de nouveau dans une attitude qui indiquait une résolution musculaire complète; la respiration était laborieuse, l'odeur éthérée se manifestait dans l'air expiré. L'animal, plongé dans une stupeur profonde, fut soumis à diverses épreuves qui devaient provoquer de la douleur; il ne donna aucune manifestation de sensibilité. Cet état se prolongea pendant plusieurs heures, et le chien cessa d'être observé; il mourut pendant la nuit. L'autopsie fut faite le lendemain matin, et révéla les traces suivantes de l'empoisonnement par l'éther.

L'estomac et les intestins, fort distendus, contenaient des gaz mélangés avec de la vapeur d'éther, qui s'échappa vivement lors de l'ouverture de ces viscères. La muqueuse gastrique était très injectée d'une couleur vineuse; il en était de même de la muqueuse intestinale. L'intestin portait des traces particulières de l'irritation locale produite par l'éther; il avait subi, à peu près vers la moitié de sa longueur, une invagination fort étendue qui, dans ce point, avait obturé son calibre et avait causé l'arrêt de matières fluides et gazeuses qui distendaient sa moitié supérieure.

Les organes de la cavité thoracique présentaient l'aspect qu'on observe sur les cadavres des asphyxiés. Les poumons étaient gorgés de sang noir; une matière écumeuse, rougeâtre, remplissait les bronches. Le cœur contenait du sang à demi fluide dont l'odeur éthérée était bien caractérisée.

Le foie était imprégné de sang. La bile offrait ses caractères ordinaires, à cela près qu'elle était aussi mélangée avec de l'éther. M. Gerhardt, que je priai d'examiner ce liquide, sans lui indiquer les circonstances où il avait été recueilli, reconnut parfaitement son odeur éthérée; il le soumit à la distillation pour en extraire l'éther; mais il ne put en obtenir que des traces, à cause de la petite quantité de liquide sur laquelle il agissait.

J'ai rapporté cette observation en détail, à cause des lésions particulières qu'elle met en évidence, notamment de l'invagination intestinale, du passage de l'éther dans le sang et les fluides sécrétés, et parce qu'elle peut me constituer des droits à la priorité de l'idée de rechercher les traces matérielles de l'éther absorbé pendant l'empoisonnement.

D'autres essais de physiologie expérimentale ont concouru, pour leur part, à établir les propriétés toxiques de l'éther sulfurique. L'injection directe de ce liquide dans les voies circulatoires est suivie d'accidents inévitablement mortels, pour peu que la dose d'éther introduite soit considérable. M. Flourens a étudié, dans ce sens, les effets de l'injection de l'éther dans les artères. Nous aurons occasion de revenir plus tard sur les résultats de ses observations. M. Orfila, dont les essais sont antérieurs, s'était même convaincu qu'il suffit d'infiltrer ce liquide dans les tissus pour faire développer ses effets toxiques. L'injection de 3 gros d'éther dans le tissu cellulaire d'un chien détermina la mort de cet animal.

Les propriétés toxiques de l'éther ne sont pas moins réelles sur l'homme que sur les animaux, bien que la science ne possède encore aucun exemple d'empoisonnement criminel accompli à l'aide de cet agent. Christison cite toutefois un exemple d'intoxication éthérée accidentelle, dont les suites auraient été funestes sans les secours qui furent administrés à celui qui les éprouvait. Plus récemment, on a publié des exemples de mort due aux effets particuliers de l'éther inhalé pour prévenir la douleur dans les opérations. Mais comme ces faits ont été l'objet de quelques doutes, et que leur appréciation se rattache à celle de la valeur propre des inhalations éthérées, leur examen trouvera une place plus naturelle dans une autre section de cet ouvrage.

Les détails qui précèdent, en établissant les propriétés toxiques de l'éther, n'ont pas seulement un intérêt expérimental : ils possèdent une valeur d'application que nous aurons à faire ressortir plus tard, en nous occupant de l'étude des phénomènes de l'éthérisation au point de vue médico-légal.

CHAPITRE VI.

DU CHLOROFORME.

L'éther a eu le privilége d'être considéré, à toutes les époques, comme une substance extraordinaire ; son nom lui-même rappelle une comparaison merveilleuse. La propriété qu'on lui a reconnue récemment de détruire la douleur a ajouté un dernier trait à sa prééminence thérapeutique. Le chloroforme, obscurément obtenu au milieu d'essais chimiques sans destination médicale, a passé inaperçu parmi de nombreux produits qui semblaient ne devoir être profitables qu'aux théories de la science. M. Soubeiran le découvrit à Paris, il y a environ vingt ans, et c'est à peine si jusqu'en 1847 le nom un peu équivoque du chloroforme avait été retenu des savants eux-mêmes. Berzelius, dont personne ne conteste l'érudition et la complaisance pour inscrire les moindres acquisitions dues aux chimistes, l'avait passé sous silence dans la première édition de son *Traité de chimie*. Les médecins s'étaient montrés indifférents pour ce corps nouveau, auquel des essais abandonnés aussitôt qu'entrepris avaient cependant reconnu des propriétés antispasmodiques. Enfin, les pharmaciens, à qui nous devons le chloroforme, ne le tenaient pas en réserve dans leurs officines. Malgré cet oubli général, il n'a fallu qu'une brève mention de ses propriétés par M. Simpson, d'Édimbourg, pour le faire sortir de l'humble case qu'il occupait dans les musées chimiques, lui donner d'emblée un rang élevé parmi les agents de la matière médicale, et le poser en rival, sinon en supérieur de l'éther. Voici en quelques mots l'histoire de son avénement.

Le chloroforme a été découvert en 1831, par M. Soubeiran, dans une série de recherches où il voulait établir si l'action du chlorure de chaux sur les corps inorganiques ou organiques était de nature oxydante ; l'alcool fut un des corps auxquels il appliqua cette investigation : le résultat final fut la découverte du chloroforme. M. Soubeiran étudia ses principales propriétés. Peu de temps après, M. Liebig, en Allemagne, fit les mêmes observations ; plus tard, enfin, l'étude chimique de ce corps fut reprise par M. Dumas, qui détermina sa composition et la place qu'il devait occuper dans la série chimique.

L'analogie du chloroforme avec les éthers en fit essayer l'emploi à l'intérieur par M. Natalis Guillot, agrégé à la Faculté de médecine de Paris, qui l'administra comme antispasmodique contre l'asthme, associé avec cent fois son poids d'eau distillée. Les résultats obtenus par ce médecin sont consignés dans le *Manuel de matière médicale* de M. Bouchardat (2e édition, 1844).

A l'époque où furent connus les phénomènes de l'éthérisation, M. Flourens pensa qu'on pourrait reproduire ces phénomènes au moyen du chloroforme. Les résultats de ces expériences furent très probants, et firent l'objet d'une communication à l'Académie des sciences, dans la séance du 8 mars 1847. M. Flourens raconte que c'est spécialement par l'observation des effets dus à l'éther *chlorhydrique* qu'il fut conduit à essayer le corps nouveau connu sous le nom de *chloroforme*. Au bout de quelques minutes, de six dans une première expérience, de quatre dans deux autres, les animaux soumis à l'action du chloroforme furent tout à fait *éthérisés*. On mit alors à nu la moelle épinière : la région postérieure, les racines nerveuses correspondantes étaient insensibles ; sur cinq racines antérieures successivement éprouvées, deux seules conservaient encore leur motricité, les trois autres l'avaient perdue. Ainsi, il est incontestable que la découverte des propriétés anesthésiques du chloroforme est due à un savant français, à M. Flourens, de l'Institut. Malheureusement, il n'avait agi que sur des animaux ; et comme il avait signalé les effets du chloroforme en même temps que ceux de plusieurs éthers, l'attention des chirurgiens ne fut pas spécialement fixée sur les propriétés de ce nouveau corps, et l'importance des applications qu'on pouvait en faire à l'espèce humaine resta méconnue jusqu'à la fin de l'année 1847.

C'est à M. J.-Y. Simpson, professeur d'accouchement à l'Université d'Edimbourg, que revient l'honneur d'avoir expérimenté le chloroforme sur l'homme, d'avoir démontré l'utilité de son emploi comme agent anesthésique, et, ce qui complète le mérite de ses efforts, de l'avoir fait adopter. Quelques inconvénients évidents et inséparables de l'emploi de l'éther avaient inspiré à M. Simpson le désir de trouver un liquide volatil qui offrît les mêmes avantages que l'éther sans en avoir les inconvénients. Dans cette recherche, il a passé successivement en revue plusieurs produits chimiques qu'il avait choisis à cause de leur odeur agréable, tels que le chlorure d'hydrocarbone ou liqueur des Hollandais, l'acétone ou esprit pyro-acétique, le nitrate d'oxyde d'éthyle ou éther nitreux, la benzine, la vapeur d'iodoforme; enfin, sur le conseil de M. Waldie, il étudia les propriétés du chloroforme, qui devait le payer de toutes ses peines. M. Simpson a procédé avec cette réserve qui prépare les succès durables; il ne s'est point pressé de publier ses observations, il a voulu les multiplier et s'assurer de leur exactitude. Le chloroforme a été d'abord essayé dans des opérations légères, telles qu'extractions de dents, ouvertures d'abcès, galvano-puncture. Plus tard, il a été mis en usage pour des opérations plus graves, pour celles qui appartiennent à la grande chirurgie; il fut appliqué aussi aux accouchements, à quelques cas de médecine. Ce ne fut que lorsque le chirurgien d'Édimbourg eut réuni environ cinquante observations propres à démontrer l'efficacité et l'innocuité du chloroforme, qu'il se décida à faire connaître sa découverte dans un mémoire particulier (1), où il résumait tous les avantages du nouvel agent et les motifs de le préférer à l'éther. Pour donner plus de crédit à ses assertions, M. Simpson racontait, dans ce mémoire, les détails de deux opérations pratiquées sous l'influence du chloroforme par le professeur Miller, l'une à l'Infirmerie royale d'Edimbourg, l'autre en ville. La première de ces opérations avait eu de nombreux témoins, entre autres MM. Milne

(1) *Découverte d'un nouvel agent anesthésique plus efficace que l'éther sulfurique*, par J.-Y. Simpson (*The medical Times*), traduit dans le *Journal de chirurgie de M. Malgaigne*. Décembre 1847.

Edwards, Christison, Georges Ballingal, et M. Dumas, qui, par un singulier hasard, se trouvait à Edimbourg pour voir utiliser un corps dont il avait indiqué lui-même la composition chimique en 1835.

Les faits constatés par M. Simpson furent communiqués à la Société médico-chirurgicale d'Edimbourg, le 10 novembre 1847, et ne tardèrent pas, en raison de la vaste publicité dont on entoure aujourd'hui les faits scientifiques, à avoir un retentissement général. Les journaux de Paris (1) firent promptement connaître des faits démonstratifs empruntés à la pratique de MM. Jobert, Velpeau, Gerdy, etc. Les Académies des sciences et de médecine devinrent le centre d'actives communications; de nouveaux appareils à inhalation furent proposés, depuis l'éponge et le mouchoir jusqu'aux appareils plus ou moins compliqués de M. Charrière et d'autres fabricants ou inventeurs. Partout l'ardeur avec laquelle on avait expérimenté l'éther fut appliquée à la vérification des propriétés du chloroforme. Pendant un certain temps, la supériorité absolue du nouvel agent fut unanimement reconnue. Mais cet avénement si brillant ne devait pas être exempt d'infortunes, et, dans le cours des nombreux cas d'application du chloroforme, on eut occasion de se convaincre qu'il péchait quelquefois par excès d'action, et pouvait, en éteignant la sensibilité, éteindre aussi la vie. Accusé d'avoir occasionné la mort, le chloroforme a comparu en 1848 devant le tribunal de l'Académie, qui en a prononcé l'acquittement. Ce trait de son histoire doit suffire pour prouver que le chloroforme, en raison de son énergie *merveilleuse et terrible*, ne saurait être manié avec trop de prudence.

A. *Composition et préparation du chloroforme.* Ce corps appartient à la série du formyle. Sa composition est la même que celle de l'acide formique, avec cette différence que le chlore y remplace l'oxygène. Cet acide, que Gehler a extrait d'abord des fourmis, se produit dans un assez grand nombre de circonstances. Il est composé de 2 proportions de carbone, 1 proportion d'hydrogène, 3 proportions d'oxygène. On se le représente comme constitué par un radical particulier, le formyle, plus de l'oxygène. Les élé-

(1) Consultez spécialement l'*Union médicale*, n^os^ de novembre et décembre 1847, et suiv.

ments sont groupés ainsi : 2 proportions carbone, 1 proportion hydrogène = formyle; 1 proportion formyle, plus 3 proportions oxygène = acide formique. Le chloroforme appartient au même type chimique : c'est de l'acide formique dans lequel 3 proportions d'oxygène sont remplacées par 3 proportions de chlore. Son nom fait allusion à sa composition, qui est mieux exprimée encore par ses synonymes *trichlorure* ou *perchlorure de formyle.* Sa formule est, d'après M. Dumas, $C^2H^2Cl_6 = FoCl_6$.

Le meilleur procédé pour obtenir le chloroforme est celui qui a été fourni par M. Soubeiran, dont nous reproduisons les indications (1).

On prend 10 kilogrammes de chlorure de chaux du commerce à 90 degrés ou environ, on les délaye dans 60 kilogrammes d'eau; on introduit le lait calcaire qui en résulte dans un alambic en cuivre qui ne doit être rempli qu'à moitié au plus ; on ajoute alors 3 kilogrammes d'alcool à 34 degrés. On adapte le chapiteau et le serpentin, et, l'appareil étant bien luté, on porte un feu vif sous l'appareil. On peut même avec avantage, pour arriver plus tôt au moment où la réaction a lieu, délayer le chlorure de chaux dans de l'eau déjà chauffée à 50 ou 60 degrés. Vers 80 degrés, il se produit une action vive, qui soulève la masse et la ferait passer dans le récipient, si l'on n'avait pas le soin d'enlever le feu. C'est le moment critique de l'opération. On est averti de son approche par la chaleur qui se propage dans le col du chapiteau. Quand celui-ci s'est fort échauffé, alors que les produits de la distillation ne se sont pas encore montrés, on retire le feu (sous ce rapport un feu de bois est plus commode que tout autre). Quelques instants après la distillation commence et marche avec rapidité ; quand elle se ralentit, on remet un peu de feu pour la soutenir. Bientôt tout est terminé; on le reconnaît à ce que le liquide qui passe n'a plus la saveur sucrée du chloroforme. Le produit de la distillation se compose de deux couches. La plus inférieure est dense et souvent jaunâtre : c'est un mélange de chloroforme, d'alcool et d'eau, souillé par un peu de chlore. La couche supérieure, parfois laiteuse, est une dissolution de chloroforme dans de l'eau alcoolisée; du jour au lendemain, elle laisse déposer une certaine quantité de ce produit.

(1) *Journal de pharm.*, 1847.—*Annuaire de chimie.* Paris, 1848, p. 241.

On sépare le chloroforme par décantation ; on le lave une première fois par agitation avec de l'eau, puis avec une faible dissolution de carbonate de soude qui la débarrasse du chlore ; on le lave ensuite de nouveau avec de l'eau jusqu'à ce qu'il reste transparent. On le sépare une dernière fois de l'eau, on le met en contact avec du chlorure de calcium fondu, et on le rectifie par une distillation au bain-marie. Pour avoir le chloroforme parfaitement pur, il faudrait le distiller sur l'acide sulfurique : mais pour l'usage médical, cette nouvelle opération peut être regardée comme superflue ; elle ne servirait qu'à débarrasser le chloroforme de quelques traces d'eau et d'alcool restantes. Quelques précautions dans les détails desquelles nous ne pouvons entrer, et qui intéressent spécialement les pharmaciens ou les fabricants, assurent le succès de la préparation. Qu'il nous suffise de rappeler que vers 80 degrés, il se produit une réaction très vive qui soulève la masse et la ferait passer dans le récipient, si l'on ne se hâtait d'enlever le feu.

Le chloroforme, dans la réaction du chlorure de chaux sur l'alcool, est, pour ainsi dire, une combinaison accidentelle comme le fait encore remarquer M. Soubeiran ; il ne constitue que la plus petite partie des produits formés. Il se dégage du chlore et de l'acide carbonique ; il se fait du chlorure de calcium et du carbonate de chaux. La tendance générale de la réaction est analogue à celle qui transforme l'alcool en acide formique ; mais la préférence du chlore et celle de l'hypochlorite de chaux complètent les résultats. En effet, l'acide formique est décomposé par l'hypochlorite de chaux en acide carbonique, en eau et en chlorure de calcium ; il est donc peu probable qu'il se forme dans la circonstance même qui va le décomposer. C'est au milieu de cette perturbation générale que l'alcool, ramené vers la constitution de la série formylique par le phénomène principal d'oxydation, cède au chlore les éléments nécessaires pour constituer le chlorure de formyle ou chloroforme. M. Soubeiran a voulu savoir si le chloroforme résultait de l'action directe sur l'alcool, ou d'une décomposition secondaire du formiate de chaux qui aurait pu se former. Il a reconnu en distillant du formiate de chaux avec de l'hypochlorite de chaux sans alcool, dans les mêmes circonstances où il se produit du chloroforme, que la réaction n'a lieu qu'à la température où le chloroforme peut se former lui-même, et qu'il ne se manifeste qu'une trace de ce corps indiquée seulement par la légère odeur que prennent les premiers produits ; la réaction ne crée, en effet, que de l'acide carbonique et de l'eau. Le même chimiste a vu d'autre part que, dans l'influence complexe de l'hypochlorite de chaux sur l'alcool, la réaction ne commence que vers 80 degrés, alors qu'a lieu le boursouflement qui peut se produire lorsque, pendant la distillation, on retire le feu trop tard. Jusque-là, le chlorure de chaux ne change pas plus sensiblement de degré chlorométrique, que lorsqu'on le chauffe seul dans les mêmes circonstances. On est donc en droit d'admettre que le chloroforme se constitue au moment de la réaction générale ; il apparaît dans le produit distillé, parce que sa volatilité a pu le soustraire à l'action décomposante ultérieure de l'hypochlorite de chaux.

B. *Caractères physico-chimiques.* Obtenu, comme nous l'avons indiqué, le chloroforme est un liquide incolore, d'une odeur éthérée très suave ; sa saveur est piquante, puis fraîche et sucrée. Sa densité est de 1,49 ; il entre en ébullition à 60°,8 ; mêlé avec de l'eau et distillé, il passe à la distillation à une température de 57°,3. Il s'enflamme très difficilement, et brûle dans la flamme d'une bougie en la colorant en vert. La densité de sa vapeur est égale à 4,2.

Il est un peu soluble dans l'eau ; la dissolution a une saveur sucrée des plus agréables. Il est également très soluble dans l'alcool. Une dissolution alcoolique de potasse le détruit en le transformant en formiate de potasse.

On peut le distiller sur l'acide sulfurique, le potassium, la potasse et divers acides, sans qu'il soit sensiblement altéré. Sa vapeur, en traversant un tube incandescent, se décompose en carbone, acide chlorhydrique et un corps cristallisé en longues aiguilles blanches. Exposé avec du chlore aux rayons directs du soleil, il se convertit en acide chlorhydrique et en chlorure de carbone.

Le chloroforme est un dissolvant très actif pour plusieurs corps, tels que les corps gras, le camphre, ce qui permettra sans doute d'en faire d'utiles applications. On a proposé d'utiliser ses propriétés pour la conservation des matières animales.

C. *Action médicamenteuse et toxique.* Le chloroforme est sous beaucoup de rapports assimilable à l'éther sulfurique. Il en diffère par la douceur de l'action locale de sa vapeur et par l'intensité de son action générale. Il passe, pour ainsi dire, inaperçu aux organes respiratoires avant l'absorption, et sa puissante activité se développe après que cette fonction l'a fait passer dans l'intimité de l'économie. De là, une plus grande facilité dans son administration, une tolérance immédiate satisfaisante de la part des malades ; de là aussi, un plus grand danger consécutif à sa pénétration dans l'organisme et une plus grande réserve à garder, lorsqu'on a recours à cet agent.

M. Gerdy, qui l'un des premiers s'empressa d'essayer l'action du chloroforme sur lui-même et sur des personnes bien portantes ou malades, résume ses observations en faisant remarquer que la vapeur provoque à peine la toux ; que, sous ce rapport, il est bien plus supportable que l'éther ; que sa saveur sucrée est surtout ressentie vers l'isthme du gosier, la base de la langue, le voile du palais, et même le pharynx, comme on s'en assure en respirant par le nez ; que cette saveur sucrée provoque quelquefois des envies de vomir ; qu'il fait saliver, mais moins que l'éther, et que l'engourdissement qu'il occasionne est très prompt. M. Gerdy avait ajouté au signalement de l'action exercée par le chloroforme, qu'il cautérise dans certains cas les parties qu'il touche. Cette action n'est pas inhérente au chloroforme pur.

L'élévation de la puissance anesthésique chez cet agent est surtout ce qui le distingue. M. Christison (1) le qualifie de poison narcotique des plus actifs. Il produit un état de sommeil passant rapidement au coma avec ou sans excitation préalable. Quelques inhalations peuvent suffire pour foudroyer de petits animaux, les pigeons, par exemple. Les lapins, les petits chiens soumis à son action, meurent aussi très promptement. Tous les animaux sont sensibles à ses effets. L'homme est un de ceux qui le supportent le mieux. Respiré à petite dose, il produit, d'après M. Christison, des phénomènes semblables à ceux de l'enivrement par le protoxyde d'azote. Une plus longue inhalation amène l'état soporifique dans un temps très court qui varie de une à cinq minutes. Le sommeil comateux et l'insensibilité absolue se produisent à leur tour ; et si

(1) *De l'emploi du chloroforme* (*Annales de chimie et de physique*), 1848. — Voyez aussi l'*Annuaire de thérapeutique de M. Bouchardat*, 1849.

l'administration du chloroforme n'était pas suspendue opportunément, la mort surviendrait.

Indépendamment des observations cliniques dont le chloroforme a été l'objet, et que nous aurons à examiner en détail, cet agent a été employé dans une foule d'expériences physiologiques pour lesquelles M. Flourens avait si heureusement ouvert la voie, en découvrant sa propriété anesthésique. L'ensemble de ces observations, appliqué à caractériser le chloroforme comme médicament, conduit à l'assimiler à un antispasmodique, lorsqu'il est pris à petite dose; à un narcotique, lorsqu'il est pris à dose, plus élevée et aux poisons les plus subtils, lorsqu'il est absorbé en grande quantité, ou qu'il agit sur des sujets placés dans des conditions défavorables. Mais cette ressemblance avec les effets de tel ou tel ordre de médicaments ne saurait faire méconnaître une spécialité d'effets qui font du chloroforme le type le plus prononcé d'un ordre d'agents déjà révélé par les propriétés de l'éther sulfurique, et où viennent se grouper d'autres corps moins importants, au point de vue médical, et que nous signalerons dans le chapitre suivant.

Il est utile de savoir que le chloroforme, tout en ayant les apparences extérieures qui lui sont propres, peut être altéré par des mélanges qui affaiblissent, accroissent et dénaturent son action. La plupart des chimistes ont signalé son altération par la présence de l'alcool, et ont expliqué ainsi l'espèce de vésication qu'il occasionne quelquefois sur les régions cutanées qui ont subi son contact. M. H. Gay (1), de Montpellier, s'est assuré que d'autres corps peuvent altérer le chloroforme brut, et il suffit de nommer le chlore, pour qu'on ne puisse nullement douter qu'il ne faille lui attribuer une part dans la production des effets nuisibles. La présence de l'éther chlorhydrique et de quelques composés chlorurés de méthyle peut aussi occasionner des accidents, selon d'autres observateurs. Il est donc indispensable que le chirurgien puisse vérifier lui-même la pureté du produit qu'il est appelé à mettre en usage.

M. Soubeiran fait remarquer à ce sujet que, malgré sa fluidité apparente, le chloroforme a une densité assez forte pour fournir un excellent caractère propre à faire apprécier sa pureté. Que l'on fasse un mélange de parties égales d'acide sulfurique à 66 degrés

(1) *Journal de pharmacie du Midi*, janvier 1848.

et d'eau distillée, on aura un liquide qui marquera 40 degrés après son refroidissement. Du chloroforme versé sur ce liquide doit gagner le fond ; s'il surnage, c'est une preuve qu'il contient de l'alcool en quantité notable : il faut le refuser. D'après M. Mialhe, le moyen indiqué par M. Soubeiran ne serait pas constamment un indice certain ; car il est possible que le chloroforme peu chargé d'alcool pèse encore plus que le mélange d'eau et d'acide sulfurique, et se précipite au fond du liquide. Or, même avec ce faible degré d'impureté, il perd de son odeur suave, irrite la gorge et les poumons. M. Mialhe conseille en conséquence, pour vérifier la pureté du chloroforme, un moyen qu'il qualifie de très simple et de très sûr, et qui consiste à verser quelques gouttes de ce liquide dans un verre à moitié plein d'eau. Le chloroforme, plus lourd que l'eau, gagne immédiatement le fond du vase et conserve sa limpidité lorsqu'il est pur ; tandis que s'il contient de l'alcool, il prend en se précipitant une teinte blanchâtre et opaline des plus prononcées.

Les essais précédents ne servent qu'à faire découvrir la présence de l'alcool associé au chloroforme. Nous ajouterons que ce dernier ne doit pas précipiter par l'azotate d'argent : ce précipité décèle le chlore libre. Le chloroforme pur ne précipite pas l'azotate d'argent comme font le chlore et les chlorures ; il réduit seulement le métal au bout de quelques heures de contact, ainsi que l'a remarqué M. Dorvault.

Il faut ajouter à ces divers moyens de reconnaître la pureté du chloroforme son inflammabilité, qui, d'après les observations de M. Barse, sert à déceler son mélange avec l'alcool. En effet, le chloroforme parfaitement pur est, ainsi que nous l'avons dit plus haut, très difficilement inflammable. C'est même là un avantage que le chloroforme présente dans son emploi sur l'éther, dont la prompte inflammabilité peut exposer à quelques dangers, lorsqu'on a négligé les précautions extérieures convenables.

En résumé, voici les caractères qui témoignent de la pureté du chloroforme : transparence parfaite, entière volatilité, densité de 1,49, à + 15° ; odeur éthérée spéciale rappelant celle de la pomme de reinette ; saveur éthérée, sucrée et menthée à la fois ; solubilité en toutes proportions dans l'alcool ; chute au fond d'un mélange d'eau et d'acide sulfurique ; inaction sur le papier de tournesol ; point de précipité par le nitrate d'argent ; point de coagulation de l'albumine; non inflammabilité à l'approche d'une bougie.

Le meilleur moyen de soumettre les malades qui doivent subir des opérations à l'action du chloroforme consiste à leur faire respirer les vapeurs de cette substance qui se forment à l'air libre et à la température ordinaire. La méthode pneumatique offre donc tous les avantages, employée pour le chloroforme comme pour l'éther. Comme cette méthode est essentiellement liée au succès de la médication anesthésique, et qu'elle est universellement adoptée, nous lui consacrerons un article détaillé. Nous devons nous borner, pour le moment, à rappeler les essais pharmaceutiques auxquels on s'est récemment livré pour varier les modes d'administration du nouvel agent. M. Dorvault (1), qui s'est occupé de ce genre d'essais, a spécialement recommandé les formes médicamenteuses ci-après :

L'*eau chloroformisée*. Déjà employée par M. Guillot, cette préparation prend un caractère stable par la formule suivante :

Chloroforme pur. . 50 centigrammes (20 gouttes).
Eau distillée. . . . 100 grammes.

Agitez fortement pour opérer la dissolution. On obtient ainsi un soluté parfaitement transparent, d'une saveur complexe qui rappelle à la fois le sucre, la menthe et l'éther. La cuillerée médicinale étant de 20 grammes, chaque cuillerée d'eau chloroformisée contient 4 gouttes ou 1 décigramme de chloroforme.

Le *sirop de chloroforme*. M. Dorvault propose la préparation qui suit :

Chloroforme pur. . . 2,50
Sirop simple. . . . . 100.

Agitez fortement pour opérer la dissolution. Ce sirop contient 1 goutte ou 2 1/2 centigrammes de chloroforme par gramme. Il est destiné à être pris pur, par petites cuillerées à café ou délayé dans de l'eau. Le sirop simple peut dissoudre une bien plus forte proportion de chloroforme (jusqu'à un douzième environ). Mais, ainsi chargé, il est beaucoup trop fort pour être pris pur, et, lors-

(1) *Remarques sur la préparation du chloroforme, etc.; formules pour son emploi.* (*Bulletin général de thérapeutique*, janvier 1848.)

qu'on le mêle avec de l'eau, le chloroforme se sépare. Le sirop de chloroforme, surtout celui qui est saturé, réfracte fortement la lumière; son aspect a quelque chose de miroitant ou de métallique.

Préjugeant que la thérapeutique tirerait parti du chloroforme, en prescrivant des inhalations légères, M. Dorvault a cherché à l'unir à une substance qui ne le laisserait dégager que peu à peu sous l'effort de l'aspiration; peu d'essais dans ce genre lui ont encore bien réussi. Le sucre, la lactine granulée se chargent très bien du chloroforme, mais ils le laissent trop promptement échapper; le charbon le retient beaucoup plus longtemps.

Le chloroforme étant désormais introduit dans la thérapeutique comme l'un de ses agents à la fois efficaces et habituels, on a reconnu l'urgence de rendre son acquisition facile pour la pratique journalière et pour celle des hôpitaux. Bien que les éléments qui servent à la préparation du chloroforme ne soient ni chers, ni rares, il faut en employer beaucoup pour obtenir peu de produit. La nécessité où l'on est, d'une part, d'avoir recours à du chlorure de chaux très étendu ; d'autre part, l'effervescence qui soulève la masse et qui exige l'emploi de vases beaucoup plus grands que ne semblerait le réclamer le volume des matériaux de la réaction ; enfin, la destruction rapide des vases métalliques, sous l'influence du chlore et des hypochlorites, sont autant de circonstances qui, dès le principe, empêchaient de fabriquer une grande quantité de chloroforme à la fois et qui élevaient nécessairement son prix. Heureusement, ainsi que le fait remarquer l'auteur même de la découverte du chloroforme, chaque distillation a peu de durée, et l'on peut dans une journée faire succéder l'une à l'autre un assez bon nombre d'opérations. Au reste, grâce au perfectionnement des procédés, à l'empressement avec lequel ont été pourvues les officines, la valeur commerciale du chloroforme a perdu aujourd'hui son exagération primitive, et la cherté ne peut plus être invoquée contre un agent qui, entre des mains prudentes, peut, sans détrôner l'éther, prendre rang à côté de lui dans la pratique et lui être préféré dans un grand nombre de cas.

CHAPITRE VII.

QUELQUES MOTS SUR DIVERS AGENTS ANESTHÉSIQUES SECONDAIRES.

Des essais assez nombreux ont été faits, depuis trois ans, pour rechercher si la propriété anesthésique n'appartenait pas à d'autres corps chez lesquels la composition chimique ou les caractères extérieurs pouvaient la faire soupçonner. Bien que les résultats obtenus n'aient pu réussir à donner à la thérapeutique des agents nouveaux aussi efficaces ou aussi commodes que l'éther sulfurique ou le chloroforme, ils n'en sont pas moins dignes d'intérêt, et ces explorations, convenablement poursuivies, seront peut-être la source de quelque progrès réel. Qu'on n'oublie pas que c'est en se livrant à des recherches de ce genre que M. Simpson a distingué les qualités du chloroforme; et si l'on remarque qu'il y a encore des *desiderata*, qu'un agent d'une activité intermédiaire à celle de l'éther et du chloroforme serait, par exemple, une acquisition précieuse, on reconnaîtra qu'il faut encourager les efforts capables de conduire à cette découverte. Nous donnons, en attendant, un résumé des propriétés des *succédanés anesthésiques* actuellement connus.

Quelques éthers doivent d'abord être cités (1). La chimie est très riche en corps de ce genre, mais la médecine n'a pas un égal parti à tirer de tous ces composés qu'on semble multiplier plutôt dans le but de remplir des cadres ou d'appuyer des théories, que d'en faire une application sérieuse à l'art de guérir. Nous nous bornerons donc à faire connaître succinctement les propriétés des éthers dont la préparation est facile, usuelle, qu'on peut trouver dans les pharmacies, et qui, par leurs propriétés, méritent, après l'éther sulfurique, d'être mentionnés.

Nous signalerons d'abord les éthers classés dans le *deuxième*

(1) Voyez, sur ce sujet, le travail de M. Chambert : *Des effets physiologiques et thérapeutiques des éthers*. Paris, 1848, pages 112 et suiv.

genre, et résultant de l'action des hydracides sur l'alcool. Ces corps, quoique différents de l'éther simple, peuvent en être rapprochés au point de vue de leur composition, puisque l'éthyle, au lieu d'être combiné avec l'oxygène, l'est avec un équivalent, tel que le chlore, l'iode, etc. : ce sont les éthers hydrochlorique, hydriodique, hydrobromique, hydrosulfurique, ou, en d'autres termes, les chlorure, iodure, bromure ou sulfure d'éthyle. Le premier seul mérite d'être connu.

§ Ier. Éther hydrochlorique (chlorure d'éthyle).

C'est un liquide incolore, d'une odeur aromatique, pénétrante, un peu alliacée. Sa densité est de 0,874 à + 15°. Il ne rougit pas le tournesol; sa solution aqueuse possède une saveur fraîche et aromatique. L'alcool le dissout en toute proportion ; ses dissolutions ne troublent point celle de nitrate d'argent. Il brûle avec une flamme très lumineuse bordée de vert, et dégage des vapeurs d'acide chlorhydrique. M. Thenard a démontré que la chaleur le décomposait en volumes égaux d'acide hydrochlorique et de gaz oléfiant. En exposant un mélange de sa vapeur et de chlore gazeux aux rayons du soleil, après l'avoir conservé vingt-quatre heures dans l'obscurité, il se décompose en produisant une série de corps chlorés étudiés spécialement par MM. Regnault et Laurent. On obtient l'éther hydrochlorique en saturant de l'alcool par du gaz acide hydrochlorique et en distillant au bain-marie; on dirige le produit dans un flacon rempli et entouré d'eau de 20° à 25°, et de là dans un autre récipient plongé dans la glace.

Au point de vue de son application à l'inhalation, nous devons faire remarquer que l'éther hydrochlorique est extrêmement volatil : il bout à 11°. Sa vaporisation s'accomplit très rapidement. Si l'on en place sur la main, il fait éprouver en s'évaporant la sensation d'un froid très vif.

M. Flourens, qui s'en est servi pour des expériences comparatives concernant l'éthérisation, a remarqué que ses effets étaient très prompts et qu'ils se dissipaient avec une rapidité proportionnelle. Cette extrême volatilité nuit à son emploi, bien que ses effets soient au fond les mêmes que ceux de l'éther sulfurique. On pourrait réserver son usage pour les saisons froides ou entourer de glace le flacon qui le renfermerait, si quelque motif que nous ne saurions spécifier portait à le préférer à l'éther sulfurique, dont l'usage est infiniment plus commode. Au reste, dans la pratique médicale, il avait été affecté jusqu'à ce jour à remplir les mêmes indications que l'éther sulfurique.

L'emploi chirurgical des inhalations d'éther chlorhydrique a été spécialement recommandé par M. Heyfelder (1), professeur à Erlangen. Ce chirurgien l'a mis en usage pour diverses opérations, et en a obtenu des résultats assez satisfaisants pour assimiler ses avantages à ceux de l'éther sulfurique. Il n'y a renoncé que depuis la découverte du chloroforme.

Les éthers du *troisième genre* renferment aussi quelques espèces qu'il nous importe de signaler dans leurs rapports avec l'acte de l'éthérisation : l'un d'eux surtout est considéré comme le meilleur succédané de l'éther sulfurique dans le mode habituel d'administration.

Ces éthers peuvent être considérés comme de véritables sels formés par la combinaison de l'oxyde d'éthyle avec un acide. Ils sont aujourd'hui fort nombreux, et les études des chimistes en accroissent incessamment le nombre. Nous ne citerons que trois de ces éthers composés appropriés aux usages médicaux : ce sont l'éther acétique et les éthers nitreux et nitrique.

§ II. Éther acétique (acétate d'oxyde d'éthyle).

Il a été préparé pour la première fois par Lauraguais, en 1759. On l'obtient de plusieurs manières; on en recueille surtout une quantité notable en distillant 10 parties d'acétate de soude, 6 d'alcool concentré et 15 d'acide sulfurique. Le produit de la distillation, saturé par la chaux, puis abandonné pendant quelque temps au contact du chlorure de calcium, en est séparé par une nouvelle distillation.

Cet éther est liquide, incolore, très fluide; d'une odeur pénétrante, suave, qui tient de celle de l'éther et de l'acide acétique. Sa densité est de 0,86; son point d'ébullition est à +74°. Il est combustible et brûle avec une flamme jaune; l'eau le décompose len-

(1) *Mémoire sur l'emploi des inhalations d'éther chlorhydrique*. Erlangen, 1847.

tement en acide acétique et en alcool; il est soluble dans 7 parties d'eau, et se mêle à l'alcool en toutes proportions. Il se conserve sans altération quand il est parfaitement pur.

L'éther acétique est plus doux et plus faible que l'éther sulfurique, et convient aux mêmes cas, en augmentant les doses. Comme il est moins volatil que les autres éthers, on le préfère pour l'usage extérieur, et surtout pour la composition des liniments savonneux et éthérés, qui conviennent particulièrement dans le traitement des rhumatismes chroniques.

Appliqué à la production des phénomènes de l'éthérisation, l'éther acétique détermine des effets analogues à ceux de l'éther sulfurique. Dans une note communiquée à l'Académie des sciences et lettres de Montpellier (1), M. Louis Figuier a rendu compte de quelques essais auxquels il s'est livré sur des animaux. Un chien de deux mois et demi, soumis à l'inhalation des vapeurs de cet éther, est tombé dans l'insensibilité après cinq minutes, et a supporté sans se plaindre l'excision et la cautérisation de l'extrémité de la queue. La manifestation de l'insensibilité n'a eu lieu qu'à la dixième minute sur un chien adulte.

J'ai employé l'éther acétique, dans l'exercice de la chirurgie, sans obtenir un résultat aussi prompt. Il fallut soutenir l'inhalation pendant près de vingt minutes pour déterminer l'effet anesthésique sur un malade à qui j'enlevais une petite tumeur cancéreuse de la face. J'ai remarqué, toutefois, que la toux et le sentiment de suffocation que produit ordinairement l'éther sulfurique étaient moins prononcés avec l'éther acétique. Ces deux différences tiennent à la moindre volatilité de ce dernier; l'air du flacon qui le contient est moins chargé de vapeurs, et les effets exercés sont proportionnels au degré du mélange. L'éther acétique pourrait être employé avec succès chez certains malades très impressionnables et qui ne peuvent supporter qu'avec de pénibles efforts l'action locale qu'exerce la vapeur d'éther sulfurique en contact avec les organes respiratoires.

M. Chambert, qui s'est livré à des expériences suivies concernant les inhalations d'éther acétique, conclut : qu'elles ne troublent

(1) Séance du 1er mars 1847. — Voyez aussi le *Journal de la Société de médecine pratique de Montpellier*, 1847.

que fort peu le rhythme normal du pouls et de la respiration ; qu'elles agissent d'abord sur le cerveau et le cervelet, et, beaucoup plus tard, sur la protubérance annulaire ; que l'insensibilité se développe lentement et disparaît vite ; que le retour de la sensibilité est toujours accompagné d'une exaltation singulière des mouvements ; enfin, que l'éther acétique surexcite beaucoup les sécrétions salivaires.

L'*éther formique*, qui présente avec le précédent certaines analogies de composition et de propriétés physico-chimiques, a été aussi expérimenté par M. Chambert, qui lui attribue pour effet de déterminer l'insensibilité assez promptement, tandis que les mouvements persistent bien longtemps après l'anesthésie.

§ III. Éther nitreux (nitrite d'oxyde d'éthyle).

Ce corps a été expérimenté par M. Flourens, au point de vue des phénomènes de l'éthérisation. C'est un liquide blanc jaunâtre, d'une odeur comparable à celle des pommes de reinette, d'une saveur âcre et brûlante. Sa densité, prise à 15°, est de 0,947. Il bout à 16°. Il s'enflamme au contact d'un corps en ignition et brûle avec une flamme blanche. Quand on agite de l'éther nitreux avec de l'eau, une partie se dissout, une autre se décompose. Il s'acidifie promptement, même quand il est contenu dans des flacons bien fermés. La meilleure manière de l'obtenir consiste, d'après Liebig, à faire passer un courant de gaz acide nitreux dans l'alcool étendu, en conduisant le produit dans un réfrigérant. A mesure que l'acide nitreux rencontre l'alcool, il se combine et forme l'éther. On le purifie de l'alcool qu'il entraîne en y ajoutant de l'eau, et l'on enlève ensuite celle-ci au moyen de chlorure de calcium.

L'éther nitreux est quelquefois employé, en médecine, comme excitant ou antispasmodique, contre le hoquet, la colique flatulente. Mais sa grande volatilité et sa facile décomposition exigent qu'on le mélange, à parties égales, avec de l'alcool rectifié. Sous cette forme il est suave comme l'éther sulfurique, et, mélangé avec de l'eau sucrée, dans la proportion de 4 à 8 grammes sur 500 grammes, il forme une boisson agréable, calmante et diurétique.

Mais, lorsqu'il est pur, il stimule péniblement les organes. Sa vapeur est suffocante, toxique même. Le *Journal d'Edimbourg* (1) a publié, il y a quelques années, un exemple qui prouve les dangers de l'inspiration de ce gaz. Il s'agit de la servante d'un droguiste qui fut trouvée morte dans son lit, et dont la mort résultait évidemment de l'action de la vapeur d'éther nitreux échappée d'une jarre qui en était remplie, et qui s'était cassée. M. Flourens a vérifié plus récemment les propriétés toxiques de cet éther. Tous les animaux soumis à l'inhalation de ses vapeurs ont succombé en quelques minutes. Il doit donc être sévèrement proscrit de la pratique de l'éthérisation, et il ne faudrait point se laisser induire en erreur par le rapprochement, établi dans quelques matières médicales, entre ses propriétés et celles de l'éther sulfurique.

§ IV. Éther nitrique (nitrate d'éthyle).

Employé sur les animaux et l'homme par M. Simpson, il a été reconnu beaucoup moins actif que le précédent.

Cet éther, qui résulte de la distillation de 2 parties d'alcool et de 1 partie d'acide nitrique pur, et d'une petite quantité d'urée, est un liquide transparent, incolore, d'une saveur douce et agréable. Son inhalation est exempte de dangers. L'insensibilité, d'après M. Simpson, est rapide et complète. Il suffit de 50 à 60 gouttes versées sur un mouchoir pour obtenir l'anesthésie après quelques inhalations. Mais, pendant le court intervalle de temps qui précède cet effet, on éprouve tant de plénitude et de bruit dans la tête, et l'anesthésie est suivie d'une si grande céphalalgie et d'éblouissements tels, que l'emploi de cette substance est, par cela même, peu commode et peu convenable.

Il est certains éthers du troisième genre sur les propriétés desquels aucun essai n'a été encore fait, et qu'il serait peut-être utile d'expérimenter sur des animaux. Ce sont les éthers qui, par leur odeur suave, seraient peut-être facilement supportés par les malades sous forme de vapeur. Les caractères que les chimistes assignent aux éthers *méthylique*, *benzoïque*, *œnanthique*, etc., seraient de nature à faire entreprendre de pareils essais, si la difficulté ou la cherté de la préparation de ces corps ne portait obstacle aux

(1) *Edinburgh medical and surgical Journal*, t. XXXV, p. 452.

recherches. Ils fourniraient peut-être le moyen d'éviter l'impression désagréable que produit au début l'inhalation de l'éther sulfurique.

Quoi qu'il en soit, il résulte des détails qui précèdent que, parmi les éthers, ce dernier est jusqu'à présent celui qui doit être préféré. La possibilité de se le procurer immédiatement, en raison de son existence dans toutes les pharmacies, le recommande d'abord à l'attention des praticiens; la facilité avec laquelle on vérifie sa pureté n'est pas un moindre titre. Son innocuité complète quand on en dirige l'action avec soin et qu'on l'administre à des doses convenables, opposée aux effets essentiellement toxiques de certains éthers, tels que l'hydrosulfurique et le nitreux, permet de l'employer avec sécurité; enfin, sa volatilité, qui a lieu dans une mesure convenable, le rend infiniment préférable à l'éther hydrochlorique, qui se volatilise trop promptement, et à l'éther acétique, qui offre l'inconvénient opposé. Si l'on ajoute à ces divers motifs de préférence les résultats d'une expérience aujourd'hui suffisante, et qui établissent l'efficacité de l'éther sulfurique comme agent producteur de l'insensibilité, on sera convaincu qu'il mérite à tous égards d'être choisi entre les autres éthers, pour obtenir ces puissants effets qu'on n'a pu mieux caractériser qu'en créant un mot qui rappelle leur cause, celui d'*éthérisation*.

Le pouvoir de déterminer ces effets réside aussi dans des substances qui ne sont point des éthers proprement dits ou même qui ont une composition essentiellement différente. Mais l'anesthésie qu'ils produisent est, pour la plupart d'entre eux, ou trop active ou incomplète, ou lente ou laborieuse, en sorte qu'ils n'ont pu prendre rang dans la pratique régulière. Certaines de ces substances donnent néanmoins quelque espérance que nous aurons soin de signaler.

§ V. Aldéhyde (hydrate d'oxyde d'acétyle).

M. Poggiale (1), professeur de chimie au Val-de-Grâce, a proposé ce corps en 1848, en lui attribuant une action stupéfiante plus prompte et plus énergique que celle de l'éther et du chloroforme. L'aldéhyde a été découvert par M. Dœbereiner, et étudié par

(1) Voyez les *Comptes rendus de l'Académie des sciences*. — Comparez *Annuaire de chimie*. Paris, 1849, p. 319.

M. Liebig. C'est un produit ordinaire de l'oxydation et de la destruction des substances alcooliques et éthérées. Il est liquide, incolore, très limpide, d'une odeur forte. Il bout à + 21°,8 et pèse 0,790 à + 18°; il est miscible, en toute proportion, à l'eau, l'alcool et l'éther. Il brûle avec une flamme blanche.

Plusieurs chiens ont été soumis par M. Poggiale à l'action de l'aldéhyde. Voici les remarques les plus importantes qu'il ait notées. Après quarante-cinq secondes environ, l'insensibilité fut complète; les yeux étaient fixes, les muscles à peu près dans la résolution, les pupilles dilatées et immobiles. Cet état dura environ trois minutes, après lesquelles l'animal, quoique insensible, se roula et fit des mouvements involontaires. La respiration normale s'était rétablie, la sensibilité de la peau se manifesta au bout de huit minutes. On ne remarqua aucun accident.

Dans deux expériences, les inhalations furent continuées pendant dix minutes : l'animal resta insensible et immobile ; les muscles de la respiration seuls fonctionnaient. Au grand air, la tête se projeta en arrière, les mouvements respiratoires devinrent d'abord presque convulsifs, puis réguliers; ensuite l'animal se leva sur ses pieds de devant, traîna après lui les membres abdominaux encore paralysés, et enfin reprit ses fonctions normales au bout d'un quart d'heure. Le sang artériel avait une odeur d'aldéhyde très prononcée. Entre les mains de M. Simpson, cette substance, essayée sur l'homme, a été loin de répondre à l'attente de ce chirurgien. Son inhalation a déterminé une gêne très grande de la respiration et provoqué une toux très fatigante. Sur cinq expériences, M. Simpson n'a réussi qu'une seule fois à produire l'anesthésie. Quatre personnes ont dû renoncer à continuer l'inhalation, à cause de la dyspnée avec sensation pénible de constriction de la poitrine et toux violente. Le cinquième individu est tombé dans l'insensibilité après avoir respiré courageusement l'aldéhyde durant une minute ou deux; il est resté dans cet état pendant deux ou trois, avec faiblesse et petitesse du pouls. En reprenant connaissance, la toux et la constriction bronchique ont reparu et ont persisté pendant quelque temps.

§ VI. Chlorure d'hydrocarbone (liqueur des Hollandais).

Ce composé, ainsi surnommé parce qu'il a été découvert, dans le dernier siècle, par quatre chimistes hollandais, a été proposé et vanté comme anesthésique par le docteur Nunnely (1), de Leeds. Il s'obtient en faisant agir le chlore humide sur l'hydrogène bicarboné ou gaz oléfiant. La réaction donne lieu à un liquide huileux, incolore, sucré, d'une odeur suave. Sa densité est de 1,24 ; sa vapeur pèse 3,448. Il bout à + 85°.

C'est une des premières substances qui aient été essayées par M. Simpson. Mais ce chirurgien ne tarda pas à suspendre ses tentatives, bien qu'il eût reconnu l'aptitude de cet agent à produire l'anesthésie. L'inhalation des vapeurs d'hydrocarbone produit une si violente irritation à la gorge, qu'il faut beaucoup de courage pour continuer jusqu'à ce que l'insensibilité survienne. Au reste, celle-ci n'est accompagnée d'aucun autre phénomène d'excitation ou de céphalalgie.

§ VII. Formométhylal.

Les essais auxquels je me suis livré, concernant l'usage de ce corps, m'autorisent à le classer, sous le rapport de son activité anesthésique, entre l'éther sulfurique et le chloroforme. Plus prompt dans ses effets que le premier, moins dangereux que le second, il établit une transition importante à considérer et qui pourrait devenir la source d'utiles applications.

Le formométhylal a été signalé pour la première fois par Kane (2), et étudié plus tard par MM. Malaguti, Regnault et Liebig. On l'obtient en distillant de l'esprit-de-bois avec un mélange d'acide sulfureux étendu et de peroxyde de manganèse. C'est un liquide éthéré, incolore, d'une odeur aromatique très agréable. Il entre en ébullition à 42° cent., sous la pression de $0^{m},761$. Sa densité est égale à 0,855. Il est très inflammable et brûle avec une flamme lumineuse. M. Liebig le considère comme une combinaison d'hydrate d'oxyde de formyle avec l'oxyde de méthyle.

Parmi les expériences que j'ai faites à l'aide de ce corps, je me bornerai à citer les deux suivantes. La première établit sa propriété anesthésique ; la seconde permet de comparer l'insensibilité produite

(1) *Medical Times*, **1848.**

(2) Voyez le *Traité de chimie organique* de Liebig, traduit par Ch. Gerhardt, t. I, p. 562.

par l'aspiration de ses vapeurs avec celle que déterminent l'éther ou le chloroforme.

Première expérience. Le 20 novembre 1848, un chien de moyenne taille, mais robuste, fut soumis à l'inhalation des vapeurs du formométhylal préalablement versé dans une vessie disposée de manière à pouvoir être serrée sur le museau de l'animal. La vessie présentait une ouverture latérale munie d'un obturateur, pour faire arriver à volonté l'air extérieur. 12 grammes environ de la substance volatile préparée par M. Brousse, chef des travaux chimiques à la Faculté de Montpellier, avaient été placés dans l'appareil. L'inhalation se fit sans que l'animal donnât des signes prononcés de malaise. Un peu d'agitation dès le début fut tout ce qu'il y eut à remarquer. Vers la cinquième minute, l'expression du regard s'altéra, les pupilles se dilatèrent, la résolution musculaire commença à s'effectuer, mais la sensibilité persistait encore et elle ne fut complétement éteinte que vers la huitième minute. Je choisis ce moment pour pratiquer l'amputation de la cuisse. Les inhalations ne furent pas suspendues. L'opération dura quatre minutes, y compris la ligature des vaisseaux et l'application de quelques points de suture. L'animal ne donna aucun signe de douleur.

L'appareil fut alors enlevé. Le sommeil persista encore pendant deux minutes, pendant lesquelles la respiration parut assez faible; mais le chien ne tarda pas à se ranimer et à se rétablir complétement.

Il n'y eut aucun accident particulier produit par l'inhalation de l'agent anesthésique; et l'opération réussit. J'ai obtenu des résultats pareils sur d'autres animaux, en présence de plusieurs élèves de la Faculté de Montpellier, et avec l'assistance de M. Sygros.

Deuxième expérience. Un jeune chien fut soumis à l'inhalation de 10 grammes de formométhylal, au mois de novembre 1848. Il tomba dans l'insensibilité vers la cinquième minute, après avoir respiré sans agitation et sans angoisse. L'appareil fut enlevé, l'insensibilité cessa trois minutes après, et l'animal se rétablit après avoir chancelé sur ses pattes, comme dans l'ivresse.

Trois jours après, il fut soumis comparativement à l'inhalation de la vapeur d'éther sulfurique, à dose égale. L'anesthésie fut très lente à se manifester, il fallut augmenter la quantité d'éther, et

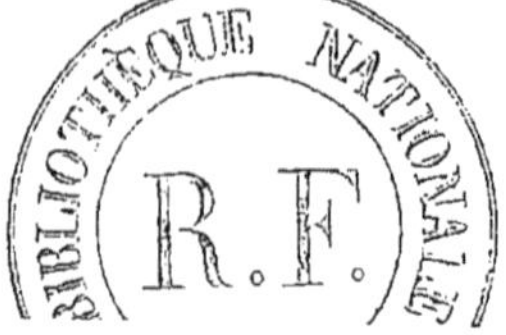
BIBLIOTHÈQUE NATIONALE R.F.

déjà douze minutes s'étaient écoulées quand l'insensibilité put être considérée comme complète. Cet état persista et se dissipa comme à l'ordinaire, sans qu'il survînt aucun accident.

Après un nouveau délai de trois jours, le chien fut anesthésié au moyen de la même quantité de chloroforme. Cette fois, la tolérance ne fut pas aussi grande; l'insensibilité fut très prompte, et vers la quatrième minute, elle se terminait par la mort.

Ce fait, qui met en évidence les effets des trois agents anesthésiques sur le même animal, est celui qui m'a porté à conclure que le formométhylal marquait le second degré de la puissance anesthésique, et à penser que la chirurgie pourrait en obtenir des avantages spéciaux. Je ne l'ai pas essayé sur l'homme, parce que le liquide dont j'ai pu disposer n'avait pas été suffisamment rectifié pour posséder les qualités organoleptiques si agréables que lui assigne M. Liebig, et qu'il lui restait une odeur empyreumatique fatigante.

§ VIII. Benzine.

Obtenue d'abord par Faraday en comprimant le gaz oléfiant, et plus tard par Mitscherlich, au moyen de la distillation de l'acide benzoïque avec un excès de chaux, cette substance est un liquide incolore, transparent, d'une odeur éthérée particulière, susceptible de produire l'anesthésie, mais déterminant, d'après M. Simpson, une sensation intolérable de bruit dans la tête, pendant et après l'inhalation. M. Snow, qui l'a également essayée, l'a vue produire des tremblements convulsifs.

M. Simpson accorde plus de valeur à une substance du même ordre connue sous le nom de *Naphte artificiel*, et qui, d'après cet expérimentateur, serait aussi puissante que le chloroforme, mais d'un prix bien inférieur, puisqu'elle ne coûterait que deux sous l'once. Comme l'odeur du naphte artificiel est infiniment moins agréable que celle des agents adoptés, M. Simpson pense qu'on pourrait le réserver pour les usages vétérinaires.

§ IX. Bisulfure de carbone.

Ce corps, déjà connu depuis longtemps sous le nom d'*alcool de soufre* ou *liqueur de Lampadius*, a été pour la première fois employé comme agent anesthésique et avec succès, dit-on (1), à Christiania. Il est liquide, transparent, incolore, très volatil, d'une saveur piquante, et d'une odeur désagréable, que l'on peut toutefois pallier en le mélangeant d'autres substances. Il a été particulièrement le sujet d'expériences de M. Simpson qui les a faites sur lui-même et sur vingt autres personnes. Sa puissance anesthésique n'est point douteuse ; seulement, il a donné lieu, chez plusieurs des individus qui s'y étaient soumis, à des visions désagréables suivies de maux de tête et d'éblouissement. Une ou deux personnes ont préféré cet agent au chloroforme.

Dans un cas d'amputation du sein pratiquée par M. Miller, l'effet anesthésique fut prompt, mais difficile à régler pendant l'opération ; et dans les derniers instants, il y eut de l'agitation. Cependant la malade, qui avait tenu les yeux ouverts pendant l'opération, n'avait rien senti. Elle conserva une céphalalgie des plus rebelles, des nausées, de la fréquence du pouls, ou d'autres symptômes fébriles pendant cinquante ou soixante heures. M. Simpson l'a également employé dans un accouchement; la femme fut soumise à l'inhalation pendant trois quarts d'heure, avec des intervalles. Après quelques inspirations, elle tomba dans l'insensibilité, mais dans un état bien différent de celui que produit le chloroforme. Ainsi, les contractions utérines étaient toujours suspendues ou du moins diminuées, et l'anesthésie ne durait qu'une ou deux minutes. La malade avait eu des nausées et plusieurs vomissements; enfin, la respiration et le pouls avaient pris une fréquence extrême, lorsque M. Simpson résolut de recourir au chloroforme. Aussitôt, la malade tomba dans un sommeil tranquille, qui dura vingt minutes, et pendant lequel l'accouchement se termina heureusement.

Ces observations ne sont pas de nature à accréditer l'emploi du bisulfure de carbone comme agent anesthésique. A Montpellier, M. Serre a essayé de le faire inhaler à quelques malades qu'il devait opérer, mais il s'est vu obligé d'y renoncer, soit parce que l'insensibilité ne se produisait pas convenablement, soit parce que l'odeur de choux pourris, qu'exhale cette substance, excitait une vive répugnance chez ceux qui la respiraient.

(1) Voyez le *Morgenblad*, journal de Norvége, 1848.

CHAPITRE VIII.

DU MODE D'ADMINISTRATION DES AGENTS ANESTHÉSIQUES ; DESCRIPTION DES APPAREILS EMPLOYÉS DANS CE BUT.

L'action anesthésique de l'éther ou du chloroforme exige, pour être convenablement produite, que ces agents soient introduits dans l'organisme dans un court espace de temps, sous une forme qui en rende l'absorption facile et de manière à ne contrarier l'exercice d'aucune fonction organique. Ces diverses conditions sont favorisées par l'extrême volatilité des agents et par la possibilité de faire inhaler leurs vapeurs. Les premiers succès obtenus ont fixé sur ce point les justes préférences des praticiens, et l'on peut dire que malgré quelques essais d'éthérisation tentés par d'autres voies que celle des organes respiratoires, la méthode des inhalations est à peu près la seule qui ait mérité d'être mise en usage. Du moins, les observations médicales relatives à l'emploi des anesthésiques, par la voie gastrique ou par la voie rectale, n'ont révélé aucun avantage spécial propre à les faire adopter. C'est donc sur le premier mode d'administration que nous devrons principalement insister.

Article Ier. — Éthérisation par la voie pulmonaire.

La surface respiratoire se prête d'une manière toute spéciale à l'absorption de l'éther et du chloroforme; son étendue, très considérable, résultant de la multiplicité des cellules pulmonaires, permet à la vapeur inspirée de se mettre en contact avec l'une des plus grandes surfaces absorbantes du corps humain. La disposition des cellules aériennes que la nature, au moyen de divisions infinies, a concentrées dans un petit espace, permet à la muqueuse qui les tapisse de présenter un plan très compliqué où s'étale le plus riche lacis vasculaire de l'organisme. Cette membrane devient d'une extrême ténuité à mesure qu'elle s'approche des vésicules terminales auxquelles aboutissent les divisions bronchiques. On estime qu'à ces limites extrêmes du revêtement qu'elle fournit aux canaux aériens, son épaisseur n'est plus que de 1/100 de millimètre, en sorte qu'elle est facilement perméable par les gaz, et que ceux-ci pénètrent promptement à travers son tissu et celui des vaisseaux délicats qui font partie de la substance pulmonaire. Nul appareil n'est donc mieux disposé pour l'absorption ; les phénomènes propres à la respiration le démontreraient au besoin d'une manière suffisante.

Mais pour mettre en évidence l'activité absorbante de la surface pulmonaire, on ne s'est pas contenté des seules indications relatives à la pénétration de la muqueuse aérienne par les éléments du fluide atmosphérique et par ceux qui proviennent du sang; on a eu recours à l'expérimentation directe, et l'on s'est convaincu que des gaz mélangés avec l'air, que des liquides, des corps en dissolution, des corps solides même, mais à l'état de division, pouvaient promptement pénétrer dans l'organisme par l'intermédiaire de l'absorption pulmonaire. L'inhalation de divers gaz, tels que l'hydrogène, le protoxyde azote, l'acide hydrosulfurique, etc., est promptement suivie des effets propres à l'action de ces corps. Goodwin, Gohier, Ségalas, ont injecté dans les poumons de divers animaux des quantités d'eau variables suivant leur capacité pulmonaire, et ils ont vu ce liquide disparaître assez rapidement. Mayer est parvenu à injecter graduellement jusqu'à 140 grammes d'eau dans le tube aérien d'un lapin dans l'espace de vingt-quatre heures, sans l'asphyxier. D'autres liquides ont passé dans l'organisme par la même voie. Ce passage se fait avec une extrême promptitude. M. Magendie a vu des animaux périr presque aussitôt après qu'on leur avait injecté de la strychnine dans les bronches. Le cyanure de potassium qu'on fait pénétrer par la même voie se reconnaît dans le sang et les liquides excrétés, dans un très court délai. Mayer et d'autres physiologistes ont ainsi retrouvé le cyanure de potassium dans les urines après quelques minutes.

Mais nulle substance n'est absorbée peut-être plus activement que l'éther ou le chloroforme. Les vapeurs anesthésiques, mélangées avec l'air, pénètrent aussi facilement à travers la muqueuse pulmonaire que les éléments de l'air lui-même. L'irritation légère que détermine celle de l'éther, ne porte aucun obstacle à l'endosmose qui est le phénomène physique de l'absorption. Aussi les modifications fonctionnelles qui succèdent à cette absorption ne tardent pas à se manifester, non plus que es traces matérielles de l'éther dans le sang et les tissus. La méthode des inhalations assure, plus que toute autre, des effets rapides, parce que l'éther arrive à la surface absorbante, sous sa forme la plus divisée, et qu'il rencontre une membrane, non seulement très étendue, mais appropriée par ses fonctions ordinaires et son organisation délicate, à l'absorption des gaz. Chaque membrane a son aptitude fonctionnelle particulière ; la muqueuse gastro-intestinale se prêterait mieux peut-être à l'absorption des liquides ; celle des voies aériennes est surtout perméable par les corps gazeux. Les agents stupéfiants, présentés sous cette dernière forme, conviennent d'autant mieux qu'ils peuvent parvenir à la surface absorbante en même temps que l'air lui-même qu'ils ne remplacent qu'en partie, et dans une proportion trop faible surtout pour que, lorsqu'ils sont bien administrés, la fonction respiratoire soit suspendue. Quand on veut faire absorber un médicament par les voies digestives, on prescrit l'abstinence, on suspend les fonctions habituelles de la surface qui doit agir sur le médicament. Il n'en est pas ainsi dans l'administration de l'éther par la voie pulmonaire ; la fonction essentielle doit être respectée, la continuité de son exercice est même une condition du succès de l'action médicamenteuse, en sorte que, sous ce rapport, on ne peut méconnaître les avantages particuliers de la méthode des inhalations. Si l'on réfléchit en dernier lieu à la possibilité de suspendre presque à volonté les effets anesthésiques, de rendre sans délai à la fonction respiratoire la liberté et l'entière plénitude de son exercice, on se convaincra que ce n'est pas à la seule influence des succès empiriques constatés jusqu'à ce jour, qu'il faut attribuer l'adoption générale de la méthode pneumatique pour la production des phénomènes de l'insensibilité artificielle. Si cette méthode a prévalu, c'est qu'elle offre des avantages réels qui trouvent simultanément leur confirmation dans la pratique médicale, dans l'examen des conditions matérielles relatives aux propriétés physiques de l'agent médicamenteux, et dans l'état anatomico-physiologique de la surface choisie pour le faire absorber.

Nous croyons même que l'adoption des inhalations anesthésiques dans la pratique habituelle de la chirurgie aura l'avantage de fixer l'attention sur l'efficacité de l'administration de certains médicaments par la voie pulmonaire. La thérapeutique pneumatique n'avait pas été honorée jusqu'à notre époque que d'une faveur temporaire et exceptionnelle. Les médecins désireux de la faire adopter avaient même été obligés d'exagérer le bien qu'ils en avaient obtenu. La méthode des inhalations éthérées rendra les praticiens moins sceptiques sur le profit qu'on peut tirer d'un mode de médicamentation aussi remarquable par sa puissance que par son activité; elle suscitera probablement l'intention de faire des essais réguliers et multipliés sur d'autres agents volatils, et l'art de guérir agrandi déjà par cette récente conquête, devra peut-être de nouveaux progrès à la généralisation du procédé mis en usage dès son avénement.

§ Ier. Des appareils à inhalation.

On est aujourd'hui en possession d'un nombre si varié d'appareils à inhalation que cette abondance pourrait faire croire à leur commune imperfection. On s'explique toutefois les nombreux efforts auxquels on s'est livré pour perfectionner les appareils évidemment défectueux dont on se servait à l'époque des premiers essais. Ces appareils, imités d'abord de ceux qu'on employait dans le siècle dernier, fonctionnaient d'une manière très irrégulière, et c'est à leur action imparfaite qu'il faut attribuer la plupart des insuccès qui décourageaient certains praticiens trop prompts à imputer à l'infidélité du médicament ou à la disposition réfractaire des sujets éthérisés, ce qui tenait à l'administration vicieuse des vapeurs stupéfiantes. Le crédit inspiré par l'éther a suivi le perfectionnement des appareils; mais comme il arrive presque toujours dans des circonstances de cette nature, le zèle exubérant des chirurgiens ou des fabricants a singulièrement multiplié les formes des appareils (1), et ce serait s'imposer une tâche stérile que de vouloir décrire ici avec détail toutes les modifications qui ont été proposées. Il ne suffit pas d'avoir allongé ou raccourci un tube, changé la forme ou le siége d'une soupape, donné plus ou moins de développement au récipient de l'éther, pour qu'à l'occasion chacun de ces petits changements, nous reproduisions les descriptions quel-

(1) M. Charrière, dans les notices qu'il a successivement publiées sur les *appareils à inhalations*, en a décrit environ soixante, et a donné plus de quarante figures.

quefois prolixes de leurs auteurs. Plusieurs des appareils proposés, au moment où chacun désirait ce premier progrès dans l'art d'éthériser, ne peuvent avoir droit qu'à une mention passagère ou historique. Il nous suffira d'indiquer les changements progressifs dont l'art a réellement profité et de n'insister que sur les détails revêtus d'intérêt ou d'utilité.

On s'est proposé des intentions différentes dans la construction des appareils à éthérisation. Dès le principe on s'est contenté de réservoirs munis de tubes disposés de façon à permettre l'entrée de l'air et l'inhalation des vapeurs. Bientôt on a recherché le moyen de favoriser l'évaporation de l'éther, d'assurer le mélange de ses vapeurs avec une quantité d'air suffisante, et d'empêcher, à l'aide d'un jeu de soupapes convenablement disposées, le retour des gaz expirés dans le réservoir. Plus tard on s'est préoccupé du dosage des vapeurs d'éther et des moyens de graduer et de rendre sensible la quantité inhalée. Le désir de simplifier les appareils, de les rendre plus portatifs, a inspiré aussi des modifications plus ou moins importantes. L'une d'elles surtout a prévalu auprès de quelques praticiens, et consiste dans la suppression de tout appareil mécanique, auquel on substitue un sac renfermant le liquide anesthésique. Enfin, par une simplification plus complète, on a remplacé les moyens précédents par un tissu perméable qui s'imprègne du liquide anesthésique et en permet l'évaporation à l'air libre. De là, trois genres d'inhalateurs qui se partagent le choix des praticiens et que nous désignerons sous les noms d'*inhalateurs mécaniques*, *sacciformes* et *perméables*.

1° *Inhalateurs mécaniques.* — A. *Appareils pour l'éther.* Nous avons déjà mentionné, dans l'historique, le plus simple et le plus ancien, qui est le flacon à deux tubulures, employé vers la fin du dernier siècle. L'éther est déposé dans le flacon ; un tube, adapté au bouchon de l'un des goulots, sert à établir une communication entre l'air extérieur et la cavité du flacon. Un autre tube recourbé, pénétrant dans l'intérieur de celui-ci, sert à conduire le mélange d'air et de vapeur éthérée. Le flacon à deux tubulures a servi de point de départ pour les appareils à éthérisation dont on a fait usage en 1846, au moment même de la découverte des effets anesthésiques. Seulement on s'est empressé d'ajouter au tube d'inspiration des soupapes destinées à empêcher l'haleine de retourner dans le récipient, afin de ne pas y introduire de la vapeur d'eau et du gaz acide carbonique, qui auraient nécessairement affaibli la vapeur d'éther. L'un des appareils à inhalation, employés aux États-Unis par M. Morton, et dont on doit la communication au docteur Fischer, présente l'essai de cette disposition (fig. 1) ; il est composé d'un réservoir sphérique à deux tubulures larges et courtes. L'une des deux porte une soupape A, qui permet l'introduction de l'air atmosphérique ; l'autre présente une embouchure qui termine un tube sur le trajet duquel sont placées la soupape C qui s'ouvre dans l'inspiration et la soupape B qui s'ouvre dans l'expiration.

M. Robinson, dentiste à Londres, ne tarda pas à donner un modèle plus commode (fig. 2), que le *Medical Times* fit connaître le 2 janvier 1847. Nous reproduisons sa description d'après la *Gazette des hôpitaux*. (13 février 1847.)

Fig. 1. Fig. 2.

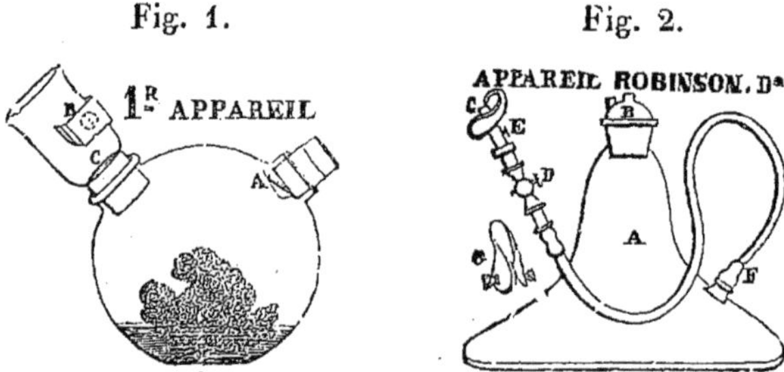

A, réservoir en verre, à deux tubulures ; B, ouverture supérieure qui permet l'introduction de l'air dans le réservoir ; C, embouchure avec mamelon au centre ; D, robinet ; E, soupape d'expiration placée à l'extérieur du conduit, celle d'inspiration est à l'intérieur ; F, tuyau inspirateur ; G, pincette pour comprimer les narines.

A peine connus en France, où l'on employait tantôt un flacon simple, tantôt un flacon à deux tubulures, ces appareils se sont perfectionnés, sous tous les rapports, entre les mains des ingénieux fabricants de la capitale, et en particulier de M. Charrière qui a présenté aux Académies et fait adopter par les praticiens des hôpitaux des instruments commodes et complets, dont l'usage n'a pas tardé à se généraliser. Dans l'un des premiers modèles proposés par M. Charrière (fig. 3), la base du flacon est élargie pour favoriser l'évaporation de l'éther; des éponges placées sur son fond pour augmenter l'étendue des surfaces évaporatoires; les deux tubes sont mis en rapport avec un robinet qui permet de modérer la quantité de fluide aériforme qui doit les traverser : celui d'inspiration, fait en matière flexible, rend l'appareil plus maniable. Une embouchure fabriquée avec soin, de manière à s'adapter exactement à l'ouverture buccale, termine le tuyau d'inspiration, et dans ce point un système de soupapes permet d'inhaler les vapeurs éthérées et d'expirer l'air contenu dans la poitrine, sans déranger les rapports de l'embouchure du tube avec la bouche.

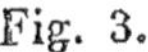

Fig. 3.

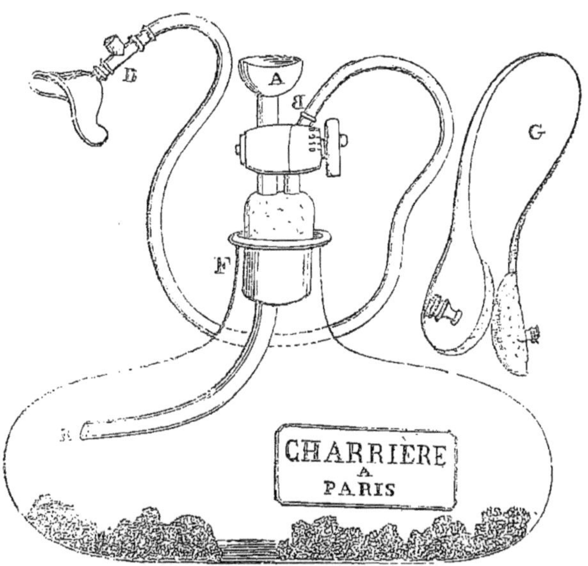

Cet appareil, déjà suffisant pour les besoins de la pratique, s'est encore perfectionné dans les mains de son auteur : le tube d'inspiration a pris un plus grand diamètre, pour représenter le calibre de la trachée-artère; le réservoir s'est amoindri dans ses dimensions pour rendre l'ensemble de l'instrument plus portatif; les deux tubes se sont confondus en un seul, à la partie inférieure; le robinet et les soupapes ont été disposés d'une manière plus heureuse; enfin, le système entier de l'appareil à inhalation a pris des formes, une dimension et un mécanisme qui remplissent les indications importantes, et lui ont mérité une adoption générale. L'appareil fabriqué par M. Lüer satisfait aussi à toutes les conditions et se distingue par d'intéressants détails de perfectionnement. Les figures mises en regard permettront de les juger.

Appareil de M. Lüer (1). *Appareil de M. Charrière* (2).

Fig. 4. Fig. 5.

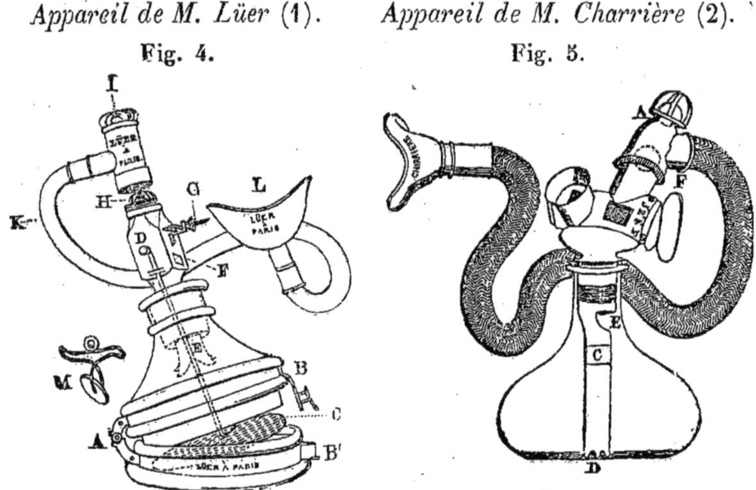

Ces deux appareils se rapprochent par l'idée fondamentale, et ne diffèrent que par quelques circonstances de forme ou d'arrangement, qui ne changent en rien le principe qui a guidé dans leur confection, et d'après lequel on se propose d'obtenir un courant d'air et d'éther incessamment renouvelés et convenablement gradués.

Les éthérisateurs à courant renouvelé, dont nous venons de représenter la construction générale, doivent être connus dans leurs pièces composantes pour l'appréciation plus exacte de leur mécanisme. Le complément analytique que nous allons esquisser, nous permettra de rappeler plusieurs modifications proposées par

(1) A, charnière ; B, récipient supérieur ; B', récipient inférieur ; C, diaphragme ; D, bouton servant au mouvement d'élévation et d'abaissement du diaphragme ; E, tube de dégagement ; F, ouverture pour l'entrée de l'air atmosphérique ; G, soupape à tiroir pour régler la proportion d'éther ; H, soupape sphérique inférieure ; K, soupape sphérique supérieure ; J, tube conducteur ; L, embouchure ; M, pince-nez.

(2) A, deux soupapes sphériques ; CD, tube plongeur ; E, ouverture d'aspiration ; F, robinet à effet composé.

divers chirurgiens, et dont nous n'avons pas voulu embarrasser la description générale.

Un éthérisateur complet se compose du flacon ou récipient, du tube plongeur, du tube d'expiration, d'un robinet modérateur, d'un jeu de soupapes et d'une embouchure. On y ajoute quelquefois un compresseur du nez.

Le *flacon* ou *récipient* est ordinairement en verre ou en cristal. La transparence de cette matière permet de juger de la quantité et de la rapidité de l'évaporation de l'éther qu'on a introduit dans le flacon, de l'agitation que le mouvement d'inspiration détermine à sa surface, de l'action que l'éther exerce sur les tubes en cuivre qui plongent dans l'appareil, des éprouvettes qu'on peut y placer, etc. Toutefois, quelques personnes ont proposé, soit pour éviter la fragilité du vase, soit pour d'autres motifs, de substituer au verre des parois métalliques. L'appareil de M. Magonty de Bordeaux est ainsi disposé : un cylindre en fer-blanc, dans l'intérieur duquel est une éponge imbibée d'éther, représente le réservoir. Ce cylindre est percillé de petites ouvertures pour laisser passer l'air extérieur, et le couvercle, fait aussi en métal, est uni au tube d'aspiration. La forme des récipients a varié comme leur dimension : elle est conique dans certains appareils, cylindrique dans d'autres, ou très évasée, afin d'augmenter l'étendue de la surface évaporatoire. C'était l'idée qui avait primitivement dirigé M. Charrière. M. Morel-Lavallée, au contraire, a proposé de renoncer à cette forme évasée et de réduire considérablement le volume de l'appareil, en substituant au réservoir à large base un petit flacon (fig. 6), lequel peut être facilement saisi avec la main dont la chaleur active la formation des vapeurs éthérées. M. J. Cloquet avait songé à réduire davantage encore ce volume et à se borner à l'usage d'un petit récipient cylindrique rempli par une éponge imbibée d'éther. Un long tuyau, adapté à ce récipient, lui donnait une certaine ressemblance avec une pipe à la turque. Nos voisins d'outre-mer se sont plus particulièrement attachés à faire des appareils de petite dimension, dont on peut se faire une idée par celui

Fig. 6.

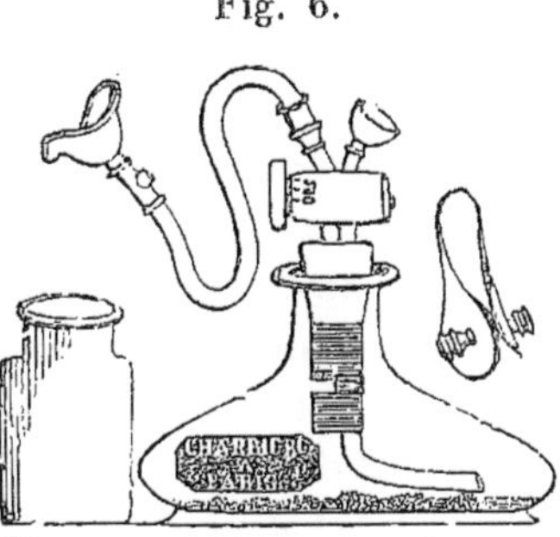

de M. Salt, qui est en métal, de forme cylindrique et très portatif (fig. 7). A l'une des extrémités de l'appareil est fixée une embouchure précédée d'un porte-soupape, auprès duquel sont pratiqués des trous qui s'ouvrent et se ferment au moyen d'une plaque. Ces ouvertures servent à donner alternativement passage à l'air pur ou à l'air saturé d'éther. L'appareil se meut dans un second cylindre ou double corps ; l'extrémité opposée à l'embouchure est percée de plusieurs trous qui se rencontrent ou se ferment par un mouvement de rotation et établissent ainsi un courant d'air plus ou moins actif. L'appareil est garni d'éponges imbibées d'éther, qui s'introduisent dans le réservoir en dévissant le porte-soupape.

Fig. 7.

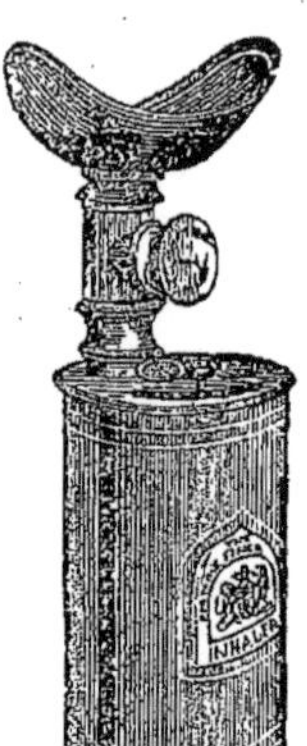

Les premiers expérimentateurs avaient proposé, et on avait assez généralement adopté, l'usage des éponges placées dans l'intérieur du flacon pour faciliter l'évaporation de l'éther. Mais on n'a pas tardé à reconnaître que si les éponges rendaient quelque service, ce n'était pas celui d'activer l'évaporation, car leur tissu exerce une attraction qui retient le liquide. Nous avons déposé 8 grammes d'éther dans une capsule en porcelaine, à l'air libre, et nous en avons fait absorber la même quantité par une éponge placée sur une soucoupe, également à l'air libre. L'évaporation était complète dans la première capsule, bien avant de l'être dans celle où était placée l'éponge. Il nous fut encore possible d'obtenir de l'éther liquide en pressant celle-ci, lorsque déjà l'évaporation avait fait disparaître l'autre quantité. L'éther laissé quelque temps en contact avec le tissu de l'éponge, s'altère assez facilement. Il se décompose en acide acétique et perd en partie ses propriétés. Aussi l'usage de placer des éponges à demeure au fond du flacon est-il aujourd'hui à peu près abandonné. On n'emploie guère plus le coton qui avait été conseillé comme succédané de l'éponge, si ce n'est pour former ces diaphragmes qu'on introduit ou qui sont en permanence, pour multiplier la surface d'évaporation dans les appareils. A la température des salles d'hôpital et des appartements où l'on opère ordinairement les malades, la chaleur est assez considérable pour que l'éther se vaporise en proportion suffisante.

Quant à la quantité d'éther à introduire dans le flacon, il n'est pas nécessaire qu'elle soit très considérable, pourvu que la couche de ce liquide s'élève au fond du vase à la hauteur de deux ou trois centimètres et vienne affleurer à l'extrémité du tube plongeur, c'est suffisant pour le succès de l'inhalation.

Le *tube plongeur* est la pièce destinée à mettre en communication l'air extérieur et celui qui est contenu dans le flacon. Ce tube, en verre ou en cuivre, traverse à frottement le bouchon ou l'obturateur placé dans le goulot du flacon. Il doit descendre jusqu'au fond de celui-ci afin d'être peu distant de la surface de l'éther. On sait que la vapeur de cette substance, plus pesante que l'air atmosphérique, occupe surtout la partie déclive du vase, et reçoit ainsi plus facilement l'impulsion que le courant d'air, venu de l'extérieur, peut lui imprimer pour la faire pénétrer dans l'ouverture du tube d'aspiration. Ce rapprochement a du reste l'avantage de permettre à l'opérateur d'apprécier l'énergie des inspirations, au degré d'agitation qui se manifeste à la surface de l'éther, et au bruit de sifflement qui l'accompagne. Quelques opérateurs font même plonger l'extrémité du tube dans l'éther, pour que l'air soulève davantage ce liquide et accélère la formation de ses vapeurs. Quand le tube plongeur est en cuivre, si on le laisse longtemps en contact avec l'éther, il se forme de l'acétate de cuivre reconnaissable à la coloration qui se manifeste dans le récipient. Le tube plongeur doit avoir un centimètre carré de section ou environ 10 millimètres de diamètre intérieur s'il est circulaire. Dans la plupart des appareils aujourd'hui employés, un robinet ou un diaphragme modérateur font varier à volonté la masse d'air qui doit pénétrer dans le flacon.

Le *tube inspirateur* est celui qui sert à conduire l'air éthéré du récipient dans la poitrine du malade. Ce tube, formé d'une matière souple, telle que du cuir ou un tissu très serré et imperméable par la vapeur, offre une certaine longueur pour s'étendre du flacon à la bouche, en s'accommodant, au besoin, avec les mouvements brusques que peut exécuter le malade sans déranger la position de l'appareil. Les tuyaux en plomb, qu'on avait employés dès le principe, avaient l'inconvénient de ne pouvoir se replier avec facilité et de s'effacer ou de se fendre si on les courbait à angle trop aigu. Une condition essentielle pour que le tube inspirateur fonctionne convenablement, c'est qu'il ait un diamètre suffisamment étendu. MM. Bonnet et Ferrand, ainsi que M. Doyère, ont fait remarquer avec justesse que son calibre devait être semblable à celui de la trachée-artère, afin de permettre l'introduction d'une masse d'air éthéré, semblable à celle que chaque inspiration ordinaire fait entrer dans les poumons. On remarque, en effet, que si le tube d'aspiration est trop petit, le patient est obligé de se livrer à des efforts considérables qui le fatiguent et s'opposent à une rapide éthérisation. L'une des extrémités du tube inspirateur pénètre dans le flacon par le moyen de l'ajutage ou du bouchon placé dans le goulot. Il n'est pas nécessaire qu'elle descende aussi bas que celle du tube plongeur. L'autre extrémité s'adapte avec l'embouchure.

Le *robinet* est une pièce très importante dont l'addition a marqué un progrès réel dans le perfectionnement des appareils. Il est placé au-dessus du goulot et disposé de manière à agir sur les tubes dont il croise la direction, et qu'il ouvre ou ferme tantôt partiellement, tantôt complétement, au gré de l'opérateur, en sorte qu'on peut faire arriver une quantité variable d'air extérieur, mais surtout modérer la quantité d'air saturé d'éther et épargner ainsi au malade les premiers effets locaux que produit l'inhalation de l'air au maximum de saturation éthérée. Le robinet, dit à double effet, que M. Doyère a fait adapter aux appareils de M. Charrière, offre spécialement cet avantage. On sait qu'un robinet à double ou à triple effet est disposé de façon à faire communiquer alternativement un conduit avec un second ou avec un troisième. Adapté aux éthérisateurs, ce robinet donne par un conduit de l'air pur, par l'autre de l'air chargé de vapeur d'éther ; il suffit en conséquence de le tourner lentement pour faire respirer au malade d'abord de l'air pur et puis de l'air saturé en proportion croissante. La disposition de ces robinets a varié suivant l'imagination ou le caprice des constructeurs; des diaphragmes disposés convenablement ont servi aussi à modérer la quantité de vapeur éthérée, ou bien à fermer complétement l'appareil pour empêcher la perte de la vapeur après qu'on s'en était servi. L'obturateur mobile de l'appareil de M. Daran remplit très bien cet effet ; la soupape à tiroir que M. Lüer a adaptée à son appareil est aussi très propre à graduer la masse de vapeur éthérée.

Les *soupapes* constituent une partie non moins importante que les robinets et diaphragmes, et ont surtout pour but de maintenir un courant d'air éthéré dans une direction constante. Placées près de l'une des extrémités du tube inspirateur, et surtout près de l'extrémité terminale, elles s'ouvrent dans des directions réglées par l'influence des colonnes d'air inhalé ou expiré, et se referment par leur propre poids, par l'action d'un ressort ou par tout autre mécanisme. Dans la plupart des éthérisateurs, la soupape d'inspiration est placée dans l'intérieur du tube, à son point de jonction avec le tuyau de l'embouchure. C'est une sorte d'obturateur ou de valvule mobile que le courant, déterminé par l'inspiration, refoule d'un point rétréci vers un point plus large, et que le courant déterminé par l'expiration replace dans sa position primitive, dans laquelle le tube est complétement fermé. La soupape d'expiration se meut par un mécanisme analogue, mais en sens inverse, sur une portion du tuyau comprise entre la première soupape et la partie évasée de l'embouchure. On comprend qu'au lieu de ce mécanisme on puisse faire remplir le même office à des valvules métalliques ou clapets, articulés par un point de leur circonférence avec le pourtour de l'ouverture du tube d'inspiration. On a aussi mis en usage, au lieu de soupapes ordinaires pour fermer hermétiquement les ouvertures, des boules ou soupapes sphériques, depuis longtemps employées dans les arts, principalement pour les pompes. MM. Brisbart-Gobert et Charrière ont démontré les avantages de cette substitution à la fois simple, commode et efficace. Les boules sont faites en liége ou en tout autre matière très légère. Mais quel que soit le moyen auquel on ait recours pour assurer la direction continue de la colonne d'air inspiré et de la colonne d'air expiré, le résultat est au fond identique et donne aux appareils leur action caractéristique. Il est évident que par ce jeu de soupapes ordinaires, de clapets ou de boules, il n'arrive dans les poumons que des quantités toujours nouvelles de vapeurs éthérées, et que l'air expiré ne peut se mélanger avec celui qui doit être inhalé, en sorte que rien n'affaiblit l'action ni la pureté de la vapeur dont on cherche à obtenir l'absorption par la surface pulmonaire.

L'*embouchure* est une pièce métallique évasée en forme d'entonnoir ovalaire, et dont les bords sont excavés dans la direction du grand diamètre, pour s'adapter à la forme de la face et au contour de l'ouverture buccale. La grandeur variable de cette ouverture, et les différences individuelles des reliefs osseux ou charnus de la région maxillaire, exigent que l'embouchure métallique puisse être changée. Nous avons rencontré divers sujets auxquels l'embouchure de l'un des appareils dont nous disposons n'était pas applicable, et qui trouvaient toujours moyen de respirer l'air extérieur. Pour éviter cet inconvénient, nous avons proposé de substituer le caoutchouc au maillechort ou à l'argent; et nous avons ainsi obtenu une embouchure souple, élastique et pouvant s'adapter sans inconvénient à toute forme buccale. Au lieu d'embouchure, certains se sont contentés d'un tube nasal, simple ou double, destiné à pénétrer dans les narines. Mais la titillation incommode qu'il produit, celle que l'éther détermine à son tour dans les fosses nasales, la difficulté d'empêcher le malade de respirer instinctivement par la bouche, malgré les précautions prises pour clore cette ouverture, ont fait généralement renoncer au tube nasal. MM. Bonnet et Ferrand, de Lyon (1), désirant imiter de tout point la nature, qui accomplit simultanément l'acte respiratoire par les ouvertures nasale et buccale, ont eu l'idée de substituer à l'entonnoir labial ou aux tuyaux qui pénètrent dans les narines, un masque (fig. 8) dont la concavité comprend toutes les ouvertures qui donnent passage à l'air (2). Pour en éviter l'introduction entre la face et le masque, ils ont garni les bords de celui-ci de lames d'étain qu'on peut mouler sur la forme des joues, et qui supportent un bourrelet en

Fig. 8.

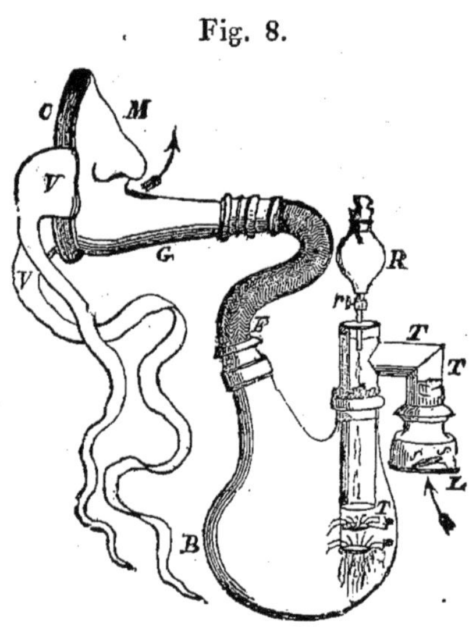

(1) *Nouveaux perfectionnements destinés des appareils à l'inspiration de l'éther sulfurique.* (*Gazette médicale*, p. 147. 1847.)

(2) R, réservoir gradué ; *r*, robinet pour faire tomber l'éther dans le ballon ; L, lanterne en verre ; *s s'*, soupape. T T' T'', tube pour pénétration de l'air dans le ballon ; *p p'*, plaques percées de trous ; B, ballon ; F, tube d'aspiration ; G, tube à soupapes ; M, masque ; C, coussin circulaire ; V V, rubans pour fixer l'appareil.

gomme élastique, de 5 à 6 millimètres d'épaisseur, rempli d'air et percé de deux ouvertures, l'une pour les narines, l'autre pour la bouche. A l'aide de ce coussin, aucune fissure ne permet à l'air de s'introduire directement dans les poumons, et celui que rejette le malade est obligé de passer par l'appareil. Malgré les bonnes modifications fournies par MM. Bonnet et Ferrand, le système entier de leur appareil n'a pas prévalu. Il est compliqué et oppose trop de précautions contre des inconvénients facilement surmontables. L'inhalation buccale est suffisante, et pour la rendre régulière et efficace on n'a qu'à comprimer modérément le nez pour effacer ses ouvertures. On se réserve ainsi le moyen de laisser respirer de temps en temps de l'air pur au malade par cette voie; ce qui l'aide à supporter les débuts toujours désagréables de l'inhalation éthérée.

Pour ne pas astreindre le chirurgien ou un aide à comprimer le nez, on a annexé aux appareils une pièce nommée *compresseur du nez*, sorte de pince à pression formée par un ressort recourbé dont les extrémités, garnies de petites pelotes, se rapprochent spontanément et peuvent ainsi serrer les ailes du nez.

Les différentes parties des appareils que nous venons de signaler sont susceptibles d'être démontées et méthodiquement casées dans des boîtes; le métal qui forme les robinets, les soupapes, les embouchures, etc., peut être plus ou moins précieux, mais l'élégance ou la richesse n'ajoutent rien à leur valeur, et les appareils montés en étain unissent à l'avantage d'être économiques celui de ne point s'oxyder.

Mécanisme. La disposition générale et la destination particulière des différentes pièces dont se composent les éthérisateurs étant connues, le mécanisme par lequel s'établit le courant aéro-éthéré est très facile à déduire. L'air contenu dans le récipient se charge de vapeur d'éther, et sous l'influence du mouvement d'inspiration qui soulève l'une des soupapes, pénètre dans la poitrine du malade; l'abaissement de cette même soupape et le soulèvement de la soupape d'expiration s'opposent au retour du gaz inhalé dans l'intérieur du flacon. L'air de ce dernier se renouvelle par le tube plongeur; il se mélange de nouveau avec de la vapeur d'éther, et le courant s'établit toujours dans le même sens, tant que l'inspiration se fait convenablement. Le robinet à double effet ne change rien au mécanisme fondamental de l'appareil, il fait varier seulement la quantité d'air qui pénètre dans le flacon ou la proportion du mélange destiné à l'inhalation. Nous reviendrons bientôt sur ses applications. Quelque simplicité qu'on reconnaisse dans cette succession d'effets, il s'y rattache toutefois quelques problèmes accessoires à résoudre, et dont l'examen a exercé la sagacité de plusieurs expérimentateurs. Quelles sont les propriétés physiques du mélange d'air et d'éther en vapeur? Quels changements surviennent dans la portion d'éther qui reste à l'état liquide? Peut-on déterminer la proportion du mélange et régler le dosage de la vapeur éthérée? Telles sont les questions dont on s'est préoccupé pendant quelque temps.

Etat physico-chimique du mélange aéro-éthéré dans le récipient de l'appareil. La détermination de la tension, ou force élastique de la vapeur d'éther dans l'air et dans le vide, n'a été encore l'objet que d'un petit nombre de recherches. Quelques observations de M. Regnault ont seules fourni les premières données applicables à l'étude physique des inhalations éthérées. M. Doyère s'est empressé de rechercher le parti à tirer de ce genre d'observations. D'après ce dernier expérimentateur (1), l'air servant aux inhalations ne contiendrait qu'une quantité de vapeur moitié moindre environ que celle que M. Regnault a constatée dans l'air complétement saturé aux diverses températures. M. Doyère a reconnu que dès les premières inspirations, l'éther et l'air atmosphérique étaient mélangés dans la proportion de 17 pour 100. La température était de 17° à l'époque où M. Doyère faisait ses expériences. Mais cette proportion augmente lorsque la température s'élève. En été et sous l'influence des températures artificielles, la proportion d'éther peut s'élever à 25 ou 30 pour 100 et au delà, dès le début des inhalations; elle s'affaiblit ensuite à cause de l'abaissement de température que l'évaporation détermine dans la portion liquide contenue dans le flacon.

La température n'est pas la seule cause qui fasse varier la proportion d'éther mélangée avec l'air atmosphérique du récipient. L'agitation du liquide, la présence des éponges, la force ou l'activité avec laquelle le patient exécute les inspirations, le rapport de l'orifice inférieur du tube plongeur avec l'éther, le degré d'ouverture donné au robinet, et d'autres causes peuvent activer ou ralentir

(1) *Etude physique et physiologique de l'éthérisation; dosage de la vapeur d'éther.* (*Gazette médicale de Paris*, p. 335, 1847.)

l'évaporation et produire un changement dans la quantité de vapeur éthérée inhalée par le malade à chaque inspiration.

Le titre du mélange aéro-éthéré est donc loin d'être fixe ; mais dans les conditions ordinaires, c'est-à-dire lorsque la vapeur d'éther représente 1/5 ou 1/4 de la masse gazeuse, celle-ci est apte à produire les effets recherchés. Le mélange possède, en effet, des propriétés mixtes qui sont celles de l'air atmosphérique et de l'éther. Comme le premier, il est respirable ; comme le second, il recèle les propriétés que nous avons signalées dans ce corps. L'état moléculaire de la vapeur d'éther, son degré de division paraissent influer sur l'action stimulante du mélange. Lorsque celui-ci a été obtenu en agitant le vase, par exemple, ou à l'aide d'une évaporation trop promptement provoquée, les vésicules de vapeur éthérée impressionnent plus péniblement les surfaces respiratoires que lorsque l'évaporation s'est faite régulièrement, que la vapeur d'éther est plus complète et son mélange avec l'air plus intime. D'après M. Buffini (1), de Milan, la vapeur éthérique peut se trouver dans l'air sous deux états différents : à l'état de mélange homogène, qui n'ôte pas à l'air sa transparence, et qui constitue presque une dissolution ou à l'état moins intime analogue à la vapeur d'eau des brouillards. Sous cette dernière forme, le mélange est moins propre aux inhalations, et si l'air atteint son maximum de saturation, il peut devenir entièrement impropre à l'action respiratoire et produire l'asphyxie.

Il résulte de recherches faites sur la constitution de l'air éthéré par M. Lassaigne (2), que la tension de la vapeur d'éther peut, à certaines températures, raréfier l'air au point d'y affaiblir la proportion d'oxygène dont il ne reste plus que 13 à 14 pour 100, c'est-à-dire une proportion plus faible que celle de l'air que l'on expire naturellement. Nous reproduisons ici les résultats obtenus par ce chimiste sur la constitution chimique de l'air éthéré.

En introduisant dans un volume donné d'air pur de petites quantités d'éther, l'air se dilate sur-le-champ et se trouve bientôt saturé de la vapeur de ce fluide ; l'augmentation de son volume peut être rigoureusement appréciée, en opérant avec une cloche placée sur une cuve à mercure.

(1) *Annali universali di medicina*, mars 1847 ; et *Annales de thérapeutique*, par M. Rognetta, juillet 1847.

(2) *Bulletin de l'Académie royale de médecine*, t. XII, p. 445.

Dans trois expériences successives que nous avons faites, dit M. Lassaigne, avec 60 centimètres cubes d'air pur à $0^m,762$ de pression, nous avons obtenu par l'introduction d'une petite quantité d'éther les augmentations suivantes pour les températures indiquées ci-dessous :

A + 8° centigrades 13 c. c. d'augmentation.
A + 10° — 30
A + 15° — 33

Le rapport de l'air à la vapeur éthérée et celui de l'oxygène à l'azote calculés pour un même volume de mélange ont été trouvés ainsi qu'il suit :

1re expérience faite à + 8°	air	82,3	oxigène. .	17,2
	vapeur d'éther.	17,7	azote. . .	65,1
		100,0		
2e expérience faite à + 8°	air	66,6	oxigène. .	13,9
	vapeur d'éther.	33,3	azote. . .	52,7
		100,0		
3e expérience faite à + 15°	air	64,6	oxigène. .	13,15
	vapeur d'éther.	35,4	azote. . .	51,5
		100,0		

Ces recherches d'*éthérométrie* doivent rendre le praticien circonspect dans l'administration des vapeurs stupéfiantes. Elles suffisent, du moins, pour légitimer le précepte de l'*éthérisation intermittente*, moyen à l'aide duquel on permet au malade d'inhaler, de temps en temps, de l'air pur et d'échapper ainsi complétement aux chances d'une complication d'asphyxie.

La constitution du mélange aéro-éthéré permet son inflammabilité au contact d'un corps en ignition. L'approche d'une bougie allumée enflamme immédiatement le mélange, et cet effet a lieu, alors même qu'on a artificiellement chargé l'air de vapeurs aqueuses, ainsi que M. Buffini s'en est convaincu par une série d'expériences. La diminution de la proportion d'éther et la présence des vapeurs aqueuses dans l'air expiré n'empêchent même pas son inflammabilité. Mais les observations de MM. Landouzy et Buffini ont dissipé, à ce sujet, les craintes conçues par quelques praticiens de voir l'inflammation du gaz se propager jusque dans les voies aériennes et causer de graves désordres dans les poumons. Lorsqu'on approche effectivement un corps en ignition de l'ouverture buccale d'un animal qu'on vient de soumettre aux inhalations éthérées, les vapeurs exhalées s'enflamment subitement. L'éclair est très rapide, et il n'en résulte qu'une combustion à peine sensible des poils. Lorsque l'inhalation de l'éther a cessé depuis deux à trois minutes, les vapeurs exhalées ne sont plus inflammables; dans aucun cas, la communication de la flamme éthérique n'a lieu du côté des voies aériennes. L'inflammabilité du mélange aéro-éthéré commande, toutefois, certaines précautions auxquelles il est convenable de se conformer. Il serait imprudent, par exemple, de tenir dans la chambre du patient qu'on éthérise, et à petite distance de ce dernier, des lumières artificielles, des réchauds de charbon ou de bois allumés. M. Langlebert (1) a même proposé d'ajouter aux tubes qui aboutissent au récipient des barillets contenant des rondelles de toile métallique, d'après le principe de la lampe de Davy, afin d'empêcher l'extension de l'inflammation des vapeurs à l'intérieur du récipient et de prévenir les accidents d'une explosion. C'est, comme on le voit, le maximum des précautions de ce genre.

Changements qui ont lieu dans la portion d'éther liquide contenue dans le récipient. A mesure que l'évaporation se produit, il survient quelques modifications dans l'état physique de la portion restante d'éther. Un thermomètre placé dans l'appareil baisse jusqu'à la fin de l'opération. M. Doyère a constaté que si l'on met dans l'appareil 10 grammes d'éther, à la température de 17° 1/2, et que l'on exerce l'inhalation pendant huit minutes, à seize inspirations par minute, la température descend à zéro, après une perte de 24 grammes de liquide évaporé. L'abaissement de la température n'est pas régulier; assez considérable dès le commencement de l'opération, il est beaucoup moindre à la fin. Ce changement d'état influe sensiblement sur le degré d'évaporation, qui est nécessairement bien plus faible lorsque l'inhalation dure depuis un certain temps. Cette circonstance, jointe à l'habitude qui s'établit chez le patient, et aux effets anesthésiques produits par les

(1) *L'éther, ses applications et ses effets sur l'homme.* Paris, 1847, brochure in-12.

premières inspirations, explique comment les sujets éthérisés se montrent beaucoup moins impressionnables par l'action locale de la vapeur d'éther, vers la fin de l'opération que dès le début.

La portion restante de l'éther soumis à l'évaporation n'éprouve aucune modification dans sa composition chimique si l'éther est anhydre. Mais déjà l'influence devient manifeste si ce fluide n'est pas parfaitement rectifié. Après un certain temps, il reste dans l'appareil un liquide exhalant une forte odeur empyreumatique; et, si l'on se sert de l'éther ordinaire du commerce, l'altération se manifeste avec plus d'évidence, et il reste dans l'appareil un liquide trouble et plus dense que l'éther. L'évaporation de ce liquide devient de plus en plus incomplète et difficile à mesure que l'opération avance. Ce résultat doit expliquer plusieurs des insuccès remarqués au début de l'emploi des inhalations éthérées, alors que l'on ne se montrait pas difficile sur le choix du liquide, et que le premier éther venu était mis en expérience. Lorsqu'on se sert de l'éther anhydre, l'effet qu'il produit est sûr, si les autres conditions sont bien observées; le malade ne respire en effet que la vapeur de l'agent anesthésique, tandis que si l'éther est impur, le mélange gazeux contient d'autres principes qui affaiblissent ou altèrent son action.

B. *Appareils pour le chloroforme.* Cet agent anesthésique a été introduit dans la pratique, sans qu'on ait fait usage d'inhalateur mécanique, et l'une des raisons alléguées par M. Simpson pour faire valoir et accepter le chloroforme a consisté précisément à prouver qu'il pouvait être respiré sur un mouchoir ou sur une éponge, et produire ainsi tous ses effets. Néanmoins, la possibilité d'agir simplement n'interdisait pas des efforts pour atteindre le même but avec plus de commodité et de sécurité, et rien n'autorisait à se priver des avantages que des appareils mécaniques pouvaient rendre encore pour l'inhalation du nouvel agent. Réduire le volume de l'appareil qui n'avait plus à contenir qu'une petite quantité de liquide anesthésique, en simplifier la forme et le mécanisme, tel a été le genre d'efforts auxquels on s'est livré pour favoriser l'inhalation du chloroforme. M. Charrière prit encore l'initiative pour remplir les nouvelles conditions exigées par la nature de l'agent, et nous lui devons les appareils les plus usités. Dès la fin de 1847, divers modèles d'appareils furent présentés aux académies et essayés dans les hôpitaux. On se fera une idée de leur construction et de leur mode d'action par les figures ci-dessous, que nous reproduisons d'après sa notice (1). Leur mécanisme est comparable

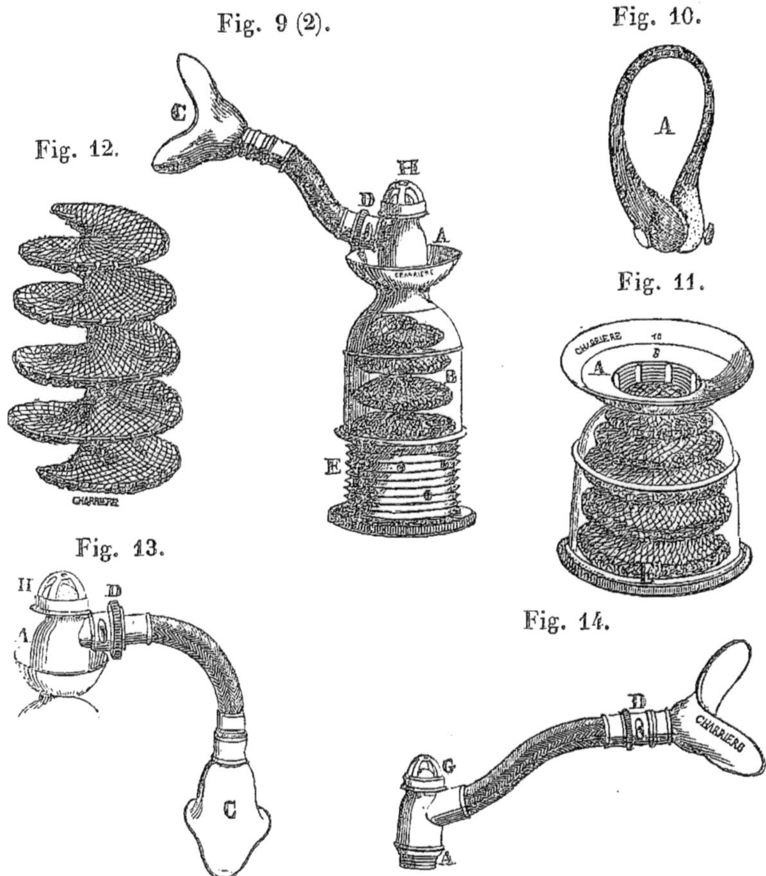

Fig. 9 (2). Fig. 10. Fig. 11. Fig. 12. Fig. 13. Fig. 14.

à celui des appareils décrits pour l'inhalation de l'éther ; mais le récipient est modifié dans sa disposition ; des pièces accessoires sont disposées dans sa cavité, les robinets sont supprimés, le tube d'aspiration

(1) *Appareils pour l'inhalation du chloroforme, pouvant aussi servir pour l'inhalation de l'éther*. Avril 1848.

(2) Fig. 9, appareil complet ; fig. 10, pince-nez ; fig. 11, réservoir de l'appareil démonté, la partie inférieure vissée ; fig. 12, spirale métallique et élastique couverte d'un tissu en tricot de coton épais et à claire-voie ; fig. 13, partie supérieure de l'appareil, tube courbé ; fig. 14, partie supérieure de l'appareil, tube droit.

est raccourci, l'ensemble de l'appareil présente une forme nouvelle.

Pour se servir de cet appareil, on dévisse d'un demi-tour sa partie supérieure, de manière à découvrir les cannelures qui sont à la base de l'entonnoir A (fig. 11). On y verse le chloroforme, qui s'introduit divisé par les cannelures et tombe sur la spirale en tricot B qui s'en imprègne subitement. On dévisse la partie inférieure du réservoir, de manière à mettre à découvert les trous E, par lesquels l'air s'introduit pendant l'inspiration et monte en se chargeant de la vapeur du chloroforme. Le jeu de la soupape H indique que l'aspiration se fait exactement. Une bague D, placée auprès de la soupape, peut tourner et, en découvrant plus ou moins une ouverture qui donne directement passage à l'air extérieur, permet de graduer la quantité de vapeur anesthésique. Généralement cette ouverture peut être fermée.

Bien que cet appareil soit celui dont on fait le plus fréquent usage, on peut lui substituer avantageusement, soit un appareil du même auteur (fig. 17), soit les inhalateurs de M. Lüer (fig. 15), ou de M. Mathieu (fig. 16) ; il suffira de constater dans les figures ci-après les modifications qui s'y rapportent pour s'en faire une idée exacte.

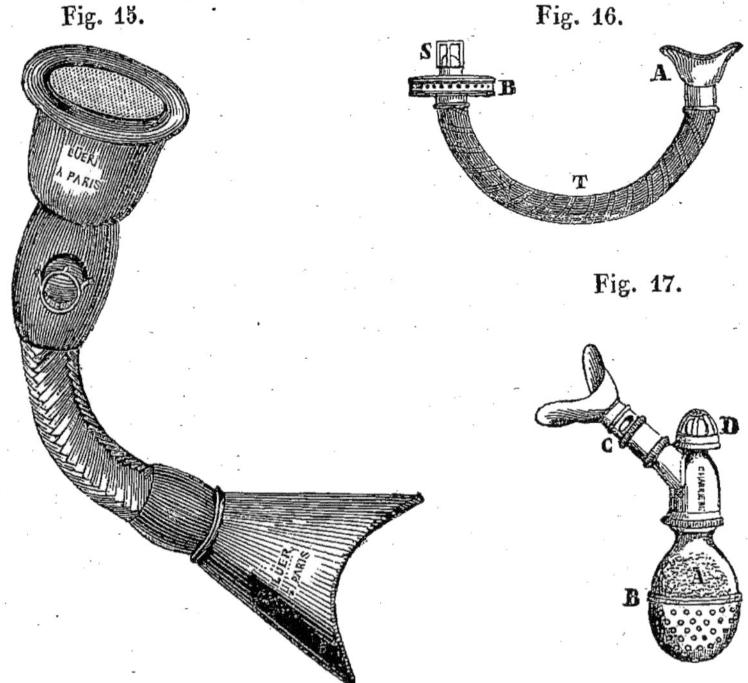

Fig. 15.

Fig. 16.

Fig. 17.

Parmi les appareils mécaniques à courant renouvelé par un jeu de soupapes, il en est quelques uns d'une forme différente et dans lesquels on se propose, comme dans l'appareil à éthérisation de MM. Bonnet et Ferrand, de faire inhaler simultanément le chloroforme par la bouche et le nez : l'un a été proposé par M. Alphonse Amussat, et se compose d'un flacon surmonté d'une embouchure très évasée en caoutchouc; l'autre, que l'on doit à M. Elser de Strasbourg, consiste en un ballon (fig. 18) persillé pour le passage de l'air, surmonté d'un tube pour l'introduction du chloroforme et auquel s'adapte un entonnoir muni de soupapes s'ouvrant en sens opposé (1). Cet appareil a été adopté par M. Sédillot, qui se loue de son emploi.

Fig. 18.

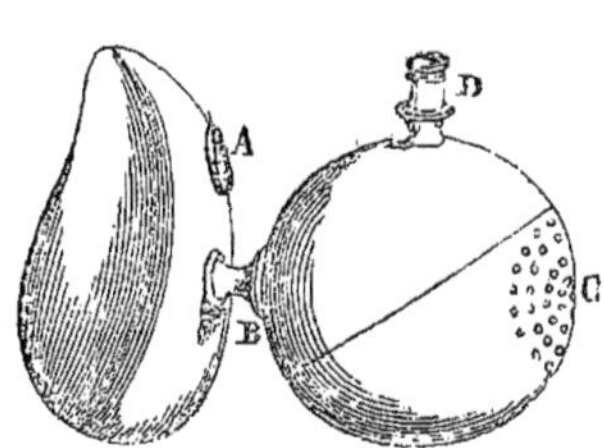

Nous signalerons, en dernier lieu, un ordre particulier d'appareils à inhalation pour le chloroforme où cet agent est placé près des ouvertures respiratoires du malade, et dans lesquels l'inhalation, se faisant par une ouverture plus ou moins évasée, semble marquer la transition entre les inhalateurs mécaniques précédemment décrits et les inhalateurs sacciformes que nous examinerons bientôt. La première idée de ce genre d'appareil, moins usité parmi nous que les précédents, appartient à M. Francis Sipson (2), de Londres. L'appareil est muni de soupapes qui peuvent être à clapet ou sphériques. Le réservoir s'ouvre par une large embouchure, et contient un corps spongieux imprégné de chloroforme. Quelques modifications faites en France à ce genre d'appareil lui ont imprimé un notable perfectionnement.

MM. Charrière et Lüer, partant de la même idée, ont fait confectionner des appareils (fig. 19, 20) qui consistent dans une sorte de coque ovalaire ou de masque suffisamment excavé, présentant à l'intérieur un petit compartiment pour recevoir une éponge chargée

(1) Fig. 18. A, soupape d'expiration; B, soupape d'aspiration; C, trous pour la pénétration de l'air aspiré; D, tubulure pour verser le chloroforme.

(2) *Journal de pharmacie.* Février 1848.

de chloroforme, échancrée vers le haut pour recevoir le relief du nez et pourvue de deux ouvertures avec des tubes courts, dans lesquels sont des soupapes sphériques qui fonctionnent de manière à favoriser l'inhalation du chloroforme.

Fig. 19.

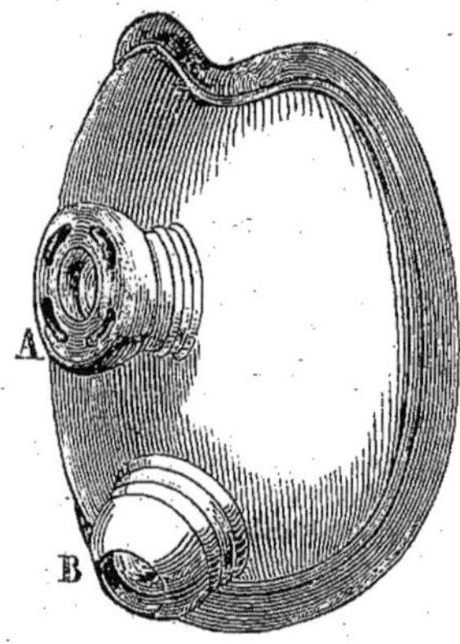

Fig. 20.

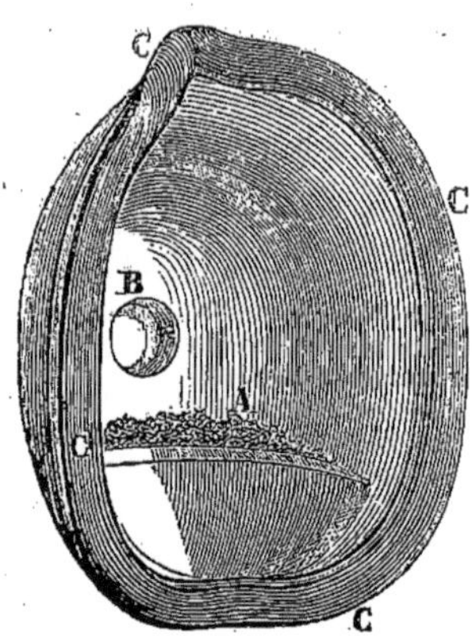

M. Gerdy s'est lontemps servi de ces appareils à l'hôpital de la Charité.

2° *Inhalateurs sacciformes.* Ce moyen de faire inhaler la vapeur des corps anesthésiques est si simple, qu'il ne faut pas s'étonner qu'il soit venu à la pensée des praticiens de diverses contrées et qu'il ait paru d'un usage commode. L'appareil consiste dans l'usage d'une vessie dont le fond contient de l'éther ou du chloroforme, et dont l'ouverture est mise en rapport avec les orifices respiratoires du sujet qu'on veut narcotiser. La capacité de la vessie mesure plus ou moins exactement la provision d'air et de vapeur stupefiante qu'il doit consommer, et le malade en use jusqu'à production des effets recherchés. Cette limitation de l'atmosphère du patient se fait avec des précautions variables et diverses modifications dans le développement ou la disposition du sac à inhalation. Mais en somme l'action de l'appareil est fondamentalement la même. Il s'agit, dans tous les cas, de substituer au courant renouvelé des inhalateurs précédemment décrits, une masse de gaz confiné que le malade reprend à chaque inspiration.

Les premiers essais de ce genre d'appareil sont dus à M. Hérapath, de Bristol, qui avait proposé une vessie très ample, à laquelle on adapte un goulot qui reçoit une embouchure en ivoire d'un large calibre. On verse dans la vessie une once de bon éther commun; on y insuffle de l'air jusqu'à ce qu'elle soit presque pleine, et, fermant l'embouchure avec le pouce, on agite la vessie de manière à saturer d'éther l'air qui y est contenu. Le patient embrasse l'embouchure avec les lèvres que l'on prend soin de tenir closes avec les doigts; on lui bouche encore les narines, et il aspire l'air de la vessie en y rejetant l'air expiré (1).

M. Mayor, qui, en toute matière chirurgicale, se prenait d'enthousiasme pour les extrêmes simplifications, déclarait n'avoir besoin d'aucun de ces tubes aspirants et expirants, vessies ou bocaux et autres appareils plus ou moins hermétiquement fermés et destinés à recevoir et à transmettre l'éther. Le premier vase qui lui tombait sous la main, un pot à lait, une écuelle, une assiette même remplissaient son but; mais lors de l'introduction de l'éther il avait le soin de couvrir la tête du patient d'un tissu imperméable ou autre, de manière à empêcher que l'air assoupissant ne se répandît par côté et à le faire porter constamment vers la bouche ou les narines (2).

Ces procédés d'inhalation, proposés au moment même où une foule de chirurgiens et de fabricants s'occupaient de créer et de confectionner des appareils mécaniques, furent à peine examinés. Cependant ils renfermaient le germe d'une simplification qui devait frapper l'attention de divers praticiens, et quelques mois plus tard, le public fut informé des résultats obtenus par M. Porta, en Italie, et de M. J. Roux, à Toulon, à l'aide des inhalateurs sacciformes. M. Porta, de Pavie, attacha surtout une importance très grande à ce nouveau genre d'appareil; il vit, dans le mécanisme des inhalations exécutées à l'aide d'une vessie, une correction de tous les inconvénients des appareils mécaniques, une réunion de tous les avantages désirables pour la production artificielle de l'anesthésie, et consigna ses essais dans un mémoire empreint de l'excitation que pourrait produire une découverte, mais d'ailleurs plein de dé-

(1) *Revue médico-chirurgicale de Paris*, t. I, p. 17.

(2) *Gazette des hôpitaux*, 23 février, 1847.

tails intéressants et de vues pratiques (1). Les partisans du système de M. Porta l'ont préconisé sous le titre, un peu ambitieux, de *Méthode italienne*. Voici comment le chirurgien de Pavie recommande de se servir de son appareil.

« Bouchez les narines avec un peu de coton doux ou tout autre moyen que vous voudrez. Prenez une vessie ordinaire de porc, de grandeur moyenne, légèrement ramollie et distendue, élargissez-en l'ouverture pour l'adapter à la bouche du malade que vous voulez éthériser; versez dans la vessie une ou deux cuillerées d'éther sulfurique pur, et appliquez exactement l'ouverture de la vessie sur celle de la bouche, pour empêcher, autant que possible, l'entrée de l'air extérieur. Le patient doit être assis commodément, le dos appuyé. Après que la vessie a été adaptée, elle est soutenue d'une main, par le fond; un aide tient, au besoin, les bords bien appliqués autour des lèvres. On engage le malade à respirer aisément et librement, comme à l'état de repos, sans efforts et sans crainte, car la faible ondée de gaz éthérique qui s'élève avec l'air de la vessie ne l'incommode aucunement et ne l'empêche pas de respirer naturellement. Après quarante ou cinquante secondes, ajoute M. Porta, les phénomènes de l'éthérisation se manifestent; avant la soixante-dixième seconde, l'assoupissement est complet et sa durée est de une à trois minutes; au moment où le réveil commence, on réapplique la vessie à la bouche pendant quelque secondes, de manière à prolonger l'assoupissement par des éthérisations répétées, par une série de demi-réveils ou de rechutes successives, autant de temps que le réclame l'opération quelle qu'elle soit, et quelle que soit sa longueur, sans le moindre danger. »

La quantité moyenne d'éther nécessaire est d'un drachme, selon M. Porta. Il ne faut pas même autant d'éther pour assoupir un homme : quand la vessie est bien fermée, on peut endormir une série d'individus dans une même séance, comme sujet d'étude; on peut passer promptement de l'un à l'autre avec la même vessie, en sept ou huit minutes assoupir cinq ou six sujets, et l'on trouve encore dans la vessie la moitié des deux ou trois drachmes qu'on y avait mis. Comme un certain degré de saturation de l'air qui

(1) Voyez la traduction de ce Mémoire dans les *Annales de thérapeutique et de toxicologie* de M. Rognetta. Mai 1847.

suspend le médicament est nécessaire, la vessie doit être de moyenne dimension. L'usage d'une grande vessie de bœuf, non seulement retarde l'effet de l'éther, mais encore rend fugace le narcotisme, par la raison que, dans cette grande vessie, le gaz se raréfie trop, ce qui affaiblit son action. L'inhalation est au contraire activée par l'usage d'une vessie de moyen volume, car aucun effort du malade n'est perdu ; et cet avantage est si réel, selon M. Porta, qu'il constitue un trait distinctif de ce genre d'appareil. Les inhalateurs mécaniques sont construits pour l'*inhalation lente*, les sacciformes pour l'*inhalation rapide*. Le même chirurgien attribue à son système d'inhalation l'avantage de permettre un dosage réellement appréciable, ce qu'on recherche en vain dans les appareils à courant renouvelé ; la vessie n'oppose aucun obstacle à l'inspiration, tandis que, avec les appareils mécaniques, les malades sont obligés de faire un apprentissage et qu'un grand nombre se fatiguent à respirer en pure perte. Le système de M. Porta a prévalu au delà des monts et a été spécialement préconisé à Paris par M. Rognetta, qui considère la vessie comme le *cercueil* de tous les appareils mécaniques, et lui attribue sans hésitation une entière supériorité. Dans l'opinion de ce médecin, la méthode italienne doit atteindre le but de l'insensibilité, plus promptement, plus sûrement, plus généralement et plus économiquement que la méthode adoptée jusqu'à ce jour.

A peu près à l'époque où M. Porta poursuivait ses essais à Pavie, M. Jules Roux mettait en pratique les mêmes idées à Toulon, et constatait les avantages d'un *sac à éthérisation* qu'il avait fait confectionner. Un sac en étoffe, absolument semblable pour la forme, les dimensions et, si l'on veut, pour l'élégance, aux sacs dont les dames se servent pour mettre leur mouchoir, et doublé intérieurement d'une vessie de porc, tel est le moyen simple et commode préconisé par J. Roux. Cet appareil, dont l'ouverture extérieure est susceptible de s'élargir ou de se froncer, en relâchant ou serrant les cordons d'une coulisse, diffère de la vessie de M. Porta non seulement par quelques dispositions de détail, mais surtout par l'existence d'un bouton en buis placé dans une boutonnière qui l'embrasse étroitement. Ce bouton perforé est évasé en entonnoir, à ses deux extrémités, et présente un canal de plus d'un centimètre de large. Il ressemble, en conséquence, pour la forme aux boutons de chemise, et se trouve comme eux étranglé à sa partie moyenne. Un bouchon en buis ferme, à la manière d'un flacon bouché à l'émeri, l'ouverture dont l'axe de la première pièce est percé. La cavité du sac contient quelques morceaux d'éponge et la quantité d'éther qu'on a cru devoir y verser. Pour se servir de cet appareil, il suffit de serrer les cordons du sac ou d'en étendre la coulisse pour que son ouverture puisse recevoir le menton, la bouche et le nez du malade. L'opérateur le tient ainsi appliqué, et le froncement de l'ouverture du sac, qui est ouatée, forme un bourrelet à la fois résistant et élastique qui rend cette manœuvre facile. Chez les enfants, on pourrait maintenir l'appareil en nouant derrière la tête les cordons du sac. La respiration se fait ainsi par la bouche et le nez à la fois, et si la vapeur d'éther fatigue dès les premières inspirations, on peut en affaiblir l'action en débouchant le bouton, ce qui permet l'entrée de l'air dans le sac. La même ouverture peut permettre l'issue de l'air expiré, surtout si l'on comprime les parois du sac.

M. Roux préconise surtout son appareil pour les enfants qui peuvent parler et crier à leur aise, et dont les inspirations profondes amènent plus promptement l'éthérisation. Il lui attribue, en outre, l'avantage d'exercer une action plus prompte, de moins effrayer les malades, d'être plus portatif, plus simple, bien moins coûteux et surtout plus facile à se procurer en tout temps et en tout lieu.

Les inhalateurs sacciformes, d'abord appropriés à l'administration de l'éther, ont été également employés pour celle du chloroforme. Parmi les modifications suggérées par les conditions du nouvel agent, nous devons signaler celles de l'inhalateur de M. Charrière, qui se recommande par son mode de confection et par l'avantage de se déployer facilement et de se réduire ensuite à de très petites dimensions.

Cet inhalateur (fig. 21 et 22) se compose d'un corps en étoffe de soie, de configuration cylindrique, qui se développe au moyen d'un ressort en spirale, comme une lanterne sourde, puis se replie sur lui-même, en s'aplatissant de haut en bas, de manière à présenter un volume très réduit (fig. 23), ce qui le rend éminemment portatif. L'embouchure est formée d'un cercle en argent très flexible qui s'adapte à chaque individu et embrasse le nez et la bouche. La base est formée d'une virole métallique servant à fixer à l'intérieur des rondelles d'épais tissu de coton que l'on imprègne de la quantité de chloroforme qu'on veut administrer.

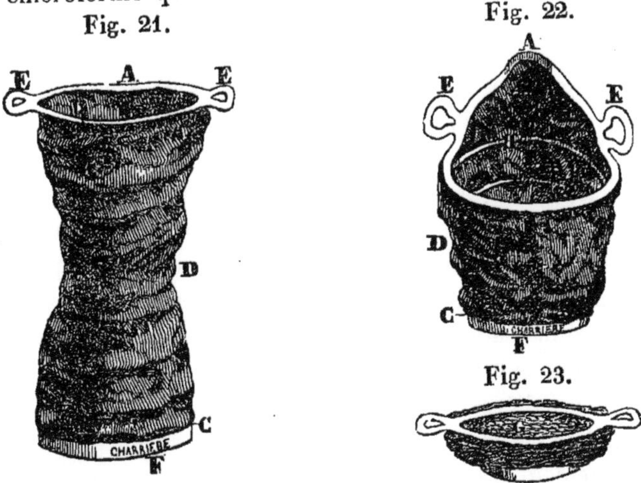

Fig. 21.

Fig. 22.

Fig. 23.

Les inhalateurs sacciformes possèdent la plupart des avantages qui leur sont attribués par MM. J. Roux et Porta, et peuvent remplacer convenablement les inhalateurs à courant renouvelé. Ils exposent toutefois plus que ces derniers au développement des phénomènes asphyxiques, si la masse d'air renfermé dans la vessie n'est pas réparée; car, dans ce cas, les effets propres de l'agent stupéfiant se compliquent de ceux de l'acide carbonique exhalé par le malade. Il est vrai que dans l'appareil de M. Roux, une entrée latérale est réservée à l'air, et que M. Porta recommande de laisser pénétrer l'air par l'ouverture de la vessie; mais, dans ces cas, on perd les bénéfices qui font le mérite de ce genre d'appareils, et si l'on reconnaît la nécessité de renouveler de temps en temps la masse d'air, mieux valent les inhalateurs à courant, puisque leur mécanisme a précisément pour but d'introduire dans la poitrine une masse toujours nouvelle d'air et de vapeur éthérée. Les inhalateurs sacciformes conviendraient peut-être mieux pour les agents dont l'action anesthésique est très prompte, tels que le chloroforme. Nous les avons mis en usage pour les inspirations des vapeurs de ce corps avec des avantages réels. Pour juger, en quelques mots, la valeur de cette sorte d'inhalateurs, on peut dire qu'ils marquent la transition entre les appareils mécaniques et le système des inhalations à l'air libre; si on les apprécie au point de vue de la précision de l'action, ils sont inférieurs aux premiers; si l'on considère la simplicité, ils le cèdent encore au dernier moyen, mais ils réunissent plusieurs des avantages des deux systèmes.

3° *Inhalateurs perméables.* Ils fonctionnent de manière à charger de vapeur anesthésique l'air que l'inspiration attire à travers leur tissu. Nous n'avons que quelques mots à dire de ce moyen qui, par sa simplicité même, peut se passer de description. L'application de linges imbibés d'éther sur les ouvertures respiratoires, ou l'emploi d'un voile trempé dans le même liquide et dont en enveloppait la tête d'un malade, avaient suffi, dans quelques cas, pour produire des phénomènes d'éthérisation. Plusieurs praticiens, en Angleterre et ailleurs, se contentaient aussi de placer sous le nez des malades des éponges imbibées d'éther. Mais ce mode d'administration a l'inconvénient de laisser perdre une grande quantité de vapeur et de produire très lentement le sommeil anesthésique. Il ne fait que prouver la possibilité d'effectuer ce dernier résultat, sans démontrer qu'il convient d'y recourir. La simplicité excessive de ce moyen affaiblit les conditions nécessaires pour produire l'éthérisation avec promptitude, régularité et sécurité. S'il convient de l'employer, c'est dans des cas extemporanés, alors qu'on est privé de toute espèce d'appareil; et s'il est applicable à l'usage d'une substance anesthésique, c'est spécialement à l'administration du chloroforme, que son extrême activité permet de n'employer qu'en petite quantité.

Voici, d'ailleurs, la manière de procéder. Après avoir versé quelques grammes de cette substance sur une éponge excavée, sur du coton accumulé dans un verre, ou simplement sur un mouchoir ou sur un morceau de linge plié en plusieurs doubles, il suffit de placer sous le nez du sujet qu'on veut rendre insensible le corps imprégné, pour que l'inhalation des vapeurs qui s'en dégagent détermine en quelques instants l'anesthésie. Le système des inhalations à l'air libre doit à l'introduction du chloroforme dans la pratique une faveur particulière. C'est le procédé vanté par M. Simpson, et adopté en France par plusieurs chirurgiens.

Les inhalateurs perméables, tels que nous venons de les indiquer, étant dépourvus de tout moyen de faire apprécier la quantité de vapeurs anesthésiques qu'ils laissent dégager, réclamaient des modifications propres à diminuer la contingence de leurs effets. M. J. Guérin s'est appliqué à leur donner ce genre de perfectionnement. Le principe de son nouvel inhalateur consiste à ne rien laisser perdre de la vapeur de chloroforme. Dans ce but, les corps perméables sur lesquels on le dépose sont eux-mêmes renfermés dans un compartiment ou boîte ouverte à sa partie supérieure qui sert d'entrée à l'air. Celui-ci ne peut parvenir au poumon qu'en traversant les corps perméables où il se sature de la vapeur anesthésique, en sorte que rien n'est perdu, et que l'opérateur connaît exactement la quantité de chloroforme qui doit passer dans les voies aériennes. A cette partie essentielle de l'appareil, M. J. Guérin a adapté un jeu de soupapes qui en complète la précision. Un tube d'aspiration et une large embouchure assimilent, sous les autres rapports, cet inhalateur aux appareils mécaniques précédemment décrits.

§ II. Dosage des vapeurs anesthésiques.

Il faut distinguer, sous le rapport du dosage, celui du liquide et celui de la vapeur.

Le premier dosage est à la fois très simple et très important. Il consiste à déposer dans les appareils des quantités reconnues suffisantes, par l'expérience, pour obtenir les effets anesthésiques. S'il s'agit de l'éther, on peut employer de 15 à 30 grammes et au delà; s'il s'agit du chloroforme, de 2 à 8 grammes.

Le dosage des vapeurs pour chaque inspiration et pour la production complète de l'anesthésie est plus difficile; on s'en est beaucoup préoccupé, surtout en ce qui concerne l'administration des vapeurs d'éther, pour lesquelles on s'exagérait l'importance d'une mesure mathématique. L'inégalité des effets observés à la suite des inhalations éthérées, la variabilité du temps nécessaire à l'accomplissement des phénomènes anesthésiques, les apparences réfractaires de certains sujets, tous les résultats capricieux de l'éthérisation devaient disparaître devant de bons appareils, et surtout devant un procédé méthodique de dosage de la vapeur pour chaque inspiration. L'expérimentation ne fit pas défaut à cette pensée plus spécieuse que fondée, comme nous le verrons, et les Académies reçurent, à ce sujet, diverses communications. Les effets des médicaments administrés par la voie ordinaire sont subordonnés à la quantité que l'on introduit dans l'économie : chaque substance est prescrite à une dose déterminée d'une manière empirique et d'après laquelle le médecin calcule la puissance du moyen qu'il emploie. Mais cette appréciation n'est facile que pour les médicaments solides ou liquides. L'éther administré sous forme de vapeur, échappant à cette mesure régulière, à ce dosage arrêté d'avance, nécessite une dérogation aux règles habituelles de l'art. Aussi parut-il rationnel de rechercher pour ce mode d'administration une règle spéciale propre à faire connaître la quantité de vapeur employée. L'idée d'une semblable recherche fut accueillie avec faveur, et sa réalisation, qui promettait d'ajouter aux appareils leurs derniers perfectionnements, suscita divers essais.

Il s'agissait avant tout de déterminer par une série d'expériences quelle quantité de vapeur d'éther était nécessaire pour produire l'insensibilité ; de transformer ensuite cette détermination en résultat expérimental propre à servir de règle de dosage, et d'introduire dans les appareils des régulateurs destinés à faire connaître au médecin la quantité de vapeur administrée dans un temps donné. La conduite thérapeutique était alors assimilable à celle que l'on tient dans tous les cas où l'on administre un médicament.

A. *Procédés de dosage.* Nous fûmes l'un des premiers à tenter des essais de ce genre, en prenant pour base de nos recherches la mesure de l'éther employé au début et à la fin de l'expérience, et en divisant le chiffre représentant la différence par le nombre des inspirations. De concert avec M. Lazowski (1), préparateur à l'École de pharmacie de Montpellier, nous construisîmes un appareil muni d'un thermomètre destiné à donner le degré de refroidissement dû à l'évaporation de l'éther ; le flacon en verre parfaitement transparent était gradué à l'extérieur de manière à indiquer les grammes, en sorte que, suivant la hauteur à laquelle s'élevait l'éther dans le flacon, on pouvait connaître la quantité restant encore dans l'appareil, et par conséquent la quantité évaporée. Dans l'une des expériences que nous avons faites, 80 grammes de liquide avaient été

(1) Voyez son travail intitulé : *Quelques faits nouveaux pouvant servir au perfectionnement des appareils employés pour l'inhalation des vapeurs d'éther.* Montpellier, 1847. — M. Lazowski a poursuivi seul ce genre de recherches et a émis des idées qui lui sont propres.

déposés dans le flacon ; à la dixième minute, moment où l'insensibilité nous parut complète, l'échelle de graduation n'indiquait que 60 grammes. 20 grammes de vapeur avaient donc été mis en contact avec les voies pulmonaires : ce qui aurait fait 2 grammes par minute, si l'évaporation eût été régulière, et à vingt inspirations par minute, 1 décigramme par inspiration. Le profit à tirer de ces observations ne nous parut pas très grand dans l'application aux cas particuliers de la pratique chirurgicale. Nous observions pour chaque cas de notables variations, et nous acquîmes bientôt la certitude que le dosage mathématique, très difficile à obtenir par lui-même, ne triomphait pas de la contingence des phénomènes physiologiques présentés par les malades.

Sous l'influence des préoccupations qui attribuaient au dosage régulier des effets certains, on recherchait toutefois d'autres bases pour l'administration des vapeurs d'éther. C'est sur ces entrefaites que M. Maissiat (1) fit connaître les essais qu'il avait entrepris pour résoudre le problème du dosage. Ce médecin a proposé : 1° un *éthéromètre*, ou appareil propre à déterminer directement la quantité d'éther inhalé dans les organes de la respiration par un appareil médical quelconque ; 2° un *régulateur* dont on peut munir ce même appareil.

« Le principe de l'éthéromètre consiste à faire aspirer l'éther par une sorte de poitrine artificielle pendant un temps prolongé, en comptant et mesurant les aspirations : on pèse l'éther du réservoir au commencement et à la fin, on divise la différence par le nombre connu des aspirations ; le quotient donne la quantité d'éther qui serait inhalé chez l'homme par une inspiration faite dans les mêmes conditions que celles auxquelles on a réglé la machine. Le moyen employé est donc simplement un soufflet exactement fait et gradué pour l'amplitude de ses variations de capacité, et dont les mouvements sont exactement limités. Un tube aspirateur sert à le mettre en rapport, comme on voit, avec un appareil médical dont on veut déterminer la force. Ce soufflet est actuellement réglé à un tiers de litre. Si donc, on le faisait marcher à la main, en face d'un chronomètre à quinze ou dix-sept mouvements par minute et pendant un temps prolongé, on en pourrait facilement déduire la quan-

(1) *Bulletin de l'Académie royale de médecine*, t. XII, p. 496.

tité d'éther qu'eût inhalée, en ces mêmes circonstances, ce même appareil médical, pour une respiration ordinaire; car ce sont là les mesures de la respiration paisible.

» On peut donc, par ce moyen, dresser pour chaque appareil médical usuel une sorte de table qui indiquerait la quantité variable d'éther que cet appareil inhalerait à telle température pour telle respiration, etc.

» Le principe du régulateur consiste à étendre d'air pur en proportion déterminée l'air chargé d'éther qui se rend aux organes respiratoires; de cette manière on pourra régler l'inhalation à un degré quelconque au-dessous du maximum.

» Le moyen employé consiste en un simple tube bifurqué ajouté à un appareil médical quelconque, sans y rien changer d'ailleurs; ce tube bifurqué est interposé immédiatement en avant de l'embouchure à soupape, laquelle s'adapte à son extrémité simple. Des deux branches l'une va au réservoir d'éther, comme d'ordinaire; l'autre branche est une prise latérale d'air pur, susceptible d'être réglée avec une grande précision, à l'aide d'une sorte de registre à cadran.

» Cette voie ouverte à l'air pur peut être graduée de 0° à 90°, et alors l'orifice d'admission varie uniformément en grandeur, depuis zéro jusqu'à une grandeur égale à la section d'un tuyau à air éthéré, ou mieux de la trachée humaine. Le régulateur étant à 90°, l'air pur et l'air éthéré arrivent donc concurremment par des voies d'égale section. »

M. Doyère reproche au procédé de M. Maissiat de n'agir que d'après une donnée insuffisante, savoir, le mélange de l'air pur avec l'air éthéré de l'appareil. Cet air, en effet, n'étant pas saturé, ne représente qu'une quantité variable de vapeur d'éther, et, quelle que soit la précision de la dose d'air pur ajouté à un mélange à proportions variables, on ne peut obtenir qu'un dosage irrégulier. Pour obvier à cet inconvénient, M. Doyère conçut d'abord la pensée de se rendre maître des proportions de vapeur d'éther, en rendant ce liquide moins volatil par son mélange avec un autre liquide pouvant le dissoudre en toutes proportions; mais il reconnut bientôt que le *procédé des mélanges*, loin d'assurer une évaporation régulière, introduisait une nouvelle complication dans le dosage de la vapeur, et il ne tarda pas à y renoncer. Il fut ainsi ramené à préconiser exclusivement un procédé qui repose sur l'emploi simultané du thermomètre comme indicateur de la proportion de vapeur contenue dans l'appareil, et de deux orifices variables qui permettent de mélanger l'air pur à l'air saturé, d'après les indications du thermomètre et en se guidant sur des échelles construites d'après les données de l'expérience. Ces deux points de départ, l'indication thermométrique et la variabilité des orifices au gré de l'opérateur, sont complétés par une disposition qui assure la saturation de l'air que le robinet régulateur emprunte à l'appareil. Comme on le voit, le procédé de M. Doyère peut être exécuté à l'aide des appareils ordinaires, dont le robinet régulateur fonctionne conformément à ses intentions, et dont le mécanisme, décrit plus haut, nous est déjà connu.

B. *Appréciation des procédés de dosage des vapeurs anesthésiques.* Le problème du dosage de la vapeur d'éther a plus suscité d'efforts qu'il n'a procuré et ne devait procurer d'avantages. En recherchant une précision rigoureuse dans l'administration de l'agent anesthésique, on n'a songé qu'à l'appareil, qu'à des conditions mécaniques, à des régulateurs, à des mensurateurs thermométriques ou autres, bons tout au plus à faire connaître la quantité de vapeur qu'eût aspirée un soufflet, mais qui ne pouvaient donner de résultats rigoureux appliqués à l'acte si variable de la respiration. Quel compte a-t-on tenu de la capacité pulmonaire, du nombre des inspirations, de leur durée ou de leur profondeur, de l'absorption qui leur est proportionnelle? Presque aucun. Cependant les effets divers qui s'y rapportent ont plus de valeur que ceux qui dépendent des appareils. Quelle que soit l'utilité des perfectionnements physiques apportés à ces derniers, la régularité du mélange qui s'opère entre l'air et la vapeur d'éther n'assure pas celle des inspirations, et le dosage se modifie en raison de celles-ci : l'administration d'une quantité déterminée d'air pur et du mélange aéro-éthéré ne s'harmonise pas avec la capacité pulmonaire du sujet; enfin la dose de vapeur que l'on fait consommer n'apprend rien sur la quantité qui est réellement absorbée, et qui est la seule utile.

Les belles recherches de M. Hutchinson (1) sur la *capacité pulmonaire*, entièrement méconnues des personnes qui se sont occupées de la construction des appareils et des procédés de dosage,

(1) *London medico-chirurgical Transactions*, t. XXIX, 1846, et *Archives générales de médecine*, février 1847.

font voir combien sont stériles toutes les tentatives faites dans le but d'administrer des quantités déterminées de vapeur. La force développée dans l'inspiration et la capacité vitale des poumons, loin, en effet, d'être identiques chez tous les sujets, présentent des différences individuelles très notables. Il est rare de trouver deux sujets chez lesquels l'inspiration fasse pénétrer dans le poumon une même quantité d'air. La différence de la taille, à elle seule, introduit des variations si grandes sous ce rapport, que, d'après le calcul de M. Hutchinson, la capacité pulmonaire, qui n'est que de 174 pouces cubes chez un individu de 5 pieds, s'élève à 214 chez un individu de 5 pieds 1/2, et à 260 chez un individu de 6 pieds. Or la puissance d'inspiration, jointe à la capacité pulmonaire, règle véritablement les effets de l'éther; car la vapeur à absorber s'étale proportionnellement sur la surface respiratoire; et l'on comprend que cette condition doit dominer par son influence la règle du dosage, qui se borne simplement à établir une proportion entre l'air éthéré et l'air pur dans l'intérieur de l'appareil. Si l'on ajoute aux variations subordonnées à la taille celles qui sont produites par le sexe, par l'âge surtout, ainsi que par les diverses maladies thoraciques, on verra que les différences individuelles de la capacité pulmonaire sont très nombreuses, et que chaque sujet doit inhaler des quantités distinctes d'air éthéré, et conséquemment éprouver des effets très différents, malgré les conditions physiques observées dans les appareils.

Il résulte de ces considérations que le dosage des vapeurs anesthésiques, d'après les procédés proposés jusqu'à ce jour, n'offre, quant aux résultats, que des apparences de précision; mais qu'en réalité cette précision est bornée au mécanisme de l'appareil, en ce qui concerne le mélange de l'air et de la vapeur. Or cette proportion établie d'avance ne subordonne aucun des phénomènes produits par l'éther ou le chloroforme : ces phénomènes dépendent du nombre, de la profondeur, de l'ampleur des inspirations, de la capacité des conduits aériens à la surface desquels parvient cette vapeur, enfin de l'absorption qui s'opère à cette surface, toutes influences étrangères au mécanisme des appareils; d'où il suit que l'opération qualifiée du nom de *dosage* ne remplit pas l'office du dosage ordinaire des médicaments.

Au reste, s'il était des substances pour lesquelles l'introduction de quantités réglées dans l'organisme fût inutile, c'étaient assurément les vapeurs stupéfiantes. Leur mode d'administration diffère essentiellement de celui des médicaments ingérés dans les premières voies, où ils doivent être absorbés en totalité. Dans le système des inhalations, la vapeur ne fait que passer devant les surfaces absorbantes. On peut cumuler, suspendre l'action du médicament ou établir des intermissions qui modèrent ses effets ; en sorte que le fil conducteur du praticien est l'observation même des effets produits, qu'il maintient, accroît ou affaiblit à volonté. Cette considération est si bien fondée, que dans l'exercice de l'art elle domine toutes les autres. Le chirurgien ne consulte pas son appareil ou ses indicateurs pour savoir quelle dose d'éther il a donnée et reconnaître s'il faut s'arrêter ; il consulte l'état du malade, juge à son aspect et aux épreuves qu'il lui fait subir si l'anesthésie est produite ; et c'est aux signes qu'il recueille en ce moment qu'il reconnaît que son malade a absorbé la dose voulue.

Le dosage mathématique compte aujourd'hui peu de partisans. Le robinet régulateur est le seul vestige adopté des moyens proposés. La plupart des indicateurs dont on a voulu surcharger les appareils sont infidèles ou inutiles, et l'on est si bien revenu aujourd'hui des espérances illusoires qu'avait fait naître l'idée de mesurer aux malades leur portion de vapeur pour chaque inspiration et pour l'éthérisation complète, que bon nombre de praticiens se contentent des inhalateurs sacciformes ou perméables.

Tout l'artifice du dosage pour ces appareils consiste à n'y déposer qu'une quantité convenable d'éther ou de chloroforme.

Article II. — Administration des agents anesthésiques par les voies gastrique et rectale.

§ 1er. Éthérisation par l'estomac.

Ce n'est qu'à une dose élevée qu'on peut espérer de faciliter la manifestation des propriétés anesthésiques de l'éther ingéré dans l'estomac. Mais, dans ce cas, il y a une complication de phénomènes qui contrarient l'action qu'on veut produire. A peine l'éther est-il porté en substance dans la cavité du viscère, que l'évaporation le distend, gêne ses fonctions et celles des organes voisins, tandis que la portion qui se maintient à l'état liquide exerce sur les points de la muqueuse, avec laquelle elle est en contact, une action irritante qui ne tarde pas à se propager, et par l'effet de laquelle l'absorption prompte et régulière, indispensable au développement de l'anesthésie, est contrariée. MM. Longet et Blandin disent n'avoir jamais pu obtenir une perte complète de la sensibilité chez les animaux auxquels ils avaient fait prendre de l'éther par la voie de l'estomac. Nous avons eu l'occasion d'observer un malade auquel notre collègue M. Serre avait administré l'éther à haute et fréquente dose, et chez lequel il fut impossible d'obtenir des effets anesthésiques complets. Dans nos expériences particulières sur des animaux, nous n'avons pas obtenu d'une manière constante la perte de la sensibilité. Ordinairement cette faculté était diminuée, pervertie, mais non entièrement abolie, et cependant la dose d'éther avait été quelquefois portée assez haut pour déterminer la mort. Les traces laissées par l'éther étaient celles des substances irritantes. Ces diverses observations nous amènent à conclure que la voie gastrique n'est pas favorable au développement des effets anesthésiques simples. Si la dose d'éther est faible, son influence se borne à l'action antispasmodique ou diffusible ; si elle est élevée, des effets toniques se produisent ; si la dose est intermédiaire, et telle qu'on pourrait rationnellement l'administrer dans l'intention de produire l'insensibilité, les fonctions de l'estomac sont gênées par l'évaporation subite de l'éther, par la sensation locale pénible qui en est la suite, et bientôt après par l'irritation, que la portion non évaporée et mélangée avec les liquides de l'estomac exerce sur ce viscère, irritation qui s'oppose à une absorption régulière. Aussi, jusqu'à ce jour, l'éthérisation par la voie gastrique n'a-t-elle pas eu de partisans.

Quant au chloroforme ingéré dans l'économie par la même voie, nous pensons qu'il exige, pour son administration, encore plus de précautions que l'éther. M. N. Guillot, qui fut l'un des premiers à le conseiller sous forme de potion, longtemps avant qu'on songeât à l'utiliser pour produire l'anesthésie, ne l'avait employé qu'à dose trop faible pour éclairer le point qui nous occupe : 4 grammes de chloroforme avaient été ajoutés à 400 grammes d'eau distillée, et une cuillerée à liqueur du mélange avait été donnée au malade. Ces précautions avaient réduit l'action du chloroforme à un effet antispasmodique ; mais il est évident que si l'on administrait à dose élevée et sans défiance une substance aussi active, les propriétés toxiques que nous avons signalées plus haut exposeraient à des dangers réels. Le chloroforme, porté dans l'estomac des lapins à dose minime, les tue avec promptitude ; et si la dose est distribuée de manière à retarder la mort de l'animal, on trouve des traces d'inflammation.

Nous concluons que la voie gastrique n'est pas celle qui convient pour l'emploi des agents anesthésiques. L'administration en est désagréable pour le malade. Les premiers effets sont nuls pour le but qu'on se propose, les effets secondaires sont variables ou incomplets, les effets ultimes peuvent dépasser le but, consister en un véritable empoisonnement ou provoquer des inflammations dangereuses.

§ II. Éthérisation par le rectum.

L'idée de ce moyen est presque contemporaine de la méthode des inhalations pulmonaires. Elle est née de la considération immédiate des inconvénients attachés à l'inspiration des vapeurs, inconvénients qu'on s'exagérait, surtout à l'époque où les appareils inhalateurs étaient encore défectueux. M. Roux, le premier, entretint l'Académie des sciences de la possibilité d'éthériser les malades, en portant dans le rectum l'agent anesthésique. Cette proposition devint bientôt l'objet de diverses expériences physiologiques, et trouva dans M. Pirogoff, de Saint-Pétersbourg, un partisan assez convaincu pour vouloir substituer, d'une manière générale, l'éthérisation rectale à l'éthérisation pulmonaire, chez l'homme. Cette méthode n'a guère été expérimentée en France, sous le rapport clinique, que par M. Simonin (1) de Nancy, dont les observations, relatées avec soin, permettent d'apprécier exactement son degré de valeur pratique.

L'administration de l'éther par le rectum a été tentée selon trois procédés, qui se rapportent à l'injection de l'éther liquide pur, mélangé avec de l'eau, ou à l'état de vapeur.

(1) *De l'emploi de l'éther sulfurique et du chloroforme à la clinique chirurgicale de Nancy*. Paris, 1849, t. I, p. 193 et suivantes.

A. *Injection d'éther liquide pur.* Le docteur Vincente-y-Hedo (1), de Madrid, s'est livré à diverses expériences sur des lapins et des cochons d'Inde pour apprécier les effets des injections rectales, dans l'espérance de trouver en elles un moyen de soustraire les malades aux dangers de l'asphyxie. Mais ses essais n'ont pas été encourageants; il a observé des effets analogues à ceux que produit l'ingestion de l'éther dans l'estomac. Cette substance, employée à petites doses répétées, ne produit pas l'insensibilité; portée à dose plus élevée, elle la détermine, mais la vie de l'animal est en péril : la mort survient après un temps plus ou moins long, avec des traces de phlogose et un état particulier du sang qui est liquide et noir. M. Vincente-y-Hedo tire de ces faits des conclusions peu favorables au procédé qu'il a mis en usage.

B. *Injection d'éther mélangé avec de l'eau.* C'est le procédé employé par M. Marc Dupuy (2). Ce médecin n'en a fait l'application que sur des animaux, et prétend avoir obtenu l'insensibilité nécessaire à l'exécution des opérations. Mais bien que la présence de l'eau soit de nature à mitiger les effets irritants de l'éther liquide, M. Marc Dupuy convient que ce procédé peut exposer au développement d'une phlegmasie de la muqueuse intestinale.

C. *Injection de l'éther en vapeur.* Ce moyen, spécialement préconisé par M. Pirogoff (3), professeur à Saint-Pétersbourg, a plus fixé l'attention que les précédents, parce qu'il a été appliqué sur l'homme, et que son efficacité a été reconnue supérieure à celle des modes précédents. M. Pirogoff recommande de procéder de la mamanière suivante : On nettoie d'abord la partie inférieure du conduit intestinal à l'aide d'un lavement ordinaire, puis une sonde élastique est portée dans le rectum. On adapte à l'extrémité extérieure de cette sonde une seringue contenue dans une capsule de fer-blanc, laquelle capsule est remplie d'eau chaude. De cette manière, l'éther liquide qui est injecté par la seringue se transforme instantanément en vapeur : c'est sous cette forme qu'il entre par la sonde élastique dans le rectum.

(1) Voyez *Gazette médicale de Paris*, 1847, p. 317; — et le journal *la Facultad*. Madrid, 1847.

(2) *Thèse inaugurale*. Paris, 1847.

(3) *Recherches pratiques et physiologiques sur l'éthérisation*. Saint-Pétersbourg, 1847.

Le procédé de M. Pirogoff exigeant un appareil assez compliqué, M. Charrière a eu l'idée d'utiliser les appareils à inhalation pour l'éthérisation par la méthode rectale. L'embouchure de l'appareil est supprimée, comme on le voit dans la figure 24, et remplacée par un pas de vis auquel peuvent s'adapter une canule rectale simple (fig. 26) ou une canule à double courant (fig. 25).

Fig. 24. Fig. 25. Fig. 26.

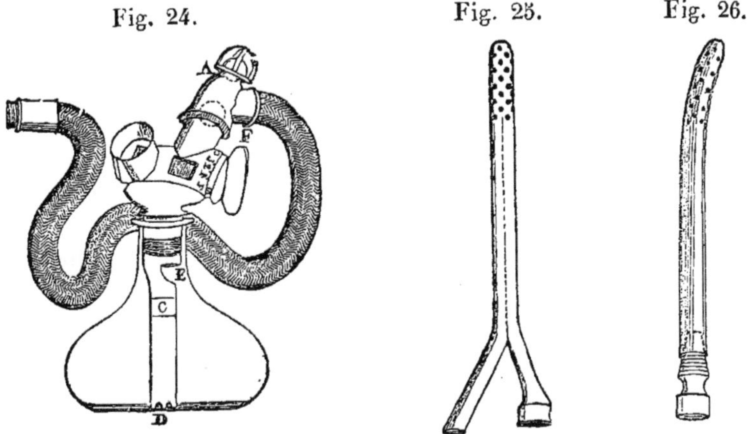

L'appareil ainsi modifié doit être plongé dans de l'eau à + 40° ou 50° cent. On peut le disposer de manière à recevoir l'application de la pompe ou du soufflet, afin d'activer la propulsion des vapeurs.

M. Simonin de Nancy, qui a pratiqué plusieurs opérations sous l'influence de l'éthérisation rectale, s'est servi d'un appareil qu'il avait imaginé et qui consiste en un flacon, un conduit flexible et une canule. Le flacon en cristal porte une ouverture à la partie supérieure. Le conduit présente à l'une de ses extrémités une pièce destinée à fermer cette ouverture et constituée par un cylindre surmonté d'un robinet; à l'autre extrémité, se trouve une virole sur laquelle on visse la canule; celle-ci, faite en étain, se termine par un renflement percillé de trous pour diviser la vapeur au moment où elle s'introduit dans le rectum. La vaporisation de l'éther est effectuée par la température de l'eau dans laquelle on plonge le flacon.

Quel que soit l'appareil dont on fasse usage, les effets de l'éthérisation rectale sont les mêmes. M. Pirogoff prétend que, par cette méthode, le narcotisme survient plus sûrement, plus rapidement et sans excitation préalable : résultats dont on a droit de s'étonner et que nous n'avons pas vérifiés dans nos essais sur les animaux. D'après les observations de M. Simonin, l'anesthésie surviendrait aussi beaucoup plus lentement et elle serait même souvent infructueuse. Les phénomènes locaux constatés par M. Pirogoff consistent dans la distension de l'S iliaque et de la partie voisine du côlon. Bientôt la respiration et le pouls s'accélèrent, l'haleine prend l'odeur éthérée, et tous les effets anesthésiques se manifestent; leur durée est proportionnée à la quantité d'éther absorbé. Toutefois la masse entière de celui-ci ne passe pas constamment dans les voies circulatoires : une partie peut être directement rejetée soit sous forme gazeuse, soit mélangée avec des matières. L'état ultérieur des opérés ressemble à celui des sujets éthérisés par la voie pulmonaire.

Le chirurgien de Saint-Pétersbourg vante naturellement sa méthode qu'il dit n'avoir vu échouer qu'un petit nombre de fois, par suite de circonstances indépendantes du mode d'éthérisation. Il lui attribue pour avantages spéciaux de ne point affecter les organes respiratoires, de rendre l'éthérisation indépendante de la volonté des malades, de ne provoquer aucune surexcitation et de déterminer un éthérisme beaucoup plus durable, et par conséquent plus favorable aux opérations longues et graves. Malgré ces avantages, la méthode russe a trouvé peu d'imitateurs. Elle a, comme la méthode de l'ingestion de l'éther dans l'estomac, l'inconvénient d'occasionner un contact immédiat et prolongé de cet agent avec les tissus. Cette double circonstance est défavorable. Le contact direct de l'éther non mitigé par un mélange prédispose aux phlegmasies par l'excès d'excitation locale qu'il occasionne; et si la quantité de vapeur introduite est considérable, il en résulte une tympanite assez gênante pour le malade. Le séjour permanent, ou tout au moins prolongé, de la substance anesthésique expose à dépasser le but, à produire une insensibilité dont la durée excède celle qu'exige l'opération. La vie du malade peut même être compromise par cette permanence des effets qu'il est si facile d'éviter au moyen de l'inhalation pulmonaire. Lorsqu'on emploie cette dernière méthode, l'amovibilité des appareils, la suspension facile de l'administration de l'éther, l'intermittence d'action que le chirurgien peut toujours obtenir, constituent des avantages sans équivalents dans la méthode rectale, et assurent au système des inhalations une incontestable prééminence sur tous les moyens qu'on a voulu lui substituer.

Tout ce que nous avons dit de l'éthérisation par la voie rectale est applicable à la narcotisation par le chloroforme. Les effets obtenus par l'emploi de cette substance sont plus sûrs et plus réguliers lorsqu'on fait inhaler ses vapeurs, que lorsqu'on la porte par quelque moyen que ce soit dans les voies digestives.

CHAPITRE IX.

MOYENS D'ÉTUDE APPLIQUÉS A LA CONNAISSANCE DES PHÉNOMÈNES DE L'ANESTHÉSIE.

L'étude expérimentale des effets des agents anesthésiques administrés par inhalation a été faite dans des circonstances suffisamment variées pour qu'on ait pu, non seulement vérifier la réalité de l'insensibilité, mais apprécier tous ses degrés, toutes ses formes, ses phénomènes précurseurs, les phénomènes d'un autre ordre produits par la même cause, leur succession, leur durée, les accidents qui peuvent survenir, les effets ultimes de l'état anesthésique, les traces observées sur les cadavres, et, en somme, toutes les variétés subordonnées à la nature des agents employés et aux divers états physiologiques ou morbides des sujets soumis à leur action. Comme il est facile de le comprendre, cette dernière base de l'expérimentation domine toutes les autres, et la plus large part doit être faite aux conditions qui s'y rapportent. Multiplier les essais, leur donner toutes les directions présumées utiles, recueillir avec un soin égal les résultats fournis par les expériences sur les animaux vivants et sur l'homme sain, compléter la notion recherchée par les épreuves cliniques : telle a été, telle devait être la marche à suivre pour donner à la fois une valeur empirique et un caractère rationnel aux faits nouveaux qui sont venus agrandir si heureusement le domaine des ressources thérapeutiques.

Article Ier. — Données empruntées à l'observation personnelle et à l'observation faite sur l'homme sain.

Dans l'ordre historique, ce genre d'observation doit être placé en première ligne. C'est sur lui-même que M. Jackson a reconnu la puissance de l'éther inhalé; son exemple a été imité par une foule d'autres médecins. Les journaux abondent en documents émanés de cette source de zèle et de courage. *Sunt medicæ fortitudines non inferiores militaribus.* (Cicéron.) Les médecins et les savants, transformés spontanément en sujets à expériences, se sont ainsi observés eux-mêmes, jouant à la fois le rôle d'agents et de patients, ou se sont observés les uns les autres pour agir ensuite avec sécurité, après avoir apprécié individuellement la nature des effets produits et en avoir reconnu l'innocuité ou le danger. Maîtres, élèves, praticiens, tous ont porté leur contingent volontaire de dévouement à une cause qui intéressait l'humanité. Quelques uns ont permis qu'on les soumît à des épreuves essentiellement pénibles, telles que des incisions, des brûlures, dans le seul but de constater l'annulation de la douleur. Honneur soit rendu à ce digne exemple de courage médical. La certitude aujourd'hui complète que les inhalations éthérées, administrées avec prudence, ne compromettent point la vie, lui est due en partie; et l'habitude qui a déjà rendu vulgaire et naturelle la pratique de l'éthérisation ne saurait faire oublier le mérite des premiers médecins qui ont consenti à rechercher par eux-mêmes jusqu'à quel degré pouvait être poussée l'action d'un agent assez puissant pour faire perdre l'une des facultés les plus inhérentes à la vie, la sensibilité, et pour plonger l'organisme dans un état qui ressemble à la mort. Le premier qui osa faire une saignée, disait Bordeu, était un homme doué d'un grand courage. Ne refusons pas la même qualité aux médecins qui ont donné l'exemple de l'expérimentation personnelle.

Ces essais, outre la démonstration d'innocuité qu'ils ont fournie, ont permis de se faire une idée exacte des premières impressions produites par les agents anesthésiques, des effets locaux, du genre d'oppression ressentie, des sensations générales qui précèdent l'anesthésie, des perturbations initiales apportées dans les phénomènes psychologiques, de l'espèce de désunion que l'ivresse éthérée occasionne dans les fonctions et les actes relatifs à la sensibilité et à l'intelligence, des rêves qui se produisent, du vague indéfinissable dans lequel on est plongé, et d'une foule d'autres impressions que l'expérience personnelle peut seule faire connaître et dont l'analyse peut concourir à la solution des questions obscures qui concernent les rapports du physique et du moral. Toutefois l'observation personnelle a des limites, et ne peut que donner l'idée des phénomènes dont la production est antérieure à la perte de la conscience, pendant le sommeil profond qui anéantit à la fois la sensation et le souvenir. L'observation personnelle a même des inconvénients inhérents à son mode; car l'attention qui se tient en éveil pour surprendre la production des phénomènes anesthésiques contrarie leur production régulière, et ajoute une cause de perturbation au désordre déjà si bizarre et si contingent des impressions provoquées par les agents anesthésiques.

Les expériences faites par les médecins sur des sujets volontairement soumis aux inhalations éthérées ou chloroformiques ont complété les produits de l'observation personnelle, et leurs résultats ont servi à régulariser et à mettre à l'abri de toute témérité les tentatives dont les malades devaient être l'objet.

Article II. — Données empruntées à la physiologie expérimentale et à l'art vétérinaire.

La prudence dictait, pour les essais sur l'homme, le point où il fallait s'arrêter. Sur les animaux, on pouvait aller plus loin, s'assurer des résultats extrêmes, éprouver non seulement la sensibilité dans tous ses modes et par toutes sortes d'agents, mais interroger directement les centres nerveux eux-mêmes, instituer des vivisections propres à faire connaître la marche et l'action du sommeil éthérique ou chloroformique; enfin, pousser leur action jusqu'au degré toxique, jusqu'à la mort, et rechercher dans le cadavre les traces des effets produits. MM. Flourens, Longet, Serres, Amussat, ont recherché avec empressement les vérités que pouvait révéler l'expérimentation physiologique et ont trouvé de nombreux imitateurs. Pour mieux déterminer les variations des phénomènes anesthésiques, des animaux appartenant à diverses classes de l'échelle zoologique ont été soumis à l'action de l'éther. On a pu même faire pénétrer cette substance dans l'organisme par des voies interdites à l'expérimentation sur l'espèce humaine, telles que les voies *vasculaire* et *cutanée*. M. Flourens (1), le premier, a étudié les effets de l'éther injecté dans les vaisseaux et spécialement dans les artères. Il a remarqué de notables changements dans la promptitude d'action de cet agent, et une influence qui se fait sentir plus rapidement sur la faculté de se mouvoir que sur celle de sentir. M. Gosselin a repris l'examen de ce mode d'introduction des anesthésiques dans l'économie, et a surtout étudié à ce point de vue les effets du chloroforme. Il a reconnu que l'injection de cette substance dans les veines produit une mort prompte, et éteint la faculté contractile du cœur. MM. J. Guérin et Lebert ont aussi vérifié l'excessive activité du chloroforme introduit dans les vaisseaux. Un chien, dans la veine saphène duquel on avait porté cet agent, mourut comme foudroyé. Les mêmes observateurs ont examiné les effets du chloroforme administré à des animaux par la voie cutanée et ont constaté d'intéressants résultats. Quand le chloroforme est introduit sous la peau de l'abdomen, par exemple, les animaux éprouvent une ébriété prolongée et une insensibilité plus marquée dans le train postérieur que dans les parties antérieures.

Comme on le voit, la physiologie expérimentale a mis en œuvre des moyens de recherches inapplicables à l'homme. Les chimistes ont pu ensuite venir en aide aux physiologistes pour recueillir les produits de l'expiration, le sang, les liquides sécrétés, et y démontrer par l'analyse soit la présence des matériaux inhalés, soit des changements survenus dans leur composition. Il est résulté de la combinaison de ces travaux des notions nouvelles qui ont singulièrement agrandi le champ des phénomènes du narcotisme éthérique. Il est même arrivé, ce dont on ne trouve que trop d'exemples dans l'histoire de la physiologie expérimentale, que sur les faits exclusivement fournis par les vivisections, on s'est empressé de faire des théories générales, dont une observation plus large et puisée à des sources plus variées

(1) M. Flourens, après avoir constaté les effets de ces injections dans les artères, a étendu ce genre d'expériences à d'autres substances et a trouvé un nouveau moyen d'analyse des propriétés vitales : certaines substances injectées dans les artères paralysent exclusivement la sensibilité, d'autres ne paralysent que la mobilité, d'autres enfin produisent une roideur tétanique.

ne pouvait manquer de démontrer le caractère prématuré. Les perturbations que déterminent les inhalations éthérées ne portent pas uniquement sur les phénomènes de l'ordre physiologique. Elles ce révèlent aussi dans les phénomènes psychologiques ; et, sous ce rapport, l'homme seul doit, comme sujet d'expérience, fournir matière à des déductions. Il n'est pas donné aux vivisections et à la physiologie expérimentale d'élucider des questions dont le sujet est hors de la sphère d'action de cette science.

La physiologie expérimentale n'en a pas moins contribué au progrès des connaissances relatives à l'éthérisation. Une foule de problèmes partiels ont trouvé par elle leur solution, et l'on peut dire même que l'ensemble du sujet n'a pris une apparence scientifique que lorsqu'on a pu réunir les conquêtes qu'on lui doit avec les observations déjà faites sur l'homme. Notons, en passant, que, par une sorte de réciprocité de service scientifique, l'éthérisation, élucidée dans ses divers points par la physiologie expérimentale, s'est transformée en auxiliaire et en moyen de simplification propre à faire progresser cette belle science. Supprimer la souffrance des animaux soumis aux vivisections est déjà un progrès ; plonger les animaux dans une torpeur et une immobilité absolues est un moyen d'accomplir sur eux des expériences difficiles qu'on n'aurait pu faire dans les circonstances ordinaires et qui peuvent conduire à des découvertes utiles.

L'art vétérinaire, complément si avantageux de la physiologie expérimentale, sorte de transition entre les données fournies par cette science et les données de la clinique, a contribué, de son côté, à fortifier les médecins dans l'idée des ressources thérapeutiques que pouvait fournir l'éthérisation. M. Renault (d'Alfort), l'un des premiers est entré dans cette voie (1). L'art a enregistré depuis une foule d'exemples démonstratifs concernant les plus graves opérations pratiquées avec succès sur divers animaux, et susceptibles de réagir avantageusement sur la thérapeutique de l'espèce humaine.

Article III. — Données empruntées à la clinique.

La science nous offre aujourd'hui un choix très vaste d'observations recueillies pour ainsi dire dans toutes les contrées. Ces observations, publiées avec empressement et répandues par les jour-

(1) *Bulletin de l'Académie de médecine*, t. XII, p. 302, 322.

naux, fourniront leur part au tableau que nous tracerons des phénomènes anesthésiques. Mais cette description générale et abstraite ne saurait nous dispenser de reproduire ici un certain nombre de faits particuliers destinés à faire connaître le sujet sous son jour pratique, et à nous jeter de plein trait, pour ainsi dire, au milieu des choses de notre art, *per medias res*. Il convient en effet, avant toute description méthodique, de se faire une idée de la puissance des agents anesthésiques dans les cas habituels de la pratique chirurgicale. Cette exposition préalable du sujet, basée sur la narration des faits que nous avons observés, aura l'avantage, non seulement de fournir des matériaux aux descriptions ultérieures, mais de présenter d'abord l'aspect d'application et le côté utile des questions qui s'y rattachent. C'est un moyen de faire apprécier une découverte que d'étaler sans délai ses résultats, avant de les classer et de les approfondir. L'intérêt qui s'attache à la démonstration immédiate de leurs avantages dispose l'esprit à suivre avec plus d'attention l'analyse méthodique des détails. Aussi cet ordre a-t-il été particulièrement suivi dans les ouvrages de clinique, et dans tous ceux où l'observation elle-même a dû servir de *substratum* à l'énoncé général des faits et à l'appréciation de leur caractère ou de leurs conséquences. Nous n'imiterons pas toutefois la profusion abusive avec laquelle certains cliniciens ont accumulé les faits destinés à les guider dans leurs descriptions; qu'il nous suffise de rappeler que le nombre des opérations que nous avons pratiquées par la méthode anesthésique est très considérable, et pourrait nous permettre de citer beaucoup de faits intéressants à d'autres titres. Mais moins désireux de trouver un prétexte pour leur narration que de fournir quelques types des cas les plus instructifs et les plus complets qui puissent servir de guides aux jeunes praticiens, nous nous bornerons à reproduire ici les observations propres à donner une idée exacte des phénomènes de l'éthérisation, en tant qu'on les étudie chez les malades soumis à des opérations chirurgicales.

Ces observations auront surtout pour but, soit de présenter quelques exemples d'éthérisation tantôt complète, tantôt incomplète; soit de démontrer l'efficacité de la nouvelle méthode pour rendre insensible aux divers agents provocateurs de la douleur, tels que la section, l'arrachement, la cautérisation des tissus; soit de permettre une comparaison entre les principaux procédés d'administration des agents anesthésiques; soit enfin d'établir le degré de valeur respective de ceux qui sont aujourd'hui adoptés : l'éther sulfurique et le chloroforme.

§ Ier. Faits relatifs à l'action de l'éther sulfurique.

PREMIÈRE OBSERVATION (1). — *Désarticulation de l'indicateur de la main gauche. Inhalation de vapeur d'éther sulfurique : anesthésie complète.* Julien Allain, sapeur au 2e régiment du génie, âgé de vingt-deux ans, est doué d'un tempérament sanguin et d'une assez bonne constitution. Il y a une vingtaine de jours, dit-il, que travaillant dans les mines, il fut blessé entre l'index et le médius de la main gauche par une esquille de bois en forme d'arête qui se détacha du manche de l'instrument avec lequel il enlevait la terre. Ce fragment de bois fut retiré au moment même, et le malade ne fit plus attention à cet accident. Il continua à travailler pendant deux jours encore; mais, à dater de cette époque, il fut obligé de suspendre son service à cause du gonflement douloureux survenu au doigt blessé. Ce gonflement prit bientôt tous les caractères d'un panaris profond; l'inflammation marcha rapidement et se termina de même par la suppuration. Des émollients seuls avaient été mis en usage par le chirurgien du régiment; ils furent insuffisants pour arrêter la phlegmasie : la suppuration avait déjà gagné une partie de la main et disséqué les tendons fléchisseurs de l'index primitivement atteint. La peau de ce doigt et les tissus sous-jacents avaient été même frappés de mortification, jusqu'au niveau de l'articulation métacarpo-phalangienne. Le 15 mai 1847, le malade fut envoyé à l'hôpital Saint-Éloi de Montpellier; il était dans l'état suivant : Dénudation de la première phalange de l'indicateur gauche dans l'étendue presque entière de ses faces interne et antérieure; tendons fléchisseurs correspondants déjà mortifiés sur ce point; plaie suppurante à bords irréguliers. Pendant les premiers jours du séjour du malade à l'hôpital, nous nous bornons à exciser les tendons mortifiés et à panser la plaie avec du cérat; mais reconnaissant bientôt l'impossibilité de la formation de bourgeons charnus sur

(1) Nous devons des remercîments à MM. Puig et Moutet, chefs de clinique chirurgicale, pour le zèle et le soin qu'ils ont mis à recueillir les matériaux de nos observations.

la phalange dénudée, et évidemment nécrosée, nous ne tardons pas à proposer au malade le sacrifice de son doigt. La désarticulation fut pratiquée le 22 mai.

Allain fut préalablement soumis à l'inhalation des vapeurs d'éther à l'aide de l'appareil de M. Lüer. Nous avons pris la précaution de le faire coucher horizontalement, pratique que nous mettons en usage pour la plupart de nos opérés, afin d'éviter que la syncope ne se manifeste et ne vienne compliquer ou aggraver les effets de l'éther. Les vapeurs furent inhalées d'abord avec un peu de gêne et provoquèrent de la toux ; mais, après une minute, le malade les respira sans difficulté, et plus tard avec plaisir. Il interrompait de temps en temps l'inhalation, et riait d'un rire naïf qui indiquait une sorte de béatitude intérieure. Vers la sixième minute, Allain devint rouge, le pouls s'accéléra; il fit quelques efforts pour se lever ou pour regarder la main qui devait supporter l'opération. On le contint sans effort, et l'on continua à lui faire respirer l'éther. Peu à peu l'excitation s'affaiblit et fit place successivement à un état de somnolence et de torpeur. Vers la dixième minute, il ne sentait plus l'arrachement des poils et les piqûres de la peau faites avec le tenaculum. Après douze minutes d'inhalation, nous jugeâmes que l'anesthésie était suffisante. Nous fîmes suspendre l'administration de l'éther, et la désarticulation du doigt put être faite sans que le moindre mouvement ou le moindre cri témoignassent d'une sensation douloureuse. Interrogé sur ce point après l'opération, le malade répondit qu'il n'avait pas pu souffrir puisqu'on l'avait endormi.

Quant à l'opération elle-même, nous l'exécutâmes en taillant un lambeau supérieur et externe et en l'abaissant sur la tête du premier métacarpien, dont l'articulation avec la première phalange avait été d'abord ouverte du côté interne. Cette méthode était de rigueur, vu l'état des parties que la mortification avait irrégulièrement détruites. Deux artérioles sont liées; le tronc commun des collatérales de l'index et du médius se rétracte du côté de la face palmaire et ne peut être atteint; l'hémorrhagie cesse toutefois pendant l'opération ; le lambeau digital est abaissé et maintenu par des bandelettes sans points de suture. Aussitôt que le malade est sorti de sa torpeur éthérique, on le transporte à son lit ; le bras est mis dans le repos et le régime des opérés est prescrit. La guérison ne se fit pas attendre.

Réflexions. L'exemple que nous venons de citer résume les phénomènes les plus ordinaires observés chez les sujets éthérisés, et c'est à dessein que nous l'avons placé en tête de cette collection d'observations. La simplicité, et cependant la production complète des effets de l'éthérisation dans ce cas, peuvent donner l'idée de l'innocuité du moyen et du genre de service qu'il est appelé à rendre dans les cas analogues. Lorsque l'appareil fonctionne bien, que les malades savent s'en servir, et que d'ailleurs ils sont bien disposés; lors surtout que l'opération est courte, et qu'on n'est pas obligé de prolonger les inhalations, il n'y a vraiment pas d'objection sérieuse à faire à l'emploi de l'éther. Manié par des mains prudentes, il débarrasse le malade de toute douleur et le chirurgien des préoccupations que lui suggère involontairement la crainte de faire souffrir son opéré. L'observation d'Allain est si probante à cet égard, que la désarticulation du doigt qu'il a subie a paru descendre, pour l'importance opératoire, au rang d'une saignée. Nul appareil de crainte, nulle douleur réelle; l'opéré, étranger à ce qui se passait, n'a su qu'il avait le doigt coupé que lorsque les fumées de l'éther se sont dissipées. Toutes les opérations de cet ordre qui provoquent assez de douleur pour exiger que l'éther soit employé appartiendront désormais à la petite chirurgie, et l'extension de celle-ci sera un incontestable progrès. La grande chirurgie reconnaîtra aussi, et même a déjà reconnu, combien l'art de supprimer la douleur amoindrit la gravité des actes thérapeutiques qui lui appartiennent. On jugera par le fait suivant, qui se rattache à l'une des plus importantes mutilations que l'organisme humain ait à subir, combien l'éther offre de ressources pour pallier cette gravité.

DEUXIÈME OBSERVATION. — *Amputation de la cuisse au tiers inférieur. Anesthésie complète déterminée par l'inhalation de l'éther.* Bouisset (Pierre), maçon, âgé de vingt-deux ans, d'une bonne constitution, s'est fracturé la jambe de la manière suivante. Placé sur une échelle appuyée contre un mur, il portait sur son épaule l'extrémité d'une poutre qu'il aidait à hisser, tandis que l'autre extrémité, plus élevée, était soutenue par des cordes. L'échelle, fortement ébranlée par des secousses, glissa contre le mur, et Bouisset, privé de point d'appui, tomba d'environ 2 mètres de hauteur sur un sol assez résistant. Au moment de la chute, la jambe gauche alla frapper vivement contre l'angle d'une pierre de taille. Il éprouva à cet instant une douleur très aiguë et ne put se relever. Transporté dans une maison voisine, le blessé perdit une grande quantité de sang. Un chirurgien appelé sans délai fit un pansement provisoire, et conseilla au malade d'entrer à l'hôpital Saint-Eloi de Montpellier, où il fut admis le 27 mars 1847, le lendemain de son accident.

Nous constatons, à la levée de l'appareil imbibé de sang, une solution de continuité semi-elliptique, à bord contus et à direction transversale, vers le tiers inférieur de la jambe; à travers cette plaie, le tibia, divisé en bec de flûte, fait une saillie considérable; les fragments sont très mobiles; la douleur qui résulte de leur déplacement est très vive. La fracture est aussitôt réduite par des tractions modérées; l'aponévrose jambière, qui faisait obstacle, est soulevée à l'aide d'une spatule et permet à l'os de reprendre sa position. Mais les bords de la plaie ne peuvent être ramenés au contact, malgré la réduction et l'emploi des bandelettes agglutinatives, en sorte que l'os reste forcément dénudé dans l'étendue de 1 ou 2 centimètres. Des plumasseaux chargés de cérat sont placés au-dessus des bandelettes; l'appareil de Scultet est appliqué. On pratique au malade une saignée de 400 grammes.

Le 29 mars, l'appareil est changé. Le tibia, qui s'était déplacé spontanément, est de nouveau réduit; l'aponévrose jambière, qui s'interposait entre les deux bouts de l'os, est légèrement débridée : l'appareil est imbibé d'eau froide et replacé.

Le 30, la jambe est de nouveau examinée, à cause des douleurs que le malade dit avoir éprouvées dans la plaie et au talon. Le fragment tibial supérieur était encore déplacé comme le premier jour, malgré le soin apporté à l'application de l'appareil; celui-ci est remis.

Le 2 avril, je me décidai, vu la mobilité du fragment et sa sortie continuelle, à faire la résection de la partie saillante avec la scie à chaînette, pensant favoriser ainsi la réunion des téguments fortement écartés et le maintien de l'os dans sa position naturelle. L'appareil, réappliqué aussitôt après, fut maintenu pendant cinq jours. Un lavement huileux fut prescrit au malade, qui n'avait point eu de selles depuis son entrée à l'hôpital.

Le 7, le pansement est nécessité par la présence d'une grande quantité de pus qui inonde l'appareil. Un cataplasme est placé sur toute la longueur de la jambe, et l'appareil est remis de manière à n'imprimer au membre aucune secousse. Ce pansement est continué jusqu'au 16. Le malade se disant soulagé et ayant retrouvé le sommeil, le cataplasme est supprimé, et le pansement, au lieu d'être quotidien, n'est fait que tous les deux jours. Cependant le cal ne se forme pas, l'aspect de la plaie est blafard, une petite esquille est entraînée par le pus, les os restent toujours dénudés. Le 22, l'état du malade s'aggrave, le pus prend une odeur fétide.

Le 23, un vaste abcès, situé à la partie externe et supérieure de la jambe, est ouvert et donne issue à une grande quantité de pus mélangé avec du sang. Cet abcès communique avec le foyer de la fracture, car la pression de la jambe fait couler le pus par les deux ouvertures. L'odeur de ce pus révèle la pénétration de l'air et la décomposition qui en est résultée. Le lendemain, une quantité plus considérable encore de matière purulente, sanieuse et fétide, s'écoule de la contre-ouverture; le foyer paraît s'étendre jusque vers la région poplitée; après l'écoulement du pus, le relief du tibia se dessine sous la peau dans toute la longueur de l'os, ce qui indique sa dénudation. En même temps, l'état général du malade est inquiétant. Je le prépare à l'idée de l'opération, mais il s'y refuse.

Les forces s'affaiblissant davantage, quelques symptômes colliquatifs s'étant même déclarés, et toute chance de sauver le membre étant perdue, je proposai l'amputation de la cuisse, qui fut acceptée et exécutée le 25 au matin, immédiatement au-dessus du genou. Bouisset s'était surtout décidé à se faire opérer, d'après la promesse que je lui avais faite qu'il ne souffrirait point, grâce à un nouveau moyen dont les effets étaient sûrs.

Le malade fut effectivement soumis aux inhalations éthérées; il les supporta sans le moindre embarras ou accident, et après huit minutes fut plongé dans un sommeil profond avec insensibilité absolue. L'amputation de la cuisse fut alors pratiquée aussi bas que possible, par la méthode circulaire; la peau fut disséquée dans l'étendue de 3 centimètres sans que le malade bougeât. Il ne témoigna non plus aucune douleur au moment de la section du nerf sciatique. Les muscles se rétractèrent comme à l'ordinaire, mais sans la contraction convulsive que leur donne quelquefois la douleur. La section de l'os ne fit non plus rien éprouver à l'opéré, qui n'entendit point le bruit de la scie. La crurale et cinq autres artères furent promptement liées, et les bords de la plaie réunis d'avant en arrière par six points de suture. Ce ne fut qu'à l'application du dernier point que l'opéré donna quelque marque de sensibilité. L'opération avait duré douze minutes. Après le pansement, Bouisset, qui n'avait encore repris ses sens qu'en partie, parut si étonné d'avoir été amputé sans le sentir, que par une préoccupation instinctive il regarda et toucha immédiatement sa jambe saine, pour s'assurer, nous dit-il, qu'on ne l'avait pas coupée comme l'autre.

Les phénomènes consécutifs à l'amputation s'accomplirent avec la plus grande régularité. Le 26, une exhalation modérée d'humeur séreuse apparaît sur le linge. Le malade a dormi quelques heures pendant la nuit; la fièvre de réaction s'est établie; la face est un peu animée, la soif est intense. Le lendemain, la fièvre n'est pas si forte, il y a eu du sommeil; le moignon est sans douleur, le ventre seul est un peu sensible. (Frictions avec l'huile de camomille camphrée sur l'abdomen; deux bouillons, lavement émollient).

Le 29, le premier pansement est fait; l'état du moignon est très satisfaisant. On ne remarque de traces de suppuration qu'autour des fils à ligature. Le 1er mai, deux points de suture sont enlevés; la plaie se réunit par première intention dans toute son étendue. Le 5, trois fils à ligature tombent. Il n'y a quelques gouttes de pus qu'autour des deux fils qui se détachent. Le 8, déjà le pouls du malade avait repris son état normal. Il prend le quart d'aliments; il peut se lever le 10.

Le malade séjournait à l'hôpital pour attendre que son cuissard fût confectionné, lorsqu'il fut pris subitement d'une vive douleur d'oreille. Les caractères d'une otite aiguë ne tardèrent pas à être évidents; mais ils furent enrayés par des saignées locales, des topiques émollients et opiacés et un régime sévère. Le 18, cette complication était entièrement dissipée; le malade marchait librement dans les salles. L'exercice immodéré auquel il se livra et la pression du cuissard déterminèrent la formation d'un petit abcès, qui fut ouvert et guéri promptement. Bouisset sortit de l'hôpital le 21 mai.

Réflexions. Ce fait peut être considéré comme le type ordinaire des amputations accomplies sous l'influence de l'éthérisation. Voilà l'une des opérations les plus redoutées, les plus graves, l'amputation de la cuisse réduite à une simplicité dans laquelle se résument tous les progrès. La rapidité de l'opération est assurée par le perfectionnement réglé des manœuvres ; la douleur est supprimée par l'éther ; le sang est sûrement arrêté par la compression préventive et par la ligature ; la cicatrisation de la plaie par première intention est préparée par la réunion immédiate. Le malade est débarrassé en quelques instants par l'opérateur et guéri par la nature en quelques jours. Ce résultat, que chacun peut constater facilement, au moins dans les circonstances ordinaires, nous paraît l'un des plus beaux de l'art chirurgical. Pour en apprécier la portée et les bienfaits, qu'on se transporte par la pensée à l'époque qui a précédé la renaissance des sciences, et l'on se convaincra que la chirurgie, ayant substitué la ligature au fer rouge et à l'huile bouillante, un sommeil agréable aux douleurs déchirantes éprouvées pendant les amputations, des procédés méthodiques à des manœuvres mal conçues, la réunion par première intention à des pansements irritants, a touché enfin le but vers lequel tendaient ses efforts.

On remarquera, à l'occasion du fait particulier qui nous suggère ces réflexions, toute l'importance du nouveau moyen anesthésique, au point de vue de l'influence qu'il exerce sur les décisions du malade. Celui que nous avons amputé reculait devant la douleur ; l'idée de subir une pareille mutilation après tout ce qu'il avait souffert depuis son accident glaçait son courage : mais il n'hésita plus dès qu'il eut appris qu'un progrès récent de l'art supprimait toute douleur, sans ajouter aucun danger à l'opération. Que de malades se décideront à l'avenir à tenter une dernière ressource quand il ne faudra plus l'acheter au prix de souffrances justement redoutées ! Déjà la connaissance des effets anesthésiques est assez populaire pour que des malades, longtemps retenus par la crainte de la douleur, viennent spontanément demander à être opérés pendant le bienfaisant sommeil de l'éther. Certains y mettent une insistance inopportune ; nous avons dû plusieurs fois refuser d'éthériser des sujets qui n'avaient pas à supporter des opérations assez pénibles pour les soumettre à l'action de ce moyen.

Les phénomènes de l'éthérisation se sont produits chez notre opéré avec une entière régularité. Nous avions redouté pour lui la période d'excitation, qui aurait pu, si elle eût été considérable, occasionner des mouvements brusques et renouveler le déplacement des fragments de la fracture, en provoquant la douleur. Dans cette crainte, l'appareil avait été laissé en place et serré un peu plus fortement. La contention du membre et du corps entier avait été assurée par un nombre d'aides suffisant; enfin, le malade avait été instruit par des avis préalables sur la manière de respirer l'éther, afin d'en subir promptement les effets. Mais il n'y eut pas lieu d'utiliser les premières précautions. L'opéré n'exécuta aucun mouvement irrégulier; la période d'excitation fut courte, à peine y eut-il quelques propos bizarres; le sommeil éthérique se manifesta insensiblement et devint bientôt profond; la sensibilité fut éprouvée de diverses manières, et quand les preuves de sa disparition furent suffisantes, l'opération se fit comme sur un cadavre. Toutefois des témoignages muets de la vie étaient donnés par la rétraction des muscles et par le jet saccadé du sang artériel. Celui-ci avait sa couleur habituelle : nous l'avons vu foncé, dans d'autres cas, et nous aurons l'occasion de revenir sur ce phénomène. Quant à la rétraction musculaire, elle était un peu moindre que dans les amputations ordinaires; mais les muscles superficiels se rétractèrent assez pour nous donner la conviction que la contractilité n'est pas influencée au même degré et au même moment que la sensibilité. Il faut une éthérisation plus profonde pour paralyser l'action musculaire.

Si nous examinons ce fait au point de vue des résultats consécutifs à l'opération, les effets de l'éther se montrent sous le jour le plus favorable. Aucun accident ne s'est manifesté; la réunion immédiate a été obtenue dans le plus bref délai. Nous avions observé précédemment un fait non moins démonstratif sous ce rapport. Un jeune homme qui avait eu la main et l'avant-bras écrasés dans l'engrenage d'une mécanique fut apporté à l'hôpital Saint-Éloi le 1er mars 1847. Nous pratiquâmes immédiatement l'amputation du bras à la partie inférieure. L'éthérisation avait été mise en usage et avait produit ses effets ordinaires. Conformément à notre habitude, nous réunîmes la plaie par première intention; huit jours après l'opération, la réunion était solide; le fil qui avait servi à lier l'artère brachiale avait seul provoqué une très faible suppuration, qui cessa aussitôt qu'il se fut détaché. Ces faits, qui se sont passés sous les yeux d'un grand nombre d'élèves, répondent aux préventions qu'on a pu élever contre les effets consécutifs de l'éther sur la marche des opérations. La moindre conséquence qu'il faut en tirer, c'est que l'éther ne nuit pas à la guérison des plaies produites par les amputations sur des sujets sains. Mais cette déduction nous paraît trop réservée, et nous ne croyons pas outrepasser la signification de ces faits en admettant que la suppression de la douleur a joué chez notre opéré un rôle dans la marche des phénomènes curateurs, et a contribué à prévenir cette inflammation que la sensibilité des parties intéressées dans les opérations fait souvent éclater, et qui compromet non seulement la guérison régulière de la plaie, mais la vie elle-même. Les deux faits que nous venons de rapprocher tendent à prouver, non seulement que l'éther contribue à assurer l'immunité des plaies d'amputation, mais que le même effet se produit, à quelque époque que l'opération ait été pratiquée. L'amputation du bras fut immédiate, celle de la cuisse fut secondaire : les résultats furent également favorables dans les deux cas. Observons en terminant que les sujets étaient jeunes, d'une bonne constitution, et que l'opération qu'ils ont subie était nécessitée par une lésion traumatique.

Les détails dans lesquels nous avons cru devoir entrer au sujet de l'observation de Bouisset ont eu principalement pour but de mettre en évidence les résultats de l'éthérisation complète. Nous nous empressons de mettre en regard un exemple relatif à des cas d'éthérisation incomplète; il servira à faire apprécier, sous le rapport pratique, quelques détails qui ont surtout fixé l'attention des physiologistes, et sur l'analyse desquels nous aurons plus tard l'occasion de revenir.

TROISIÈME OBSERVATION. — *Carie des os du tarse; amputation sus-malléolaire. Éthérisation : résultats incomplets.* Le nommé Jean Peyrac, de Lapoutz (Aveyron), est entré à l'hôpital Saint-Éloi de Montpellier, le 17 mars 1847, pour une lésion organique du pied droit. Cet homme, âgé de vingt-quatre ans, et d'une constitution lymphatique, attribue la gravité de sa maladie à une prédisposition de famille. Un de ses frères a été atteint d'une tumeur blanche du genou dont les progrès furent mortels. Il y a environ quatre ans, Peyrac se fit au pied droit une entorse qui donna lieu à un gonflement assez fort; malgré cet accident, il continua de se livrer à sa profession de forgeron. Cependant des douleurs sourdes et continues se firent ressentir dans le pied; enfin, depuis deux ans, le malade s'est vu forcé d'abandonner ses occupations; la station est devenue impossible; des abcès nombreux se sont montrés aux faces dorsale et plantaire du pied, leur ouverture a donné issue à du pus séreux qui a continué à s'écouler par des trajets fistuleux. L'introduction d'un stylet dans la cavité de ces derniers fait reconnaître les surfaces osseuses dénudées, ramollies dans une grande étendue. Tous les caractères d'une tumeur blanche des articulations tarsiennes sont bien prononcés. L'état général de la constitution permet toutefois de tenter le sacrifice de la partie malade. Comme l'articulation tibio-tarsienne était un peu douloureuse et pouvait participer à l'inflammation chronique, je renonçai à toute désarticulation, et je proposai au malade l'amputation sus-malléolaire, qu'il accepta, et qui fut pratiquée le 22 mars.

Peyrac fut d'abord soumis aux inhalations éthérées. Il n'éprouva aucune difficulté à s'y livrer. Dès la troisième minute, il tomba dans la somnolence et eut bientôt des rêves à caractère attendrissant; il se réveilla un instant en pleurant, et voulut embrasser les assistants. Cette fantaisie s'étant bientôt dissipée, les inhalations furent reprises, et il parut tomber dans un sommeil plus profond. La peau se refroidit, le pouls devint filiforme; il se montra insensible au pincement de la peau, au tiraillement des poils. Je crus que le moment était favorable pour commencer l'opération : il n'y avait que six minutes que le malade respirait les vapeurs d'éther.

L'opération fut pratiquée d'après les règles ordinaires, et sans présenter dans le manuel d'autre circonstance insolite qu'un peu de retard dans la dissection d'une portion adhérente de la peau, sur laquelle existait une cicatrice provenant de l'application d'un vésicatoire qu'on avait fait suppurer longtemps. Les os furent sciés assez bas; les artères tibiale, antérieure, postérieure et la péronière furent liées; la plaie fut réunie d'avant en arrière par quelques points de suture.

Examinée sous le rapport de l'anesthésie, cette opération sembla ne différer en rien des amputations ordinaires. Le malade se livra à toutes les manifestations de la souffrance: il cria, s'agita; ses cris coïncidaient exactement avec les temps les plus douloureux de l'opération. Fortement préoccupé de l'assurance qu'on lui avait donnée qu'il ne souffrirait pas, il répétait à chaque instant que, pour ne pas souffrir, il fallait avoir cessé de vivre, qu'il sentait bien le mal qu'on lui faisait, mais que tout était bien extraordinaire. Quand l'opération fut complétement terminée et que Peyrac fut entièrement maître de ses idées, et qu'il put apprécier sa situation, je l'engageai à me rendre un compte exact de ce qu'il avait ressenti. Il me répondit, au grand étonnement de plusieurs de ceux qui l'entouraient, qu'il n'avait éprouvé aucune douleur; qu'il présumait bien qu'on lui faisait l'opération, mais qu'il ne l'avait pas sentie.

Le pied amputé fut disséqué avec soin, et présenta les parties molles infiltrées, épaissies, transformées en tissu lardacé. Une incision pratiquée sur le point correspondant à la fistule supérieure et interne conduisait directement dans l'articulation astragalo-scaphoïdienne, dont les cartilages d'incrustation étaient érodés ou détruits. Toute la partie osseuse du tarse était affectée de carie au deuxième degré, c'est-à-dire que les cellules osseuses, infiltrées de matière jaunâtre et ramollies dans leurs parois, avaient subi cette dégénérescence grasse que nous avons coutume de décrire sous le nom d'*ostéoliparie*, et qui est une des formes les plus remarquables et les plus fréquentes de la carie.

La journée de l'opération se passa assez tranquillement pour Peyrac. Le soir, il y eut un peu de réaction et de légères douleurs dans le moignon. (Application de compresses froides; diète, tisane d'orge.)

Le lendemain, l'état général est satisfaisant; les douleurs du moignon ne se font plus ressentir que très faiblement. (Deux bouillons.)

Le 24, il y a du sommeil pendant toute la nuit. Absence presque complète de fièvre. (Trois bouillons; lav. émoll.)

Le 25, quelques douleurs se développent dans le moignon avec sensation de chaleur et de tension du membre. Au premier pansement, qui eut lieu le 26, nous trouvons une suppuration modérée, mais le moignon est tuméfié et rouge. Le côté interne, sur le point correspondant à la cicatrice mentionnée plus haut, présente même une coloration violacée qui, au premier aspect, aurait pu faire redouter la mortification. Mais cette couleur est due à l'aspect particulier du tissu de cicatrice enflammé. (Pansement ordinaire.) Deux points de suture sont enlevés.

Le 27, deuxième pansement : il y a moins de tuméfaction et de rougeur sur le moignon ; la pression y détermine une douleur moins vive ; la suppuration a diminué.

Les jours suivants, l'état local continue à s'améliorer; les fils à ligature tombent à l'époque ordinaire; le moignon se cicatrise graduellement. Le 10 avril, la guérison de la plaie est complète. Le malade commence aussitôt à faire usage de l'appareil prothétique adopté à la suite de l'amputation sus-malléolaire; mais le rebord de la gouttière jambière qui correspond au genou exerce une pression trop forte sur les téguments de la partie interne, et détermine dans ce point un abcès dont la guérison se fait attendre une quinzaine de jours. Après ce délai, le malade essaie de nouveau son appareil; il le supporte sans douleur, et sort bientôt après de l'hôpital.

Réflexions. Pour nous borner, dans l'interprétation de cette observation, à ce qui concerne les effets de l'éthérisation, nous appellerons l'attention du lecteur sur la courte durée des inhalations et sur le résultat produit par l'ivresse imparfaite.

Il est évident que si l'opéré n'a pas été plongé dans le sommeil anesthésique complet, c'est que l'administration de l'éther n'a pas été assez prolongée et que la période d'insensibilité n'a pas été convenablement déterminée par des épreuves préalables et réitérées. Bien que nous n'ayons pas placé ce fait en tête de tous les autres, c'est un des premiers qui nous ont servi à juger des effets de l'éthérisation. Notre expérience personnelle n'étant pas alors suffisamment affermie sur toutes les précautions qui assurent le succès de l'éthérisation, nous crûmes pouvoir commencer l'opération dès que les premiers signes de l'insensibilité se furent manifestés; mais nous fûmes averti par les cris du malade que la section des tissus avait été trop hâtive. Il faut conclure des résultats qui advinrent qu'il est utile de laisser les signes de l'anesthésie s'établir d'une manière moins fugace, et de ne pas se contenter, pour les apprécier, du pincement de la peau, du tiraillement des poils, ou de toute autre épreuve facilement supportable par un sujet engourdi. Nous sommes aujourd'hui dans l'habitude d'éprouver la sensibilité de la peau avec la pointe d'un tenaculum ; quand elle a traversé les téguments, nous imprimons au tenaculum divers mouvements pour stimuler douloureusement les tissus, et nous soulevons en même temps la portion de peau piquée. Il est rare que lorsque la sensation que devraient provoquer ces manœuvres n'est pas perçue, la douleur de l'opération soit sentie par le malade. L'insuffisance des essais propres à constater l'insensibilité, l'empressement trop grand qu'on met à opérer, ont nui à l'adoption de l'éther. Ainsi, le résultat négatif que nous avons constaté chez notre opéré a été observé par beaucoup d'autres praticiens, et malheureusement un grand nombre d'entre eux en ont tiré une conclusion qui s'est transformée en prévention fâcheuse contre l'éther. Dans ces cas, le reproche ne doit pas tomber sur l'agent anesthésique, mais sur celui qui l'administre et qui doit diriger ses effets. Si les inhalations sont trop peu prolongées, le sommeil anesthésique n'est pas obtenu ou il est trop fugace, ou bien la sensibilité n'est qu'imparfaitement modifiée et le résultat manque. Nous aurons plus tard l'occasion de revenir sur les précautions propres à assurer le succès de l'éthérisation ; qu'il nous suffise présentement d'avoir établi par un exemple le fait de l'éthérisation incomplète et le peu de justesse des conséquences qu'en ont tirées ceux qui ont pris cet état pour celui qu'il faut réellement obtenir.

L'éthérisation incomplète est la cause de la plupart des effets bizarres, des anomalies mentionnés par les opérateurs, et même de plusieurs résultats regardés comme des accidents plus ou moins sérieux. Mais en la considérant même sous ce jour défavorable, elle ne laisse pas que de simplifier, dans un assez grand nombre de cas, la position de l'opéré, en atténuant les douleurs réelles ou en faisant perdre le souvenir de tout ce qui s'est passé pendant l'opération. Dans l'exemple que nous avons cité, nous voyons que, bien que le malade ait donné des signes non équivoques d'agitation, la souffrance n'a pu être certifiée immédiatement après l'opération. Cette espèce de contradiction entre les manifestations instinctives ou réflexes qui dévoilent la douleur, et les révélations psychologiques qui nient cette même douleur, une fois que l'opération est terminée, prouve déjà l'efficacité de l'éther. Il est évident que cet agent a rendu la sensation moins profonde, puisque toute trace de cette sensation disparaît. Si l'opéré n'était pas réduit à l'état végétatif, il était du moins dans celui où l'on peut supposer que se trouvent les animaux inférieurs, qui sentent bien évidemment la douleur, mais qui ne manifestent à son occasion que des réactions purement instinctives. D'après l'idée que l'étude de leurs facultés a pu suggérer, il y a lieu de penser que le souvenir d'une douleur éteinte ne poursuit pas l'animal, tandis que l'homme souffre encore par le souvenir des tortures qu'il a endurées. Sa nature morale supérieure prolonge la réalité par l'image, et le souvenir de la douleur passée constitue une douleur permanente. L'éther, en affaiblissant l'énergie complexe de la constitution morale de l'homme, en l'abaissant au degré qui est propre à l'animal, simplifie en réalité les dispositions en vertu desquelles la souffrance le tourmente plus que tout autre être. Quand l'éthérisation est incomplète, l'homme sent comme être vivant, il ne souffre pas comme être intelligent; augmentez la dose de l'éther, rendez son action complète, l'homme ne souffre en aucune manière, il est pour quelque temps réduit à une existence végétative; vous avez momentanément supprimé en lui ses attributs distinctifs, mais c'est pour le faire échapper aux fâcheux retours du privilége que la nature lui a départi. Sans anticiper sur l'interprétation de ces étonnants effets de l'éther, et en les envisageant à l'abri de toute idée théorique dans le cas qui a été rapporté, notons ce résultat faible encore quand on le compare à celui vers lequel il faut tendre, mais déjà satisfaisant, si on l'envisage d'une manière absolue : l'abolition de la douleur psychologique. De là à son abolition complète, il n'y a qu'un degré; nous avons vu, par les faits qui précèdent, combien il est facile de l'atteindre. Les exemples qui vont suivre ne seront pas à cet égard moins démonstratifs.

QUATRIÈME OBSERVATION. — *Ablation d'un cancer de l'angle des lèvres et extirpation de la glande sous-maxillaire gauche pendant l'éthérisation.* J. Rouquette, cultivateur, âgé de cinquante-six ans, né et domicilié à Broquile (Aveyron), est entré à l'hôpital Saint-Éloi de Montpellier, le 31 mai 1847, pour une tumeur de la région sous-maxillaire gauche, égalant à peu près le volume d'un œuf de pigeon, extrêmement dure et présentant tous les caractères extérieurs d'un squirrhe, avec douleurs lancinantes. La tumeur est peu mobile et paraît occuper le siége de la glande sous-maxillaire. Le diagnostic d'un squirrhe est corroboré par les circonstances suivantes : le malade porte à la commissure labiale gauche une cicatrice résultant d'une opération qui lui fut pratiquée il y a quelques mois. Il s'agissait alors d'une petite tumeur, en forme de noisette, qu'on se borna à enlever superficiellement avec des ciseaux courbes. La partie subjacente, qui n'était pas entièrement saine, ne tarda pas à prendre de l'accroissement, et aujourd'hui elle est devenue le siége d'un noyau d'induration où existent des douleurs lancinantes et qui porte tous les caractères du squirrhe. La première fois, la tumeur labiale avait débuté par une espèce de verrue à laquelle le malade, d'ailleurs doué d'une bonne constitution et à l'abri des prédispositions héréditaires, ne sait donner d'autre origine que l'usage de la pipe, dont il appuyait habituellement le tuyau sur ce point. L'opérateur négligea la tumeur sous-maxillaire qui existait déjà depuis quelque temps, et qui depuis lors n'a fait que s'accroître.

Pour soustraire ce malade aux conséquences inévitables de l'affection dont il était atteint, je me décidai promptement à lui pratiquer une opération plus complète que celle qu'il avait déjà subie. Je l'exécutai le 7 juin avec les précautions suivantes :

Rouquette fut d'abord soumis aux inhalations d'éther sulfurique. Dès les premières minutes, le visage devint très rouge; il y eut évidemment une fluxion sanguine intense vers la tête, mais cet état ne fut pas de longue durée ; je suspendis un moment l'inhalation et je fis respirer le grand air au malade. L'inhalation éthérée ayant été reprise ne produisit aucun autre accident; après douze minutes, les phénomènes d'insensibilité furent complétement obtenus ; le pouls, qui était à 70 avant de commencer, était descendu à60 et descendit plus tard à 55 pulsations, et même à 40. Je commençai alors l'opération en attaquant la tumeur de la région sous-maxillaire. J'accomplis d'abord ce temps opératoire, afin de pouvoir librement continuer l'inhalation pendant son exécution, dans le cas où l'opération serait longue, tandis qu'il eût été très difficile et peut-être impossible de faire inhaler l'éther par la bouche, si j'eusse commencé par la tumeur labiale et placé les épingles pour réunir les bords de la plaie.

Une incision étant faite suivant la direction de la base de la mâchoire, ses deux lèvres furent disséquées et séparées de la surface de la tumeur, qui elle-même fut énuclée peu à peu par l'action alternative du manche et de la lame du scalpel. Lorsque la tumeur fut saisie à l'aide d'une pince-érigne, il s'échappa par la piqûre une matière comme stéatomateuse venant du centre de la partie malade et qui détermina un peu d'affaissement. Trois vaisseaux de moyen calibre furent liés pendant l'énucléation. Au moment où l'extirpation de la tumeur semblait toucher à sa fin, il fut visible, ainsi que nous l'avions prévu, qu'elle jetait des racines profondes, et qu'au lieu de consister en des ganglions dégénérés refoulant la glande sous-maxillaire, il s'agissait de la glande elle-même. La dissection devint plus pénible et plus délicate à cette profondeur. Une artère volumineuse fut ouverte, c'était la sublinguale dilatée. Elle échappait par le retrait à l'action des pinces et du tenaculum, cependant je parvins bientôt à la saisir et à la lier. La tumeur extraite était formée par la totalité de la glande sous-maxillaire dont le centre avait subi la dégénérescence cancéreuse et figurait un kyste à parois très épaisses, altérées dans une grande étendue, mais saines dans la partie profonde où les caractères propres du tissu glanduleux de l'organe étaient parfaitement reconnaissables. La plaie fut immédiatement réunie par quatre points de suture. Cette première partie de l'opération avait duré près d'un quart d'heure, le malade n'avait rien senti. Comme il était revenu à lui-même, je dus lui faire respirer encore un peu de vapeur éthérée pour exécuter le deuxième temps de l'opération.

La petite tumeur de la commissure labiale fut enlevée par une double incision elliptique comprenant la lésion organique tout entière; un vaisseau fut lié, les lèvres de la plaie furent ensuite réunies par trois ou quatre points de suture entortillée. Le malade, qui avait aussi supporté sans douleur ce complément de l'opération, fut porté dans son lit et prit une potion légèrement opiacée.

Le soir, vers trois heures, il y eut une réaction assez forte, quelques douleurs de tête : une saignée de 500 grammes fut prescrite. La fièvre ayant été assez intense malgré cette précaution, et s'étant continuée jusqu'au lendemain, une nouvelle saignée enraya son développement.

Le 9, l'orgasme inflammatoire est tombé. La plaie labiale va bien et tend à se guérir par la réunion immédiate; la plaie sous-maxillaire, plus profonde et moins bien disposée, paraît au contraire devoir suppurer. (Pansement simple; bouillons, tisane d'orge.)

Le 13, les épingles de la plaie labiale sont enlevées, la réunion est très exacte. La plaie sous-maxillaire est le siége d'une suppuration abondante, mais de bonne nature; son fond commence à bourgeonner sensiblement.

Les jours suivants, la cicatrisation s'accomplit graduellement, le malade se lève et prend des aliments. Vers la fin du mois, la guérison est complète. Un peu d'œdème, qui s'était manifesté vers le bas de la joue, du côté de l'opération, s'est dissipé sous l'influence de quelques applications astringentes.

Réflexions. Envisagée sous le rapport des phénomènes de l'éthérisation, cette observation permet de constater, dans leur expression la mieux confirmée, les phénomènes de turgescence vasculaire et ceux d'affaissement ou de concentration qui les suivent. Dès le début, la face devient rouge et vultueuse, les yeux s'animent, le pouls s'accélère, les veines frontales se distendent : on dirait que le malade est sous l'imminence d'une congestion cérébrale. Peut-être quelque influence asphyxique s'ajoute-t-elle aux effets propres de l'éther; mais une suspension momentanée de l'éthérisation rétablit l'état normal, la respiration se régularise et fait cesser le trouble de l'action circulatoire. Le renouvellement des inhalations éthérées est alors mieux supporté; désormais les phénomènes sont ce qu'ils doivent être : la surface du corps se refroidit, le nombre des pulsations diminue, l'insensibilité se manifeste; elle est entretenue par la reprise opportune des inhalations pendant l'action opératoire. En somme, l'anesthésie se soutient au delà de vingt-deux minutes, et le malade peut subir, sans s'en apercevoir, deux opérations pour une.

Nous ferons remarquer que, dans ce cas particulier, il y avait lieu, précisément à cause de la durée probable de la manœuvre chirurgicale, à assurer une longue durée à l'anesthésie; c'est ce que nous avons obtenu en reprenant de temps en temps l'éthérisation que nous avions dû suspendre pour prévenir l'accumulation de ses effets. Afin de pouvoir diriger ainsi les phénomènes anesthésiques, nous avions à dessein réservé pour le dernier temps de l'opération l'excision du tubercule cancéreux labial. Deux raisons justifiaient la conduite que nous avons suivie. D'abord, le tubercule de la commissure des lèvres ne gênait pas l'inspiration des vapeurs, tandis qu'elle eût inévitablement éprouvé des obstacles dans son exécution, si l'ouverture de la bouche, rendue plus douloureuse par l'opération, eût encore été traversée par des épingles à suture dont le relief n'eût pas permis de les enfermer dans l'entonnoir de l'appareil en même temps que l'orifice buccal. En second lieu, l'extirpation de la glande sous-maxillaire exigeait plus de temps pour être accomplie, elle exposait l'opéré à de plus vives douleurs; il fallait donc profiter des premiers effets de l'insensibilité pour son exécution, sauf à prolonger ensuite l'éthérisation avant de commencer le second temps.

Nous ne terminerons pas sans faire remarquer qu'indépendamment de l'intérêt pratique de ce fait, en ce qui concerne les avantages de l'éther, il apporte un nouveau témoignage en faveur de la possibilité de l'extirpation de la glande sous-maxillaire. Cette opération, reléguée par un scepticisme mal fondé au rang des illusions chirurgicales aussi bien que l'extirpation de la parotide, n'offre ni les difficultés, ni à plus forte raison l'impossibilité d'exécution que lui ont attribuées certains chirurgiens. C'est vainement que M. Velpeau a pu prétendre que l'on s'était mépris sur la nature des tissus extirpés, et que ceux qui croyaient avoir extirpé la glande n'avaient extrait que des ganglions qui avaient refoulé celle-ci et qui occupaient sa place. L'erreur n'est pas possible, quand on examine les tissus avec attention et surtout lorsqu'une portion respectée par la maladie conserve ses caractères normaux. J'ai pratiqué deux fois l'extirpation de la glande sous-maxillaire cancéreuse, et dans les deux cas l'inspection des tissus extirpés ne m'a pas laissé le moindre doute sur leur nature et sur le véritable résultat de l'opération. Dans celui qui vient d'être cité, la partie profonde de la glande était entièrement saine et aucune méprise n'était possible sur le siége de la maladie. La profondeur à laquelle il a fallu porter les instruments, enfin l'absence de la glande elle-même au fond de l'excavation créée par l'opération auraient déjà suffi pour nous convaincre que la glande sous-maxillaire avait été extirpée, si des convictions plus directes n'avaient été fournies par l'examen propre de l'organe enlevé.

CINQUIÈME OBSERVATION. — *Sarcocèle volumineux du côté gauche. Éthérisation : anesthésie. Vomissements au moment de la ligature du cordon. Réunion immédiate. Guérison complète en dix jours.* J. Marty, boucher, âgé de trente ans, de Roubia (Aude), est entré à l'hôpital Saint-Éloi de Montpellier, le 6 juin 1847, pour se faire opérer d'une tumeur du côté gauche du scrotum. Ce malade, dont le tempérament est sanguin et la constitution robuste, est né de parents sains. Il dit avoir toujours joui d'une santé parfaite et n'avoir contracté aucune affection vénérienne. Le testicule du côté gauche, naturellement petit, était spontanément tombé dans l'atrophie en même temps qu'il s'était induré. Cette réduction de volume était à son état le plus avancé il y a environ quinze mois; à cette époque, l'organe séminal était à peine de la grosseur d'une noisette et d'une extrême dureté. Vers l'époque indiquée et sans qu'aucune douleur se manifestât, Marty nous dit avoir reconnu qu'une marche inverse s'opérait dans le développement de son testicule. Il reprenait insensiblement son volume primitif, ce que le malade voyait avec plaisir. Mais bientôt ce volume fut dépassé et s'accrut graduellement. Marty consulta dès lors un médecin qui lui fit faire des frictions avec de la pommade iodée, et lui prescrivit en même temps de l'iodure de potassium. Cette médication ne produisit aucun résultat; le muriate d'or, administré plus tard, ne détermina non plus aucun changement. Marty se décida alors à venir à Montpellier. Voici l'état dans lequel il s'est présenté à notre observation.

La tumeur scrotale a le volume d'une grosse poire; elle est comme divisée en trois lobes, dont la surface est inégale et qu'on dirait formée par des tubercules : le moyen présente une fluctuation obscure; les deux autres sont d'une dureté comme cartilagineuse. La peau non adhérente à la surface est rouge et sillonnée par quelques veines variqueuses. Elle est d'ailleurs saine; la tumeur est le siége de douleurs sourdes. D'après cet ensemble de caractères et malgré l'absence de douleurs lancinantes, nous concluons à l'existence d'une affection cancéreuse. L'idée d'un testicule vénérien était écartée par la notion des circonstances antérieures, et celle d'un testicule scrofuleux par la marche de la maladie et par la constitution robuste du sujet. Cependant nous nous attendions à trouver les traces d'une affection composée, dont le testicule est particulièrement le siége. Une ponction exploratrice acheva de nous démontrer que la tumeur était solide, et l'insuffisance des moyens médicamenteux employés nous décida à pratiquer l'opération, qui fut exécutée le 11 juin, de la manière suivante :

Marty respira d'abord de la vapeur d'éther pendant dix minutes ; après ce temps, l'insensibilité fut complète. Une incision longitudinale dirigée de l'anneau vers le milieu de la partie déclive de la tumeur intéressa la peau et les tuniques extérieures du testicule. Les téguments furent rapidement disséqués en dedans et en dehors ; on lia quelques rameaux des artères honteuses externes, et la tumeur fut bientôt isolée. En examinant le cordon avant d'en pratiquer la section, nous reconnûmes que plusieurs veines étaient variqueuses ; le développement de l'une d'elles égalait celui du petit doigt. La section du cordon fut pratiquée avec précaution. Jusqu'à ce moment le malade, plongé dans un sommeil profond, n'avait manifesté aucune douleur. Ce n'est qu'au moment de la ligature de l'artère spermatique que Marty se réveilla et se mit à proférer des cris bizarres qui étaient évidemment sous l'influence d'un rêve. Ces cris eurent pour effet de rendre l'hémorrhagie provenant de la section des veines variqueuses tellement considérable, qu'il nous parut opportun de lier le cordon en masse. A peine la ligature fut-elle serrée, que le malade parut souffrir et fut pris d'un vomissement spasmodique dont les efforts se prolongèrent près d'une minute.

Quelques nouvelles inspirations d'éther furent prescrites avant de pouvoir faire la suture. Marty se rendormit promptement ; on procéda à l'application de six points de suture entrecoupée et au pansement ordinaire. Le malade, qui n'avait rien senti pendant l'opération, revint à lui en faisant des réflexions si bizarres, qu'elles arrachèrent un rire explosif aux assistants. Cette circonstance eut pour effet d'exciter chez Marty une fureur passagère qui ne fut pas sans influence sur la production d'un ictère spontané qui se manifesta le jour même de l'opération.

A part cette légère complication, les phénomènes consécutifs se passèrent avec la plus grande régularité et une prompte guérison eut lieu.

A la visite du soir, la réaction s'était manifestée et commençait même à se modérer. Les traces de l'ictère étaient déjà évidentes. Le lendemain, cette affection avait fait des progrès ; il s'y était joint du malaise fébrile et de la difficulté dans l'émission des urines. Ce dernier symptôme céda à l'emploi de frictions camphrées : la fièvre traumatique fut conjurée par une saignée, par la diète et des boissons délayantes. Le 14, Marty était déjà bien, il ne se plaignait que d'un peu de douleur dans le trajet abdominal du cordon. (Cataplasme sédatif sur le siége de la douleur, lavement émollient.)

Le 15, les douleurs sont moindres; un peu de suppuration s'échappe par l'angle supérieur de la plaie où sont réunis les fils à ligature. (Émulsion camphrée, friction avec l'huile de camomille sur l'hypogastre, cataplasmes émollients; deux bouillons, tisane d'orge.)

Le 16, les bandelettes agglutinatives sont enlevées; pansement simple. (Quatre bouillons, dont deux avec un jaune d'œuf.)

Le 17, chute des ligatures, cicatrisation dans presque toute l'étendue de la plaie; les points de suture sont enlevés.

Le 19, le malade est tout à fait bien, il se lève et demande à manger: on accorde le quart.

Le 21, la plaie est entièrement cicatrisée. Marty témoigne le désir de sortir; il sort, en effet, quelques jours après.

La pièce pathologique, examinée immédiatement après l'opération, avait offert des lésions organiques complexes : la substance testiculaire, entièrement détruite, était remplacée par du tissu squirrheux et du tissu encéphaloïde mêlés ensemble; de la matière colloïde existait à la partie postérieure et supérieure; enfin, la place de l'épididyme était occupée par de la matière tuberculeuse. Celle-ci se trouvait en dehors du kyste fibreux qui renfermait le tissu cancéreux, et qui lui-même était probablement formé par le périteste.

Réflexions. Indépendamment des particularités intéressantes qui se rattachent à ce fait, telles que l'atrophie spontanée avec induration suivie plus tard de dégénérescence, la présence simultanée de matière tuberculeuse et de matière cancéreuse dans la même tumeur, l'hémorrhagie veineuse grave qui survint pendant l'opération après la section du cordon variqueux, la promptitude de la guérison favorisée simultanément par la réunion immédiate et l'emploi de l'éther, il est quelques remarques auxquelles donne lieu spécialement l'usage de ce dernier moyen.

Et d'abord, cette observation, en démontrant l'anesthésie complète du malade pendant le temps le plus douloureux de l'opération, répond d'une manière suffisante aux objections élevées dès les premiers temps de l'introduction de l'éther dans la pratique chirurgicale, contre son utilité pour les opérations exécutées sur des organes génitaux. On sait que M. Vidal, de Cassis, avait cru reconnaître et pouvoir affirmer que l'éther était impuissant pour détruire la sensibilité de la région génitale. Cette dérogation apparente à la production générale de l'anesthésie dépendait évidemment de ce que les sujets opérés par ce chirurgien avaient été imparfaitement éthérisés. Nous avons pratiqué d'autres fois l'opération du sarcocèle, sous l'influence de l'éther, et nous avons toujours réussi à plonger les malades dans une complète insensibilité. C'est même un des cas dans lesquels l'éther rend les services les plus avérés, car on n'ignore pas combien la richesse nerveuse de cette région rend douloureuse la dissection de la tumeur, surtout lorsqu'elle est considérable et adhérente au corps caverneux.

Nous remarquerons, en second lieu, que l'anesthésie qui avait été complète jusqu'au moment de la section du cordon, se dissipa à dater de ce moment : le retour de la douleur fut surtout évident au moment de la ligature en masse du cordon. Serait-ce parce que l'action anesthésique commençait à s'épuiser, ou parce que la sensibilité spéciale du cordon dans lequel se trouvent plusieurs ordres de nerfs fut excitée à un très haut degré par la ligature. Les deux causes réunies concoururent probablement au réveil de la douleur, mais quelques nouvelles inspirations replongèrent bientôt le malade dans la torpeur nécessaire pour pratiquer la suture. Quant aux vomissements, ils furent probablement sous la dépendance des effets produits par la ligature du cordon, car il y eut une stricte coïncidence entre leur manifestation et ce temps opératoire.

Nous avons encore remarqué chez notre malade un ictère spontané et une rétention d'urine. Ces complications morbides, quoique passagères, ne sont pas imputables aux effets directs de l'éthérisation. Il est extrêmement probable que l'ictère fut le résultat de l'impression morale qu'éprouva le malade lorsque, sortant d'un sommeil pendant lequel avaient eu lieu les songes les plus bizarres, il entendit les assistants rire aux éclats. Il se livra aux imprécations et aux menaces les plus terribles contre ceux dont la gaieté, qu'il avait lui-même provoquée par ses propos, lui paraissait une insulte à sa position. Quant à la rétention d'urine, elle pourrait bien tenir aussi à l'ébranlement nerveux produit par la même impression morale. On l'observe chez les sujets atteints de commotion cérébrale, chez quelques individus qui ont éprouvé de graves accidents traumatiques, ou qui ont subi des opérations importantes, spécialement dans le voisinage des organes génito-urinaires. Nous avions déjà observé cette complication chez un amputé du bras, dont il a été fait mention plus haut. La rareté de cet accident chez les sujets éthérisés nous porte à penser que l'éthérisme lui-même n'est pas la cause de la rétention d'urine observée dans les deux cas mentionnés. Tout ce que nous pouvons conclure, c'est que l'éther ne s'oppose pas au développement de cette complication qu'il a été d'ailleurs facile de dissiper.

Nous signalerons, en dernier lieu, la promptitude de la guérison. Bien que l'emploi de la réunion immédiate nous paraisse avoir exercé une grande influence sur ce résultat, nous pensons qu'il a été notablement secondé par l'éther; l'affaiblissement de la douleur, laquelle même après l'opération est moindre que dans les autres cas, contribue à modérer la congestion inflammatoire dont la douleur est la cause. Quand on lit dans la plupart des ouvrages classiques que la cicatrisation par granulation doit être préférée à la suite de l'opération du sarcocèle; quand on voit citer comme des exemples favorables des cas où la guérison s'est fait attendre trente ou quarante jours, il est impossible de ne pas tenir en compte majeur les effets de l'emploi de la suture et de l'éther qui ont permis une réunion parfaite en dix jours.

SIXIÈME OBSERVATION. — *Calcul vésical. Éthérisation. Taille médiane terminée en une minute et demie. Prompte guérison.* Carabassa (Joseph Fulcrand), de Lodève, berger, âgé de quinze ans, fut admis à l'hôpital Saint-Éloi de Montpellier le 3 février 1849.

Ce jeune sujet, d'un tempérament lymphatique et d'une constitution débile, raconte que, dès l'âge de sept ans, il a éprouvé des douleurs du côté des reins, qui s'irradiaient vers les bourses et s'accompagnaient, au moment de leur plus grande intensité, de la rétraction des testicules vers les anneaux. Plus tard, il s'est déclaré un sentiment de pesanteur vers le périnée, du prurit au méat urinaire, et enfin une certaine difficulté dans l'émission des urines. Ces symptômes, après une aggravation croissante, avaient subitement disparu, lorsque, il y a environ six mois, sans cause appréciable, ils ont repris une nouvelle intensité. Douleurs vives dans la profondeur du bassin, surtout après la marche ou un exercice accompagné de secousses, dysurie, quelquefois strangurie; d'autres fois, incontinence d'urine ou interruption subite de son jet et impossibilité de le rétablir sans prendre une attitude particulière; changements dans la nature de ce liquide, qui est chargé de mucosités épaisses ou même de pus : tels sont les symptômes qui ont fait présumer que le malade était affecté de la pierre. Cet appareil s'accompagnait de phénomènes fébriles et nerveux. Pour donner au diagnostic la certitude convenable, je pratique le cathétérisme à diverses reprises, et chaque fois j'obtiens facilement la sensation d'un corps étranger au col de la vessie. L'introduction de la sonde est toujours douloureuse.

Quelques jours après son entrée, le malade fut pris de la variole. Traité dans la salle des fiévreux, il avait traversé sans accident notable les diverses périodes de la maladie, quand, au moment de la desquamation, il éprouva les symptômes d'une violente strangurie. L'emploi de la sonde devint nécessaire et donna issue, à deux reprises, à une grande quantité de pus urineux, ce qui produisit une grande amélioration. Mais pendant qu'on attendait un rétablissement plus complet et qu'on essayait de calmer la susceptibilité de la vessie par des injections émollientes, une nouvelle complication est survenue : les bourses se sont tuméfiées; il s'est formé un œdème qui a résisté aux moyens locaux de traitement et qui était symptomatique d'un travail inflammatoire sourd et profond, qui s'accomplissait dans l'épaisseur du périnée et qui ne permettait pas d'apprécier la fluctuation. Bientôt un peu de peau de la partie déclive du scrotum et du tissu cellulaire subjacent tombèrent en mortification, du pus se fit jour sous l'escarre, et le bistouri ayant agrandi le pertuis, il s'écoula une masse énorme de pus. Le testicule droit était entièrement disséqué par la suppuration. Mais après la détersion du foyer, le travail de cicatrisation s'est rapidement opéré, et la peau, attirée par la cicatrice, eut bientôt recouvert l'organe dénudé. Toutes ces complications avaient cependant affaibli le malade, qui était d'une maigreur extrême et d'une telle susceptibilité, que chaque cathétérisme provoquait des spasmes pénibles suivis de fièvre. Je ne pouvais raisonnablement pas songer à la lithotritie. Je me décidai à le tailler sans plus de retard; et en raison de sa profonde débilitation, je choisis la taille périnéale médiane, qui n'expose pas à l'hémorrhagie.

L'opération fut pratiquée le 30 avril 1849. Les préparations locales et générales usitées en pareil cas avaient été prescrites et exécutées.

Je soumis préalablement le malade à l'inhalation de l'éther, que je préférai au chloroforme, à cause de l'affaiblissement où il était plongé. Au bout de huit minutes l'anesthésie était absolue; elle s'était produite, comme on l'observe souvent chez les sujets débiles, sans excitation préalable et comme par gradation insensible : résolution des membres, dépression et ralentissement médiocres du pouls, occlusion des paupières, insensibilité complète. L'éther avait été administré au moyen du sac à éthérisation de M. J. Roux; je profitai du temps de l'inhalation pour lier le malade comme on a coutume de le faire pour l'opération de la taille.

Voici les détails du procédé mis en pratique. Le sujet placé dans la position ordinaire et maintenu par des aides, un cathéter de médiocre volume est introduit dans la vessie; son pavillon est fixé par un aide avec recommandation de le tenir exactement sur la ligne médiane; avec un bistouri convexe, je fais une incision sur le raphé, s'étendant depuis 1 à 2 centimètres du scrotum jusqu'à 1 centimètre de l'anus. Les parties molles sont rapidement divisées, couche par couche, jusqu'à la portion membraneuse de l'urètre, à travers laquelle le doigt sent le cathéter; la pointe du bistouri, guidé par l'ongle, divise cette membrane sur la cannelure du cathéter. Pendant que l'aide qui en tient l'extrémité le soulève légèrement, en le fixant dans une direction verticale, le bistouri est poussé jusque vers le col de la vessie et retiré de manière à le diviser ainsi que la prostate, sur la ligne médiane et dans une étendue suffisante. Le cathéter est aussitôt retiré ; le doigt indicateur gauche est porté dans l'ouverture périnéale pour diriger un gorgeret sur la concavité duquel des tenettes sont engagées dans la vessie et saisissent en deux temps plusieurs calculs, d'abord deux petits, puis un troisième du volume d'un œuf de pigeon. L'ensemble de ces détails opératoires n'exige pas plus d'une minute et demie. Pendant que le sommeil anesthésique se prolonge on explore la vessie pour constater qu'elle ne contient pas d'autres corps étrangers. Bientôt l'opéré, qui n'avait absolument rien senti, se réveille, fort étonné d'apprendre qu'il a été débarrassé de sa pierre. Il n'y eut pas la moindre hémorrhagie, aucun pansement ne fut fait.

Porté dans son lit, le malade fut couché sur le dos, les membres inférieurs maintenus dans la demi-flexion au moyen d'un rouleau placé sous les jarrets, et unis entre eux par une bande croisée en X. (Potion avec douze gouttes de laudanum à prendre par cuillerées.)

La journée se passe très bien; le lendemain 1er mai, réaction médiocre; la nuit a été bonne, l'urine avait coulé sans obstacle par la plaie. (Diète, tisane de chiendent.)

Le 2 mai, douleur légère à la région hypogastrique, issue d'un peu de sang par l'urètre. (Fomentations émollientes.)

Le 3, après un sommeil tranquille, la journée se passe dans le plus grand calme; la physionomie a repris une expression satisfaisante. (Quatre bouillons.)

Les jours suivants se caractérisent par une amélioration graduelle dans l'état général, et par les débuts du travail de cicatrisation de la plaie. Vers le huitième, il sort déjà par le canal une notable quantité d'urine; la suppuration du trajet vésico-périnéal est presque nulle; des aliments sont accordés au malade. Bientôt l'état des forces se relève, le moral du malade, si longtemps inquiet, se modifie et devient plus expansif. Grâce à une alimentation opportunément augmentée, l'embonpoint ne tarde pas à renaître; le malade est gardé jusqu'au 25 mai afin de pouvoir constater son entière guérison retardée par un pertuis capillaire siégeant au périnée. Son rétablissement n'a pas tardé à être complet.

Réflexions. Tous les avantages de l'éthérisation se présentent encore avec évidence dans l'observation que nous venons de rapporter. Le jeune âge du malade, son affaiblissement préalable le disposent à subir avec certitude les effets anesthésiques. La période d'excitation, dont on a si souvent fait un reproche à l'éther, manque complétement. L'insensibilité atteint le degré de profondeur qui exonère le malade de la douleur en respectant ses fonctions organiques; enfin, l'une des opérations les plus redoutées de la chirurgie est pratiquée sans que le malade en soit averti, même par ces préparatifs qui consistent à assurer l'immobilité en liant les membres, et qui préoccupent si péniblement le moral du patient.

On aura remarqué qu'en raison de la prompte exécution de l'opération commencée et achevée par le bistouri, le sommeil anesthésique fut prolongé au delà de la durée de la manœuvre, bien que l'inhalation eût été suspendue au moment où le périnée a été incisé. Ainsi l'opéré est resté étranger non seulement aux préparatifs et à l'exécution de la taille, mais à ses suites immédiates. Il avait quitté l'attitude qu'exige l'opération et reposait tranquillement sur le lit jadis appelé *lit de douleur*, lorsqu'on a montré à ses regards ébahis la pierre qui l'avait si longtemps et si cruellement tourmenté. Nous ne connaissons pas en chirurgie de plus beau progrès que celui qui procure une pareille satisfaction.

Le mode opératoire que j'avais choisi, et qui n'est mis en pratique que par un très petit nombre de chirurgiens, était spécialement approprié aux dispositions du sujet. La lithotritie n'aurait pu être supportée; la taille latéralisée eût exposé à une hémorrhagie qui, même en étant légère, aurait pu être préjudiciable à un malade aussi débilité; la pierre était trop petite pour songer aux autres modes cystotomiques. La taille médiane avait de grandes chances de succès et mettait sûrement à l'abri de toute hémorrhagie. Exécutée sans lithotome caché, elle se réduisait à un rapide débridement de la prostate. Aussi l'opéré put-il profiter, sous tous les rapports, de cette simplification de l'acte chirurgical.

A l'époque où nous avons pratiqué cette taille, le chloroforme était depuis longtemps connu, et nous l'aurions volontiers employé si nous n'avions trouvé une contre-indication à son usage dans les conditions où se trouvait le malade. Exténué par de longues souffrances, placé dans de fâcheuses conditions par la variole et par la diathèse purulente qui lui avait succédé, rendu incapable de résistance vitale par sa constitution primitive et par la longue diète qu'il avait observée, ce malade était, plus que tout autre, exposé à subir cette influence dépressive et dangereuse que le chloroforme peut exercer; une stricte prudence, que nous justifierons plus tard par une analyse sévère, nous interdisait son emploi. L'éther a rempli notre but, sans donner lieu au plus léger inconvénient. Nous en prenons acte pour déclarer que le plus grand nombre des praticiens y a trop légèrement renoncé pour adopter exclusivement le chloroforme.

SEPTIÈME OBSERVATION. — *Vaste tumeur cancéreuse du sein droit et de la région axillaire. Éthérisation bien supportée pendant trente-deux minutes. Suites immédiates naturelles ; pleurésie intercurrente. Mort le cinquième jour. Autopsie.* Marie Théron, journalière, âgée de cinquante-neuf ans, née à La Salvetat (Hérault), est entrée à l'hôpital Saint-Éloi de Montpellier, le 22 mai 1847, pour se faire traiter d'un cancer mammaire. D'une constitution assez bonne, quoique lymphatique, cette femme est mère de quatre enfants qu'elle a nourris elle-même. Après sa dernière couche, qui date de vingt ans, elle a perdu le mamelon du sein droit, sans que d'ailleurs il en soit résulté pour elle aucun accident en rapport avec sa maladie actuelle. Si nous l'en croyons, elle s'est parfaitement rétablie, et c'est depuis un an seulement qu'à la suite d'un coup reçu sur ce sein, il s'est formé à la partie inférieure et externe de l'organe une petite tumeur dure et d'abord mobile, qui a fini par envahir la glande mammaire. Aujourd'hui, cette dernière ne forme plus qu'une tumeur très indurée, volumineuse, pesante, œdémateuse vers sa partie déclive et parcourue par de grosses veines sous-cutanées. La tumeur n'adhère pas à la surface du grand pectoral, elle jouit d'une certaine mobilité; la peau qui la recouvre adhère dans quelques points aux parties subjacentes; elle est ulcérée sur sa partie centrale. En dedans et en haut existe un engorgement de même nature que celui du sein; enfin, une espèce de corde noueuse, se dirigeant dans l'aisselle, conduit directement sur une masse de ganglions indurés. D'après le rapport de cette femme, ce dernier engorgement aurait précédé la maladie du sein et serait absolument exempt de douleurs lancinantes, alors que celles-ci se font vivement sentir depuis six mois dans la tumeur du sein. La malade attribue encore une antériorité de développement à un ou deux petits ganglions de la région sus-claviculaire, dans lesquels elle ne ressent non plus aucune douleur. La nature de la maladie étant évidemment cancéreuse, on ne voit d'autre moyen d'en délivrer cette femme que l'opération. Elle la réclame avec beaucoup d'instance et s'est rendue à Montpellier pour la subir, sur l'avis des médecins qu'elle a consultés. Bien que nous ne nous dissimulions en aucune manière la gravité de cette opération, cependant comme les signes généraux de la diathèse cancéreuse n'existent pas, que toutes les fonctions se font bien, qu'aucun organe important ne paraît participer à l'affection du sein, que la malade conserve un teint ordinaire, qu'elle a de l'appétit et que la maladie s'est développée à l'occasion d'une cause externe, sans prédisposition héréditaire, nous cédons à ses demandes réitérées et nous nous décidons à l'opérer.

Les préparations d'usage furent d'abord pratiquées, soit pour mieux disposer la malade, soit pour la délivrer d'une contraction spasmodique et involontaire que nous avions remarquée dans les muscles de la face quand la malade parlait, et qu'elle attribuait uniquement à l'émotion que lui causait la vue des assistants.

Le 28 mai, elle fut opérée de la manière suivante, en présence d'un grand nombre d'élèves et de MM. les docteurs Lombard et Cazaintre. Marie Théron fut d'abord soumise aux inhalations éthérées, administrées pendant dix minutes avec l'appareil de M. Daran. L'insensibilité était complète. Nous recommandâmes de soutenir l'inhalation avec de courtes intermittences destinées à éviter l'asphyxie pendant toute la durée de l'opération, que nous présumions devoir exiger un temps assez long.

La malade est couchée sur le lit à opérations, et convenablement disposée. Une première incision, légèrement curviligne, est dirigée de haut en bas et de dehors en dedans, dans l'étendue de 12 à 13 centimètres environ. Une seconde incision au-dessus de la précédente, et ayant la même direction, sert à circonscrire un lambeau de peau ellipsoïde comprenant la partie adhérente et ulcérée qui doit être enlevée avec la tumeur. Cette dernière est alors disséquée et isolée des tissus environnants. Comme elle n'adhère point à l'aponévrose du grand pectoral, son énucléation est facile et prompte. Dans un second temps de l'opération, on enlève plusieurs ganglions dégénérés subjacents à la tumeur, et qui siégent immédiatement dans l'épaisseur du grand pectoral. Par la solution de continuité primitive, et sans qu'il soit nécessaire de la prolonger beaucoup vers son angle externe et supérieur, les ganglions de l'aisselle sont explorés et reconnus évidemment cancéreux. Nous nous décidons alors à les attaquer; mais, pour opérer dans une région aussi délicate, le bistouri, conduit d'abord avec ménagement, est bientôt abandonné et remplacé par les doigts. A peine les ganglions les plus extérieurs ont-ils cédé à la déchirure du tissu cellulaire qui les contient, qu'on en découvre d'autres placés plus profondément et environnant le paquet des vaisseaux et nerfs axillaires. Redoublant alors de précautions, nous isolons, tantôt avec les doigts, tantôt avec le manche aplati d'un scalpel, les masses les plus profondément situées, et nous conduisons vers leur base une ligature solide, qui est ensuite fortement serrée. Le pédicule de ces masses cédant à l'effort de cette constriction énergique, celles-ci tombent avec le fil. Enfin, une dernière masse de ganglions dégénérés est reconnue dans la fosse sous-scapulaire, entre le muscle de ce nom et le grand dentelé. Après beaucoup d'efforts, elle est amenée en totalité. Dans un troisième et dernier temps, la petite tumeur, placée en haut et en dedans vers le bord du sternum, est enlevée. Cette plaie si vaste est alors explorée attentivement pour qu'il ne reste rien de suspect. On lie cinq artères ; le sang qui s'en écoule est noir et d'une apparence veineuse. Les bords de la plaie sont ensuite réunis par dix points de suture entrecoupée. Le pansement est terminé comme à l'ordinaire. Ces différents temps de l'opération ont exigé vingt-deux minutes ; et pendant cette longue épreuve, la malade n'a pas ressenti la plus légère douleur. Le refroidissement du corps, la pâleur des téguments ont été très prononcés. Le pouls a été constamment d'une petitesse et d'une lenteur remarquables. Au moment de l'application des points de suture, la connaissance est revenue, puisque la malade a répondu aux questions qu'on lui a adressées ; malgré cette lucidité des idées, il n'y a pas eu perception de la douleur.

Les tissus pathologiques enlevés sont examinés immédiatement après l'opération. Ils offrent dans tous leurs points les caractères du squirrhe.

L'opérée a été aussitôt après transportée dans son lit. On lui a administré par cuillerées une potion laudanisée. A trois heures du soir, la réaction n'est pas considérable ; il n'existe pas de douleur, la respiration est libre ; la malade déclare se trouver très bien. La nuit se passe bien ; mais dans la matinée une hémorrhagie se manifeste, et le sang imbibe les pièces de l'appareil. Des applications froides sont faites par-dessus ces pièces. On fait prendre à la malade quelques cuillerées de bouillon.

Le 29, la malade est tranquille; elle a dormi, la réaction est modérée, l'hémorrhagie s'est arrêtée. (On suspend les applications froides; bouillons, crème de riz.)

Le 30, la malade est faible, il y a de la gêne dans la respiration; l'appareil est relâché. (Tisane pectorale.) Vers trois heures, la gêne est plus considérable; il s'y joint de la toux et une douleur que la malade rapporte à la plaie, mais que nous jugeons plus profonde. Il existe un tremblement nerveux général; le pouls est petit et fréquent. (Vésicatoire au bras; 1 pilule toutes les deux heures avec 1 décigramme de nitre, 5 centigrammes de camphre et 2 centigrammes d'opium; alterner ces pilules avec un looch blanc laudanisé.) Malgré ces moyens, la gêne devient de plus en plus grande. Le surlendemain, 1er juin, la malade expire.

L'autopsie fut faite le 2 juin, à huit heures du matin. La plaie est le siége d'une suppuration commençante et de mauvaise nature. Une matière sanieuse et d'une odeur fétide recouvre toute la surface traumatique.

L'ouverture du thorax fait constater un épanchement séreux considérable dans le côté droit; la quantité de liquide est bien moindre du côté gauche; le tissu des poumons est sain; la membrane interne des bronches présente sa couleur ordinaire. Le cœur n'offre les traces d'aucune lésion.

L'exploration de l'abdomen a fourni les résultats suivants : intestins fortement distendus par des gaz; estomac dilaté aussi par des gaz et renfermant une grande quantité d'ascarides lombricoïdes; quelques uns de ces derniers sont engagés dans l'orifice cardia; l'œsophage est ouvert et laisse apercevoir, vers le milieu de sa hauteur, une masse d'ascarides entrelacés d'une manière presque inextricable; le foie renferme quelques tubercules de substance squirrheuse; reins entièrement sains; matrice fibreuse et racornie comme chez les femmes âgées.

On examine le cerveau pour compléter l'examen nécropsique; mais il n'y a rien d'anormal.

Réflexions. Nous avons à dessein raconté ce fait dans tous ses détails, parce qu'il permet de se faire une idée de l'influence prolongée de l'éthérisation, et que, sous ce rapport, il fait opposition à la plupart des cas que nous avons déjà cités, et où nous n'avons eu à constater que les effets les plus simples de la méthode anesthésique.

La première considération qui doit nous arrêter est relative à la possibilité de prolonger l'anesthésie éthérique sans danger immédiat pour la vie. Dans le cas actuel, l'éthérisation a été soutenue au delà d'une demi-heure. Beaucoup de faits déjà inscrits dans la science démontrent que l'anesthésie peut être prolongée sans péril au delà de ce terme. La pratique si rationnelle de l'inhalation intermittente assure ce résultat en neutralisant les risques auxquels on s'exposerait inévitablement en adoptant la méthode de l'inhalation continue. Les chances d'asphyxie sont amoindries ou annulées par cette précaution, et l'on peut ainsi poursuivre sans crainte des opérations longues et laborieuses. Toutefois la prolongation de l'anesthésie n'est pas sans influence sur l'état de l'organisme. La perte de la sensibilité n'est pas un fait isolé : c'est un détail de l'action générale exercée par l'éther, et il est certains des effets concomitants qui peuvent à bon droit préoccuper le praticien.

L'asphyxie est prévenue, avons-nous dit, par l'inhalation intermittente. Il est toutefois une remarque à faire, c'est que la cause des phénomènes asphyxiques est complexe, et que dans les cas d'anesthésie prolongée, cet accident n'est écarté que dans certaines de ses conditions. Ainsi, l'intermittence des inhalations, en permettant à de l'air pur de se mettre en contact avec la muqueuse pulmonaire, prévient les effets chimiques qui résulteraient du contact du sang avec un gaz non suffisamment oxygéné ; mais il ne faut pas oublier, et c'est ce qu'on a méconnu jusqu'ici, qu'indépendamment de cette cause d'asphyxie, à laquelle on remédie réellement par l'inhalation intermittente, il est une autre cause représentée par la torpeur locale des nerfs pneumo-gastriques. Nous verrons qu'indépendamment de la narcotisation générale produite par les agents anesthésiques, ceux-ci peuvent exercer une narcotisation locale sur les cordons nerveux avec lesquels ils sont mis en rapport. Or les nerfs pneumo-gastriques, dans leurs divisions ultimes, sont directement stupéfiés par les vapeurs anesthésiques, en sorte que le poumon est affaibli dans la condition vitale intime de son action fonctionnelle. Comme cette torpeur imprimée aux nerfs pulmonaires a une certaine durée, l'intermittence des inhalations ne la détruit pas instantanément; d'où la nécessité de ne pas prolonger trop longtemps l'anesthésie, même en mitigeant ses effets par la pratique des intermissions. Cette remarque explique encore comment, alors même que ces dernières n'ont pas été négligées, le sang artériel qui s'échappe des vaisseaux divisés pendant les opérations est d'une couleur foncée. C'est qu'en faisant respirer momentanément de l'air pur, on ne remédie à l'asphyxie qu'en tant qu'elle est causée par le contact du sang avec une vapeur non respirable; mais l'inertie des nerfs pneumo-gastriques survit à l'arrivée de l'air atmosphérique, et l'acte intime de la respiration reste imparfait par le défaut de l'innervation locale nécessaire à son exercice. C'est ce que nous avons observé sur notre malade. Le sang des artères intéressées, pendant l'opération, surtout après une certaine durée de celle-ci, avait une couleur foncée et une apparence veineuse très manifestes.

L'influence générale de l'éthérisation a été profonde et non moins évidente sous d'autres rapports. Ainsi, la pâleur de la peau, l'abaissement de la température, la faiblesse et l'exiguïté du pouls ont été remarqués à un degré plus prononcé que dans les cas ordinaires d'éthérisation. La disparition de ces phénomènes s'est faite avec plus de lenteur; la distinction des fonctions du système nerveux a même pu être remarquée par le fait de la récupération des facultés à des temps inégaux. Ainsi, l'intelligence avait reparu et l'insensibilité existait encore. Vers la fin de l'opération, au moment de l'application des sutures, la malade répondait avec justesse aux questions qui lui étaient adressées; cependant elle déclarait n'éprouver aucune douleur et ne s'apercevait pas qu'on perçait les bords de la plaie avec des aiguilles.

La lenteur de la réaction est encore un effet qui nous a frappé. La petitesse et la concentration du pouls se sont prolongées après l'opération au delà du terme ordinaire. L'influence exercée sur le cœur par l'éthérisation est d'autant plus digne d'attention qu'elle peut tenir sous sa dépendance, pendant l'opération, un accident assez grave, la syncope, qui serait la source d'un véritable danger pour l'opéré et d'un sérieux embarras pour le chirurgien. Nous aurons à y revenir au sujet d'observations ultérieures.

En résumé, ce fait est de nature à prouver que l'éthérisation doit être contenue dans certaines limites de puissance et de durée sans lesquelles on expose le malade à des influences qui dépassent le but qu'on veut atteindre et qui peuvent provoquer divers accidents. Ces réflexions s'appliquent encore avec plus de fondement au chloroforme, dont nous apprécierons bientôt l'efficacité, mais dont l'énergie, plus grande que celle de l'éther, impose aussi de plus grandes précautions. La conclusion à tirer du caractère du fait qui précède, c'est qu'il faut une grande prudence dans l'administration des vapeurs anesthésiques. Si l'autopsie n'avait pas prouvé que le système nerveux, les poumons, le cœur, et enfin les organes que peut impressionner l'éther étaient sains, et que la malade avait succombé aux effets réunis d'une pleurésie accidentelle et d'une affection vermineuse, on aurait pu imputer à l'action trop profonde de l'éther l'issue fâcheuse de l'opération.

§ II. Faits relatifs à l'action du chloroforme.

Aussitôt que les résultats annoncés par M. Simpson furent connus, nous nous empressâmes de vérifier le mode d'action du nouvel agent. Nos premières expériences nous donnèrent la mesure de la puissance du chloroforme. Quelques inspirations de la vapeur de cette substance suffisaient pour plonger de jeunes animaux dans l'insensibilité; si l'inhalation était soutenue, la mort en était la conséquence, après deux ou trois minutes chez des lapins, après quatre ou cinq minutes chez des chiens. Ces résultats, tout en nous éclairant sur le parti qu'on pouvait tirer d'un agent dont les effets étaient si énergiques, nous commandaient en même temps la plus grande réserve dans les applications qu'on pouvait en faire à la chirurgie. S'arrêter aux premières manifestations d'insensibilité chez l'homme, telle devait être la règle de conduite à tenir. Avant d'en faire usage sur des malades, nous l'essayâmes sur nous-même, nous fûmes témoin des effets produits sur des élèves et des confrères qui voulurent apprécier aussi le genre d'action du chloroforme; ces diverses épreuves nous démontrèrent sa supériorité sur l'éther, en ce qui concerne les premières impressions qui dépendent de l'inhalation. Nulle sensation pénible, nulle envie de tousser, point d'ardeur à la gorge, propension agréable au sommeil, tels étaient les effets qui, réunis à l'autorité des exemples déjà livrés à la science, pouvaient justifier les essais de substitution du chloroforme à l'éther sulfurique. Nous résolûmes en conséquence d'en faire l'application à nos malades, et nous crûmes agir prudemment en choisissant ceux qui, n'ayant à subir que de légères opérations, n'avaient pas besoin d'être soumis à l'inhalation prolongée du chloroforme. Une opération de fissure à l'anus, une excision des plis rayonnés dans la même région, l'extirpation d'un ongle incarné, l'incision et l'excision des téguments décollés du bubon, nous firent apprécier, mais avec des résultats inégaux, le pouvoir anesthésique du chloroforme et la réalité de quelques uns de ses avantages comparés à ceux de l'éther. Le résultat fut surtout complet et évident dans le fait suivant, l'un des premiers qui ait pris à notre clinique ce caractère démonstratif qui justifie l'adoption d'un médicament nouveau.

PREMIÈRE OBSERVATION. — *Fistule à l'anus. Opération par une incision très étendue. Inhalation du chloroforme : insensibilité absolue après une minute.* Guinche, René, âgé de vingt et un ans, venant d'Afrique, est entré le 6 janvier 1848 à l'hôpital Saint-Éloi.

Il avait été traité, à l'hôpital d'Alger, pour un abcès situé à la face interne de la cuisse gauche, au voisinage de la marge de l'anus. Cet abcès, d'après le malade, se serait manifesté à la suite d'un bain de siége, et aurait débuté avec l'apparence d'un bouton furonculeux très douloureux. L'ouverture de l'abcès, qui produisit une vive souffrance, donna issue à beaucoup de pus. Le foyer ne put se tarir spontanément; une partie de la peau se détruisit par l'ulcération spontanée et mit à nu une surface très sensible.

Le 7, à la visite du matin, Guinche est soumis à notre observation, et nous constatons à l'endroit indiqué une plaie longue d'environ 5 centimètres, se dirigeant du côté de l'excavation ischio-rectale; une sonde exploratrice, conduite sur cette surface, pénètre assez profondément, en suscitant de la douleur, et, après quelques essais dirigés avec ménagement, parvient dans l'intérieur du rectum, à 2 centimètres environ au-dessus de l'ouverture anale. C'était donc une fistule complète que nous avions à traiter, et l'opiniâtreté de la suppuration nous fut expliquée.

Le malade qui fait le sujet de cette observation est d'une bonne constitution; il assure n'avoir jamais eu de maladie grave. Son état général est satisfaisant; l'abcès de l'anus n'a pas eu le caractère d'un abcès tuberculeux, il n'est entretenu par aucun vice de l'économie; ainsi il n'existait pas de contre-indication pour le traitement chirurgical. Après les préparations d'usage, l'opération de la fistule fut décidée pour le 13 janvier.

Transporté à l'amphithéâtre, le malade fut soumis à l'inhalation du chloroforme et en ressentit immédiatement les effets. Une minute s'était à peine écoulée, qu'il était déjà insensible. Trente secondes après, l'inhalation fut suspendue, afin de pouvoir retourner le corps du malade et le placer dans une position avorable à l'incision de la fistule. Sonder celle-ci par l'ouverture externe, faire ressortir le bec de la sonde cannelée par l'anus, couper avec le bistouri le pont de substance cutanée soulevé par la sonde, placer la mèche cératée, la charpie extérieure et le bandage en T, ces divers temps de l'opération et du pansement furent accomplis en un instant. Le sujet, absolument passif et étranger à ce qui se faisait, n'avait manifesté aucune impression douloureuse. Il se réveilla bientôt, en déclarant avoir passé à rêver le temps qu'on avait mis à l'opérer.

Les suites de l'opération ne présentèrent rien de particulier en ce qui concerne l'action du chloroforme. Le malade reprit promptement son état normal et aucun phénomène spécial ne put être remarqué. Vers le sixième jour seulement, quelques douleurs furent ressenties vers le fondement; il se forma un nouvel abcès à la fesse, qui s'ouvrit spontanément dans le trajet occupé par la mèche et qui retarda la cicatrisation. Le 1er mars, le malade était entièrement guéri et put sortir de l'hôpital.

Réflexions. Dans le fait qui vient d'être rapporté, les avantages du chloroforme se révèlent d'une manière complète. Le malade respire sans répugnance et même avec une sorte de plaisir les vapeurs du médicament; dans une minute, il est profondément endormi, quelques moments suffisent pour l'opérer et le panser. Il se réveille aussitôt après, sans avoir eu conscience de ce qui s'est passé; aucune complication, aucune suite subordonnées à l'inhalation chloroformique ne se présentent; et le malade, que le souvenir de la souffrance produite par l'ouverture du premier abcès avait préoccupé, se trouve heureux d'avoir subi, sans s'en douter, une opération qu'il jugeait bien plus douloureuse que la première. Toutes les conditions et tous les effets favorables semblent donc réunis pour ce cas particulier. Mais on remarquera qu'il s'agit d'une opération simple, facile, rapide, à l'abri d'accidents qui puissent en prolonger la durée, et qu'en conséquence, il était possible d'utiliser les admirables propriétés du chloroforme sans s'exposer à aucun de ses inconvénients Ce fait est le premier qui nous ait fait apprécier d'une manière évidente la supériorité de cet agent sur l'éther pour les opérations courtes qui n'exigent qu'un sommeil anesthésique passager. Nous n'aurions pas cru prudent de soumettre à l'action du même agent un malade qui aurait à subir une opération prolongée pour laquelle il eût fallu, par exemple, couper des chairs en plusieurs temps, scier plusieurs os, lier de nombreux vaisseaux, appliquer des points de suture pour la réunion immédiate. Vers l'époque où nous opérâmes cette fistule à l'anus, nous eûmes à pratiquer l'amputation de l'avant-bras sur un ouvrier qui avait eu la main broyée par un éclat de mine ; nous eûmes recours de préférence à l'éther, dont nous pouvions sans danger soutenir l'action anesthésique. Nous voulions fournir d'ailleurs aux élèves de notre clinique l'occasion de comparer les effets des deux agents. On trouvera, dans l'observation ci-après, un exemple qui se prête à cette comparaison.

DEUXIÈME OBSERVATION. — *Ulcère cancéreux à la face. Deux cautérisations par le fer rouge, la première sous l'influence de l'éther, la seconde sous celle du chloroforme.* Reynoird (Joseph), âgé de cinquante-cinq ans, né à Peysac (Ardèche), cultivateur, d'une constitution sanguine, est entré à l'hôpital Saint-Éloi de Montpellier le 26 novembre 1847.

A son arrivée dans cet asile, nous remarquons les symptômes suivants : A la joue gauche existe un large ulcère de forme arrondie, dont le diamètre transversal est d'environ 4 centimètres et le diamètre vertical de 6 centimètres. Une partie de l'épaisseur de la joue est détruite par cet ulcère, dont les bords épais, indurés et renversés en dehors, lui donnent l'aspect propre au cancer. Des fongosités s'élèvent de divers points de sa surface, dont la couleur est rougeâtre, livide, et laisse suinter une sérosité sanieuse d'une odeur désagréable.

Interrogé sur les antécédents et les causes de cette affection, le malade ne peut fournir que des indications assez vagues. Il prétend s'être égratigné avec une ronce, depuis environ quinze mois, dans l'endroit où existe aujourd'hui l'ulcère. A la suite de cette piqûre il se développa une petite tumeur recouverte d'une croûte que le rasoir détachait et qui finit par se transformer en ulcère. Reynoird se décida à consulter un homme de l'art, qui appliqua sur la partie malade une pâte blanche que nous avons présumée être le caustique de Vienne. L'ulcère ne continua pas moins à s'accroître, et ses progrès ne furent suspendus ni par la cautérisation avec l'acide nitrique, ni par l'usage d'un onguent délivré au malade par un empirique.

Aucune cause scrofuleuse ou vénérienne ne pouvant être invoquée pour expliquer la nature de la maladie, l'ulcère ayant d'ailleurs les caractères spécifiques du cancer, en raison de son aspect et des douleurs lancinantes dont il est le siége, nous nous arrêtons à cette pensée et nous proposons au malade la cautérisation par le fer rouge, comme le seul moyen qui puisse le débarrasser de son affection.

Après avoir fait usage des cataplasmes émollients pendant quelques jours pour détruire une complication érythémateuse existant au pourtour de l'ulcère, nous appliquons le cautère actuel rougi à blanc. L'inhalation de l'éther sulfurique avait été préalablement employée pour rendre le malade insensible à cette opération si douloureuse. Dans quelques minutes Reynoird s'endort profondément. Nous excisons dans ce moment les bords calleux de l'ulcère et nous portons de nouveau le cautère sur la solution de continuité. Le malade n'éprouve aucune douleur, il a même des rêves agréables durant l'opération On maintint pendant les trois jours qui la suivirent de la charpie et des compresses imbibées d'eau froide sur la plaie; plus tard le pansement fut fait avec le cérat saturnisé et opiacé.

Cette première cautérisation ne produisit qu'un résultat insuffisant; l'aspect cancéreux, modifié sur un point de la surface ulcéreuse, reparut sur d'autres points; nous jugeâmes convenable de recourir à une seconde cautérisation. Cette fois nous avons choisi le chloroforme comme moyen préventif de la douleur, l'occasion nous paraissant favorable pour juger comparativement les deux moyens anesthésiques.

Cette seconde cautérisation est pratiquée vingt-cinq jours après la première. Quelques grammes de chloroforme sont versés sur une éponge concave, qui est placée sous le nez du malade, conformément aux préceptes de M. Simpson. Après cinq minutes d'inhalation, Reynoird, qui avait été assez agité pendant quelques moments, tombe dans le sommeil torpide et n'a pas conscience des épreuves ordinaires à l'aide desquelles on interroge la sensibilité. Le cautère actuel est alors porté sur toute l'étendue de l'ulcère, en appuyant sur les points qui nous paraissaient devoir être détruits avec le plus de soin. Le malade crie et s'agite pendant l'opération; néanmoins, lorsqu'elle est terminée, il déclare n'avoir éprouvé aucune douleur.

Les suites de l'opération furent semblables à celles qui avaient été remarquées après l'emploi de l'inhalation de l'éther : il n'y eut ni céphalalgie ni aucun dérangement subordonné à l'action anesthésique qui fît distinguer les effets consécutifs du chloroforme de ceux de l'éther.

Réflexions. Cette observation est rendue intéressante par le rapprochement qu'elle permet d'établir entre les deux moyens. Il s'agit, en effet, d'un même individu et d'une opération identique pratiquée pour la même maladie et sur le même lieu. La nature et le siége particulier de l'opération se prêtent surtout à un parallèle démonstratif, au moins en ce qui concerne la faculté qu'ont les deux agents d'annihiler la douleur. En effet, la sensation qui accompagne la brûlure par le fer rouge étant des plus vives, et le siége particulier de l'opération se prêtant au développement d'une excessive douleur, en raison du réseau nerveux que le nerf sous-orbitaire forme précisément à l'endroit où le feu était porté, l'épreuve pouvait être considérée comme très convenable pour faire apprécier la valeur anesthésique de l'éther et du chloroforme.

Le résultat ne fut pourtant pas favorable à la supériorité anesthésique de ce dernier agent; avec lui, il fallut plus longtemps pour produire l'insensibilité. L'excitation qui précéda la torpeur fut aussi grande par l'effet du chloroforme que par celui de l'éther, et lorsque les apparences du sommeil anesthésique furent produites et que l'opération put être pratiquée, le malade s'agita et parut souffrir bien plus, ainsi que nous l'avons vu, sous l'influence de l'inhalation chloroformique, que sous celle de l'éther. Nous nous croyons fondé à expliquer ce résultat par des circonstances indépendantes des agents eux-mêmes. C'est moins au chloroforme qu'il faut attribuer l'infériorité de puissance constatée dans ce cas, qu'au moyen mis en usage pour faire inhaler ses vapeurs. L'éponge et le mouchoir, tant vantés par M. Simpson et par quelques praticiens, ne sont pas en réalité aussi commodes qu'on le prétend. En chirurgie, les moyens commodes sont ceux dont l'effet est le mieux assuré. Or nous avons pu constater, sous ce rapport, combien l'emploi de l'éponge est défectueux, si on le compare à celui de la vessie ou de l'appareil à courant renouvelé. Le jour même où nous avons opéré Reynoird, nous avons pratiqué aussi la cautérisation transcurrente sur le cou-de-pied à un jeune militaire affecté d'une tumeur blanche de l'articulation tarso-métatarsienne. Ce malade avait été anesthésié par le chloroforme, administré au moyen de la vessie. Le résultat fut prompt, complet et satisfaisant : les raies de feu étaient établies et l'opération terminée sans que le malade eût éprouvé la plus légère douleur. Il ne pouvait revenir de son étonnement, lorsqu'après son réveil il aperçut les traces de la brûlure qui avait été faite. Remarquons, à ce sujet, l'immense progrès que la méthode anesthésique a imprimé à la pyrotechnie chirurgicale. L'action du feu si redoutée des malades, et dont l'emploi, abusif peut-être, a fait blâmer la pratique de certains opérateurs, pourra désormais reprendre dans la thérapeutique une place qu'on lui contestait sous le prétexte que le remède était pire que le mal. Aujourd'hui ce reproche majeur cesse d'être fondé, et l'ustion des tissus dont Hippocrate, les Arabes, et de nos jours, Pouteau, Percy et Larrey, ont dit tant de merveilles, sera appliquée avec moins d'hésitation et plus de profit. La brûlure lente des tissus étant le mode suprême de la douleur, et la méthode anesthésique annulant cette sensation, il serait difficile de produire en sa faveur un témoignage plus puissant.

TROISIÈME OBSERVATION. — *Staphylôme opaque de la cornée. Excision sous l'influence du chloroforme : vive excitation suivie d'anesthésie.* M. Perrier, sous-lieutenant dans un régiment de cavalerie, reçut, au mois de novembre 1845, dans une affaire contre les Arabes, un coup de feu tiré presque à bout portant vers l'œil droit; l'arme n'était chargée qu'à poudre. Une violente ophthalmie, avec perte complète de la vision, douleur profonde et tensive, écoulement très abondant, se déclara presque immédiatement avec une intensité telle, que le médecin qui lui donna les premiers soins crut pouvoir lui annoncer que c'était fait de son œil. Dans cette persuasion, il se contenta de prescrire des collyres émollients et de tenir le blessé dans une chambre fort sombre. Au bout de deux mois, presque tous les symptômes inflammatoires avaient disparu. Mais il restait une opacité générale de la cornée avec vascularisation de son tissu et une injection de la portion de conjonctive qui répond à la circonférence. Cet état persista jusqu'au mois de juin 1846, époque à laquelle M. Perrier, ayant repris son service, commença à éprouver de nouvelles douleurs vives et profondes dans le globe oculaire. En même temps la vascularisation de la cornée fit des progrès, et l'œil devint proéminent. L'accroissement de la tumeur, formée par la cornée et les parties subjacentes, continua à s'opérer, de sorte que la saillie de l'œil avait atteint le volume d'un gros grain de raisin, et qu'elle dépassait le niveau de l'arcade orbitaire en soulevant douloureusement la paupière. Arrivée à ce point, elle cessa de s'accroître et les douleurs s'amendèrent; quant à la vision, elle était complétement perdue depuis l'origine de la maladie. Au mois de juin dernier, à la suite de nouvelles fatigues, des douleurs d'une violence bien plus grande que celles qui s'étaient déjà déclarées éclatèrent; la tumeur végéta fortement et se maintint d'une manière durable dans le dernier degré de proéminence. La persistance de cette déformation, qui présentait tous les caractères d'un staphylôme opaque très avancé, détermina le malade à se rendre à l'hôpital Saint-Éloi de Montpellier pour se faire débarrasser de cette affection.

L'opération fut résolue peu de jours après l'entrée du malade à l'hôpital.

On le soumit préalablement à l'inhalation du chloroforme. Huit grammes de cette substance parfaitement préparée furent versés sur une éponge placée elle-même au fond de l'inhalateur sacciforme. Le malade s'y prêta sans répugnance; cependant les effets anesthésiques se firent attendre. Vers la troisième minute, la face se congestionna, devint rouge et turgescente, le malade entra dans le délire et fit de grands efforts pour quitter le lit sur lequel on l'avait placé. Ce ne fut qu'avec peine qu'on put le contenir et continuer l'administration du chloroforme. Vers la cinquième minute, cet état d'excitation fit place au sommeil anesthésique. La face pâlit, le pouls devint petit et fréquent, la température de la peau s'abaissa, l'insensibilité se produisit, les yeux devinrent fixes, l'opportunité de l'exécution de l'opération fut évidente.

C'est dans ce moment, en effet, que l'œil fut accroché avec une petite pince-érigne, et que le staphylôme, attaqué à sa base au moyen d'un couteau à cataracte, fut complétement enlevé. Son ablation ne fut pas suivie de l'évacuation complète des humeurs de l'œil. L'iris, extrêmement épaissi et formant un diaphragme complet en raison de l'oblitération de la pupille, retint l'humeur vitrée, et sa surface libre fut aussitôt recouverte par la paupière. L'opéré ne ressentit aucune douleur.

Les suites de l'opération furent satisfaisantes. Les effets du chloroforme se dissipèrent promptement; des applications froides faites sur l'œil suffirent pour retenir l'inflammation irienne dans des limites convenables. Il ne survint ni gonflement, ni conjonctivite, ni aucune autre complication. Dès le troisième jour, la surface traumatique, représentée par l'iris, se recouvrit de bourgeons charnus qui suivirent un développement régulier, et qui, en s'affaissant après le quinzième jour, donnèrent lieu à une cicatrice solide. Une varioloïde incidemment développée vers la fin de la guérison ne contraria point le travail d'organisation de la pseudo-cornée qui remplaça le staphylôme. M. Perrier est sorti de l'hôpital le 20 février 1848.

Réflexions. Comme on a pu le remarquer en lisant cette observation, les effets du chloroforme ne furent point tels qu'on les observe généralement. L'anesthésie se fit attendre presque aussi longtemps que si l'on eût employé l'éther sulfurique ; la période d'excitation, loin d'être supprimée, eut une durée assez longue et fut portée à un degré élevé d'intensité. Ce résultat mérite d'être signalé, non qu'il soit exceptionnel, mais parce que, réuni aux divers faits que tous les praticiens peuvent avoir observés, il infirme l'assertion des chirurgiens qui ont prétendu que le chloroforme épargnait aux malades l'excitation qui précède l'insensibilité. M. Velpeau, entre autres, en répondant à une communication que nous avons faite à l'Académie des sciences, sur les effets respectifs de l'éther et du chloroforme, a attribué à ce dernier l'avantage de supprimer la période d'excitation que produit l'éther. Il est utile de ne pas exagérer les avantages d'un agent médicamenteux, si l'on ne veut pas s'exposer à voir la confiance qu'on aurait fait naître en sa faveur s'étendre dans une mesure proportionnelle à l'excès des éloges donnés à ses vertus médicales. Il est vrai que le chloroforme détermine souvent le sommeil anesthésique d'une manière prompte et sans excitation préalable; mais ce résultat n'est pas constant, et la suppression de l'excitation n'est pas liée d'une manière plus nécessaire au chloroforme que la production du même effet n'est liée à l'éther. Nous avons vu bon nombre de malades respirer l'éther et tomber dans l'anesthésie sans avoir été préalablement stimulés; en sorte qu'on ne saurait, sans franchir les limites de la vérité, mettre en opposition, sous ce rapport, les effets des deux agents, en attribuant à l'un un pouvoir sédatif direct et à l'autre un pouvoir sédatif médiat. L'observation fait constater une variabilité d'action qui, sans détruire la règle générale, établit d'assez nombreuses exceptions pour qu'il y ait lieu d'en tenir compte. Dans le cas que nous avons narré, l'excitation produite par le chloroforme a-t-elle tenu au tempérament très impressionnable de l'opéré, à l'effet de la congestion sanguine qui s'est établie vers la tête dès les premiers moments de l'inhalation? C'est d'autant plus probable que le malade avait éprouvé antérieurement des affections morbides accompagnées de délire et d'exaltation cérébrale. Quoi qu'il en soit, l'effet anesthésique n'en est pas moins résulté de l'action prudemment soutenue du chloroforme, et l'opération a pu s'accomplir dans les conditions recherchées.

QUATRIÈME OBSERVATION. — *Cancer de la lèvre inférieure. Excision en V après inhalation du chloroforme.* Silhol, Pierre, cultivateur, âgé de quarante ans, d'un tempérament sanguin, né de parents sains, est entré à l'hôpital Saint-Éloi de Montpellier le 2 février 1848. Il porte une petite tumeur siégeant sur le côté gauche du bord libre de la lèvre inférieure. L'apparition de cette tumeur remonte à huit mois environ. Elle débuta par un tubercule très superficiel, petit et dur, qui, d'abord indolent, devint au bout de quelque temps le siége d'élancements vifs et de démangeaisons presque continuelles. Le malade, y portant souvent les mains pour les modérer, finit par en excorier la superficie, et la tumeur ne tarda pas alors à s'ulcérer et à se couvrir de croûtes brunâtres dues à la concrétion d'un liquide ichoreux. En même temps elle augmenta de volume. Dès l'entrée du malade à l'hôpital, elle occupait au point indiqué l'étendue de 3 centimètres, en faisant saillie du côté de la cavité buccale et de la face cutanée de la lèvre, dont elle n'atteignait pas, au reste, toute la hauteur. Peu douloureuse au toucher, elle n'offrait que la sensibilité spécifique des productions cancéreuses. Elle était dure dans toute son étendue, excepté à sa superficie ; du reste, pas d'engorgement dans les ganglions voisins. L'état général de l'individu, très satisfaisant, n'avait subi aucune altération. La nature de la maladie n'étant pas douteuse, et toutes les circonstances étant favorables, l'opération était indiquée ; elle fut pratiquée le 4 février.

La tumeur fut enlevée, le malade étant couché, la tête légèrement relevée par un aide, qui comprimait en même temps les deux artères faciales. Elle fut circonscrite par une incision en V, dépassant de beaucoup en bas la racine du mal. Deux artérioles furent liées. Enfin, la plaie fut réunie par la suture entortillée : deux épingles suffirent pour maintenir les bords de la plaie en contact.

Avant l'opération, Silhol avait été chloroformisé au moyen de l'inhalateur sacciforme. Il fallut deux minutes pour le plonger dans une insensibilité complète : il y arriva par degrés, mais sans excitation et sans témoigner aucune répugnance pour la substance inhalée. Nous prolongeâmes encore l'inhalation pendant une minute, à partir du moment où nous fûmes convaincu que l'anesthésie était obtenue. L'effet fut tel, que non seulement le malade ne ressentit aucune douleur, mais il n'eut aucune espèce de notion de ce qui se passait. Il se croyait au milieu de ses parents qui le félicitaient de s'être débarrassé de son mal. Le passage de la dernière épingle suscita seulement quelques marques de sensibilité, mais sans que le malade s'en plaignît. L'opération avait duré cinq minutes.

Enfin Silhol reprit ses sens, et reconnut qu'il était opéré ; mais à ce moment il éprouva du malaise à la région précordiale et un sentiment de défaillance. Cette menace de syncope n'eut pas de suite, grâce à la position horizontale que nous avions fait conserver à dessein.

La diète et le silence furent recommandés au malade, qui regagna bientôt son lit. Le lendemain, 5 février, les bords de la plaie ne présentaient rien de particulier; il y avait un peu d'engorgement dans les ganglions sous-maxillaires. (Bouillon et potage au riz, tisane d'orge.) Le repos et le silence sont encore recommandés. Mais le malade ne tint aucun compte de toutes ces prescriptions. Il se leva, parvint à se procurer des aliments et parla aussi souvent qu'il en trouva l'occasion. Malgré l'indocilité du sujet, rien de remarquable ne survint les jours suivants. L'engorgement ganglionnaire disparut, et les bords de la plaie affectèrent l'apparence qui indique une cicatrisation régulière. Le cinquième jour, la réunion était terminée dans toute sa hauteur, sauf au niveau même du bord libre, où existait un peu de suppuration entretenue par la présence des fils qui avaient servi à lier les vaisseaux. Ces fils furent détachés. On se disposait à enlever le lendemain les aiguilles et à prendre les mesures pour assurer le succès de la réunion; mais le malade, ennuyé de son séjour à l'hôpital, les retira lui-même dès le soir, sans autre précaution, et voulut absolument sortir le lendemain matin. Heureusement, les lèvres de la plaie étaient déjà solidement adhérentes dans toute la hauteur indiquée, et ce malade n'aura payé son imprudence que par un peu de retard dans la guérison, et probablement par une légère dépression de la cicatrice.

Réflexions. Dans le fait que nous venons de citer, le chloroforme a produit une anesthésie de cinq minutes après trois minutes d'inhalation. Nous avons soutenu pendant ce temps l'action du chloroforme afin d'obtenir un effet suffisant pour toute la durée de l'ablation du cancer et de l'application des aiguilles. Cette précaution est nécessaire pour les opérations qu'on pratique sur les lèvres, vu l'impossibilité de les suspendre pour recommencer l'inhalation, en cas de retour de la sensibilité. Nous avons observé, lorsqu'on agit soit par le chloroforme, soit par l'éther, une certaine relation entre la durée de l'insensibilité et la prolongation de l'action anesthésique, à dater du moment où celle-ci se manifeste. Ainsi, plus on prolonge l'inhalation de l'une de ces substances, à dater du moment où ses effets sont complets, plus l'anesthésie qui survit à la suspension de l'inhalation est longue. La proportion que nous établissons ne doit pas s'entendre de la durée totale de l'inhalation, mais seulement du commencement de l'anesthésie. C'est surtout la période qui précède cet état qui est variable sous le rapport de la durée; et, en général, plus elle est longue, moins l'anesthésie dure, si l'on s'arrête à dater du moment où celle-ci se caractérise; plus elle est courte, au contraire, plus il y a lieu de penser que l'action de la substance a été profonde, et, dans ce cas, elle se soutient plus longtemps. Mais c'est surtout à dater du moment où l'effet anesthésique est obtenu qu'il s'établit un rapport régulier entre le temps pendant lequel on continue l'inhalation et celui que dure l'insensibilité. Celle-ci se prolonge d'autant plus que l'inhalation est elle-même poursuivie plus longtemps, sans interruption, pendant la stupeur anesthésique. C'est faute d'avoir établi cette distinction que plusieurs chirurgiens ont émis des assertions contradictoires sur la durée de ce dernier état et sur ses rapports avec la durée de l'administration de la vapeur stupéfiante. En prenant pour point de départ la durée totale de l'administration de cette vapeur, on obtient des résultats très variables; en prenant le point de départ que nous avons signalé, les résultats sont plus réguliers. C'est aussi en raison de cette observation qu'il faut être très prudent dans l'administration du chloroforme, car à dater du moment de l'anesthésie son action est beaucoup plus dangereuse et plus insidieuse que celle de l'éther. On s'expose alors aux accidents signalés par quelques chirurgiens, si l'on néglige de rendre l'inhalation intermittente. Divers exemples prouvent que l'insensibilité produite par le chloroforme s'est prolongée bien au delà du temps nécessaire à l'opération, au point d'inquiéter le chirurgien qui ignorait quand cesserait un état désormais inutile au but qu'il se proposait d'atteindre. Nous avons pensé que, dans le cas qui nous est échu, il suffisait de maintenir l'inhalation du chloroforme pendant une minute, à dater de l'effet anesthésique, pour assurer l'insensibilité pendant le temps indispensable pour l'excision du cancer et la réunion de la plaie par la suture entortillée. Nos prévisions ont été entièrement justifiées : le malade recouvrait la sensibilité précisément au moment où l'opération se terminait.

Nous n'abandonnerons pas l'interprétation des détails de ce fait, d'ailleurs compris dans la loi commune sous le plus grand nombre de ses aspects, sans faire remarquer un accident qui a failli se produire à la fin de l'opération, et qui pourrait constituer l'une des plus graves complications de la méthode anesthésique : nous voulons parler de la syncope. Notre malade a éprouvé, vers la fin de l'opération, quelques symptômes passagers de défaillance. Cet état s'est dissipé spontanément ; mais il suffit d'énoncer la possibilité de ce genre d'accident pendant l'opération elle-même et pendant le sommeil anesthésique pour en faire apprécier toute la gravité. La syncope ne se dissipe que sous l'influence de stimulants énergiques qui réveillent brusquement l'action vitale affaiblie, qui surprennent, en la ravivant, la sensibilité près de s'éteindre. Or l'abolition momentanée de cette faculté pendant le sommeil anesthésique réduit de beaucoup le nombre des moyens dont l'art peut disposer pour dissiper la syncope. C'est donc un accident qu'il faut redouter dans les opérations faites sous l'influence de l'éther et du chloroforme. La règle d'une prudence éclairée ne doit pas seulement consister à se pourvoir des moyens propres à y remédier, mais à prévenir sa production. Or le meilleur moyen d'empêcher la syncope de survenir, c'est de prescrire aux malades la position horizontale. Nous nous sommes fait une règle de l'employer pour toutes sortes d'opérations ; nous l'avons appliquée, en conséquence, à l'excision de la lèvre, et nous pensons avoir agi avec une utile prévoyance. L'état syncopal qui s'est manifesté a été, comme on l'a vu, passager et sans danger. Si nous eussions opéré le malade dans la position assise, il eût été probablement plus prompt, plus long, plus grave.

CINQUIÈME OBSERVATION. — *Calculs vésicaux chez une femme : lithotritie. Emploi du chloroforme Extraction de deux calculs au moyen de pinces de pansement introduites dans la vessie par le canal de l'urètre.* Marie Breton, couturière, âgée de vingt-huit ans, d'un tempérament nerveux et naturellement excitable, avait joui cependant d'une bonne santé, lorsque, il y a deux ans, elle éprouva, à la suite d'un accouchement, des symptômes de péritonite qui produisirent secondairement un état maladif dont elle ne put jamais sortir entièrement. Bientôt après survinrent des douleurs violentes dans la région lombaire droite, s'irradiant dans l'abdomen et spécialement vers la région hypogastrique; elles étaient d'autant plus pénibles que la prédisposition nerveuse de la malade s'était exaltée, et s'accompagnaient presque constamment de mouvements convulsifs. Ces douleurs, qui portaient le caractère de coliques néphrétiques, n'étaient pas continues; elles revenaient à des intervalles plus ou moins éloignés. Six mois après, la malade rendit deux ou trois petits graviers avec les urines. Mais le calme ne revint pas; des signes de cystite se manifestèrent, les forces s'affaiblirent et la malade éprouva un grand amaigrissement. Au moment de son entrée à l'hôpital, le 26 janvier 1848, Marie Breton paraît très malade: elle est pâle, affaissée; des douleurs vives existent du côté de la vessie et s'exaspèrent par la pression; elles se font sentir avec plus d'acuité à certains intervalles et s'irradient vers les lombes, surtout du côté droit. Le sommeil est troublé, souvent nul; il y a perte d'appétit, quelquefois envie de vomir. L'émission des urines est pénible, quelquefois impossible, d'autres fois très prompte; il y a même incontinence; ce liquide est chargé d'une matière puro-muqueuse. Enfin, le cathétérisme confirme les signes rationnels d'une affection calculeuse, en faisant constater dans la vessie la présence de corps étrangers. Les graviers déjà rendus par la malade sont blancs, friables, et paraissent formés de phosphate et de carbonate de chaux.

La nature de la maladie n'était pas douteuse, pas plus que les indications; mais avant d'en venir aux manœuvres nécessaires pour extraire les calculs, il fallait combattre et affaiblir les complications qui auraient entravé le succès de l'opération. Le 27, dix sangsues sont appliquées sur la région lombaire droite (cataplasme émollient sur l'abdomen, lavement laudanisé); une injection émolliente est portée dans la vessie pour essayer la susceptibilité de cet organe, mais le liquide est repoussé en même temps qu'on l'introduit. Les jours suivants sont consacrés à combattre encore les symptômes locaux, ainsi qu'un état général d'excitation nerveuse qui ne put s'amender que par l'administration réitérée de pilules opiacées, d'une potion antispasmodique et par l'usage de bains généraux. Par ces moyens, la susceptibilité de la vessie diminue; l'organe conserve d'abord une petite quantité du liquide injecté et finit par se laisser distendre suffisamment et par supporter plus longtemps le liquide; mais les urines sont encore chargées, fétides même. Le 9 février, l'amélioration obtenue est assez satisfaisante pour pouvoir faire la lithotritie.

Au moment de commencer les manœuvres, la malade se livre à des mouvements convulsifs, elle tombe dans un état voisin de l'hystérie. Nous procédons néanmoins à l'administration des vapeurs de chloroforme. Aussitôt les spasmes cessent, et après deux minutes d'inhalation la sensibilité est abolie ; une injection d'eau de mauve est aussitôt poussée dans la vessie, et bien qu'une certaine quantité de liquide soit expulsée, nous introduisons le lithotriteur courbe à pignon. Plusieurs calculs d'un petit volume sont saisis et broyés par la simple pression de la main. Après trois minutes l'instrument est retiré parce que la malade commence à se livrer à des mouvements désordonnés qui nous font craindre de blesser la vessie. Des débris de calculs sont adhérents aux inégalités de la branche mâle. La sensibilité et la raison reparaissent bientôt chez la malade, qui est très étonnée d'avoir subi une opération et déclare que ce n'est pas possible. Elle est aussitôt ramenée à son lit. (Tisane de graine de lin émulsionnée, lavement émollient, frictions avec de l'huile de jusquiame camphrée sur l'abdomen; potion avec 30 grammes de sirop diacode.)

La journée est bonne ; la malade rend plusieurs fois ses urines, mais sans graviers volumineux. Le détritus des parties brisées est rendu sous forme de sable ou de poussière qui s'attache aux parties externes de la génération ou s'accumule au fond du vase qui reçoit les urines. Au reste, l'état général est assez satisfaisant.

Le 14 février, nouvelle séance. Nous avons encore à combattre les mouvements convulsifs auxquels la malade se livre aussitôt qu'elle est placée sur le lit à opérations. Le chloroforme les calme au bout d'une minute. Nous nous hâtons à ce moment de pratiquer une injection et d'introduire le lithotriteur; mais bien que la tige de celui-ci soit épaisse et semble devoir obturer le canal de l'urètre, le liquide injecté s'échappe à flots dès les premières manœuvres faites pour saisir le calcul. La difficulté de pratiquer la lithotritie, par suite du retrait de la vessie sur elle-même, devenant de plus en plus évidente, nous nous décidons sur-le-champ à retirer l'instrument et à introduire par le canal, dont la dilatabilité nous paraissait très grande, les pinces à pansement de notre trousse. Nous saisissons presque aussitôt avec cet instrument un corps étranger du volume et de la forme d'une amande, que nous extrayons avec ménagement, mais sans difficulté. A ce moment de l'opération, la malade, qui jusque-là s'était montrée insensible, se livre à quelques mouvements qui semblent indiquer une sensation confuse de la douleur, mais dont elle ne peut se rendre compte lorsque l'extraction est terminée. Le corps étranger ainsi obtenu est d'une couleur rouge brun, un peu rugueux à sa surface, excepté dans deux points opposés, où l'on voit une facette aplatie, lisse, polie, et qui semble indiquer que cette pierre s'adaptait à d'autres corps étrangers, comme on l'observe dans les cas de calculs multiples. (Mêmes prescriptions qu'après la première séance.)

L'extraction de ce corps étranger est suivie d'un changement considérable dans l'état de la malade. Son moral même, qui jusqu'alors avait été péniblement affecté, se relève. Toutefois, le surlendemain, elle éprouve un mouvement fébrile qui se continue toute la nuit et une partie de la journée suivante; mais cet accident n'a pas de suite; les urines prennent un aspect meilleur, elles sont rendues avec facilité, et séjournent dans la vessie un temps convenable. Enfin, le 22, la malade se trouve si bien, qu'elle demande son *exeat*. Mais l'aspect du calcul que nous avions retiré nous ayant fait présumer qu'il pouvait coexister avec d'autres, et d'ailleurs aucune exploration n'ayant été faite depuis l'opération, nous l'engageâmes à rester, afin de pouvoir vérifier l'état de la vessie et compléter l'extraction des graviers, s'il en existait encore. Nos prévisions étaient fondées. Une exploration faite le 23 nous fit constater la présence d'un autre corps étranger vers le bas-fond de la vessie.

Cette fois, nous ne jugeâmes pas nécessaire de recourir encore au chloroforme; la dilatabilité du canal nous était connue, et nous espérions en finir promptement par l'extraction directe. Des pinces en guise de tenettes furent aussitôt portées dans la vessie; nous retirâmes d'abord deux fragments irréguliers, qui provenaient évidemment de la première séance de lithotritie; enfin, nous parvînmes à saisir un calcul plus volumineux, et à l'extraire sans trop de peine et de douleur pour la malade. Le temps de l'extraction dura trois minutes, parce que nous voulions ménager le canal de l'urètre en le dilatant. L'écoulement d'une petite quantité de sang suivit l'opération.

Cette pierre avait la forme et le volume d'une petite châtaigne ; elle était un peu rugueuse comme la première, et présentait sur une de ses faces la trace d'une dépression ou d'une usure déterminée sans doute par le frottement du premier calcul. L'autre face, un peu plus bombée, reposait probablement sur l'aire du trigone vésical.

Des phénomènes de concentration et un état spasmodique assez prononcé suivirent l'extraction du calcul. Ils ne cédèrent qu'à l'emploi de boissons théiformes chaudes et à l'administration d'une potion laudanisée. Le lendemain et le surlendemain, le gonflement des parois de l'urètre, consécutif à la contusion, produisit un peu de difficulté dans l'émission des urines. A dater du troisième jour, une amélioration définitive s'est manifestée.

Le 8 mars, la malade était entièrement rétablie ; il n'existait ni incontinence d'urine, ni douleur vésicale ; l'exploration par la sonde n'indiqua la présence d'aucun autre corps étranger.

Réflexions. L'analyse de l'observation que nous venons de retracer ramène l'attention sur plusieurs points importants. Et d'abord nous avons fait remarquer que la malade, douée d'un tempérament nerveux très prononcé, avait présenté des phénomènes hystériformes lorsqu'on la mit sur le lit à opérations. Cet accident eût nécessairement embarrassé l'exécution de la lithotritie faite dans les conditions ordinaires, elle l'eût même contre-indiquée ; car, indépendamment des difficultés inhérentes à l'action opératoire, faite malgré l'agitation du corps, on sait combien les accidents nerveux qui compliquent les opérations de la taille et de la lithotritie sont justement redoutés, soit qu'ils se développent pendant l'opération elle-même, soit qu'ils éclatent comme accident consécutif. L'inhalation du chloroforme fit taire immédiatement la manifestation d'un état morbide, qui eût été un obstacle momentané ou une source possible d'accidents ultérieurs. Non seulement l'accès hystérique fut enrayé, mais il ne se développa aucune perturbation nerveuse après l'opération ; en sorte que dans ce cas l'administration du chloroforme ne fut pas seulement un moyen préventif de la douleur, mais aussi un moyen préventif d'une affection spasmodique, qui eût peut-être ajouté quelques complications aux suites ordinaires de la lithotritie. Nous sommes du moins autorisé à le penser, d'après ce qui eut lieu à la suite de la troisième tentative d'extraction faite sans chloroforme, et qui fut suivie d'accidents nerveux.

La suspension immédiate des phénomènes hystériques sous l'influence du chloroforme mérite en outre d'être signalée par opposition à quelques cas dans lesquels l'action des agents anesthésiques administrés à des femmes nerveuses a suscité chez elles des attaques d'hystérie. Notre observation fournit, entre autres preuves, celle qu'il faut tenir un grand compte des dispositions individuelles, et prendre en considération importante les premiers effets des agents anesthésiques pour s'arrêter ou poursuivre, suivant la direction que prennent les phénomènes que l'on observe. Si une disposition hystérique légère peut être vaincue, la même maladie, devenue ancienne et radicale, peut résister au chloroforme, s'exaspérer même par son influence, et devenir la source d'accidents qu'il importe d'éviter. L'emploi de la méthode anesthésique est en conséquence très difficile; il est subordonné à des indications dont l'appréciation constitue le vrai mérite du praticien.

Bien que plusieurs chirurgiens aient émis l'opinion que la lithotritie était une des opérations qu'il fallait exécuter sans l'intervention des agents anesthésiques, nous n'avons pas balancé à mettre en usage, dans le cas qui nous est échu, ce nouvel et puissant auxiliaire de la thérapeutique chirurgicale. Nous avions acquis la certitude que la pierre était peu volumineuse, et nous avions pris la précaution d'habituer la vessie à garder le liquide à injection. Ces deux précautions nous donnaient l'assurance que l'instrument pourrait se développer pour saisir le corps étranger, et qu'il jouirait d'une liberté d'action suffisante, après la préhension de la pierre, pour nous convaincre que la vessie n'était point pincée. En traitant plus tard cette question d'une manière spéciale, nous verrons qu'il est des catégories à établir concernant les cas de lithotritie pour lesquels il convient d'employer ou de rejeter les agents anesthésiques. Dans la circonstance actuelle, il n'existait aucun motif pour s'abstenir de leur emploi, et si la manœuvre de la lithotritie est devenue gênante, ce n'est pas que la vessie ne possédât une dilatabilité suffisante, mais parce que le canal de l'urètre, large et béant lorsqu'il fut occupé par le lithotriteur, laissait échapper trop facilement le liquide. Toutefois cette circonstance, qui semblait au premier abord fâcheuse, est devenue favorable, en permettant d'appliquer un procédé sommaire d'extraction au procédé naturel d'expulsion lente des fragments. L'idée que nous avons eue de porter des pinces dans la vessie pour retirer directement les fragments détachés par le lithotriteur nous a mis à même de saisir aussi un calcul que l'instrument n'avait pas entamé, et de réitérer ce procédé fondé sur la brièveté, la rectitude et la dilatabilité de l'urètre chez la femme. Nous signalons, en passant, ce résultat à l'attention des chirurgiens; nous l'avons déjà appliqué à plusieurs cas de lithotritie par les voies accidentelles(1), dans lesquels le trajet fistuleux, court et direct, permettait d'aller saisir avec des pinces à mors croisés les fragments placés au col de la vessie. N'y aurait-il pas possibilité, convenance même, d'appliquer ordinairement cette conduite aux cas de lithotritie chez la femme? On comprend combien cette manœuvre, rendue facile par les conditions anatomiques et physiologiques du canal de l'urètre, abrégerait la durée de la lithotritie. Nul doute qu'on ne pût ainsi extraire promptement, et même sur l'heure, des fragments détachés par le lithotriteur, et dont on attendrait en vain l'expulsion spontanée. Nous voyons dans cette modification du procédé opératoire appliqué à la lithotritie chez la femme une simplification extrêmement avantageuse, et dont l'efficacité est péremptoirement démontrée par le fait qui précède.

Ce cas nous fournit encore l'occasion de faire observer que le chloroforme a pu être administré à un même sujet à deux reprises différentes, et après un assez court intervalle. La répétition de l'emploi de l'éther compte d'assez nombreux exemples, et l'on est convaincu de l'innocuité de l'administration réitérée de cet agent à dose anesthésique, pourvu qu'on procède avec précaution. Faut-il, sous ce rapport, assimiler le chloroforme à l'éther? Nous ne le pensons pas. L'action du chloroforme est plus profonde, elle impressionne, elle déprime plus activement la vie; et c'est pour nous une raison de penser qu'il ne faut pas revenir trop souvent à son emploi sur un même sujet. Dans les expériences auxquelles nous nous sommes livré sur des animaux, nous avons

(1) Voyez notre Mémoire sur ce sujet (*Gazette médicale de Paris*, 1849).

remarqué que ceux qui respiraient du chloroforme pour la troisième ou quatrième fois succombaient plus promptement, à dater du commencement de l'inhalation, que ceux qui respiraient du chloroforme pour la première fois. Ainsi, un lapin vigoureux, qui avait subi pendant trois minutes l'inhalation du chloroforme, succomba le lendemain à la deuxième minute de la reprise de l'inhalation. M. Sédillot avait constaté, de son côté, que chez l'homme la répétition de l'anesthésie par le chloroforme se montrait plus dangereuse qu'on ne l'aurait présumé d'après les premiers essais. Il serait donc imprudent de compter sur les effets d'une sorte d'habitude de la part de l'organisme : cette habitude ne saurait se contracter qu'autant que l'administration du chloroforme serait graduelle ; mais comme on la porte du premier coup à un degré très élevé, au degré anesthésique, la tolérance de l'organisme ne peut pas s'établir. Plus on renouvelle son action, plus on fait subir à la vie des épreuves compromettantes. De là le précepte que nous n'hésitons pas à donner, de ne pas revenir souvent à l'emploi du chloroforme sur un même sujet. La réitération trop fréquente des effets de cet agent eût été particulièrement irrationnelle dans le cas qui nous suggère ces réflexions. La malade n'était pas robuste ; l'absorption, activée par l'abstinence, rendait l'action du chloroforme plus rapide et plus profonde. C'eût été ajouter à la dépression naturelle des forces celle d'un agent dont l'action hyposthénisante ne se retrouve, au même degré, que dans les substances les plus toxiques ; c'eût été, enfin, courir un danger possible. Dans la prévision de cet excès d'action, nous n'avons pas employé le chloroforme lors de la troisième tentative d'extraction, et nous nous sommes borné, lorsque nous y avons eu recours pendant deux fois, à ne produire que le *minimum* de l'action nécessaire.

SIXIÈME OBSERVATION. — *Érysipèle gangréneux du pied droit : amputation tarso-métatarsienne. Inhalation de chloroforme : insensibilité complète. Guérison du malade. Circonstances particulières.* Boitel (Pierre Martin), né à Soissons, âgé de cinquante-cinq ans, colporteur, a été atteint dans sa jeunesse d'une affection scrofuleuse dont il porte de nombreuses traces. Il présente une ankylose du coude gauche, qu'il dit avoir depuis sa naissance. A l'âge de trente-deux ans, il fut amputé de la cuisse gauche par

M. Josse d'Amiens, pour une tumeur blanche du genou. Le malade se rappelle encore la douleur de cette opération dont la guérison se fit attendre six mois. Quelques années après, Boitel étant à Paris, contracta une affection syphilitique pour laquelle il subit un traitement dans un hôpital de vénériens.

Ce malade a toujours été en proie aux privations et à la misère. Pendant l'hiver de 1848, il a souvent souffert du froid aux extrémités, et vers le commencement de janvier il a fait une chute qui a occasionné une violente contusion à l'extrémité de son pied. Un érysipèle, parti de ce point, se développa rapidement, gagna le dos du pied, puis la jambe; mais son action se concentra principalement sur les orteils, qui, en peu de temps, prirent une couleur livide, se couvrirent de phlyctènes et perdirent en partie leur sensibilité et leur motilité. Au moment où nous observons le malade, les choses sont en cet état, et il est facile de reconnaître un sphacèle de la partie antérieure du pied, consécutif à un érysipèle gangréneux. La mortification est mal limitée en arrière; cependant on voit qu'elle s'avance plus vers le côté interne que vers le côté externe. Le dos du pied, dans toute son étendue, et la face plantaire partiellement sont le siége d'une rougeur violacée avec engorgement rénitent et douloureux des tissus sous-cutanés. Ces mêmes symptômes s'observent, mais à un moindre degré, à la jambe, et l'on distingue sur toute la partie interne du membre inférieur des traces d'angioleucite. Les ganglions inguinaux sont engorgés. On cherche en vain des traces d'ossification des artères pour expliquer la gangrène; il est évident qu'elle est due à une inflammation érysipélateuse provoquée par la contusion et favorisée par la débilité du sujet ainsi que par l'action du froid, qui était très intense à l'époque où Boitel est entré à l'hôpital. L'état général n'est pas d'ailleurs très alarmant.

Un large vésicatoire camphré est appliqué sur le dos du pied; le sirop de quinquina, la limonade minérale, des bouillons acidulés et la diète sont prescrits le même jour. Dès le lendemain 24, l'angioleucite et l'engorgement ganglionnaire ont disparu; la jambe est presque revenue à son état normal; l'inflammation est concentrée sur le pied. On fait suppurer le vésicatoire les jours suivants, pendant qu'on applique sur les points gangrenés des plumasseaux trempés dans une solution de chlorure de chaux.

Une amélioration très évidente est le résultat de ce traitement. Le cercle inflammatoire, qui est l'indice du travail éliminateur, ne tarde pas à se former autour des parties mortes. Le 2 février, on peut apprécier exactement les limites du mal. Tous les orteils sont sphacélés, l'escarre s'étend au dos du pied et au côté interne jusqu'à 1 centimètre en avant de l'extrémité postérieure du premier métatarsien. A la plante du pied, elle ne dépasse pas le milieu du métatarse en dehors, mais en dedans elle s'avance un peu plus. Il existe une ulcération au niveau de la malléole externe. Le traitement tonique général et les topiques désinfectants sont continués jusqu'à ce que toute apparence d'inflammation érysipélateuse ait disparu et que la portion saine du pied ait subi un dégorgement suffisant La seule indication ultérieure à remplir consiste dans l'amputation du pied.

Nous avons hésité quelques jours sur la méthode d'amputation qu'il convenait d'adopter. Cependant, après avoir discuté tour à tour les avantages et les inconvénients des amputations sus-malléolaire, tibio-tarsienne, médio-tarsienne et tarso-métatarsienne, nous nous sommes décidé en faveur de cette dernière. En effet, ce qui devait le plus nous préoccuper dans les véritables intérêts du malade, c'était de lui conserver une base de sustentation aussi large que possible, afin que ce malheureux, qui avait été déjà amputé de la cuisse gauche, pût encore marcher. La certitude de n'avoir pas un lambeau suffisant pour recouvrir complétement les surfaces osseuses mises à nu par la désarticulation d'après la méthode de Lisfranc ne suffisait pas pour nous y faire renoncer. La méthode de Chopart, à laquelle on pouvait spécialement songer, offrait à nos yeux trop d'inconvénients et pas assez d'avantages pour être préférée. On n'était pas sûr d'ailleurs en la pratiquant d'avoir un lambeau suffisant, car on sait que le lambeau plantaire que l'on taille dans ce dernier cas doit se prolonger en avant aussi loin que celui qu'on taille après la désarticulation du métatarse. Aussi cette dernière opération fut résolue, et, dans l'impossibilité d'obtenir la réunion immédiate, nous comptâmes sur une cicatrisation par granulation fournie par les tissus mous et par les surfaces articulaires elles-mêmes.

Avant d'entreprendre l'opération, le sujet est soumis à l'inhalation du chloroforme. Après une minute d'inspirations, il éprouve un peu d'excitation révélée par des mouvements brusques qui cessent bientôt. Il redevient calme et totalement insensible avant la fin de la deuxième minute. L'inhalation est soutenue encore pendant une minute. L'anesthésie se maintient complète jusqu'à la fin de l'opération ; il ne sort de cet état que lorsque le pansement est terminé. A ce moment, il a l'œil étonné, il regarde autour de lui avec surprise, sans proférer aucune parole, ou bien en répondant des mots sans suite aux questions qu'on lui adresse. La face est pâle et exprime une atteinte profonde subie par l'organisme. Cet état disparaît cependant d'une manière graduelle, et un quart d'heure après les premières inspirations, l'engourdissement céphalique est entièrement dissipé.

L'opération a été faite suivant les règles ordinaires. L'incision sur le dos du pied a été pratiquée au niveau même du cercle inflammatoire pour conserver autant de parties molles que possible. La séparation des surfaces articulaires a été exécutée avec ménagement, surtout au moment de l'incision du ligament appelé clef de l'articulation, afin de ne pas ouvrir avec la pointe du couteau la synoviale des articulations inter-cunéennes. Le peu de parties molles disponibles au dos et à la plante du pied furent taillées en lambeaux propres à recouvrir la plus grande étendue possible des surfaces articulaires. Deux ligatures seulement furent faites, celles de la pédieuse et de la plantaire externe ; la plantaire interne était oblitérée. On maintient les parties avec trois bandelettes de diachylon convenablement disposées, puis on applique des plumasseaux de charpie maintenus à leur tour par des longuettes et une bande roulée. L'opération, y compris la ligature des artères, avait à peine duré trois minutes.

La journée se passe bien. Vers le soir, le malade, soumis au régime ordinaire des opérés, éprouve quelques élancements avec soubresauts. On fait des applications froides à travers les pièces de l'appareil. Dans la nuit, le sommeil a été court ; mais le lendemain, à la visite, nous ne constatons pas de fièvre. Le 12 et le 13, même état. Les pièces du pansement sont tachées d'une sérosité sanguinolente. Le 14, on enlève l'appareil ; la surface du moignon présente un excellent aspect (deux soupes, quatre bouillons). Le 15, la plaie se couvre de bourgeons charnus, le pouls offre un peu plus de fréquence qu'à l'état normal. La guérison ne s'en présente pas moins avec des indices assurés. Dès le 20, la suppuration est modérée; des granulations recouvrent toutes les parties dénudées, y compris les surfaces articulaires. On n'a qu'à diriger la cicatrisation par des pansements convenables. Quelques portions mortifiées, peu étendues, qui étaient adhérentes au lambeau inférieur, tombent d'elles-mêmes ou sont enlevées. L'ulcération que nous avons signalée sur la malléole externe se cicatrise. Les tissus se dégorgent de plus en plus. L'état général est toujours satisfaisant. Le 29 février, la guérison s'annonce pour un délai prochain; des aliments sont accordés au malade. C'est dans cet état qu'il se trouvait au moment où nous avons cédé le service à notre collègue M. Serre. Nous avons appris depuis que Boitel s'était entièrement rétabli, malgré quelques imprudences de régime qui avaient occasionné une indigestion suivie de symptômes cérébraux de nature fâcheuse.

Réflexions. Le fait, dont nous venons de raconter les principaux détails, pourrait servir de texte à des considérations chirurgicales variées. Afin de ne pas embarrasser le point de vue qui nous intéresse spécialement par des commentaires qui lui seraient étrangers, nous nous contenterons de rappeler que les motifs qui nous ont déterminé à préférer l'amputation tarso-métatarsienne à toute autre opération se tiraient moins de l'état des parties affectées que de la position générale du sujet, déjà privé du membre inférieur gauche. Nous rappellerons, en outre, que ce fait fournit une nouvelle preuve à l'appui de l'opinion des chirurgiens qui ont pensé que des cicatrices pouvaient s'organiser sur des surfaces articulaires non recouvertes, et que l'impossibilité de tailler des lambeaux ne devait pas absolument faire renoncer à la désarticulation du métatarse. Ce résultat peut être rapproché de ceux que M. Lisfranc a mentionnés dans sa *Médecine opératoire.*

Envisagée dans les détails qui se rattachent à l'action du chloroforme, l'observation précédente permet une comparaison fructueuse entre deux opérations de même nature pratiquées sur le même individu, l'une sans le concours des agents anesthésiques, l'autre après leur emploi préalable. Le souvenir des souffrances excessives que le malade avait supportées, lorsqu'il subit l'amputation de la cuisse il y a vingt-deux ans, ne l'avait pas abandonné, et l'idée seule d'éprouver une seconde fois de pareilles douleurs l'aurait peut-être empêché de se soumettre à l'amputation du pied, si l'on ne lui eût donné l'assurance qu'il ne sentirait rien, et que cette fois du moins le sacrifice auquel il devait se résigner n'était aggravé par aucune douleur physique. Aussi rien n'égalait d'une part la confiance avec laquelle Boitel consentait à se faire couper le pied, rien ne peut dépeindre surtout son air étonné et stupéfait de n'avoir pas eu conscience de l'opération qu'il avait subie. Évidemment la réalité du bienfait dépassait l'espérance qu'on lui avait insinuée, et il pouvait d'autant mieux apprécier la différence qui existe entre les ressources chirurgicales actuelles et celles d'autrefois, qu'il ne jugeait pas ces dernières sur la foi d'autrui ou sur les données de l'imagination, mais d'après des sensations personnelles assez pénibles et assez profondes pour ne pas s'être échappées de sa mémoire. En conséquence, ce fait est d'autant plus intéressant qu'il fournit un exemple de la méthode nouvelle jugée par les malades et d'un jugement basé sur les épreuves les plus péremptoires.

Nous avons déjà eu l'occasion d'exprimer que dans les opérations longues et graves, dans les grandes amputations, par exemple, nous préférions l'éther au chloroforme ; si nous avons choisi ce dernier, c'est que nous trouvons une exception à faire pour les désarticulations : la rapidité avec laquelle un chirurgien exercé doit pratiquer une désarticulation par la méthode à lambeaux fait rentrer ce genre d'opérations parmi les plus courtes de la chirurgie. Que l'on compare, sous ce rapport, une amputation circulaire dans la continuité, où il faut en plusieurs temps couper la peau, la disséquer, trancher les muscles, dénuder les os, inciser le périoste, placer les rétracteurs, faire agir la scie, lier les vaisseaux, etc., et une désarticulation à lambeaux, où quelques instants suffisent pour l'exécution, et l'on se convaincra que ce dernier genre d'opération ne saurait être assimilé aux opérations longues qui réclament l'emploi de l'éther. Aussi le chloroforme nous avait-il paru parfaitement indiqué, et son action a été si complète, qu'elle s'est prolongée un peu au delà du temps nécessaire pour l'opération et le pansement.

CHAPITRE X.

DE L'ACTION DES AGENTS ANESTHÉSIQUES.

Les corps volatils auxquels on a reconnu la propriété anesthésique sont destinés à former une famille naturelle de médicaments qui, dans les classifications de la matière médicale, occuperont sans doute une place distincte au-dessus des antispasmodiques et des narcotiques. Toujours est-il que l'éther sulfurique, le chloroforme et les autres agents que nous avons précédemment décrits, sont affiliés par des propriétés communes, et qu'en somme, au point de vue physiologique et médical, ils ne diffèrent que par l'énergie de ces propriétés ou par certaines qualités accessoires qui peuvent légitimer la préférence accordée à tel ou tel d'entre eux, mais qui ne sauraient apporter une distinction fondamentale dans la nature de leurs effets. Nous pouvons donc, en raison de la ressemblance de ces effets, les comprendre dans une description commune, ou choisir comme modèle l'action de l'un des agents anesthésiques, sauf à spécifier les variations qui se rapportent aux autres substances du même ordre. Ce dernier plan nous paraît évidemment le meilleur, parce qu'il écarte toute cause de confusion, dans l'énoncé et l'analyse des phénomènes. La même considération nous détermine à choisir comme base de description les effets de l'éther sulfurique. Son action étant plus lente, mais en somme aussi complète que celle du chloroforme, permet de mieux apprécier tous les phénomènes produits et de suivre avec plus de facilité l'ordre de leur succession. Ajoutons que la priorité d'introduction de l'éther dans la pratique de l'anesthésie artificielle l'a rendu l'objet d'une attention générale et d'une série d'observations qu'on n'avait plus d'intérêt à réitérer quand on a connu le chloroforme. L'intérêt des premiers travaux dont l'éther a été l'objet justifient, à tous égards, ce choix qui nous mettra à même de reproduire en leur lieu les idées importantes émises ou discutées dans la science.

Avant d'aborder les détails descriptifs, signalons d'abord leur ensemble, ce qui facilitera l'analyse physiologique.

Tableau général des phénomènes de l'éthérisation. Lorsqu'un homme respire régulièrement, à l'aide d'un bon appareil, de l'air chargé de vapeurs d'éther sulfurique bien pur, il éprouve presque toujours les effets suivants :

Une impression assez pénible, quoique supportable, un léger picotement à la gorge, une saveur désagréable qui semble se propager du côté des voies aériennes, une toux d'une durée variable. Quelquefois l'effort des premières inspirations est suspendu, ou bien le mouvement qui fait pénétrer la vapeur dans la poitrine ne s'accomplit que d'une manière imparfaite, soit que le sentiment de répulsion se fasse ressentir vers les divisions bronchiques, soit que la glotte se resserre spasmodiquement. En même temps on éprouve une sensation composée de chaleur et de stimulation locale qui excite le besoin de débarrasser les bronches par l'expectoration ou de rejeter la salive. Ces effets, primitifs ou locaux, n'ont d'ordinaire qu'une courte durée ; on les prévient, d'ailleurs, ou on les modère par diverses précautions.

Bientôt les premiers effets de l'absorption de l'éther se font ressentir : le sujet éthérisé éprouve des bouffées de chaleur à la tête, des tintements d'oreille, un commencement d'agitation, qui s'accroît à mesure que les inspirations s'accomplissent avec moins d'efforts et que la surface des voies aériennes est de plus en plus habituée au contact des vapeurs anesthésiques. Le fluide, largement inhalé, pénètre dans les secondes voies et suscite graduellement la manifestation des phénomènes généraux de l'éthérisation. Un sentiment de chaleur s'irradie dans tout l'organisme; le pouls s'accélère, le sang afflue vers la tête, en sorte qu'il y a turgescence de la face, injection des conjonctives, trouble dans les fonctions des sens, paracousie, variations dans le diamètre des pupilles, regard humide et brillant; déjà quelques vertiges et de la loquacité indiquent que le système nerveux central est impressionné, et cette impression se traduit aussi par un frémissement vibratoire qui se propage dans les membres avec une sensation particulière de froid. Bientôt l'altération des fonctions nerveuses se caractérise par le désordre des idées, qui prennent une direction indépendante de la volonté et jettent le malade, tantôt dans des accès de singulière gaieté, avec le rire indécis de l'ivresse, tantôt, mais plus rarement, dans un état de tristesse avec larmoiement. Des signes d'agitation, quelquefois liés avec la production d'un rêve, se joignent pour un certain temps aux symptômes que nous venons d'indiquer. L'individu qu'on éthérise est désormais arraché aux impressions des sens externes et isolé dans une sphère nouvelle de sensations intimes, quelquefois délicieuses et accompagnées d'une vague aspiration de bonheur et d'infini. Puis les apparences d'une véritable lassitude se révèlent; les mouvements automatiques deviennent plus rares et plus imparfaits; le sujet, indifférent à tout ce qui se passe autour de lui, prend une position qui permet le repos à ses membres alourdis, et paraît de plus en plus plongé dans un engourdissement général. La face pâlit et perd son expression, les muscles oculaires ramènent les yeux en haut en même temps que les paupières s'abaissent; vainement on interroge le malade : la sensibilité tactile, sollicitée de diverses manières, s'éveille quelquefois sous l'influence des stimulants, mais cesse bientôt d'y répondre. L'individu paraît endormi d'un sommeil profond pendant lequel les battements du cœur se ralentissent, ainsi que le nombre des inspirations dans un temps donné, et qui se caractérise aussi par un refroidissement général. C'est alors que toutes les fonctions de la vie de relation sont véritablement suspendues, et que le sujet éthérisé, privé de toute sensibilité, peut supporter, sans s'en apercevoir, les opérations qui, dans l'état ordinaire, auraient produit les plus vives douleurs. L'état que nous venons de décrire a une durée variable qui suffit à l'accomplissement des temps douloureux de la plupart des opérations; on peut le prolonger en soutenant prudemment les inhalations ou en les reprenant après une certaine interruption. Quelques modifications particulières, quelques témoignages de désaccord entre l'intelligence et les sensations, entre les souvenirs et les actes automatiques qui se produisent, donnent à ce sommeil un caractère étrange qui impressionne vivement l'observateur. Le réveil est quelquefois graduel, d'autres fois brusque; le sujet reprend ses facultés et l'exercice régulier de ses fonctions. Il est souvent incapable de rendre compte de ce qu'il a éprouvé, alors même que l'éthérisation est incomplète, ou bien il n'a que le souvenir des rêves qui l'ont agité. Dans certains cas, il est absolument étranger à tout ce qui s'est passé, et sa physionomie prend un air d'étonnement et d'hébétude inexprimables. S'il a été opéré pendant le sommeil éthérique, sa joie est souvent expansive. Aux premières lueurs de la raison qui reparaît, le malade reconnaît ordinairement qu'il sort d'un état d'ivresse; son langage est confus, ses mouvements peu précis. Bientôt il revient complétement à son état naturel, ne conservant du sommeil éthérique qu'un peu de malaise et de céphalalgie, dont la durée est passagère. Dans certains cas, le retour à l'état normal est entièrement exempt de transition pénible.

Si l'éthérisation n'est pas suspendue au moment où se produisent les derniers symptômes indiqués plus haut, la torpeur ne se borne plus à atteindre les fonctions de relation; les organes essentiels à la vie ressentent à leur tour les effets de l'éther inhalé, et l'action hyposthénisante de celui-ci se caractérise au plus haut degré. Le sang qui s'échappe des vaisseaux est noir comme dans l'asphyxie; la respiration devient difficile, s'interrompt parfois, et cette interruption prend un caractère effrayant; les battements du cœur deviennent rares; le pouls est d'une petitesse extrême et cesse d'être perceptible; l'abaissement de température s'accroît. Ces caractères, joints à l'aspect terne des yeux, à une décomposition profonde des traits de la face, à la résolution complète des membres, donnent au sujet éthérisé l'aspect d'un cadavre. La vie n'a cependant pas abandonné l'organisme, malgré ces symptômes alarmants. La cessation de l'éthérisation permet à sa puissance latente de se ranimer, soit spontanément, soit par l'influence de quelques moyens auxiliaires. Mais si l'inhalation de l'éther est prolongée, comme on l'a fait souvent sur des animaux dans un but expérimental, la mort a lieu sans secousse, par extinction graduelle et comme par l'effet d'une syncope prolongée. L'autopsie fait connaître que l'éther a pénétré dans tout l'organisme et révèle diverses altérations dans les centres nerveux, les poumons, le cœur, le sang, etc.

Cet exposé des effets physiologiques des vapeurs d'éther, tout sommaire qu'il est, permet de distinguer dans l'action de cet agent une influence antérieure à l'absorption et une influence consécutive à l'exercice de cette fonction. Les phénomènes qui se rattachent à la première action sont directs et locaux, ils dépendent de l'impression exercée sur la muqueuse respiratoire et les organes qu'elle revêt; ceux qui se rapportent à la seconde action sont le résultat de la pénétration de l'éther dans les voies de la circulation qui le mettent en rapport avec tout l'organisme. Ceux-ci, d'une bien plus grande importance que les premiers, sont en même temps beaucoup plus nombreux et d'une nature plus diverse. Les uns et les autres ne peuvent être bien connus et appréciés que par un examen détaillé.

Article Ier. — Effets directs et locaux de l'inhalation des vapeurs éthérées.

La durée de l'inhalation fait varier les résultats de l'action immédiate des vapeurs d'éther sur les organes avec lesquels elles sont en contact direct. Si elle est peu prolongée, tous les effets démontrent une *excitation;* si elle est longtemps soutenue, une *torpeur* locale plus ou moins durable succède à cette excitation.

A. Les phénomènes relatifs à l'excitation sont : le picotement, la toux, les contractions glottiques, l'accroissement des sécrétions salivaire et bronchique.

Picotement. Cette sensation résulte du contact de l'éther avec la muqueuse. Les molécules très divisées de la vapeur stimulent la surface sensible sur laquelle elles se répandent. On éprouve une sensation de chaleur supportable quand l'air n'est pas très chargé de vapeurs, mais assez pénible quand ce fluide en est saturé. Dans ce cas, et lorsque les sujets sont naturellement impressionnables, la sensation devient très pénible et inspire un sentiment répulsif. Si l'on suspend ou si l'on affaiblit l'inhalation, de manière à ce que les molécules d'éther soient peu nombreuses, la sensation est au contraire agréable. Son caractère change et l'on ressent une fraîcheur comparable à celle de l'éther qui s'évapore sur la main. L'excitabilité de la surface aérienne par les vapeurs éthérées n'est pas la même dans tous les points. Les muqueuses nasale et buccale en supportent aisément le passage et reçoivent l'impression spécifique qui fait reconnaître l'odeur et la saveur de cette substance. La sensation n'est réellement désagréable que vers l'isthme du gosier, la glotte et le reste des voies aériennes. Quand on inspire d'emblée, à pleine poitrine, on ressent une douleur brûlante et oppressive, qui provoque elle-même plusieurs des phénomènes que nous devons bientôt mentionner. La sensation de picotement est très différemment éprouvée par les malades : certains s'en plaignent à peine, d'autres en sont fâcheusement incommodés.

Toux. Elle est un résultat presque nécessaire de la sensation déterminée par l'éther. On sait que cet acte est instinctivement accompli toutes les fois que l'ouverture glottique ou les voies aériennes sont stimulées ou obstruées d'une manière quelconque. Une contraction convulsive des muscles expirateurs chasse vivement la masse d'air contenue dans le tube respiratoire, en faisant entendre un bruit caractéristique. Les vapeurs éthérées suscitent particulièrement la toux dès le début, et lorsque l'air inhalé en est fortement chargé. Les robinets à double ou à triple effet des appareils à courant renouvelé ont pour but, comme nous l'avons dit, de modérer et de graduer à la fois la quantité de vapeur qui pénètre à chaque inspiration, et par conséquent d'affaiblir ou d'annuler le besoin de la toux. Celle-ci est influencée par la qualité de l'éther employé. Nul doute que l'éther non rectifié, contenant de l'acide sulfureux, de l'alcool, ne soit plus difficile à supporter et n'excite au plus haut degré le besoin de tousser. L'éther parfaitement pur est, au contraire, beaucoup mieux supporté : son odeur suave, sa saveur aromatique voilent la sensation d'ardeur que son contact détermine sur la muqueuse aérienne, et la tolérance locale s'établit plus promptement. Au reste, la toux, qui est provoquée au début des inhalations, n'est pas également vive et fréquente chez tous les sujets. Il en est qui, malgré les précautions les mieux observées dans l'administration des vapeurs d'éther, sont pris d'une toux violente et opiniâtre qui contrarie les effets du médicament; le plus grand nombre n'éprouvent le besoin de tousser que pendant quelques instants et respirent ensuite sans la moindre difficulté. Il est des sujets chez lesquels la toux persiste pendant l'entière durée de l'éthérisation. L'idiosyncrasie des malades, que certains expérimentateurs, moins familiers avec la physiologie humaine qu'avec la physique, ont eu la velléité de méconnaître, influe notablement sur la toux, qui est le symptôme commun de toutes les irritations des voies respiratoires.

Contractions glottiques. La toux se rapporte à l'expulsion brusque de l'éther déjà parvenu dans les voies aériennes : mais indépendamment de cette réaction de l'organisme sur la vapeur irritante, on observe quelquefois des efforts musculaires qui s'accomplissent à l'entrée même du larynx et qui opposent un obstacle à la pénétration de l'éther. Les muscles constricteurs de la glotte se contractent spasmodiquement et ferment cette ouverture en déterminant un sentiment d'angoisse très pénible. Mais le plus souvent la lutte n'est que momentanée, et à mesure que la première impression s'efface, cet état convulsif de la glotte se dissipe. Presque toujours lié au début des inhalations, le spasme glottique reparaît quelquefois pendant leur durée, en produisant de véritables arrêts dans la respiration ; toutefois ces temps d'arrêt sont plus souvent liés à une autre cause que nous signalerons plus tard.

Les muscles qui avoisinent la glotte participent ordinairement aux contractions des muscles laryngiens. Ceux du pharynx, du voile du palais, de la langue, peuvent entrer en contraction et déterminer, soit des mouvements irréguliers et spasmodiques, soit des mouvements de déglutition, comme pour changer la direction des vapeurs d'éther et les faire pénétrer dans un autre conduit. Nous avons observé ces efforts involontaires de déglutition sur plusieurs malades. M. Lach (1), qui, en s'éthérisant, les a observés sur lui-même, prétend que le besoin d'avaler est irrésistible, et que dans les cas où il a voulu s'opposer à leur exécution, la lutte des mouvements volontaires avec celle des mouvements spasmodiques n'a pu empêcher la déglutition de s'accomplir. Les muscles périmaxillaires eux-mêmes entrent quelquefois en contraction. La mâchoire inférieure s'abaisse et reste dans la position que lui donne la roideur spasmodique des abaisseurs : cette circonstance se présenta chez M. Macdonnel, chirurgien de Dublin, qui essayait l'éthérisation sur sa personne, avant d'opérer un de ses malades. Les muscles diducteurs des lèvres peuvent aussi se contracter spasmodiquement jusqu'au point d'agrandir l'ouverture buccale et de l'empêcher chez certains sujets d'être exactement cernée par la circonférence de l'embouchure de l'appareil. Nous avons vu aussi dans quelques cas les muscles élévateurs de la mâchoire se contracter avec force. Enfin, on comprend que les effets de l'action irritante exercée sur les muscles puisse donner lieu à des mouvements assez variés.

Sécrétion salivaire. Comme dans tous les cas où la muqueuse

(1) *De l'éther sulfurique, de son action physiologique*, etc. Paris, 1847, grand in-8°.

buccale est stimulée, la salive afflue avec abondance pendant les inhalations éthérées. On est quelquefois obligé de les interrompre dès le début, pour permettre au malade de cracher. L'excitation se transmet non seulement à la muqueuse des glandes salivaires, mais aux muqueuses qui sont en continuité éloignée avec la membrane buccale. Ainsi la pituitaire et la conjonctive participent à l'activité sécrétoire ; les humidités nasales et le larmoiement incommodent légèrement le sujet éthérisé. Mais la sécrétion salivaire, en raison de ses relations fonctionnelles et sympathiques avec la muqueuse de la bouche, est celle qui se fait avec le plus d'activité. L'afflux de la salive dans la bouche, la viscosité de ce liquide, la présence du mucus buccal et les irrégularités de l'action respiratoire, expliquent comment de l'écume se forme souvent autour des lèvres et gêne plus ou moins le malade.

Sécrétion bronchique. La même cause détermine la production plus abondante du mucus et du suc muqueux qui se forment sur la membrane laryngo-bronchique. Il en résulte une gêne notable et une cause nouvelle de la sensation de suffocation que la seule présence de l'éther en vapeur fait éprouver. Les individus éthérisés sentent le besoin de l'expectoration et se débarrassent, après les efforts de toux, de cette cause matérielle d'engouement bronchique. Après les premières expuitions, la muqueuse, délivrée de la couche qui la recouvrait et qui faisait obstacle à la pénétration de son tissu par les vapeurs d'éther, absorbe avec plus d'énergie et ne tarde pas à ressentir elle-même l'effet torpide qui va désormais succéder à l'action stimulante. Au reste, le mucus sécrété sous l'influence de l'éther est très aqueux et peut être facilement expulsé après l'entière cessation des phénomènes de l'éthérisation. Les individus qui ont respiré de l'éther éprouvent, pendant plusieurs heures, le besoin de rejeter de la salive ou de cracher. Cet effet ne tient pas seulement au réveil de l'excitation primitive; nous pensons qu'il dépend aussi du contact incessant d'une petite quantité de vapeur d'éther qui, s'échappant par exhalation à la surface pulmonaire, reproduit à chaque expiration une action stimulante sur la muqueuse aérienne. On sait que la surface pulmonaire est l'une des voies principales par lesquelles l'éther absorbé et mêlé avec le sang est éliminé ; on sait aussi que longtemps après la cessation des inhalations, l'haleine des malades conserve une odeur éthérée.

B. Les phénomènes de torpeur locale succèdent graduellement à ceux que nous venons de passer en revue. Ils tiennent à l'influence anesthésique de l'éther, qui stupéfie directement les extrémités nerveuses dont la muqueuse aérienne est l'aboutissant. L'espèce de paralysie qui s'empare de ces tissus s'accroît à mesure que l'éthérisation se poursuit, et que son effet semble renforcé par la stupéfaction des centres nerveux qui se propage vers la périphérie. Quoi qu'il en soit, des phénomènes inverses à ceux que nous avons énumérés se produisent ; plus de réaction, plus de signes qui indiquent de la douleur. Le malade respire profondément, il semble quelquefois inhaler l'éther avec une sorte de volupté. Les principaux phénomènes locaux de cette seconde période de l'éthérisation sont l'insensibilité de la muqueuse, le relâchement de ses annexes musculaires et quelquefois l'arrêt momentané de la respiration.

L'*insensibilité locale* n'est pas douteuse. Il suffit d'avoir égard au contraste qui existe entre l'état actuel du sujet éthérisé et celui où il se trouvait en commençant, pour la reconnaître. Cette insensibilité est antérieure à l'insensibilité générale. L'éther et le chloroforme stupéfient directement les parties qu'ils touchent ; phénomène très important à constater et dont nous aurons à faire apprécier ultérieurement les conséquences. En ce qui concerne les voies aériennes, voici un fait qui démontre sa réalité. Un chien éthérisé sentait de violents pincements exercés sur la peau des membres, et restait immobile lorsqu'on pinçait les rebords de l'ouverture buccale ou la langue. Nous lui pratiquâmes la trachéotomie avant que l'éthérisation fût complète ; il sentit la section de la peau. Mais, lorsque la trachée fut ouverte et qu'avec un instrument nous touchâmes en pressant la muqueuse trachéale, il ne donna aucun signe de douleur.

Le *relâchement musculaire local* n'est pas moins réel, la glotte ne se révolte plus contre le passage des vapeurs éthérées. Au bout d'un certain temps, les efforts de déglutition cessent, les mouvements de la langue deviennent paresseux. Si le malade parle sous l'influence d'un rêve, l'articulation des sons est embarrassée ; les muscles du voile du palais, recouverts sur leurs deux faces par un revêtement muqueux, et par conséquent plus exposés que les autres à subir directement la torpeur éthérique, sont dans un relâchement complet. La colonne d'air, mise en mouvement pendant l'inspiration et l'expiration, porte ce voile membraneux en sens opposés, et le frôlement qui en résulte contribue à rendre la respiration bruyante.

Ces deux effets, savoir l'insensibilité et le relâchement musculaire, sont liés ensemble et tiennent sous leur dépendance commune d'autres phénomènes.

L'*arrêt momentané de la respiration* se fait remarquer chez certains sujets pendant la durée de l'inhalation éthérée. Cette suspension survient généralement au moment où la sensibilité générale commence elle-même à s'établir; elle dure vingt, trente, quarante secondes, quelquefois davantage, jusqu'au point que le chirurgien en serait effrayé et croirait à une syncope, si le pouls ne continuait de battre. Il est présumable que ces temps d'arrêt dans l'acte respiratoire proviennent de l'anesthésie des nerfs pulmonaires, et qu'alors la sensation interne qui avertit du besoin de respirer est pervertie ou suspendue. Les muscles de la poitrine cessent alors de se contracter jusqu'à ce que le besoin instinctif de la respiration décide la reprise de cette fonction. Le râle stertoreux qui accompagne le sommeil profond existe aussi dans le sommeil éthérique, et dépend à la fois de l'état général dans lequel se trouve plongé le sujet et de l'état torpide des voies aériennes. Nous nous en occuperons plus amplement en étudiant les modifications spéciales de la fonction respiratoire.

Les phénomènes subordonnés à la torpeur locale se dissipent spontanément et font place au retour de l'état régulier avec la même facilité qu'ils avaient succédé aux phénomènes d'excitation. Il est peu de modifications physiologiques aussi fugaces, aussi temporaires que celles que produisent l'éther et ses succédanés. La non-permanence des effets est l'un des priviléges qui ont permis d'obtenir de ces agents les utiles services qui leur ont donné tant de crédit dans ces derniers temps.

Lorsque l'éther mis en contact avec la muqueuse des divisions bronchiques a pénétré par endosmose le tissu délicat de cette membrane, de manière à se mettre en contact avec le courant sanguin; lorsqu'il a été absorbé, en un mot, il se produit des manifestations générales et des troubles fonctionnels qui révèlent une influence de plus en plus profonde. Le système nerveux d'abord est impressionné d'une manière spéciale, les fonctions de relation sont perverties ou suspendues; plus tard les fonctions qui se rapportent à la vie végétative subissent elles-mêmes une perturbation remarquable et proportionnelle à la durée et à l'intensité de l'éthérisation. Nous examinerons successivement les modifications qui se produisent dans la sensibilité, les facultés intellectuelles, les mouvements, la respiration, la circulation, la calorification et les sécrétions. A l'analyse de chaque ordre de phénomènes nous rattacherons les questions physiologiques ou médicales qu'elles soulèvent, de manière à fournir une base à la théorie générale de l'éthérisation et à mettre en relief les faits qui conduisent à des déductions pratiques.

Article II. — De l'action des vapeurs éthérées sur les fonctions de la vie animale.

---

§ Ier. Action sur la sensibilité.

La faculté que possèdent les animaux d'apprécier les impressions déterminées par les agents extérieurs est profondément modifiée par la pénétration de l'éther dans l'organisme. Les changements que cet agent suscite s'étendent à la fois sur les degrés et sur les formes de la sensibilité dans tout l'intervalle de ses modes extrêmes : le plaisir et la douleur. La perturbation apportée dans l'exercice de cette faculté donne même lieu de constater ce fait remarquable, que la sensibilité est aussi influencée dans la relation des modes suivant lesquels elle s'exprime. Ainsi, les facultés partielles de sentir, comprises dans la sphère de la sensibilité générale, peuvent être désunies de telle manière que certaines sensations soient perçues pendant que d'autres sont abolies. L'effet de l'éther peut être comparé à celui d'une espèce de réactif vital qui isolerait les modes ordinairement associés de la sensibilité. Cet isolement est quelquefois tel, que la douleur, par exemple, est seule abolie, pendant que la sensibilité tactile ordinaire persiste. On remarque de même le maintien des perceptions auditives ou autres, alors que la sensibilité générale est déjà suspendue ou très affaiblie. Ces faits, qui sont de nature à inspirer le plus vif intérêt au physiologiste, en agrandissant les moyens d'étude des sensations, suffisent pour faire comprendre combien est à la fois délicate et puissante l'influence exercée par les inhalations éthérées sur la sensibilité. Avant d'être abolie, cette faculté est ébranlée, décomposée; le lien naturel de ses manifestations s'efface; enfin, la relation qui unit les impressions sensitives avec les opérations intellectuelles disparaît aussi : l'être éthérisé n'a plus conscience de lui-même; il tombe dans un anéantissement temporaire, sous le rapport de la faculté la plus caractéristique de la vie animale. Trois ordres de modifications se succèdent dans la faculté de sentir : la première s'exprime par une simple perturbation de l'état normal et par des sensations subjectives ; la seconde, par l'affaiblissement, les paralysies partielles, la désunion des modes de la sensibilité; la troisième, par l'extinction de cette faculté.

La division que nous venons d'énoncer, et qui est fondée sur l'observation analytique des phénomènes, permet de se rendre compte de la plupart des bizarreries provoquées dans l'innervation. Elle est l'équivalent de la distinction établie par la plupart des observateurs entre l'insensibilité complète et incomplète. Au reste, il est utile d'ajouter que la succession des trois ordres de phénomènes n'est pas toujours mise en évidence au même degré chez les sujets éthérisés. La rapidité de leur succession dans certains cas, surtout lorsqu'on fait usage du chloroforme, l'impossibilité où se trouvent un grand nombre de malades d'exprimer ce qu'ils ressentent ou ce qu'ils ont ressenti, les difficultés inhérentes à l'observation, peuvent faire méconnaître le développement et la série des phénomènes anormaux de la sensibilité. Mais les cas plus heureux où la manifestation lente, graduée et complète des effets des agents anesthésiques rend leur constatation facile, permettent à l'observateur étonné d'être témoin de l'action aussi étrange qu'énergique exercée sur la sensibilité, et par suite de laquelle cette faculté est successivement ébranlée, décomposée, détruite.

La première série de phénomènes ne tarde pas à se manifester, lorsque l'inhalation des vapeurs se fait régulièrement. Des sensations subjectives, c'est-à-dire qui n'ont pas leur cause provocatrice dans le monde extérieur, sont directement perçues par l'individu éthérisé. Une douce chaleur semble se répandre dans tout le corps, des parties centrales vers les parties périphériques, sans qu'il y ait de régularité anatomique dans cette transmission, sans qu'on puisse affirmer surtout, à l'exemple de quelques médecins, que la chaleur part du côté gauche du thorax. Cette assertion n'est qu'un reflet de préoccupations relatives à la physiologie. L'impression interne, devenue générale, se modifie pour faire place à une sensation vague de plénitude accompagnée de vibrations nerveuses, irrégulières ou rhythmiques, ressenties par les malades sous forme de battements, surtout dans la région de la tête.

Des sensations subjectives d'un autre ordre, des fourmillements, par exemple, assimilables à ceux qui résultent de la compression légère des cordons nerveux, se font ressentir, tantôt dans le trajet des membres, avec ou sans impression de fraîcheur, tantôt dans certaines régions seulement, à la plante des pieds, par exemple. L'extérieur du corps devient aussi le siége de quelques sensations spontanées particulières, telles que : des sensations composées et partielles de froid et de chaud, quelquefois du prurit, et diverses façons de sentir, agréables et pénibles à la fois, qui ont leurs analogues dans certains états pathologiques, et que, dans l'impossibilité de les mieux caractériser, Lecat nommait *sensations hermaphrodites*. L'ensemble de ces sensations subjectives, dont la nature est trop spéciale et l'appréciation trop personnelle pour qu'il soit possible d'en donner une idée fidèle avec les seules ressources de la description, n'est pas d'ailleurs exempt de charme pour celui qui les subit. Il sent déjà qu'un ordre nouveau d'impressions s'ouvre pour lui, et l'aspect de la physionomie révèle souvent la surprise de l'inconnu.

C'est pendant cette période que l'on observe quelquefois l'exaltation de la sensibilité. Les pupilles se resserrent comme si la rétine sentait plus vivement la lumière ; les interpellations adressées aux malades paraissent les impressionner d'une manière incommode ; si l'on veut les pincer, les piquer, leur arracher des poils, ils témoignent le sentiment de la douleur avec plus de vivacité qu'ils ne l'auraient fait dans l'état normal. Lorsque des malades, après avoir subi un commencement d'éthérisation, ont cessé de vouloir s'y soumettre, et ont mis le chirurgien en demeure de les opérer sans compléter l'anesthésie, l'opération a été plus douloureuse que d'habitude, et les sujets ont prouvé, par leur excitation et leurs cris, que leur sensibilité était momentanément exaltée. C'est ce que nous avons particulièrement observé sur un malade atteint de fissure à l'anus, et à qui nous pratiquâmes la section du sphincter. Il est bon de redire que l'exaltation de la sensibilité n'est pas un phénomène constant, et que dans un grand nombre de cas, elle se présente comme un effet si transitoire, qu'elle passe inaperçue au malade et au chirurgien.

Le second ordre de modifications qu'on observe dans la sensibilité consiste dans sa diminution, dans son engourdissement. L'incapacité de sentir commence à s'emparer des centres nerveux ; mais cette incapacité ne se produit pas brusquement ; son développement est graduel, morcelé, pour ainsi dire : aussi peut-on constater des variations très nombreuses dans les signes extérieurs de l'incapacité physiologique qui frappe le principe du sentiment. Le sens du *toucher* est celui dans lequel on reconnaît les plus nombreuses modifications, soit parce que la sensibilité générale est celle qui a le plus de rapport avec la sensibilité tactile, soit parce que les épreuves sont plus faciles à faire sur la peau que sur les autres appareils sensitifs. Les points de la surface cutanée dans lesquels l'insensibilité se manifeste d'abord ne donnent lieu à aucune observation exceptionnelle ; la décroissance de la sensibilité paraît se faire dans toute l'étendue de la peau, et si l'on constate quelques différences dans le siége ou le degré de l'anesthésie, ces différences sont relatives à l'état de sensibilité spéciale des diverses parties de l'appareil tégumentaire dans l'état normal. Ainsi, les régions naturellement les plus sensibles sont celles qui conservent le plus longtemps l'excitabilité que les agents anesthésiques tendent à détruire. Quand l'éther ou le chloroforme commencent à jeter les sens dans la torpeur, si l'on irrite d'une manière quelconque la peau des régions peu délicates, telles que le dos, les membres, le malade répond faiblement aux excitations; si au même instant on gratte, on pince, on pique ou l'on chatouille les régions sensibles, telles que la pulpe des doigts, la face palmaire de la main, les régions cutanées qui avoisinent l'origine des muqueuses, des marques évidentes de sensibilité sont données. La muqueuse génitale nous a paru conserver assez longtemps son impressionnabilité. Chez une femme éthérisée, qui ne sentait plus les pincements de la peau, le contact d'une sonde sur la muqueuse vulvaire donna lieu à une sensation bien évidente. C'est à la même cause qu'il faut attribuer la persistance de la douleur signalée par quelques praticiens, à l'occasion d'opérations pratiquées sur les organes génitaux, dans des cas d'éthérisation incomplète.

La perte de la précision et de la netteté des sensations semble donc en rapport avec le degré de sensibilité des diverses régions de la peau. D'après M. Simonin (1), de Nancy, la peau de la région temporale est le dernier point de la périphérie du corps qui perd sa sensibilité. En général, les points qui ne reçoivent qu'un petit nombre de nerfs cessent les premiers de répondre aux excitants ; ceux dont l'organisation est plus riche perdent les derniers cette propriété. Sous ce rapport, l'épreuve des premiers déchets de la sensibilité sous l'influence de l'éther confirme l'observation générale, d'après laquelle l'aptitude à sentir les impressions est en rapport avec le nombre des nerfs que reçoit une région. Elle confirme aussi l'épreuve plus minutieuse par laquelle Weber (2), Valentin et d'autres physiologistes allemands ont calculé mathématiquement la précision sensitive de chaque partie de la peau, en recherchant avec une patience toute germanique jusqu'à quel degré il fallait écarter les branches d'un compas pour que la distance comprise entre les deux pointes fût appréciée par l'organe du toucher. Un écartement d'une ligne, à la face palmaire de la troisième phalange des doigts, donne deux sensations distinctes, tandis qu'il faut un écartement d'un pouce et au delà à la peau du dos ou des membres pour que la double sensation soit perçue. D'après ces faits, lorsqu'on veut apprécier le degré d'annulation de la sensibilité provoquée par l'éther, il ne suffit pas d'explorer indifféremment toutes les régions, il faut surtout examiner celles qui sont naturellement douées d'une vive sensibilité. Il arrive quelquefois, dès le début de la torpeur éthérique, que la sensibilité tactile n'est point réveillée par des pincements et se réveille par des chatouillements.

Le décroissement de la sensibilité tactile n'est pas toujours régulier. Il se produit des oscillations d'énergie sensitive assez bizarres, contre lesquelles même le chirurgien doit se tenir en garde pour commencer opportunément une opération. A un temps donné de

(1) *Bulletin de l'Académie de médecine*. Paris, 1848, t. XIV, p. 309.

(2) *Annotations anatomiques et physiologiques*, p. 44-81.

l'éthérisation, le malade paraît insensible, et, quelques instants après, la même région explorée de la même manière répond aux excitants et ressent la douleur provoquée par l'expérience. C'est le moment où la sensibilité, jusque-là affaiblie, commence à être plus profondément attaquée dans sa source et décomposée dans ses modes. Ainsi, la sensibilité tactile, par exemple, peut être abolie de manière à ce que la forme, le poids d'un corps étranger, placés sur la peau, soient méconnus; mais des piqûres, des incisions sont vivement senties. La sensation de résistance, de pression n'existe plus, mais celle d'appréciation de la température persiste, soit que le calorique ait été soustrait à l'organisme, soit qu'au contraire on l'accumule sur un point. Ainsi, sur un malade éthérisé, et en apparence insensible, la fraîcheur de l'eau vivement projetée à la face est ressentie; l'application du cautère actuel détermine de très vives douleurs. L'isolement des modes de la sensibilité tactile ne se produit pas alors d'une manière nécessairement conforme à l'intensité d'action des excitants. Il se peut que des sensations légères soient perçues, tandis que des sensations qui sembleraient devoir provoquer de la douleur ne le sont pas. Rien n'est plus propre à démontrer le degré de perturbation de la sensibilité que ce renversement des phénomènes naturels de son exercice. La douleur, par exemple, peut être nulle alors que des modes d'une sensibilité délicate et d'une action superficielle s'expriment encore. On a cité l'exemple d'un sujet qui prétendait avoir ressenti l'impression du froid produite par un instrument d'acier, tandis qu'il s'était montré insensible à l'incision des tissus. Les autres sens peuvent conserver leur action, alors que la douleur n'est plus perçue. M. Velpeau raconte l'observation d'un malade qui ne souffrait pas pendant qu'on lui enlevait une tumeur de la région parotidienne, et qui entendait le bruit du bistouri autour de l'oreille. J'ai opéré une dame qui portait un squirrhe du sein très adhérent à la peau et d'une dureté extrême : l'incision du tissu pathologique fit entendre le cri particulier qui se produit pendant la division des tissus lardacés très cohérents. Ce bruit caractéristique fut perçu par la malade, qui déclara l'avoir entendu, bien que je ne l'eusse pas questionnée sur ce point, et qui ajouta qu'elle n'avait point souffert. Des faits de ce genre ont fait poser la question oiseuse de savoir s'il n'existait point dans les centres nerveux un siége spécial pour la perception de la douleur. En suivant le courant de pareilles suppositions, il faudrait demander aussi s'il n'existe point de siége particulier pour chaque espèce de douleur ; car, dans cette seconde période de l'action de l'éther sur la sensibilité, on reconnaît que le malade perçoit quelquefois certains genres de douleurs, et ne donne aucun signe de souffrance pour d'autres. Rien de plus commun que de voir des malades sentir la douleur du feu et ne pas ressentir la division des tissus par le fer. Il y a plus : il se produit dans ce dernier genre de douleurs des nuances que rend appréciables l'état particulier dans lequel se trouvent les sujets éthérisés, et qu'on ne peut distinguer que très imparfaitement dans l'état ordinaire. Nous avons rappelé plus haut les assertions de B. Bell et de Lisfranc au sujet de l'action comparée du bistouri et des ciseaux sur l'homme non éthérisé. Ces chirurgiens, ayant réséqué un des bords d'un bec-de-lièvre avec le premier instrument et l'autre bord avec le second, conclurent, d'après le rapport du malade, que l'action de l'un n'était pas plus douloureuse que celle de l'autre. Eh bien, ayant eu l'occasion d'employer à plusieurs reprises, sur un sujet incomplétement éthérisé, le bistouri et les ciseaux courbes pour l'ablation d'un cancer ulcéré de la joue, je remarquai que l'opéré était insensible au bistouri et qu'il sentait les ciseaux.

Les autres sens éprouvent, comme le toucher, une altération spéciale qui précède l'abolition de leurs fonctions. En général, le sentiment des impressions extérieures devient confus, obscur et trompeur. Le malade éthérisé est le jouet de spectres optiques, d'illusions acoustiques ; plusieurs phénomènes précèdent ou suivent ces perturbations fonctionnelles.

A un temps donné, la *vue* se trouble, avec les signes d'une exaltation fonctionnelle caractérisée par le rétrécissement de la pupille ; mais ce phénomène, produit au début de l'éthérisation, peut aussi être le résultat de la congestion sanguine qui se fait vers la tête. A ce moment, quelques malades accusent la présence de bluettes devant les yeux ; plus tard, les signes de l'affaiblissement de la vue succèdent à cet état : les conjonctives sont moins rouges, la pupille se dilate ; les phénomènes subjectifs qui appartiennent à l'amaurose commençante se manifestent ; la myodepsie simple ou étincelante se produit, surtout si, pendant l'éthérisation incomplète, une opération pratiquée dans le voisinage de l'œil peut retentir jusque dans cet organe. Un malade à qui l'on pratiquait l'extraction d'une dent sous l'influence de l'éther déclara que l'opération avait suscité le passage d'une lumière éblouissante devant les yeux. L'affaiblissement de la vision, et à plus forte raison son abolition, se font attendre plus longtemps que l'affaiblissement de la sensibilité tactile. M. Gerdy (1), rendant compte des impressions personnelles qu'il a éprouvées, après avoir inhalé de l'éther, déclare que la sensibilité générale était déjà complétement engourdie chez lui et que la vue n'était pas encore sensiblement modifiée par cet engourdissement, car il a pu lire les caractères dits *philosophie* avec le secours d'une faible lumière. Quand l'éthérisation est très profonde, l'œil est absolument insensible, la pupille est dilatée, le clignement cesse, le regard est amaurotique, la cornée semble un peu affaissée et les paupières s'abaissent.

L'*ouïe* se trouble aussi et devient le siége de bourdonnements et de battements rhythmiques ; il n'est pas rare qu'elle s'exalte dès le début. J'ai vu plusieurs fois des malades incommodés par le bruit qui se faisait autour d'eux ou par les questions qui leur étaient adressées. A cette excitation produite par des bruits extérieurs se joignent des hallucinations acoustiques, tantôt provoquées par des songes, et particulièrement des tintements métalliques, des bruits de cloches, tantôt indépendantes des songes et précédant la paralysie de l'ouïe. La paracousie qui se produit dans ce cas ressemble à celle qui signale le début des surdités nerveuses; elle dure plus ou moins longtemps et disparaît lorsque le malade a perdu conscience de lui-même. En général, la cessation de la fonction auditive se fait attendre plus longtemps que celle des autres fonctions sensorielles. L'ouïe survit à la sensibilité tactile, et cette persistance nous rend compte de quelques faits cités plus haut.

Les observations faites sur les sens du *goût* et de l'*odorat* sont peu nombreuses. M. Lach prétend avoir constaté sur lui-même une exaltation du goût dès le début. Ces deux sens s'affaiblissent ensuite, en s'altérant sans doute de diverses manières, en sorte que la perception qui répond aux impressions qu'ils reçoivent cesse d'être exacte. Un malade imparfaitement éthérisé, à qui je faisais

(1) *Observations communiquées à l'Académie de médecine*, 26 janvier 1847. (*Bulletin de l'Académie*, t. XII, pag. 303.)

boire du vin, ne reconnaissait pas le goût de cette boisson ; un autre, dans les narines duquel j'avais placé du vinaigre, ne se montrait pas impressionné; il éternua sous l'influence du tabac, dont il ne sentait pas l'arome. Il est probable qu'indépendamment de la perturbation apportée dans l'exercice du goût et de l'odorat par l'éther inhalé, il s'y joint l'influence torpide exercée localement par la vapeur de l'éther respiré, ce qui empêche de distinguer clairement ce qui appartient aux effets généraux de l'agent anesthésique.

Après avoir passé par ces transitions qui témoignent de plus en plus de l'affaiblissement de la sensibilité et de la dérogation aux lois ordinaires d'après lesquelles elle s'exerce, cette faculté s'éteint complétement. Son extinction coïncide avec la perte de l'intelligence et de la conscience, et avec plusieurs autres phénomènes généraux sur lesquels nous aurons plus tard à revenir. Le sujet éthérisé ne vit plus alors que d'une vie végétative, rien ne l'impressionne, il est étranger au monde extérieur. Si la torpeur cérébrale n'est pas trop profonde, il peut être emporté dans le monde imaginaire des songes, mais rien ne pénètre en lui par la voie des sens. Ces ponts jetés par la nature entre l'homme et le monde extérieur sont coupés, et jusqu'au moment où ils se rétablissent, l'individu soumis à l'action de l'éther ne répond à aucune provocation. L'incapacité de sentir, quoique temporaire, est absolue, aucun des excitants connus ne la réveille nécessairement; le fer, le feu, l'incision, la déchirure des tissus, les sections des organes les plus sensibles, l'irritation directe des cordons nerveux eux-mêmes, rien ne suscite non seulement de la douleur, mais pas même une sensation quelconque. Les bruits les plus perçants ne frappent pas l'ouïe; la plus vive lumière n'agit plus sur la rétine; l'irritation du nerf optique par un courant galvanique, en laissant la pupille inerte, indique qu'il n'y a pas eu perception des étincelles lumineuses; les opérations les plus cruelles sont supportées sans que le sujet en ait la moindre conscience : on croirait disséquer un cadavre. La douleur est évidemment charmée sous l'éther; et, dans les éthérisations profondes, la période de complète insensibilité s'accompagne d'un état général si voisin de la mort dans ses apparences, que le praticien témoin pour la première fois de cette annulation fonctionnelle de la vie animale est saisi d'une terreur involontaire, et appréhende d'avoir dépassé le terme de l'incapacité dont il a voulu frapper la faculté de sentir chez le sujet qu'il opère.

A ce degré, l'impuissance d'exciter la sensibilité n'appartient pas seulement aux agents extérieurs, les causes internes de la douleur sont aussi vaincues. Ainsi les souffrances qui se rapportent à l'état inflammatoire des parties ne sont nullement perçues; le bistouri porté sur les tissus phlogosés ne surexcite pas la douleur, et le débridement d'un panaris ou d'un abcès profond de l'aisselle ne produit pas plus d'impression que la section d'une partie saine. Les modifications morbides des fonctions nerveuses qui constituent les névralgies sont suspendues. Les douleurs spécifiques des tumeurs anormales, telles que les cancers, dont l'acuité trouble ou empêche le sommeil naturel, s'éteignent aussi dans ce silence profond de la vie animale; les douleurs liées aux contractions utérines dans la parturition sont effacées comme les autres. La nature semble perdre momentanément ses droits dans cette oppression que l'éther fait subir aux centres nerveux ou à l'agent, quel qu'il soit, du sentiment. Dans les cas où l'éthérisation est complète, l'annulation temporaire de la sensibilité est proportionnelle à l'intensité de sa cause; il n'y a de la part du sujet éthérisé ni perception directe, ni perception vague de la douleur provoquée, ni réponse psychologique, ni réponse vitale, ni souvenir, ni aucun phénomène qui indique la réalité d'une sensation. Si l'action de l'éther a été moins profonde, si elle n'a pas complétement effacé la sensibilité physiologique, les facultés intellectuelles et la conscience de soi-même, il se passe divers phénomènes dignes d'attention et que nous ne pourrons convenablement apprécier qu'après avoir signalé les altérations subies par l'intelligence elle-même.

La durée de l'insensibilité dépend de la nature de l'agent anesthésique, des dispositions du sujet, de la prolongation de l'inhalation, de diverses influences externes ou internes. Généralement, l'état anesthésique dure le temps nécessaire pour l'exécution de la plupart des opérations chirurgicales, de trois à cinq minutes. Il est assez commun de le voir moindre ou plus prolongé; en insistant sur les inhalations éthérées, lorsque l'insensibilité est déclarée, on peut la soutenir pendant très longtemps. Dans des cas très exceptionnels, la prolongation de l'administration de l'éther n'est pas nécessaire à la persistance de l'insensibilité, celle-ci survit à sa cause jusqu'au point de faire naître des craintes sérieuses. La centième observation de M. Heyfelder (1) est relative à une femme âgée de vingt et un ans, d'une constitution robuste et qui demeura insensible près de trois heures : elle l'était devenue après quatre minutes d'inhalation, et celle-ci avait été continuée pendant une demi-heure.

Dans les cas ordinaires, la sensibilité reparaît, comme nous l'avons dit, quelques minutes après la cessation des inhalations ; elle revient graduellement, obtuse d'abord, et bientôt normale. On a quelquefois remarqué une *exaltation de retour*. M. Lach fait observer que les piqûres et les contusions de la peau ne rougissent pas pendant l'état d'insensibilité, mais qu'elles deviennent rouges et très douloureuses à mesure que la faculté de sentir se rétablit ; l'exaltation de retour est loin d'être constante. On a souvent regardé comme telle la douleur normale qui est ressentie à la surface des plaies provenant d'opérations. Cette sensation paraît, en effet, d'autant plus pénible au malade que, n'ayant rien ressenti pendant l'opération elle-même, il manque de ce point de comparaison pour apprécier la douleur qui se fait sentir dans son intensité absolue. Celle-ci lui eût semblé très faible, s'il eût éprouvé les souffrances ordinairement inhérentes aux opérations. Au reste, tous les malades ne se plaignent pas de souffrir beaucoup après avoir été opérés. Nous avons remarqué, sous ce rapport, une différence remarquable entre les effets consécutifs des opérations faites sous l'influence des anesthésiques et ceux qui suivent les opérations douloureuses. Quand l'éthérisation a été profonde et que l'affaiblissement est grand, la sensibilité reste longtemps obtuse et les malades souffrent à peine. Une femme à qui j'avais fait l'ablation d'un cancer au sein fut reportée dans son lit avant que les fumées de l'éther fussent dissipées; revenue à elle-même, elle exprima sa surprise de voir que tout était fini, et ne ressentit aucune espèce de sensation douloureuse pendant la journée de l'opération.

§ II. Action sur les facultés intellectuelles.

Le trouble qui se produit dans la faculté de sentir et dans la perception des sensations se révèle aussi dans l'exercice des opérations de l'intelligence et de la volonté. Les phénomènes de cet ordre

(1) *Loc. cit.*

déterminés par les inhalations éthérées sont très variés; leur observation est entourée de difficultés particulières, et il serait à désirer que les psychologistes unissent leurs efforts à ceux des médecins pour étudier les désordres momentanés qui affectent l'intelligence. On peut croire que, parmi les nombreuses formes que revêt cette aliénation temporaire de la raison, il serait possible de découvrir quelques vérités nouvelles rendues plus accessibles par le fait même de la rupture qui se produit dans l'enchaînement des idées, ainsi que par l'exaltation ou la dépression que subissent les fonctions psychologiques. L'état dans lequel sont plongées ces dernières par l'effet de l'éther peut être recherché non seulement par l'observation exercée sur autrui, mais aussi par l'attention repliée sur les phénomènes que l'on éprouve soi-même. Quelque difficulté qu'il y ait à s'écouter penser, comme dit M. Cousin, dans un moment où la puissance même de l'attention est attaquée, comme son exercice retarde les effets de l'éthérisation, on peut mieux apprécier leur réalité et leur enchaînement, au moins pendant la première période.

Le fait de l'influence de l'attention sur le ralentissement des phénomènes anesthésiques est aujourd'hui hors de doute. Cette influence peut aller jusqu'au point de conserver l'intégrité de l'intelligence, alors que la sensibilité est paralysée. Les journaux de médecine de Paris ont fait mention d'un jeune docteur qui se soumettait volontiers à l'éthérisation en présence des élèves de la Clinique, et qui indiquait lui-même le moment où il fallait lui faire subir l'épreuve de l'insensibilité. Il voyait les instruments de la douleur, suivait attentivement les détails de l'épreuve, émettait des réflexions sur ce sujet et ne sentait rien. Je n'ai jamais mieux apprécié l'influence de l'attention et de la volonté que sur un jeune soldat qui simulait une maladie pour obtenir sa réforme. Je lui proposai de l'éthériser pour le mettre dans le cas d'avouer sa supercherie. Il accepta l'épreuve, bien qu'il en comprît toute la valeur; l'insensibilité fut produite, mais l'intelligence se maintint, et le rôle réservé de simulateur fut si bien conservé que le malade ne répondait qu'aux questions qui ne pouvaient pas le compromettre. Chez les opérés, la crainte ou la préoccupation morale peuvent prévenir le désordre et le sommeil de l'intelligence, alors que la sensibilité est profondément endormie. M. Malgaigne cite le cas d'un malade qui, maître de ses idées, tout à lui et étranger seulement à la douleur, encourageait le chirurgien de la voix et du geste à poursuivre son opération. M. Gerdy a observé sur lui-même cette puissante influence de l'attention sur l'état de l'intelligence. Voici comment il rend compte de ce qu'il a éprouvé. « Je me sentais les paupières pesantes, l'envie de dormir et surtout de m'abandonner aux charmes dont j'étais enivré. Cependant, soit parce que ces phénomènes avaient acquis leur maximum de développement, ce que j'ai peine à croire, soit parce que je voulais absolument m'observer jusqu'au dernier moment, je ne m'abandonnai pas aux séductions qui me charmaient, et je ne m'endormis pas. Je continuai donc à m'observer, et comme je venais d'examiner mes sensations, je portai mon attention sur mon intelligence. Je remarquai tout de suite qu'à l'exception des sensations vibratoires qu rendaient mes sensations tactiles générales et la douleur obtuses, et qu'à l'exception des bourdonnements d'oreille qui m'empêchaient de distinguer nettement ce que j'entendais, mes perceptions, mes pensées étaient très nettes et mon intelligence parfaitement libre. Mon attention était aussi très active, ma volonté toujours ferme, si ferme que je voulais marcher et que je marchai en effet, pour observer l'état de ma locomotion. Je reconnus alors que la musculation est un peu moins sûre et moins précise dans ses mouvements, à peu près comme chez une personne légèrement enivrée ou au moins étourdie par des boissons alcooliques. A l'exception de la prononciation, qui est un peu embarrassée et plus lente, les autres fonctions de l'économie animale ne m'ont pas semblé sensiblement altérées. Une personne, ayant exploré mon pouls au moment de mon profond engourdissement, n'a pas trouvé de différence dans le nombre et la force des battements artériels. » (*Bulletin de l'Académie*, t. XII, p. 304.)

L'attention, l'intuition personnelle peuvent, comme on le voit par ce récit, saisir la production et la coïncidence de quelques phénomènes internes de l'anesthésie, et prouvent notamment que la faculté de percevoir les sensations tactiles et même la douleur peut être suspendue, sans que l'intelligence soit notoirement altérée. Toutefois cette intégrité n'est que le produit d'une éthérisation incomplète. Dans l'immense majorité des cas, les facultés intellectuelles éprouvent un trouble qui consiste successivement dans l'exaltation passagère de certaines facultés, dans le délire, les songes, avec ou sans conservation de la mémoire, dans une aliénation de la volonté, enfin dans la perte du sentiment du moi, dans une éclipse totale de l'intelligence et de la conscience.

Les premiers effets de l'éthérisation sur l'intelligence consistent dans une exaltation passagère et d'un ordre particulier, pendant laquelle les idées se succèdent avec une incroyable rapidité et sans qu'on puisse se rendre compte de ce changement dans la durée ordinairement nécessaire à l'enchaînement des idées. Un grand nombre d'individus chez lesquels des essais d'éthérisation ont été arrêtés à ce moment racontent avec étonnement les effets d'une activité inconnue de l'intelligence dont l'horizon s'est subitement agrandi. Les expressions manquent pour rendre ce vague indéfinissable où les pensées fugitives se pressent sans laisser de traces dans la mémoire. Il reste toutefois le souvenir de leur nombre et de leur confusion, et comme la durée se mesure par la multiplicité et la succession des pensées, il semble à ceux qui sont capables de rendre quelque compte de leur état, que le temps, l'espace même se sont accrus et qu'ils ont longtemps vécu pendant les instants si courts où ils ont éprouvé les effets de l'éther. Si l'action de ce dernier se prolonge, les idées s'exaltent, soit dans une direction inconnue, soit dans le sens du caractère, avant que le sommeil et les songes, proprement dits, s'établissent. Certains individus éthérisés, et c'est le plus grand nombre, prennent une expression de physionomie étonnée et heureuse, le sourire indécis de l'ivresse se manifeste, s'exalte même jusqu'au rire inextinguible; ils tombent dans une sorte de béate contemplation qui ressemble à l'extase. D'autres, moins nombreux, semblent pris d'une mélancolie subite, des larmes humectent leurs paupières. Les passions affectives sont quelquefois mises en jeu, des paroles tendres, des manifestations expansives leur échappent. Un malade que j'éthérisais voulait, sous l'influence de ces premiers effets de l'éther, embrasser tous les assistants. Chez quelques individus, une incoercible loquacité trahit l'état intérieur de l'âme. Ce besoin de parler accompagné de gestes et de mouvements va jusqu'à gêner quelquefois l'administration de l'éther. L'excitation peut être violente, affecter les formes de la colère et exiger que le sujet soit surveillé et contenu. D'autres individus franchissent, sans manifestation extérieure, cette période d'excitation; leur physionomie calme ne trahit aucune émotion, ils sont pris directement du sommeil éthérique, et l'on n'acquiert aucun indice concernant l'état de leur intelligence.

Cependant, à mesure que l'éthérisation se poursuit, l'excitation insolite et irrégulière des facultés intellectuelles s'affaiblit; une sorte de voile couvre l'intelligence, comme dans un demi-sommeil. L'extinction commençante de la sensibilité supprime le monde extérieur, sans ôter encore à l'âme le sentiment de sa liberté. Cet isolement de l'âme où l'activité se conserve encore constitue l'impression intérieure la plus remarquable et la plus caractéristique. Ce n'est pas seulement le vague bonheur de l'ivresse. « Cet état, dit M. Granier de Cassagnac, mérite plutôt le nom de *ravissement*, parce qu'en effet on se sent ravi, transporté de la réalité dans l'idéal : le monde extérieur et matériel n'existe plus; assis, on ne sent pas sa chaise; couché, on ne sent pas son lit, on se croit littéralement en l'air. Mais si la sensibilité extérieure est détruite, la sensibilité intérieure arrive à une exaltation indicible. On s'attache à ce genre de bonheur ineffable et sans bornes. Certains sujets, tirés de leur état par la suspension de l'éthérisation et des excitations brusques, témoignent une grande répugnance à se laisser distraire de cette joie infinie dont ils sont pénétrés et qui n'inspire que de l'éloignement ou du dédain pour les choses ordinaires de la vie. »

Dans cet état, le principe d'association des idées se modifie ou se détruit avant que les idées elles-mêmes s'effacent et que l'incapacité intellectuelle soit complète. Si les sujets éthérisés n'ont pas encore entièrement perdu les sens externes et qu'on les interroge, leurs réponses sont vagues et décousues, ou bien le délire est spontané et coïncide avec des songes.

Le sommeil éthéré est alors produit et se reconnaît non seulement aux caractères extérieurs de cet état physiologique, mais surtout à l'indifférence des malades par rapport aux excitations qu'on leur fait subir. Le réveil immédiat et provoqué cesse d'être possible, comme pour le sommeil ordinaire. Ici, en effet, la torpeur cérébrale n'est pas simplement le repos de l'organe; elle résulte d'une action qui, opprimant les forces nerveuses, produit les effets du repos, mais rend ces effets nécessaires tant que l'action de l'éther se maintient. Au reste, dans cet état, comme dans le sommeil ordinaire, l'envie de dormir s'annonce par l'inactivité graduelle des sens et la lassitude des organes locomoteurs. La paupière supérieure s'abaisse, la pupille se dilate et se dirige en haut et en dedans; la respiration se ralentit, la chaleur s'abaisse; enfin la spontanéité de l'âme s'affaiblit, la sensibilité extérieure s'éteint, et l'assoupissement se produit avec des conditions que la nature seule des agents anesthésiques fait naître et maintient pendant un temps déterminé. Le sommeil éthéré a ses degrés comme tous les phénomènes anesthésiques : il peut être imparfait et compatible avec une certaine activité de l'âme pendant laquelle s'accomplissent et s'exécutent des mouvements automatiques; il peut être profond, et dans ce cas tout acte d'intelligence, de conscience ou de volonté est temporairement impossible.

Le premier sommeil éthéré laissant encore à l'âme une certaine puissance, celle-ci s'exprime par des rêves. Ce résultat de la spontanéité de l'âme est un fait d'autant plus important dans l'histoire de l'éthérisation appliquée à la chirurgie, que les songes pouvant se produire pendant l'extinction de la sensibilité, la douleur que provoquent les opérations se trouve remplacée de fait par des sensations internes spontanées. Or il suffit de rappeler que ces sensations ont souvent un caractère agréable pour faire apprécier l'immense amélioration que la découverte des agents anesthésiques a introduite dans la situation des opérés. Les songes éthérés ne sont pas constants, mais ils sont très fréquents; et lorsque les malades peuvent en rendre compte, on reconnaît, à travers les bizarreries dont ils se composent, des relations et une influence dignes de fixer l'attention du physiologiste et du chirurgien.

Les songes dont l'éther favorise la production ne sont pas seulement des images fantastiques ou des formes isolées associées par une sorte de caprice, ils consistent souvent dans l'intuition de séries cohérentes d'événements que l'imagination crée et qui s'entremêlent avec des scènes plus ou moins bizarres. La nature de ces songes paraît déterminée, comme on le remarque quelquefois pour les songes ordinaires, par des causes diverses immédiates ou éloignées, présentes ou passées, par les événements de la vie ou par le tempérament. Un enfant que j'opérais de la cystotomie se croyait dans son berceau et recommandait à sa mère de le bercer. Les jeunes gens rêvent la vie turbulente, la chasse, l'exercice en plein champ. On a vu des individus qui, dans l'agitation de leurs idées, se croyaient emportés à grande vitesse sur un chemin de fer. Tous les chirurgiens ont remarqué ces relations que les songes de l'ivresse éthérée présentent avec l'âge, les goûts, les habitudes ou les préoccupations habituelles des sujets. Un pêcheur auquel M. Blandin pratiquait l'ablation d'une tumeur du cou croyait tenir dans ses filets un brochet monstrueux. M. Velpeau pense même qu'on pourrait jusqu'à un certain point influencer les rêves en donnant aux idées des individus, avant l'opération, telle ou telle direction. Il ajoute qu'il a vu, quant aux rêves, toutes les formes possibles, triste, gaie, érotique, religieuse, querelleuse, etc. Nous avons déjà rappelé que ces songes coïncident souvent avec des sensations subjectives délicieuses. Certains sujets, en proie à des visions chaudement colorées, se livrent à des gestes qui les trahissent. J'ai vu un jeune homme à qui je venais d'extirper un ongle incarné, sous l'influence de l'éther, révéler par des gestes lascifs une habitude funeste qu'il n'était plus maître de réprimer. Les dispositions érotiques, chez les femmes, se reproduisent aussi dans des songes. Nous nous dispenserons des preuves anecdotiques sur lesquelles certains observateurs ont trop insisté. Le sentiment du bonheur, dans les rêves éthérés, ne se rattache pas d'ailleurs d'une manière exclusive aux jouissances terrestres. Outre les sensations d'un ordre inconnu et sans liaison avec les souvenirs ou les préoccupations de l'esprit, il est des individus éthérisés qui s'imaginent avoir atteint les régions sereines vers lesquelles les dirigent de religieuses aspirations. Beaucoup de chirurgiens ont eu l'occasion d'observer des opérés qui, couchés sur la table de torture, se croyaient transportés en paradis.

Quelque fréquents que soient les songes empreints de ce caractère de félicité qui appartient à l'ivresse éthérée plus qu'à toute autre, il serait contraire à la vérité d'admettre que la nature accorde toujours aux opérés ces heureuses intuitions. Outre les songes indifférents, les rêvasseries, les produits légers et fugitifs de l'imagination, qui ne laissent pas une trace assez profonde pour que les malades en rendent compte après l'opération, il est des rêves pénibles et qui ont tous les caractères d'un cauchemar. « Ceux qui les éprouvent, dit M. Brierre de Boismont (1), voient presque tou-

(1) *Note sur l'influence de l'éther dans les rêves.* (*Revue médicale*, juin 1847.)

jours leur échapper le but vers lequel ils croient marcher, ou bien ils ne parviennent à l'atteindre qu'après avoir surmonté mille obstacles. Un opéré qui détestait l'odeur de l'éther rêvait qu'on voulait le forcer à le respirer, et que, ne pouvant se soustraire autrement aux obsessions dont il était l'objet, il n'avait rien trouvé de mieux que de se jeter dans un puits. Un autre, se croyant retenu captif, s'écriait à son réveil : Laissez-moi, je suis décidé à faire des révélations. » Ainsi, dans ce genre de rêves, une douleur morale remplace la douleur physique de l'opération, et produit quelquefois des mouvements automatiques qui prouvent que le sujet éthérisé est en proie à de pénibles obsessions.

Il est des cas où la cause des songes pénibles doit être rapportée à l'opération elle-même. On sait que, si, dans les rêves ordinaires, l'effort spontané de l'imagination suffit à la production des idées qui les constituent, certains de ces rêves peuvent être directement suscités, créés, pour ainsi dire, par une cause indépendante de la spontanéité de l'âme. C'est l'effet d'un sommeil incomplet dans lequel les rapports du monde extérieur continuent, mais à un moindre degré et sous un autre mode. Ainsi s'explique l'étrange illusion qui faisait rêver à un individu ayant une boule d'eau aux pieds, qu'il marchait sur l'Etna (1). Qu'une pollution nocturne soit sur le point de s'effectuer, dit Burdach (2), l'imagination rattache à l'accomplissement de cet acte naturel un roman plus ou moins compliqué. Les rêves des opérés éthérisés se produisent dans des conditions comparables à celles qui précèdent : le sommeil est incomplet, la sensibilité est affaiblie; mais l'âme veille et l'imagination explique à sa manière les impressions obtuses que l'opération détermine. Sous l'action du bistouri, la souffrance vague incomprise du patient se traduit par un songe agité : il se croit engagé dans une querelle, dans une lutte, poursuivi par des voleurs, il rêve supplices; les tableaux de l'enfer ou d'autres sombres images se présentent à l'esprit. Pendant l'accomplissement du rêve, des mouvements et des cris expriment l'agitation intérieure. Que le sommeil ait lieu, si vous interrogez l'opéré, il ne se souvient que du songe pénible qui l'a affecté, il ignore que l'opération a été faite. Mais n'est-il pas

(1) Voyez *Dictionnaire des sciences médicales*, t. XLVIII, p. 256.

(2) *Traité de physiologie*, trad. par A.-J.-L. Jourdan, Paris, 1839, t. V, p. 214.

évident que, dans ce cas, le songe a été subordonné et qu'il y a eu substitution de la douleur imaginaire à celle que le malade eût éprouvée s'il eût été opéré pendant l'état de veille habituel.

Telle est, en effet, l'influence du sommeil éthéré imparfait; le degré d'engourdissement qu'éprouvent les centres nerveux, les facultés actives dont il est le théâtre, sont elles-mêmes plus ou moins susceptibles d'essor. L'imagination a sa libre carrière, si le sommeil est léger; des idées sans suite, des fantaisies passagères, des intuitions sensorielles isolées se succèdent sans se lier; ou bien les idées sont cohérentes dans un sens déterminé, tantôt dans celui des rêves heureux que l'éther a le privilége d'inspirer si fréquemment, tantôt dans une direction indifférente, tantôt, enfin, dans un sens malheureux auquel l'incitation émanée de l'opération n'est pas étrangère. Ce dernier résultat a lieu surtout lorsque la sensibilité n'est pas complétement émoussée, lorsque l'éther n'a frappé que d'une incapacité partielle les facultés intellectuelles, et que la volonté persiste à un certain degré. Le songe s'élève au degré du somnambulisme et s'accompagne de mouvements en rapport avec l'idée dominante. Ces mouvements somnambuliques doivent être distingués de ceux auxquels se livrent certains opérés, et qui reconnaissent une autre cause. Nous verrons plus tard quelle part il faut attribuer au pouvoir réflexe de la moelle pour expliquer les mouvements qu'exécutent les sujets éthérisés, et quelle idée il faut se faire des impressions qu'ils ont ressenties et dont le souvenir leur aurait échappé.

Lorsque le sommeil est profond, non seulement la sensibilité totalement anéantie ne peut plus être sourdement excitée et servir de stimulus aux songes, mais la perte de la conscience et de l'intelligence accompagne celle du sentiment. L'imagination elle-même ne peut plus profiter de son affranchissement des sens extérieurs, elle est enchaînée à son tour. Désormais impuissante à colorer une image, à lui donner une signification suivie, il lui est impossible de créer une idée isolée. L'idée, c'est-à-dire la forme mentale représentative des objets, s'efface sous l'influence profonde de l'éther. Un sommeil de plomb pèse alors sur tout l'organisme. Le silence le plus complet règne sur les actes de la vie animale, ou plutôt ces actes sont absolument suspendus. L'être éthérisé vit de la vie végétale, toute sensation externe ou subjective est impossible ; il n'existe ni plaisir ni peine : aucune qualité ne dévoile un être sensible ou intelligent, et pour le chirurgien qui opère, le malade paraît un cadavre ou une statue humaine dont il dissèque ou sculpte à son gré la substance.

D'après les détails qui précèdent, on voit que les diverses facultés mentales sont inégalement impressionnées. L'activité du moi peut résister pendant quelque temps, ainsi que nous l'avons vu, à l'invasion de la torpeur éthérique. L'attention, l'opposition volontaire retardent les effets de l'éther. Il est même des cas où ces effets sont très avancés, et où la volonté n'est pas détruite en proportion du reste. Ainsi, les sujets éthérisés semblent quelquefois opprimés par une invincible puissance, ils ne sentent plus ou ne paraissent pas sentir; ils ne peuvent ni se mouvoir, ni crier, et cependant la volonté persiste encore et prolonge la lutte contre le nuage épais qui a obscurci les autres facultés. C'est l'espèce de sommeil connu en pathologie sous le nom de *coma vigil.* L'imagination est l'une des facultés mentales qui se laisse le plus tardivement envahir par l'action stupéfiante de l'éther. Nous avons raconté la remarquable activité dont elle est quelquefois douée dans les songes. Quant à la mémoire, elle est inégalement influencée par les agents anesthésiques. Tantôt les opérés se rappellent exactement les premiers détails de l'éthérisation ; ils ont présents à l'esprit les rêves éprouvés et les racontent avec le plus grand détail. D'autres fois ils ne savent rien de ce qui s'est passé avant la perte entière de l'intelligence, et ne peuvent rendre compte de leurs songes, bien que l'existence de ces derniers ait été mise hors de doute par des paroles et diverses manifestations automatiques. Généralement la mémoire est affaiblie, et alors même que les malades peuvent immédiatement après l'opération raconter avec beaucoup d'exactitude les songes qu'ils ont eus, ce souvenir est lui-même fugace, et, si vous les engagez à renouveler leur narration quelques heures après, ils déclarent avoir tout oublié. La persistance partielle d'une des facultés de l'âme n'a lieu que dans les cas où l'éthérisation est incomplète. Si celle-ci est poussée à son plus haut degré, aucune faculté ne résiste. La condition mentale se résume dans l'anéantissement et l'oubli. Dans le sommeil ordinaire, le *moi* ne disparaît pas, il conserve sa puissance virtuelle, car une sensation un peu forte suffit pour le ranimer; dans l'éthérisation ce retour à l'activité est impossible tant que dure l'action de l'éther. « Il y a, comme le dit énergiquement M. Forbes (1), solution de continuité dans le fil de la conscience vitale, l'identité est coupée en deux. »

Le retour de l'intelligence est ordinairement isochrone à celui de la sensibilité; quelquefois elle le précède, et l'on voit, à la fin des opérations qui ont exigé une éthérisation prolongée, certains individus qui ont les idées lucides, qui répondent et parlent avec exactitude, sans rien ressentir des derniers temps de l'opération. Dans d'autres cas, la sensibilité a reparu, alors que le trouble de l'intelligence persiste. Les malades ont la parole hésitante et font des efforts visibles pour dégager leur pensée de la gangue où elle est ensevelie. D'autres se font remarquer par une incohérence complète dans les paroles, où l'on ne peut démêler aucun sens. Chose singulière, les constructions grammaticales sont observées, les verbes sont associés avec les substantifs, comme pour aboutir à un sens, et celui-ci n'est pas obtenu. Je remarquai ce genre de délire chez un malade qui avait respiré du chloroforme: les mots, remués au hasard et débités avec une incroyable volubilité, arrivèrent sur ses lèvres pendant un quart d'heure avec un rapprochement grammatical régulier, sans reproduire une seule idée compréhensible. L'exaltation de retour, dans l'état mental, est ordinairement de courte durée, lorsqu'elle a lieu; plus généralement on n'observe qu'un affaissement temporaire. Quelquefois une céphalalgie accompagnée de tendance au sommeil se manifeste, et explique l'état de l'intelligence pendant les premières heures qui suivent l'éthérisation prolongée. Si celle-ci a été prompte et peu profonde, la récupération complète des facultés intellectuelles a lieu presque immédiatement.

§ III. Action sur les mouvements.

Toute influence qui se fait sentir sur la sensibilité et l'intelligence doit s'exercer aussi sur les mouvements qui sont le moyen de manifestation de ces facultés, et qui dans l'ordre physiologique dépendent du système nerveux. Au nombre des phénomènes les plus évidents, produits par l'éthérisation, se trouvent d'abord des

(1) *De l'éthérisation.* (*Revue britannique*, t. IX, p. 126, 1847.)

contractions d'une énergie variable, et, plus tard, des phénomènes de résolution et d'impuissance musculaire. La perte de la motricité n'est pas isochrone à celle de la sensibilité ; l'éther, le chloroforme et tous les agents anesthésiques atteignent primitivement la faculté de sentir. Les mouvements ne sont influencés que secondairement. Signalons toutefois une exception remarquable qui tiendrait, d'après M. Flourens (1), au mode d'après lequel les anesthésiques sont introduits dans l'économie. D'après divers essais tentés par ce savant expérimentateur, l'injection directe de l'éther dans les artères d'un animal aurait pour effet de renverser l'ordre d'après lequel les animaux ressentent les effets des agents anesthésiques, et d'abolir les mouvements avant la sensibilité. A part cette exception, la faculté motrice ne s'éteint qu'après la sensibilité.

L'antériorité des effets de l'éther sur la faculté de sentir est un fait majeur dont les applications n'appartiennent pas seulement à la physiologie, mais font reconnaître leur importance dans la pratique chirurgicale. Pour nous borner momentanément à un exemple, n'est-ce pas de ce fait que l'on déduit la conduite à tenir lorsqu'il s'agit de réduire des luxations ? S'il faut remettre en place un os luxé chez un sujet faible et sans résistance musculaire, on peut borner l'éthérisation au degré qui éteint la sensibilité, sans la pousser jusqu'au terme extrême de l'impuissance contractile. Si la même opération, au contraire, doit être exécutée chez un sujet vigoureux, il serait irrationnel de n'atteindre que le degré de l'insensibilité apparente, car cet état pourrait coexister avec la permanence de l'énergie musculaire ; il faut alors prolonger le narcotisme éthéré jusqu'à ce que la stupéfaction annule la contractilité des muscles et détruise ainsi une résistance qui simplifie par sa disparition l'opération chirurgicale. L'efficacité des inhalations éthérées dans des cas de ce genre est donc basée sur la distinction des effets primitifs ou secondaires exercés sur les organes actifs de la locomotion.

Les effets primitifs consistent en phénomènes musculaires qui ont pour fonds commun l'excitation, et se présentent à des degrés très différents, suivant les dispositions individuelles des sujets que l'on éthérise. M. Lach les résume de la manière suivante : « Sentiment de vigueur, besoin invincible de mouvements chez certains

(1) *Comptes rendus de l'Académie des sciences*, 22 mars 1847.

individus; vivacité insolite, tressaillements fibrillaires à la face, aux membres et sur le tronc; trépignements de pieds; extensions et flexions alternatives des membres; sourires ou rires bruyants, traits du visage tirés, lèvres involontairement écartées ou rapprochées; œil fixe ou roulant dans l'orbite, caché ou non sous la paupière supérieure; pupilles contractées, une seule ou les deux; élocution difficile, lalante; trismus, mouvements de la tête alternatifs à droite et à gauche, et mouvements de circumduction; convulsions générales plus ou moins violentes, opisthotonos. »

Ce tableau, où il ne faut voir que l'énumération des degrés possibles de l'excitation musculaire, et non une représentation des effets constants et nécessaires de l'éther, indique toutes les nuances de la contractilité, depuis le sentiment de vigueur dans les organes actifs de la locomotion jusqu'au tétanos. En fait, et dans l'immense majorité des cas, on n'obtient que des contractions musculaires partielles ou générales, modérées, que les aides peuvent facilement dominer, et dont il faut d'ailleurs attendre la cessation avant de commencer les opérations. Ces contractions, et les mouvements plus ou moins irréguliers qui en résultent, tantôt sans but, tantôt liées à l'existence de songes ou d'une volonté désordonnée, sont l'un des effets de l'excitation générale que l'éthérisation imprime à l'organisme. Leur durée est temporaire; il peut même arriver qu'aucun mouvement anormal ne se manifeste, et qu'un sommeil profond envahisse dès l'abord tout l'organisme et supprime la période de l'excitation musculaire. Ce résultat est particulièrement attribué au chloroforme, bien qu'il ne se rattache pas aussi nécessairement à cet agent qu'on l'a prétendu.

Quoi qu'il en soit, parmi les mouvements qui se produisent sous l'influence des agents anesthésiques, on en distingue de plusieurs natures, et l'on remarque aussi que certains muscles sont plus manifestement impressionnés que d'autres. Nous ferons une part spéciale aux mouvements volontaires, aux mouvements réflexes, à ceux qui servent à la respiration, à ceux qui appartiennent à la vie organique proprement dite.

A. Les *mouvements volontaires* reçoivent de l'influence des agents anesthésiques la perturbation la plus appréciable. Ils échappent à l'empire de leur excitant habituel pour obéir à une autre cause de stimulation. L'action nerveuse que la volonté détermine, et que suivent les contractions, se fait avec une irrégularité qui prouve que la volonté elle-même est dominée, sinon encore dans son existence, du moins dans sa puissance. Au début de la période d'excitation, les contractions deviennent irrégulières et indépendantes des ordres volontaires. Les contractions qui accompagnent le rire ou les larmes, celles qui changent l'expression de la face, qui influent sur l'exercice de la parole, celles qui agitent les membres ou le tronc, ne sont pas coordonnées avec l'intensité ou la direction de la volonté ; celle-ci ne les maîtrise que d'une manière imparfaite ; bientôt son influence raisonnée cesse, et les muscles réputés volontaires n'obéissent plus qu'aux déterminations opérées dans les songes, aux effets directs de l'éther sur les centres nerveux ou à des suggestions instinctives. Les contractions du système musculaire de la vie animale que l'on observe alors peuvent accidentellement revêtir deux formes principales : elles ont le caractère spasmodique ou le caractère tonique.

Les contractions spasmodiques sont un résultat assez fréquent des inhalations éthérées ; elles surviennent chez les sujets d'un tempérament nerveux, et particulièrement chez les femmes excitables et disposées à l'hystérie. Je les ai spécialement remarquées sur des femmes aliénées qui étaient soumises à l'éthérisation par mon collègue M. Rech. Les circonstances physiologiques qui accroissent l'excitabilité générale augmentent aussi l'influence de l'éther sur les mouvements spasmodiques. Ainsi, j'ai remarqué que l'approche des règles était, sous ce rapport, une contre-indication à l'éthérisation. Les spasmes que l'éther détermine peuvent se rapporter aussi à des actes physiologiques qui accompagnent les songes. Un élève en médecine, d'un tempérament très ardent et qui se soumettait à l'éthérisation expérimentale, éprouva sous mes yeux l'agitation nerveuse d'un rêve érotique. Les spasmes provoqués par l'influence de l'éther ont rarement une longue durée, bien qu'ils soient susceptibles de porter obstacle à l'exécution des opérations. Ils résultent en général d'une action superficielle et tout à fait primitive ; ils coïncident surtout avec les premiers signes de l'excitation intellectuelle, et précèdent toujours l'abolition de la sensibilité.

Les contractions toniques succèdent quelquefois aux précédentes, et résultent généralement d'une action plus profonde ; elles sont le plus haut degré de la période d'excitation; partant leur apparition est plus rare, plus contingente et revêt plutôt le caractère d'un accident que d'une simple variété physiologique. Dans ce genre de contractions, il y a une fixité plus ou moins prolongée dans l'action des muscles intéressés, et cette contraction permanente fait opposition à l'état spasmodique où de courtes intermittences séparent de courtes contractions. Les formes les plus ordinaires des contractions toniques sont la roideur des membres et un léger trismus; on a même vu l'opisthotonos. Mais cet état, toujours transitoire, se dissipe bientôt par la cessation de l'éthérisation ou cède à la prolongation de ce moyen. On sait, en effet, que le tétanos spontané a été soulagé, et même guéri, par les inhalations d'éther portées à un degré plus avancé : celui de la résolution musculaire.

Les contractions cloniques ou fixes que nous venons de signaler revêtent d'autres formes, suivant le genre d'affection que l'éther suscite dans le système nerveux. Des mouvements rhythmiques insolites peuvent se produire, de même que le rhythme de certains mouvements normaux peut se troubler. D'autres fois des contractions semblables à celles qui constituent la catalepsie sont provoquées par l'éther, ainsi que MM. Malgaigne et Heyfelder en ont cité des exemples. J'ai vu aussi se produire la permanence dans un degré donné de contraction musculaire. Cet état, que Barthez faisait dépendre d'une force distincte, la force de situation fixe, s'observe notamment dans les muscles de la face et de l'orbite, dont la contraction, arrêtée à un degré fixe, donne à l'expression de la physionomie un caractère étrange.

Quelques muscles conservent d'une manière plus spéciale leur contractilité, alors que cette faculté s'efface déjà dans le reste du système musculaire. Ce sont les muscles qu'on pourrait nommer les organes actifs du sommeil, notamment l'orbiculaire des paupières, qui rapproche ces voiles membraneux, et le muscle grand oblique de l'œil, qui dirige cet organe en haut et en dedans pendant que le releveur de la paupière supérieure et les autres muscles oculaires semblent impuissants. La permanence contractile des muscles qui viennent d'être désignés est un fait d'autant plus remarquable, qu'il persiste au moment même où la résolution musculaire devient plus complète. Écartez les paupières pendant la paralysie générale que détermine le narcotisme éthérique, ces organes se rapprocheront spontanément. Au nombre des muscles qui conservent plus longtemps leur permanence de contraction que les autres, il faut encore citer les sphincters. Il est rare, en effet, de voir ces muscles se relâcher et céder à l'effort des fibres antagonistes de la vie organique. Toutefois la résistance des sphincters est moindre que celle des muscles orbiculaire et grand trochléateur. On a vu des malades, et surtout de jeunes sujets, perdre involontairement leurs urines ou leurs matières fécales. Un enfant que je me disposais à tailler, et dont le rectum avait été vidé par un lavement, n'en éprouva pas moins un relâchement complet du sphincter anal, qui, sous l'influence des contractions de l'intestin, se dilata pour laisser passer la muqueuse de cet organe et permettre la formation d'un *prolapsus ani* très gênant pour l'opération. La paralysie temporaire des sphincters anal et rectal n'est pas rare chez les animaux soumis à l'éthérisation expérimentale, surtout lorsque des mouvements violents ont précédé la période de collapsus. Il résulte donc de ces faits que la conservation de la force contractile se manifeste inégalement dans les divers genres de muscles, et que, de même qu'on voit les mouvements liés à l'exercice de la vie, tels que ceux des muscles respiratoires et des muscles organiques, se maintenir malgré l'éther, de même on voit certains muscles de la vie animale, en raison de leur usage, conserver leur contractilité beaucoup plus longtemps que les autres.

B. Il est des mouvements d'un ordre particulier, qui s'exécutent dans le cours des opérations pratiquées sous l'influence des agents anesthésiques et que nous devons spécialement signaler : ce sont les *mouvements réflexes*. Tel est le nom sous lequel on désigne généralement aujourd'hui des mouvements particuliers auxquels la volonté est évidemment étrangère, et qui semblent consister dans le retour de l'impression des nerfs sensitifs qui se réfléchit sur des nerfs moteurs. Ce genre de mouvements s'accomplit très fréquemment, par l'effet de la stimulation que les opérations déterminent pendant l'éthérisation sur les nerfs des régions intéressées. Les circonstances dans lesquelles on les observe, les controverses scientifiques auxquelles ils ont donné lieu, ont ajouté un intérêt nouveau à leur étude.

Les physiologistes et les médecins avaient remarqué que, parmi les mouvements ordinairement soumis à l'action de la volonté, il en était qui pouvaient se produire sans l'intervention de cet excitant et succéder directement à une sensation. Willis et Comparetti expliquaient ces mouvements par les anastomoses du nerf ganglionnaire. Haller, Cullen avaient essayé d'autres théories; mais les explications et les faits eux-mêmes avaient besoin d'être rectifiés ou examinés avec plus d'attention. Prochaska (1) s'est occupé de ce sujet, et s'est exprimé d'une manière très précise à l'égard des mouvements réflexes. Suivant lui, ils consistent en ce que des sensations, propagées au cerveau tout le long du nerf, sont réfléchies par l'encéphale et la moelle épinière sur certains nerfs moteurs correspondants. Ses expressions sont assez caractéristiques pour être citées : « *Impressiones externæ, quæ in nervos sensorios fiunt, per totam eorum longitudinem celerrimè ad originem usque propagantur ; quò ubi pervenerunt , reflectuntur certâ lege et in certos ac correspondentes nervos motorios transeunt, per quos iterùm celerrimè usque ad musculos propagatæ, motus certos ac determinatos excitant.* » On trouve dans Barthez (2) l'interprétation d'une expérience qui prouve qu'il connaissait aussi les mouvements réflexes et qu'il plaçait leur source dans la moelle épinière. « Une grenouille, à qui l'on a coupé la tête, dit-il, retire violemment une jambe quand on fait sur l'autre jambe une violente impression qui y aurait causé de vives douleurs , lorsque l'animal sentait encore : et cela ne peut être attribué avec vraisemblance à la connexion des muscles, mais plutôt à l'action qui remonte à la suite de l'impression sur les nerfs offensés. » Cet ordre de mouvements n'était pas moins bien connu de M. le professeur Lordat, qui, depuis plus de trente ans, en a enseigné l'existence et le caractère dans ses savantes leçons de physiologie.

Marshall-Hall (3) et Müller (4) reprirent l'examen de ce sujet en 1833, et, poursuivant isolément leurs expériences, jetèrent un nouveau jour sur les questions qui s'y rapportent. Le premier s'attacha à prouver que le pouvoir réflexe, ou, comme il s'exprime, excito-moteur, existe spécialement dans la moelle épinière; le second a démontré que cette force ou ce pouvoir nerveux appar-

(1) *Annotationes academicæ*. Prague, 1784, fasc. III.
(2) *Nouveaux éléments de la science de l'homme*. Paris, 1806, t. II, p. 209.
(3) *Transactions philosophiques*, 2e partie, 1832.
(4) *Manuel de physiologie*. Paris, 1845, t. I, p. 609.

tenait aussi au cerveau, et chacun de ces physiologistes a multiplié le nombre des faits qui établissent l'importante catégorie des mouvements réflexes. La découverte des phénomènes de l'éthérisation marque, on peut le dire, une période nouvelle pour l'étude de ces phénomènes. En effet, la suspension de l'intelligence et de la volonté, en supprimant les perceptions et les mouvements volontaires, rend plus sensible la production des mouvements réflexes qui s'accomplissent dans des conditions toutes particulières.

Dans l'état ordinaire, les mouvements réflexes succèdent à des sensations, tantôt sous une forme qui révèle l'instinct de conservation, tantôt avec des apparences étrangères au rétablissement des actions fonctionnelles. Dans tous les cas, la non-intervention de la volonté est rendue évidente soit par l'instantanéité du mouvement que la sensation détermine, soit même par l'impossibilité de résister à ce mouvement. Lorsqu'une irritation portée sur les nerfs de la membrane pituitaire se réfléchit sur les nerfs moteurs qui suscitent l'éternument; lorsqu'un corps étranger, introduit dans la trachée-artère provoque une toux violente; lorsqu'une excitation exercée sur l'œil détermine le rapprochement subit des paupières, non seulement la volonté n'intervient pas dans les contractions musculaires dont le caractère instinctif ne peut être méconnu, mais la volonté elle-même est impuissante pour réprimer les mouvements conservateurs qui s'opèrent en faveur de l'organe intéressé.

Les vivisections, les observations pathologiques et l'éthérisme fournissent des preuves péremptoires qui démontrent que la volonté est étrangère à ces mouvements, et qu'en conséquence, au lieu de les subordonner à une action psychologique, il faut en reconnaître la source dans les propriétés que la vie donne à certaines parties du système nerveux. La décapitation, qui supprime infailliblement la volonté, n'abolit pas les mouvements que l'on provoque en irritant les parties qui reçoivent des nerfs spinaux. Ainsi, lorsqu'on pique une grenouille décapitée, comme l'avait remarqué Prochaska, non seulement elle retire la patte lésée, mais encore elle se traîne, elle saute, ce qui ne peut avoir lieu sans l'action synergique des nerfs sensitifs et moteurs, action qui a son siége dans la moelle épinière, la seule partie qui reste des centres nerveux. Legallois (1) a mis en évidence des faits de même nature

(1) *OEuvres complètes*. Paris, 1830.

chez les vertébrés supérieurs. Cet expérimentateur coupa la moelle transversalement entre la dernière vertèbre dorsale et la première lombaire. Après cette opération, le sentiment et le mouvement persistaient dans le train de derrière, qui s'agitait si l'on pinçait la queue ou l'une des pattes postérieures. Mais l'animal, abandonné à lui-même, était dans un état complet de paralysie; car aucun mouvement dépendant de la volonté ne pouvait s'opérer dans les parties qui recevaient leurs nerfs de la portion de moelle isolée par la section du reste des centres nerveux. Quant à ce qui concerne l'espèce humaine, les observations des sujets anencéphales, rapportées par M. Lallemand (1) et d'autres anatomo-pathologistes, font reconnaître dans la moelle épinière une action propre et suffisante pour déterminer des mouvements. Le fait suivant, emprunté à M. Beyer (2), porterait avec lui une valeur plus démonstrative encore, si tous les détails étaient complets et authentiques. Après des tentatives infructueuses pour délivrer une femme mal conformée, cet opérateur se décida à briser la tête du fœtus : il fit sortir les deux pariétaux, vida entièrement le crâne et compléta l'extraction de l'enfant, qui fut enveloppé dans une serviette et jeté dans un coin. Pendant que M. Beyer s'occupait de la sortie de l'arrière-faix, il entendit une espèce de murmure qui s'élevait du lieu où l'on avait déposé l'enfant. Au bout de trois minutes, celui-ci poussa un cri distinct. Alors on ouvrit la serviette et l'on vit avec étonnement ce fœtus, sans cerveau, respirant et agitant ses mains et ses pieds; il poussa quelques cris et donna les autres signes de vie pendant plusieurs minutes. Dans les cas qui précèdent, la destruction du cerveau, et par conséquent la suppression de la sensibilité psychologique et de la volonté, prouvent que la moelle possède la propriété d'exciter directement des mouvements, lorsqu'elle-même est l'aboutissant d'une stimulation qui lui est apportée par des nerfs sensitifs. La traduction théorique de ces faits exprime que, sans que l'âme en soit avertie, des impressions sensorielles peuvent être apportées aux centres nerveux par des nerfs sensitifs, et réfléchies, par une propriété inhérente à ces centres, sur des nerfs moteurs qui font exé-

(1) *Observations sur quelques points d'anatomie propres à éclairer plusieurs points de physiologie*, 1818.

(2) *Archives générales de médecine*, 1834, t. V, 2e série, p. 615.

cuter des contractions musculaires. Cette propriété est précisément celle que l'on désigne sous le nom de pouvoir *réflexe* ou *excito-moteur*, et les mouvements qui en dépendent empruntent à cette source le nom de *réflexes*.

Le retour direct des impressions des nerfs sensitifs vers les nerfs moteurs se produit de plusieurs manières. Dans les cas les plus simples, le mouvement réfléchi ne se manifeste qu'au voisinage de l'organe ou de la région qui a subi l'excitation. Ici se rangent les spasmes et le tremblement qu'on observe dans les membres soumis à une épreuve douloureuse, à une forte brûlure, par exemple. Dans l'état sain, le clignotement des paupières sous l'influence d'une vive lumière et le resserrement de l'iris tiennent à une cause du même genre. A la même catégorie appartiennent encore les contractions des muscles de la région ano-périnéale pendant l'émission du sperme, à la suite de l'irritation des nerfs sensitifs du pénis. Dans ces divers cas, l'excitation sensitive locale, en se propageant aux centres nerveux, ne se réfléchit, comme on le voit, que sur un petit nombre de nerfs moteurs, et ne donne lieu qu'à des convulsions partielles purement locales dans les parties voisines dont les fibres motrices partent des centres nerveux, à peu de distance des fibres sensitives. Dans d'autres cas, bien que l'excitation sensitive initiale soit aussi purement locale, l'excitation réactionnaire qui part des centres nerveux a plus d'extension et réagit sur des muscles plus nombreux et plus éloignés, par l'intermédiaire de leurs nerfs. Les phénomènes de l'éternument, de la toux, du hoquet, etc., peuvent être considérés comme marquant le premier degré de l'extension des mouvements réflexes. Enfin, l'excitation réfléchie par les centres nerveux peut être répartie sur un grand nombre de nerfs moteurs, et c'est ainsi qu'on peut expliquer les contractions générales et convulsives qui succèdent à une douleur locale très intense.

L'éthérisme est la condition la plus favorable à la production des mouvements réflexes, surtout pendant la première période. On le comprendra en examinant préalablement les effets de même nature qui se produisent dans le sommeil ordinaire et dans l'intoxication par l'opium. Le sommeil incomplet, pendant lequel ont lieu des rêves ou des phénomènes de somnambulisme, donne souvent lieu à la production de ce genre de mouvement. Une stimulation exercée alors sur la peau des membres, telle qu'une piqûre, un pincement, suscite immédiatement un mouvement musculaire local. Des phénomènes de même genre ont lieu aussi dans le sommeil profond, et dans ce cas les mouvements réactionnaires doivent être d'autant plus imputés au pouvoir réflexe, que l'activité de l'âme est suspendue par le fait même du sommeil profond. Des contractions musculaires, émanant du pouvoir réflexe, sont également observées dans des états pathologiques qui reproduisent certaines des conditions du sommeil, en opprimant l'action du cerveau. Ainsi, dans l'apoplexie cérébrale, dans les épanchements intra-crâniens, dans l'encéphalite, dans la commotion cérébrale, l'intelligence est abolie, la volonté impuissante, la mémoire nulle, et cependant les stimulants extérieurs n'en provoquent pas moins des mouvements réflexes très caractérisés.

Des contractions musculaires de même nature sont surtout évidentes dans les premières périodes de l'empoisonnement par les substances narcotiques. Tous les expérimentateurs qui ont étudié à ce point de vue les effets de l'intoxication opiacée ont reconnu que de légères stimulations extérieures chez les animaux à demi narcotisés provoquaient des contractions convulsives. Cette période de faiblesse irritable précède presque toujours, comme le fait observer Müller, la période de faiblesse paralytique qui survient à un degré plus avancé de narcotisation. Ces remarques concernant les effets de l'opium préparent l'interprétation des effets qui se rapportent à l'éther. On reconnaît effectivement une influence et des résultats analogues après l'administration de cet agent. Nul doute que lorsque l'éther et les autres anesthésiques agissent sur le système nerveux, l'action exercée ne paralyse les mouvements volontaires et n'augmente le pouvoir excito-moteur, qui tient sous sa dépendance les mouvements réflexes.

Le sommeil incomplet déterminé par l'éthérisation est l'état qui est le plus favorable à la production de ce genre de mouvements. L'excitation immédiate que le contact des instruments fait subir aux nerfs pendant les opérations chirurgicales en est la cause provocatrice suffisante. Les faits abondent dans la pratique pour démontrer que les contractions musculaires auxquelles se livrent les opérés appartiennent à cette catégorie. Citons les exemples les plus communs.

Un chirurgien a fait inhaler de l'éther ou du chloroforme au malade qu'il doit amputer; les apparences du sommeil existent, le malade se montre en effet insensible aux excitations superficielles qu'on lui fait subir : il ne répond à aucune question; on se hâte d'opérer, dans la pensée que l'éthérisation a été suffisamment produite. Mais au moment où les tissus sont divisés par l'instrument, le malade, jusque-là immobile et impassible, crie, s'agite et donne les témoignages extérieurs d'une vive douleur. L'opération se poursuit et s'achève, nonobstant les souffrances apparentes et l'agitation du sujet. On l'interroge lorsque tout est fini, et on lui demande les motifs de ses cris et de ses mouvements; l'opéré répond alors qu'il n'a rien senti, qu'il est étranger à tout ce qui s'est passé; il témoigne même son étonnement d'avoir supporté l'opération sans douleur.

Un malade imparfaitement éthérisé est opéré d'un polype du nez, ou pour une affection de la bouche ou des amygdales; pendant la durée de l'opération, il se livre à des efforts de toux et d'expuition pour se débarrasser du sang qui tombe dans l'arrière-bouche. A son réveil, on lui demande s'il a souffert et s'il a été incommodé par la présence du sang; il répond qu'il ne sait rien et ne peut rien raconter, puisqu'il a dormi.

Un sujet porteur d'un sarcocèle est soumis à l'inhalation anesthésique avant de subir l'opération qui doit le débarrasser de son affection. Les premiers moments de l'opération ne sont signalés par aucune douleur; mais au moment de la section du cordon, le malade pousse un cri, et lorsque la ligature en masse est pratiquée, l'agitation devient plus grande, des contractions convulsives se produisent dans l'abdomen, le vomissement a lieu. Tous ces phénomènes se passent sans que le malade en ait conscience et sans qu'aucun des mouvements qu'il exécute soit dirigé par la volonté.

Un malade est atteint d'une lésion organique d'un orteil qui exige l'amputation de cette partie. Il est soumis à une courte éthérisation; mais il paraît insensible au moment d'être opéré. A peine le bistouri a-t-il intéressé la peau, que le pied et tout le membre inférieur sont agités de mouvements convulsifs, qu'on ne peut réprimer que par une résistance énergique. L'opération terminée, le malade exprime sa satisfaction de n'avoir rien senti.

Ces divers exemples, dont il serait facile de grossir le nombre, reproduisent les catégories de mouvements réflexes que nous avons signalées plus haut. Dans le dernier cas cité, la réflexion des impressions sensitives se fait localement, et se borne à la contraction des muscles du membre affecté. Dans les deux cas qui précèdent, la répartition de l'action excito-motrice, provoquée par les opérations, se fait sur un plus grand nombre de nerfs et de muscles. Il en résulte des mouvements composés à caractère instinctif, tels que la toux, l'expuition, le vomissement. Dans le premier cas, enfin, l'impression transmise aux centres nerveux par les nerfs lésés s'est réfléchie sur tous les nerfs moteurs. L'agitation a été générale, la physionomie a pris une expression de souffrance ; des plaintes, des cris ont été proférés, comme si le malade eût été dans l'état de veille, et cependant l'absence complète de toute intelligence et de toute volonté indique suffisamment la nature réflexe des mouvements produits.

L'observation de ces phénomènes a vivement impressionné les opérateurs, et plusieurs se sont demandé si la douleur était réellement supprimée, et si ce n'était pas plutôt le souvenir de celle-ci qui, faisant défaut à l'opéré, le mettait dans le cas de déclarer qu'il n'avait rien senti. Nous aurons à examiner en son lieu cette importante question. Mais en dehors de sa solution, les faits qui précèdent n'en établissent pas moins un ordre particulier de mouvements que la volonté ne détermine pas, que la lésion des nerfs suscite par l'intermédiaire des centres nerveux, et dont l'éthérisation imparfaite favorise la production. Sans établir comme règle que les mouvements réflexes ont lieu en raison inverse des mouvements volontaires, on ne peut méconnaître que l'annulation de la sensibilité et de la volonté par l'éthérisation ne rende ces mouvements plus appréciables. Aussi y a-t-il lieu d'être surpris que M. Longet, dans son intéressant mémoire sur l'*inhalation de l'éther sulfurique*, ait avancé que l'éther suspendait promptement le pouvoir réflexe de la moelle. Cette assertion est évidemment exagérée. La propriété attribuée à l'éther ne saurait être considérée comme exacte, qu'en tant qu'elle s'appliquerait à l'éthérisation poussée à un degré assez avancé. Alors le pouvoir réflexe de la moelle est réellement aboli, et l'individu éthérisé n'exerce aucune espèce de mouvement avec les muscles de la vie de relation. Dans les cas d'éthérisation incomplète, au contraire, l'action réflexe, non seulement peut s'exercer, mais parfois elle paraît exaltée. Cette propriété des centres nerveux est au reste transitoire; elle cède graduellement à mesure que l'influence de l'éther devient plus profonde, et le chirurgien doit prendre en considération sa persistance, son affaiblissement ou son abolition, suivant les opérations qu'il est appelé à pratiquer.

L'affaiblissement et la suppression de ce genre de mouvements sont toujours consécutifs à la cessation des mouvements volontaires ordinaires, en sorte que cet effet de l'éthérisation annonce le relâchement général des muscles qui servent à la vie de relation, et caractérise le complément de la seconde période.

Le relâchement des muscles sous l'influence de l'éther s'exprime par l'attitude du sujet, qui obéit passivement aux lois de l'équilibre, et pèse lourdement sur la couche qui le supporte. Sa pose abandonnée, l'abaissement spontané de la mâchoire inférieure, l'abattement des traits de la face, la lenteur et la faiblesse d'action des muscles respiratoires, la disposition des membres alourdis, la facilité avec laquelle ils se laissent soulever, fléchir, étendre, et la manière dont ils retombent lorsqu'on les abandonne à leur poids, tout indique que la faculté contractile est momentanément privée de tout stimulant, et que le relâchement musculaire tient à cette cause. Il n'existe en effet alors ni volonté, ni pouvoir réflexe, c'est-à-dire aucun des incitants naturels de la contraction des muscles de la vie animale.

Quant à la faculté contractile envisagée en elle-même, elle n'est point détruite. Sa conservation se révèle à l'aide des épreuves qui la font reconnaître dans l'état ordinaire. Ainsi les irritations directes, l'électricité mettent en jeu la contractilité, à peu près comme dans les circonstances habituelles. Lorsque dans une amputation ou dans une opération quelconque on coupe les muscles, ceux-ci se rétractent avec plus ou moins de force. Sur un malade à qui j'amputais le bras, et qui était plongé dans une complète insensibilité avec résolution musculaire, la section du biceps fut suivie d'une rétraction de ce muscle presque aussi puissante que s'il n'eût pas été éthérisé. Lorsqu'on pratique des opérations sur les lèvres, et que ces parties sont divisées dans toute leur hauteur, les deux moitiés s'écartent beaucoup. La contractilité et l'action tonique des faisceaux musculaires, réveillées par le contact de l'instrument, s'exercent donc à peu près au même degré que dans l'état naturel. Ce qui prouve d'ailleurs que le relâchement tient à l'extinction des stimulants physiologiques de l'irritabilité, et non à l'altération directe de cette propriété, c'est qu'elle se maintient aussi dans les muscles des parties entièrement séparées du corps. Sur un sujet à qui j'avais fait l'amputation de l'avant-bras, la chair musculaire du membre retranché était agitée de tremblements fibrillaires très apparents, et qui se transformaient en véritables contractions lorsqu'on excitait directement les muscles avec la pointe du bistouri. Toutefois, lorsque l'éthérisation a été profonde et que les phénomènes du relâchement musculaire ont été très prononcés, l'irritabilité des muscles paraît affaiblie, et les stimulants directs ne la réveillent pas aussi énergiquement que chez les animaux qui ont succombé à un autre genre de mort.

Ce que l'excitation immédiate et mécanique des muscles, due au contact des instruments, peut produire, l'électricité, les courants galvaniques le déterminent plus sûrement. M. Chiminelli (1), de Vicence, voulant apprécier sur lui-même ce genre d'action, et dissiper à son aide l'influence torpide de l'éther, se soumit au courant électrique de l'appareil de Clark. Cet appareil provoqua des contractions énergiques dans les muscles de l'avant-bras. Mais là se borna son action. Le réveil de la contractilité ne coïncida pas avec celui de la sensibilité. M. Chiminelli ressentit à peine une impression de pesanteur aux poignets, alors que l'action de l'appareil était insupportable pour toutes les personnes qui en firent l'essai. Les expériences plus diversifiées et plus précises qui ont été faites sur des animaux par divers observateurs, et entre autres par M. Longet, ont démontré que non seulement l'action galvanique réveillait la contractilité musculaire après l'éthérisation, mais que le même effet était produit lorqu'on faisait agir cet excitant par l'intermédiaire des nerfs qui se rendent aux muscles, ou même en soumettant à l'action galvanique les faisceaux moteurs de la moelle épinière. Le même agent peut aussi réveiller la contractilité après la mort générale, bien qu'elle s'épuise plus promptement chez les animaux tués par l'éther, que chez ceux qui succombent à un autre genre de mort.

En résumant à un point de vue comparatif les effets exercés par

(1) Voyez les *Annali universali di medicina*, 1847.

l'éther et ses succédanés sur la sensibilité et la contractilité animales, on reconnaît que la première résiste bien moins longtemps que la seconde, qu'elle est détruite d'une manière plus profonde et plus radicale; que le mouvement musculaire, cessant d'obéir à la volonté, obéit encore au pouvoir réflexe; que lorsque cette action est elle-même suspendue, on peut provoquer la contraction des muscles par des stimulants mécaniques ou physiques, et que l'irritabilité inhérente à l'organisation musculaire survit à la mort générale, même quand celle-ci est produite par les inhalations anesthésiques poussées à l'excès.

La persistance de l'irritabilité n'empêche pas, ainsi que nous l'avons vu, les muscles de la vie animale de subir un relâchement très prononcé, lorsque l'éthérisation est poussée à un certain degré. Ce phénomène est favorable à l'exécution de diverses opérations chirurgicales. La réduction des luxations et des fractures, celle des hernies, le redressement des fausses ankyloses s'opèrent alors dans des conditions favorables. Certaines opérations délicates, et dont l'exécution est facilitée par une immobilité absolue, exigent que le chirurgien attende le moment où les muscles sont relâchés. C'est à la sagacité de l'opérateur à déterminer les cas où ce résultat de l'éthérisation peut être mis à profit. Nous tracerons ultérieurement des données plus précises destinées à le guider dans sa conduite pratique. Il nous suffit d'avoir énoncé présentement la nature des services que le chirurgien peut tirer de l'observation de l'état du système musculaire, pour prouver que la connaissance des effets exercés par les anesthésiques sur les muscles de la vie animale n'est pas d'un intérêt purement scientifique ou spéculatif, mais qu'elle peut être la source d'applications pratiques importantes.

C. Les *mouvements respiratoires* marquent la transition entre ceux de la vie animale et ceux de la vie organique. Leur permanence pendant le sommeil les assimile à ces derniers, et l'empire que la volonté exerce sur eux pendant la veille les rapproche de la première catégorie. Ce caractère mixte se révèle au milieu des effets produits par l'éthérisation. Plus rebelles que les mouvements ordinaires à la torpeur éthérique, les mouvements respiratoires sont influencés cependant plus fortement que ceux de la vie organique. Ils survivent au mouvement volontaire et aux mouvements réflexes ; mais si l'action anesthésique est prolongée, ils s'affaiblissent et s'éteignent avant ceux de la vie de nutrition.

D. Quant aux *mouvements organiques*, leur participation à la dépression que l'éther produit dans toutes les forces du système vivant compte parmi les phénomènes ultimes de l'éthérisation. Le cœur et les autres organes musculaires innervés par le nerf grand sympathique résistent jusqu'aux limites mêmes de la vie. Nous examinerons plus opportunément leur état ainsi que celui des muscles respiratoires, lorsqu'il sera question des modifications subies par les grandes fonctions à l'accomplissement desquelles leur action est liée.

§ IV. Effets des agents anesthésiques sur le système nerveux de la vie animale.

Nous venons d'examiner les changements qui s'opèrent dans la sensibilité, les facultés intellectuelles et les mouvements, en les groupant dans une sorte de tableau symptomatologique, c'est-à-dire en nous bornant à une exposition des apparences phénoménales appréciables par l'observation. Cette étude ne saurait être profitable et complète, si nous ne cherchions à connaître les rapports et le siége de ces phénomènes. Or, le système étant évidemment leur théâtre ou leur source, nous devons rechercher le mode d'action que les anesthésiques exercent sur ce système, et apprécier, dans l'ordre expérimental, les relations saisissables entre les altérations qu'il peut subir et les modifications précédemment signalées dans les fonctions de la vie animale. Cette recherche, on le comprend, était propre à intéresser les physiologistes par son importance aussi bien que par ses difficultés. Elle a été spécialement abordée par MM. Flourens et Longet, dont on connaît les beaux travaux sur les fonctions du système nerveux ; l'éther est devenu entre leurs mains un nouvel agent à expériences, dont ils se sont servis pour appuyer leurs opinions touchant les fonctions attribuées aux différentes parties de l'axe cérébro-spinal. On verra par les développements ultérieurs jusqu'à quel point les inductions tirées des expériences sur les animaux sont concluantes ; mais quand bien même elles ne porteraient pas entièrement le caractère rigoureux exigible pour une conclusion scientifique, les faits acquis n'en sont pas moins dignes de méditation, et ils doivent entrer, pour leur part, dans les éléments d'une détermination définitive des fonctions du système nerveux.

L'action des agents anesthésiques a été étudiée sur les nerfs périphériques et sur les parties centrales.

1° *Action sur les nerfs périphériques.* M. Serres, de l'Institut, a eu l'un des premiers l'idée d'examiner les effets directs de l'éther sur les cordons nerveux, dans l'espérance que ce genre de recherches, ne se restreignant pas à provoquer des phénomènes d'apparence dynamique, pourrait faciliter l'explication de l'action matérielle exercée sur les centres nerveux. Guidé par le souvenir des faits qui prouvent que l'éther porté directement sur la pulpe nerveuse d'une dent paralyse le nerf dentaire et suspend la douleur de la carie, M. Serres a institué sur des animaux des expériences plus précises qu'il a communiquées à l'Académie des sciences (1). Le résultat de ses expériences est résumé dans les conclusions suivantes : La sensibilité du nerf soumis à l'action de l'éther est abolie dans les points qui ont immédiatement subi cette action et dans toutes les radiations qui en proviennent. La partie du nerf qui est au-dessus du point immergé dans l'éther conserve la sensibilité. Pour tenir compte de l'action de l'air, on a fait l'expérience comparative ci-après : Deux nerfs étant mis à nu, l'un a été immergé dans l'éther, l'autre soumis à l'action de l'air seulement : expérimentés tous les deux au bout de cinq minutes, le premier était entièrement insensible sous les mors de la pince; le second avait conservé ses facultés sensitive et motrice. Dans toutes les expériences, les tentatives d'examen ont été faites en marchant de l'extrémité du nerf vers sa racine. D'après une action sédative si instantanée de l'éther sur les tissus nerveux, il devenait indispensable de savoir si l'application immédiate de la strychnine sur le nerf ferait renaître la sensibilité. La teinture de noix vomique, la strychnine et le chlorhydrate de strychnine, appliqués immédiatement sur un nerf normal, n'ont pas produit de contraction.

M. Serres s'est livré à des expériences complémentaires pour déterminer l'action de l'éther sur la contractilité des muscles qui

(1) Séances du 8 et du 15 février 1847.

reçoivent le nerf soumis à cette action. Sur un lapin adulte et vivant, le nerf sciatique poplité interne fut mis à nu et isolé. Son excitation produisit de vives contractions et des cris aigus. On soumit le nerf à l'action de l'éther liquide pendant cinq minutes; la plaie, qui avait quelques centimètres d'étendue, fut réunie par une suture entortillée. Le lapin étant lâché, on reconnut qu'il traînait la patte sur laquelle l'expérience avait été pratiquée. Cette paralysie se maintint les jours suivants; la plaie étant cicatrisée et les épingles à suture ayant été enlevées, le lapin fut mis en liberté, mais on constata de nouveau le traînement de la patte. Six jours après l'éthérisation du nerf sciatique, on mit à nu le nerf tibial correspondant et on l'excita de diverses manières. Mais l'animal ne parut rien sentir et aucune contraction musculaire ne se manifesta. Enfin, on le saisit fortement à l'aide d'une pince à disséquer; même impassibilité de l'animal, même absence de contraction des muscles. Il paraîtrait résulter de cette expérience que la perte de contractilité des muscles accompagne l'insensibilité des nerfs soumis à l'action de l'éther liquide. M. Serres pense que ce double résultat tient à ce que l'éther liquide agit sur le tissu nerveux en dissolvant ou en altérant les éléments de la matière grasse qui entrent dans sa composition intime.

Ces premières recherches n'ont pas tardé à recevoir leur complément et leur rectification, en ce qui concerne la double action locale de l'éther sur les fonctions et le tissu du nerf. M. Longet s'est spécialement préoccupé de la modification fonctionnelle; MM. Papenheim, Good et quelques autres ont étudié la modification des tissus. Voici l'énoncé des observations qui se rapportent à ces deux points.

M. Longet (1) résume ainsi ses expériences : « Tout nerf mixte (sciatique, etc.), découvert dans une partie de son trajet, soumis à l'action d'un jet de vapeur d'éther sulfurique ou à celle du même éther liquide, et devenu insensible dans le point éthérisé et dans tous ceux qui sont au-dessous, peut néanmoins demeurer excitable dans ces mêmes points, c'est-à-dire, à l'aide d'irritations artificielles directes, continuer d'éveiller la contraction des muscles auxquels il

(1) *Expériences relatives aux effets de l'éther sulfurique sur le système nerveux*, in-8. Paris, février 1847.

se distribue : j'ajouterai qu'à certaines conditions, il peut même conserver en partie sa faculté motrice volontaire.

» Toutes les variations dans les phénomènes dépendent ici de la durée du contact de l'éther avec le tissu nerveux, contact qui d'ailleurs ne semble aucunement douloureux et se borne à exciter parfois localement de légères secousses convulsives.

» *Dans un premier degré* de cette éthérisation directe, qui apparaît au bout d'une minute et demie environ, chez les chiens et les lapins, le cordon nerveux (sciatique), quoique absolument insensible dans les points indiqués, a encore le pouvoir de faire contracter *volontairement* les muscles qu'il anime. En effet, le passage réitéré et saccadé d'un courant électrique *inverse*, avec le soin que les extrémités des réophores ne touchent le nerf qu'au niveau et au-dessous du point éthérisé, ne provoque plus la moindre douleur; mais ce passage vient-il à s'établir au-dessus, l'animal, tout à l'heure impassible, témoigne aussitôt sa souffrance, et les muscles de la jambe, qu'animent les sciatiques poplité, interne et externe, ayant été découverts à l'avance, il devient facile de constater que ces muscles participent encore à la contraction volontaire générale (1).

» *Dans un second degré*, qui se manifeste après une éthérisation immédiate un peu plus prolongée (trois ou quatre minutes), le nerf mixte perd le pouvoir qu'il avait encore dans le premier; il est toujours insensible, mais de plus entièrement dépossédé de sa faculté motrice volontaire. Son excitabilité seule lui reste; propriété qui est due à la persistance du principe du mouvement dans le nerf, et qui permet encore à celui-ci de traduire par des contractions musculaires les irritations artificielles dirigées sur son propre tissu, quand déjà la volonté n'exerce plus son empire. Mais il importe de dire que cette excitabilité, le nerf la conserve encore, qu'il soit lui-même galvaniquement irrité *au-dessus*, *au niveau*, *au-dessous* de la portion soumise à l'action directe de l'éther : en d'autres termes, quoique insensible, il demeure donc excitable dans

(1) Ce mode de vérification, à l'aide du courant électrique, de l'état de la sensibilité dans un tronc nerveux éthérisé, surtout quand on veut reconnaître aussi où en est son pouvoir moteur, est de beaucoup préférable, dit M. Longet, à celui qui consiste à piquer ce tronc, à l'étreindre entre le mors d'une pince, et par conséquent à le désorganiser.

tous les points de son trajet. La même chose n'a pas lieu plus tard.

» *Dans un troisième degré*, qu'on peut observer après douze à quinze minutes de contact de l'éther avec le nerf, plus de sensibilité, plus de mouvements spontanés dans les muscles comme dans le degré précédent; mais aussi aucune preuve d'excitabilité de la part du nerf quand j'y fais passer un courant direct ou inverse *au-dessus du point éthérisé*. Ce point est donc comme s'il avait été contus ou ligaturé, puisqu'il empêche aussi bien qu'une contusion ou une ligature, la transmission de la force nerveuse motrice. Toutefois il n'en reste pas moins conducteur de l'électricité elle-même; car si j'applique l'extrémité d'un réophore au-dessus, et l'extrémité de l'autre à quelque distance au-dessous du point éthérisé, le courant le traverse, et aussitôt apparaissent des contractions musculaires dues au principe du mouvement émané de la portion du nerf qui, comprise entre l'endroit éthérisé et le point touché par le réophore inférieur, a été stimulée par le courant dont elle-même a fait partie.

» Qu'on n'aille pas croire qu'en prolongeant l'immersion dans l'éther, durant quelques instants ou même quelques heures de plus, on parviendrait à faire disparaître le principe du mouvement de la portion du nerf située au-dessous du point qu'on immerge, et à la rendre ainsi inexcitable. Des expériences ont démontré que le bout périphérique d'un nerf, alors même que celui-ci a été complétement séparé de l'axe cérébro-spinal, ne perd jamais son excitabilité ou sa force nerveuse motrice que vers le cinquième jour après cette séparation.

» Les expériences relatives à l'éthérisation directe du tissu nerveux peuvent être conduites de manière à produire tantôt des effets passagers et tantôt des effets durables. Dans le premier degré, l'anesthésie peut ne pas durer au delà de quelques instants; dans le deuxième, les facultés sensitive et motrice volontaires se rétablissent quelquefois en moins de douze heures, et quand ce rétablissement a lieu, c'est la première qui reparaît d'abord; dans le troisième degré, enfin, où le contact prolongé de l'éther a pu altérer la composition intime du tissu nerveux, il n'y a plus lieu d'attendre la restitution lente de ces facultés que de la régénération de ce tissu lui-même. »

Nous avons employé le chloroforme dans les mêmes circonstances où M. Longet a essayé l'éther. Les résultats que nous avons obtenus concordent généralement avec ceux que l'on doit à ce savant expérimentateur. Il nous semble toutefois que l'attention de M. Longet ne s'est pas suffisamment portée sur les phénomènes primitifs de l'action locale des anesthésiques sur les nerfs. Ce sont des phénomènes de stimulation très fugitifs, il est vrai, surtout lorsqu'on emploie le chloroforme, mais plus appréciables lorsqu'on se sert de l'éther. La narcotisation proprement dite exige un certain temps; nous ne l'avons jamais obtenue au bout d'une minute et demie, temps indiqué par M. Longet, et lorsqu'au lieu de verser de l'éther liquide sur un cordon nerveux, on fait agir sur ce dernier un courant de vapeur, l'insensibilité se fait attendre plus longtemps. Il y a plus, l'effet réellement immédiat et primitif de l'éther s'est montré excitant dans tous les cas où nous l'avons expérimenté. Le nerf sciatique, mis à découvert sur un lapin et touché par l'éther, a été le siége d'une sensation douloureuse accompagnée de mouvements vifs et répétés des membres inférieurs; les apparences de la douleur ne cessaient qu'après un certain temps, lorsque l'action locale de l'éther s'était prolongée au delà de deux minutes. Avec le chloroforme déposé immédiatement sur le tissu du nerf, l'action sédative et paralysante se fait moins attendre, mais presque toujours l'impuissance musculaire des parties innervées est précédée de contractions irrégulières qui indiquent une stimulation primitive dont l'intensité varie suivant les circonstances de l'expérience. L'éthérisation directe des cordons nerveux agit, en conséquence, d'une manière analogue à l'éthérisation générale, et la dérogation qui consisterait dans la stupéfaction immédiate du nerf n'est pas fondée. Cette perte des propriétés du nerf exige une action assez profonde, elle n'est complète que lorsque la substance nerveuse a été imbibée par le liquide anesthésique. Elle a lieu surtout lorsque l'état chimique du nerf a été modifié par ce contact désorganisateur.

Les effets locaux stupéfiants de l'éther et du chloroforme sont assimilables aux effets de la narcotisation partielle consécutifs à l'application de l'opium, de la belladone et autres substances narcotiques sur les tissus. Les exemples des paralysies locales temporaires produites par ces corps sont très nombreux; le plus évident est peut-être celui de l'agrandissement de la pupille à la suite de l'instillation d'une solution d'extrait de belladone entre les paupières. La sédation de la douleur, à la suite des frictions avec la teinture d'opium ou d'autres narcotiques, est aussi un fait non moins connu des praticiens que des physiologistes. Mais des expériences plus précises, relatives à l'action locale des poisons narcotiques sur les cordons nerveux, offrent d'autant plus d'intérêt, quand on les met en rapport avec les faits qui concernent les anesthésiques, que les résultats déjà connus sont entièrement analogues à ceux que nous avons rapportés. Ainsi, on voit, d'après les expériences de Müller (1), que lorsque le nerf principal de la cuisse est narcotisé par l'immersion dans l'acétate de morphine ou la dissolution d'opium, les irritations mécaniques et galvaniques sont impuissantes quand on les fait agir au-dessus du point narcotisé. L'action narcotique ne rétrograde pas vers le cerveau, mais des convulsions sont produites quand on irrite la partie inférieure du nerf. On peut établir seulement une différence relative à l'intensité d'action de l'éther, qui est plus radicale lorsque ce dernier a été mis en usage, et qui tient à l'altération que subit la structure du nerf.

Ce dernier résultat a été indiqué par les recherches de MM. Pappenheim et Good (2) qui ont appliqué le microscope à la détermination de l'état matériel d'un nerf plongé dans l'éther. Sa structure subit une altération commençant par la gaîne, qui se détache d'abord de son contenu, de sorte que les bords doubles commencent à devenir visibles. Plus tard, la coagulation naît et l'aspect devient grumeux. Cet état de choses est la mort de la fonction ; mais celle-ci commence déjà à se perdre avant qu'il existe un changement appréciable avec les instruments dans la structure des nerfs. En somme, la fluidité de ces derniers diminue et le contenu se retire de la gaîne. Indépendamment des résultats fournis par l'examen microscopique, MM. Pappenheim et Good assurent avoir reconnu, par la physiologie expérimentale, que les effets de la pénétration de l'éther se font ressentir graduellement de la circonférence des cordons nerveux au centre, en sorte que, lorsque l'éther n'a agi qu'un certain temps, on reconnaît, en défibrillant le nerf sur

(1) *Manuel de physiologie*. Paris, 1845, t. I, p. 550.

(2) Séance de l'Académie des sciences, 27 mars 1847.

un animal vivant, que le pincement des fibres extérieures ne donne lieu à aucun phénomène de sensibilité ou de contractilité ; mais que si l'on irrite les fibres centrales, on provoque des phénomènes qui prouvent que ces deux propriétés ne sont pas encore éteintes. Une action plus longtemps prolongée détruit toutes les propriétés des nerfs. Ce résultat ne doit pas surprendre lorsqu'on se rappelle l'action chimique de l'éther sulfurique : on sait avec quelle facilité il dissout les matières grasses, et quel parti en ont tiré les chimistes qui se sont occupés de l'analyse de la substance nerveuse. Il suffit de mentionner en particulier les travaux publiés à diverses époques par MM. Couerbe et Fremy sur ce sujet. La plupart des produits signalés ont été obtenus par l'évaporation de l'éther qui avait servi à traiter la matière nerveuse ou les substances qui en provenaient.

Lorsque la narcotisation locale, exercée sur les nerfs par les agents anesthésiques, est maintenue dans des limites convenables, elle se borne à altérer ou à suspendre leurs fonctions en respectant leur tissu. Après un temps dont la durée varie, ces organes reprennent leur rôle physiologique ordinaire. De cette observation découlaient naturellement de nombreuses applications thérapeutiques. Aussi n'a-t-on pas tardé à utiliser l'action topique de l'éther et du chloroforme dans le traitement local d'un grand nombre de maladies. Nous aurons à nous occuper ultérieurement de cette extension importante de la médication anesthésique.

2° *Action des agents anesthésiques sur les centres nerveux.* Les expérimentateurs qui ont entrepris de résoudre le difficile problème de la détermination des fonctions des différentes parties qui entrent dans la composition du système nerveux ont prouvé par leurs dissidences mêmes combien cette tâche était ardue. Depuis l'opinion qui attribue à ce système une action d'ensemble, jusqu'à celle des phrénologistes qui ont multiplié à leur gré les organes encéphaliques, toutes les interprétations ont été essayées, et malgré les lumières que l'on doit à l'anatomie pathologique, à l'anatomie comparée et aux vivisections, on n'a pu parvenir à s'entendre suffisamment sur cette grave question. Les fonctions propres du cerveau, du cervelet, de la protubérance annulaire, de la moelle allongée, et même de la moelle épinière sont encore l'objet de diverses incertitudes, comme on peut s'en convaincre en examinant les résultats contradictoires qui ont été obtenus. L'éther, en stupéfiant telle ou telle partie des centres nerveux et laissant aux autres leur liberté, est-il susceptible de faciliter la solution du problème ? Est-il, comme s'exprime M. Longet, un nouveau moyen d'analyse qui, sans mutilation préalable, sans opération sanglante, employé avec discernement, permette d'isoler le siége de la sensibilité générale du siége de l'intelligence et de la volonté ? La question ainsi posée mérite tout au moins qu'une place soit faite aux essais récemment entrepris pour l'éclaircir. Les conclusions affirmatives des expérimentateurs assimilent les agents anesthésiques aux vivisections et tendent à faire admettre que ces agents déterminent des effets successifs qui, supprimant, comme le ferait une mutilation matérielle, l'exercice de telle ou telle partie des centres nerveux, annulent leur manifestation extérieure, c'est-à-dire l'intelligence, la sensibilité et le pouvoir d'exercer des mouvements. En faisant toutes nos réserves concernant ces affirmations sur les rapports qui unissent les actes vitaux et psychologiques avec des parties déterminées de l'encéphale, nous devons exposer les essais tentés à ce sujet et rechercher, avec ceux qui ont ouvert cette voie nouvelle d'expérimentation, les effets de l'éther sur les diverses portions de l'axe cérébro-spinal.

Pour démontrer la possibilité de tirer quelque fruit de ce genre d'étude, M. Longet, à qui nous devons nécessairement emprunter de nombreux détails, fait d'abord remarquer que les effets soporifiques ou enivrants de la vapeur d'éther ne sont pas, en général, tellement rapides qu'on ne puisse, par les observations et les expériences, arriver à déterminer dans quel ordre successif se troublent les diverses parties du système nerveux central, pour contribuer à la production de l'ivresse éthérée, et par conséquent rendre compte, au moins en partie, de la série graduée de phénomènes par laquelle passent les animaux avant d'arriver au summum de l'éthérisation compatible avec la vie. En général aussi, l'action de l'éther ne disparaît pas chez eux d'une manière si subite, et le retour à la connaissance et à la sensibilité ne se fait pas d'une manière si prompte, que l'observateur ne découvre bientôt des phénomènes dignes de fixer son attention. Cela posé, voyons sur quels témoignages extérieurs repose l'attribution de l'action des inhalations anesthésiques sur des parties déterminées des centres nerveux.

A. *Action sur le cerveau et le cervelet.* Le premier de ces organes encéphaliques est généralement considéré comme lié à l'exercice de l'intelligence et de la volonté. Le second, moins connu dans sa destination physiologique, est regardé par M. Flourens et plusieurs expérimentateurs modernes comme une sorte de balancier ou de régulateur des mouvements. Or, lorsqu'on administre les vapeurs d'éther à l'homme ou à des animaux, il survient des phénomènes qui, attestant le trouble de l'intelligence et le désordre des mouvements, semblent indiquer que les organes désignés sont spécialement influencés. Lorsque des chiens ou des lapins ont respiré des vapeurs anesthésiques pendant quelque temps, ils sont incapables de se soutenir sur leurs membres, et après avoir exercé divers mouvements irréguliers, ils tombent sur le flanc en s'agitant, puis s'assoupissent, et, bientôt devenus étrangers au monde extérieur, n'exécutent aucun mouvement spontané et demeurent plongés dans le sommeil. Toutefois, si, avant de pousser plus loin l'éthérisation, on les pince fortement dans une partie sensible de leur corps, ils crient et s'agitent, sans se réveiller néanmoins pour réagir d'une manière efficace contre la violence dont ils sont l'objet. M. Longet voit dans cette impuissance une preuve de l'éthérisation des lobes cérébraux et de diverses parties encéphaliques, telles que le cervelet, les tubercules quadrijumeaux, les couches optiques et les corps striés, tandis qu'il y a encore intégrité de la protubérance annulaire et du bulbe rachidien.

Comme contre-épreuve de l'effet exercé par l'éther, MM. Flourens et Longet ont reproduit artificiellement la première période de l'éthérisation chez les animaux en mutilant l'encéphale de manière à respecter la protubérance et le bulbe. L'ablation du cerveau et du cervelet déterminait, comme dans le cas précédent, toutes les apparences du sommeil, c'est-à-dire l'immobilité avec la perte de connaissance ; mais si l'on soumettait les animaux en expérience à une impression pénible, ils s'agitaient et révélaient leur sensibilité par de l'agitation et des mouvements non coordonnés.

B. *Action sur la protubérance annulaire.* Lorsque l'intelligence est suspendue, que la régularité des mouvements est troublée, que la volonté est frappée d'inertie, si l'on continue l'éthérisation, la sensibilité s'éteint, les réactions contre la douleur ne sont plus qu'instinctives ou réflexes ; en attendant que la faculté locomotrice elle-même disparaisse, le phénomène qui domine alors est celui de l'insensibilité. Les opérations ou les mutilations quelconques ne produisent aucune impression douloureuse, et la période chirurgicale proprement dite est atteinte.

Cet état est attribué par les expérimentateurs déjà cités à l'extension des effets de l'éthérisation, à la protubérance annulaire, qui serait un centre perceptif de la sensibilité ou des impressions tactiles générales. M. Longet dit s'être assuré que si l'on soumet à l'action des vapeurs éthérées un animal qui, de son encéphale, ne conserve que la protubérance et le bulbe, on peut engourdir sa faculté de sentir, de sorte que non seulement ses cordons nerveux, mais encore sa protubérance elle-même, deviennent tout à fait insensibles. Au bout d'un temps assez court, cette faculté se rétablit, et alors se révèle, d'après le même observateur, un fait intéressant qui consiste en ce que la protubérance annulaire recouvre son rôle de centre perceptif des impressions tactiles, avant de redevenir elle-même organe sensible. Ce n'est, en effet, qu'après un certain temps, après que le pincement du nerf sciatique fait déjà crier l'animal, que les excitants, appliqués directement sur la protubérance, peuvent occasionner de nouvelles douleurs et de nouveaux cris.

Pour faire apprécier au point de vue comparatif les effets particuliers que l'action de l'éther détermine en s'exerçant sur le cerveau ou la protubérance, M. Longet cite l'expérience suivante : Il mit à découvert le nerf sciatique sur trois animaux (chiens ou lapins), après avoir dérobé avec soin le reste de leur corps aux yeux des observateurs. Les trois nerfs furent successivement et itérativement pincés ou tiraillés, et, à chaque fois, grande agitation, cris également plaintifs de la part de chacun des animaux. L'opinion unanime fut que dans ces trois cas il y avait eu incontestablement douleur. Or, de ces animaux, le premier était éthérisé au premier degré (éthérisation des lobes cérébraux); le second ne conservait de son encéphale que la protubérance et le bulbe; le troisième, enfin, sauf la blessure à la cuisse, était parfaitement intact. Alors, chez le second, la protubérance fut retranchée, et quoiqu'il continuât à vivre et à respirer, il resta calme, ne jeta pas le moindre cri sous le scalpel ou la pince qui divisait ou étreignait les parties sensibles. Chez le premier, l'inhalation éthérée fut poussée un peu plus loin, jusqu'à l'éthérisation de la protubérance annulaire, et la même insensibilité absolue survint chez cet animal, en qui d'ailleurs le retour de toutes les facultés devait être si prompt. L'auteur de cette expérience conclut que la protubérance est indispensable à l'exercice de la sensibilité générale, qu'elle représente le premier centre perceptif des impressions tactiles, lesquelles s'élaborent ensuite dans le cerveau, et que ce n'est qu'à la condition d'agir sur la protubérance que l'éther constitue un moyen préventif de la douleur.

En se plaçant au point de vue des idées que ces expériences sont destinées à appuyer, on voit que la sensibilité a pour organe la protubérance annulaire, mais que la sensation ne s'y produit que d'une manière brute pour ainsi dire; elle reçoit son complément dans le cerveau, où elle devient une source ou une occasion d'exercice pour les facultés intellectuelles. Telle est, du moins, la manière dont M. Longet interprète les résultats des expériences qu'il a faites. Or, comme l'éther agit sur le cerveau avant d'agir sur la protubérance, il en résulte que le côté intellectuel de la sensation est aboli avant la sensation elle-même, ce qui explique pourquoi certains opérés éthérisés à la première période donnent des signes de souffrance pendant qu'ils sont sous l'action de l'instrument, et déclarent à la fin de l'opération qu'ils n'ont rien senti. D'après M. Longet, la douleur a existé, mais la sensation douloureuse étant formée à la protubérance et n'ayant pas été élaborée par l'intelligence, qui a pour siége le cerveau, ne laisse aucune trace dans la mémoire; ce qui est cause que les opérés qui ont montré les apparences de la douleur affirment cependant qu'ils ont été exempts de toute souffrance.

C. *Action sur la moelle épinière.* Cette partie des centres nerveux est la troisième sur laquelle se manifestent, dans leur ordre successif, les effets de l'éthérisation. Ici, les expériences donnent des résultats plus précis, à cause de la simplicité des fonctions de la moelle qui remplit le rôle de conducteur et ne possède d'autre faculté propre que celle que nous connaissons déjà sous le nom de pouvoir excito-moteur ou réflexe. La possibilité de dénuder la moelle épinière sans intéresser des organes essentiels à la vie, celle d'interroger isolément l'action des faisceaux qui la composent ou les racines nerveuses qui leur sont annexées, favorisent les recherches des expérimentateurs, et, en somme, on est parvenu à se faire une idée suffisamment exacte des fonctions de ce cordon médullaire et de l'action que l'éther exerce sur lui. M. Flourens (1) a spécialement contribué à élucider ce sujet. Voici comment le savant secrétaire de l'Académie des sciences rendit compte des expériences qu'il entreprit sur des animaux vivants :

1re *expérience sur un chien.* Au bout de cinq minutes, l'animal soumis à l'inhalation de l'éther est tombé dans une insensibilité absolue. Alors la moelle épinière a été mise à nu sur un point de la région dorsale. Pendant cette cruelle opération, l'animal n'a donné aucun signe de douleur ; la moelle épinière étant mise à nu, on a pincé, coupé les racines postérieures (nerfs du sentiment), et l'animal n'a rien senti. On a pincé, coupé les racines antérieures (nerfs de mouvement), et aucun des muscles auxquels les nerfs venus de ces racines se rendent ne s'est contracté. Enfin, on a blessé, déchiré, coupé la moelle épinière elle-même sans que l'animal ait donné le moindre signe de douleur ou de convulsion.

2e *expérience sur une poule.* Les résultats ont été conformes à ceux de l'expérience précédente. L'animal, après quelques minutes de l'inhalation de l'éther, a perdu toute sensibilité. La moelle épinière a été mise à nu. Elle a été piquée et coupée sans que l'animal ait rien senti.

Les essais de M. Flourens sur l'influence que l'éther exerce sur la moelle épinière prouvent non seulement l'annulation fonctionnelle de cette partie des centres nerveux, mais encore sa participation directe à l'anesthésie générale. En effet, le tissu de la moelle épinière s'est montré insensible aussi bien que les parties périphériques. La même chose a lieu pour la protubérance ainsi que pour toutes les parties de l'axe nerveux douées de sensibilité. En sorte que l'anesthésie éthérique ne consiste pas, comme on aurait pu le croire et comme l'a affirmé M. Castel (2), dans une concentration, dans un refoulement de la sensibilité de la circonférence au centre, où elle est à son maximum de puissance, mais dans une extinction complète, quoique temporaire, de cette propriété.

(1) Séance de l'Académie des sciences du 8 février 1847.

(2) *Explication physiologique des phénomènes qui sont le produit de l'inhalation de l'éther,* etc. (*Gazette médicale de Paris*, 3e série, t. II, p. 552.)

Le résultat des expériences que nous venons de rapporter peut être considéré comme l'expression de l'éthérisation de la moelle poussée au plus haut degré, et dans lequel toute action de ce cordon nerveux est annulée. Mais, à un moindre degré d'éthérisation, la conductibilité de la moelle et son pouvoir propre ne sont pas éteints. Des essais répétés, à différents temps, à partir des premières inhalations d'éther, prouvent que les faisceaux postérieurs et les racines qui leur correspondent subissent, avant les faisceaux antérieurs, les effets de l'éther : ce qui revient à dire que la paralysie de la sensibilité précède celle de la motilité. On remarque aussi que l'action conductrice cesse, après un certain temps, de propager les impressions extérieures jusqu'au cerveau, ou tout au moins que ce dernier a perdu l'aptitude de manifester la perception intellectuelle des impressions conduites par la moelle. Celle-ci exerce alors son pouvoir propre de réfléchir directement, et sans l'intermédiaire de l'intelligence, les impressions qui aboutissent à ses racines et à ses faisceaux sensitifs sur les racines et les faisceaux moteurs. Cette réaction, dépourvue du caractère psychologique, est purement organico-vitale. Elle s'exerce conformément aux lois de l'instinct, en sorte que la moelle paraît être l'organe essentiel de cette faculté animale.

Pour que la moelle remplisse son rôle de conducteur ou pour qu'elle excerce son pouvoir propre, il faut que l'action de l'éther ne soit pas complète, il faut surtout que la sensibilité des faisceaux postérieurs ne soit pas trop affaiblie. Aussitôt que l'éthérisation est assez avancée pour paralyser cette partie de la moelle, toute manifestation spontanée ou provoquée par des irritations extérieures cesse de se produire. L'action cérébrale ne peut plus être stimulée par les impressions du dehors, et le pouvoir réflexe de la moelle est suspendu par le même motif. A ce degré de l'éthérisation, on peut acquérir la preuve de l'inégale impressionnabilité de la partie sensible et de la partie motrice de la moelle. On reconnaît en effet, par des expériences directes, que si les faisceaux postérieurs ou sensibles de la moelle sont privés de leur faculté naturelle, celle-ci se conserve encore quelque temps dans les faisceaux antérieurs. Si, en effet, on les irrite directement, ils font entrer en contraction les muscles qui reçoivent des nerfs moteurs en rapport avec les points irrités. Lorsque les irritations mécaniques sont impuissantes par suite de l'affaiblissement que la prolongation de l'éthérisation imprime à ces faisceaux moteurs, on peut encore réveiller leur action au moyen de la pile galvanique. Le fluide qui s'en dégage exerce, comme on le sait, une grande puissance, puisqu'il provoque des contractions après la mort; aussi l'éthérisation qui annule l'excitabilité des faisceaux moteurs de la moelle sous l'influence des agents purement mécaniques se borne à l'affaiblir quant à l'influence du galvanisme. Celui-ci est donc propre à démontrer la survivance du pouvoir moteur sur le pouvoir sensitif pendant l'éthérisation, comme après toute autre cause d'affaiblissement paralytique. Au reste, dans ce cas, comme dans les expériences physiologiques ordinaires qui consistent à soumettre au galvanisme les faisceaux antérieurs de la moelle, on observe la conservation des rapports qui existent normalement entre le sens du courant électrique et les contractions musculaires dues à ce courant; c'est-à-dire, qu'ainsi que MM. Longet et Matteucci l'ont démontré, les parties nerveuses exclusivement motrices, telles que les faisceaux antérieurs de la moelle et les racines spinales antérieures, continuent d'exciter les contractions musculaires au commencement du courant inverse et à l'interruption du courant direct, tandis que les nerfs mixtes, ceux des membres, par exemple, dont l'action est à la fois centrifuge et centripète, ne les font apparaître qu'au commencement du courant direct et à l'interruption du courant inverse.

D. *Action sur le bulbe rachidien.* Cette portion des centres nerveux peut être considérée comme la plus importante pour le maintien de la vie, puisqu'elle est en rapport avec les nerfs indispensables à l'exercice de la fonction respiratoire. Les essais physiologiques entrepris depuis Charles Bell ont confirmé ce que les données anatomiques seules devaient faire présumer : c'est du bulbe rachidien, ou moelle allongée, que part l'influence nerveuse incessante qui entretient les mouvements respiratoires. Aussi peut-on regarder cette partie comme l'*ultimum moriens* de l'axe nerveux; c'est la dernière portion de cet axe qui résiste à l'éthérisation, et quand l'influence de celle-ci devient assez profonde pour paralyser le bulbe, la mort est inévitable. La résistance du bulbe à l'éthérisation, la survie de son action à celle de la moelle épinière, enfin la mort, quand le bulbe subit la paralysie éthérique : tels sont les faits qui découlent de l'expérimentation sur les animaux. M. Flourens s'est encore livré à divers essais sur ce point. Nous lui empruntons les principaux détails de ses expériences (1).

1re *expérience sur un chien.* On a soumis l'animal à l'inhalation de l'éther. Après un certain temps, le phénomène de l'éthérisation ayant paru, on a mis à nu d'abord une portion de la moelle épinière et ensuite la moelle allongée. Cela fait, on a piqué la région postérieure de la moelle épinière, on a pincé, on a coupé les racines postérieures, et l'animal n'a rien senti ; on a pincé une racine antérieure, et il y a eu un léger mouvement. L'inhalation de l'éther a donc été prolongée pendant quelques minutes encore ; ce temps écoulé, on a pincé une nouvelle racine antérieure, et l'animal ne s'est point mû ; on a piqué, on a coupé les cordons antérieurs de la moelle épinière, et l'animal est resté immobile. La moelle épinière avait donc perdu les deux principes du sentiment et du mouvement. C'est alors qu'on a exploré la moelle allongée ; on l'a piquée, l'animal a poussé un cri et en même temps il y a eu une contraction dans la région cervicale.

2e *expérience sur un chien.* Au bout de vingt-cinq minutes, l'animal paraît complétement éthérisé. On met à nu la moelle épinière : la pression d'une racine postérieure produit une légère douleur. On prolonge l'éthérisation ; au bout de deux ou trois minutes, on pince une nouvelle racine postérieure, et l'animal ne sent rien ; on pique, on coupe les faisceaux postérieurs, et l'animal ne sent rien non plus. On passe aux racines et aux faisceaux antérieurs ; on les pince, on les coupe, et l'animal reste immobile. Cette insensibilité, cette immotricité de la moelle épinière étant bien constatées, on examine la moelle allongée déjà mise à nu. On la touche, et il y a un frémissement marqué de tout l'animal, en même temps que des contractions très manifestes dans les muscles cervicaux. Je coupe alors, dit M. Flourens, la moelle allongée dans ce point déterminé, que j'appelle le nœud vital du système nerveux ; et ce qui arrive en pareil cas pour l'animal qui est dans son état ordinaire arrive de même pour l'animal qui est éthérisé, c'est-à-dire l'anéantissement soudain de tous les mouvements respiratoires, c'est-à-dire la mort soudaine.

(1) *Comptes rendus de l'Académie des sciences*, 22 février 1847.

3e *expérience sur un chien.* Même dénudation de la moelle épinière et de la moelle allongée, dès que l'animal paraît éthérisé; même perte de sentiment et de mouvement dans la moelle épinière; même persistance dans l'un et l'autre point dans la moelle allongée; enfin, même mort subite de l'animal à la section du point vital de la moelle allongée.

D'après les faits particuliers qui précèdent, on voit que la moelle épinière perd le principe du sentiment et du mouvement, et que cependant l'animal vit encore, parce que l'action de la moelle allongée persiste après celle de la moelle épinière. En d'autres termes, quand on éthérise un animal, ses centres nerveux perdent successivement leurs forces dans un ordre donné : les *lobes cérébraux* perdent d'abord la leur, c'est-à-dire l'intelligence; puis le *cervelet* perd la sienne, c'est-à-dire l'équilibration des mouvements de locomotion; puis la *moelle épinière* perd la sienne, c'est-à-dire le principe du sentiment et du mouvement; enfin, la *moelle allongée* survit seule dans son action, et c'est pourquoi l'animal survit aussi : avec la disparition de la moelle allongée disparaît la vie.

En résumant les résultats de ses expériences, M. Flourens conclut : que l'action de l'éther sur les centres nerveux est successive et progressive, et que cette action va d'abord aux *lobes cérébraux* et au *cervelet*, puis à la *moelle épinière*, et enfin à la *moelle allongée*. Ainsi, l'animal perd d'abord l'*intelligence* et l'*équilibre des mouvements;* il perd ensuite le *sentiment* et le *mouvement.* Quand il a perdu le sentiment et le mouvement, il perd la *vie* si l'éthérisation se prolonge. « C'est là, dit en terminant M. Flourens, ce qu'il faut que le chirurgien ait constamment présent à l'esprit: l'éther, qui ôte la douleur, ôte aussi la vie, et l'agent nouveau que vient d'acquérir la chirurgie est à la fois merveilleux et terrible. »

La doctrine de la localisation des effets anesthésiques, présentée avec tant de talent par l'enquête expérimentale de MM. Flourens et Longet, aurait reçu un nouvel appui par des recherches dont nous devons la communication personnelle à M. Coze, doyen de la Faculté de médecine de Strasbourg. M. Coze s'est servi du chloroforme pour étudier les phénomènes de l'anesthésie, et après avoir reconnu une identité d'effets avec ceux que produit l'éther, il a voulu reconnaître l'action directe que le chloroforme exerce sur les centres nerveux. Ayant enlevé la boîte crânienne à divers animaux, il a déposé l'agent stupéfiant sur différents points de l'organe encéphalique, et dit avoir remarqué qu'il agissait en supprimant la fonction dévolue à chaque partie. Malgré l'apparente rigueur de ces expériences, nous ne saurions les considérer que comme un détail intéressant des explorations physiologiques dont le système nerveux est depuis si longtemps l'objet.

§ V. Problèmes médico-psychologiques relatifs à l'action des agents anesthésiques sur le système nerveux.

La détermination des effets de l'éther et du chloroforme sur le système nerveux ne saurait être considérée comme un simple détail de l'étude générale de l'éthérisation. Elle touche aux questions les plus élevées de la science de la vie; elle soulève l'examen des théories débattues entre les vitalistes et les organiciens. Les tendances exprimées à ce sujet ne sont pas équivoques, et la doctrine de la localisation des facultés a semblé trouver une sorte de confirmation dans les phénomènes anesthésiques. Les assertions émises et les conclusions adoptées ne sont cependant pas tellement claires ou admissibles, qu'il n'y ait qu'à les accepter. Il est impossible de s'abstenir d'un doute légitime et de méconnaître l'obscurité qui règne encore sur divers points de cette étude, quand on s'y livre à l'abri de toute idée préconçue. Restreint par la nature même de notre sujet à l'examen des questions que soulève le mode particulier d'action des agents anesthésiques, nous nous bornerons à explorer les problèmes suivants :

A. *Quelle est, par rapport à l'homme, la valeur des expériences faites sur les animaux au moyen des agents anesthésiques, pour la connaissance des phénomènes de sensibilité, d'intelligence et de volonté?* Nous ferons remarquer d'abord, en ce qui concerne les moyens d'expérimentation, qu'on ne saurait rigoureusement assimiler l'éthérisation et les vivisections. Comment admettre, en effet, une identité entre des moyens qui agissent si différemment? Les procédés de vivisection, à l'aide desquels on détruit le cerveau ou le cervelet pour déterminer leurs fonctions, suppriment tout à la fois l'organe et la fonction et occasionnent des désordres irréparables; l'éther ne supprime que la fonction et altère si peu l'intégrité matérielle de l'organe, que celui-ci reprend immédiatement après toutes ses aptitudes physiologiques. Cette différence d'action, indépendamment de toute autre, doit susciter des modifications dans les résultats; elle suffit au moins pour faire reconnaître que la suppression de l'action nerveuse, sous l'influence de l'éther, ne peut pas être assimilée à la suppression de cette même action par la destruction physique de la substance cérébrale. L'effet matériel et mécanique domine dans la vivisection, l'effet dynamique domine au contraire dans l'éthérisation. Dans ce dernier cas, l'agent introduit dans l'organisme sous forme d'une vapeur dissoute ou suspendue dans le sang attaque les forces bien plus que la structure; partant il en résulte de la part de l'éther des effets plus délicats : son influence ne laisse aucune trace d'altération sur la substance nerveuse et permet de comprendre ces modifications fonctionnelles superficielles, si nuancées et si fugitives, qu'elles semblent incompatibles avec une altération organique. Aussi, lorsqu'on a voulu expliquer par un désordre matériel des centres nerveux les désordres fonctionnels que l'observation fait reconnaître, on s'est contenté de preuves tellement faibles et d'assertions tellement insuffisantes qu'on peut à bon droit leur refuser une valeur probatoire. Les microscopes allemands, dont nous avons précédemment cité les recherches, MM. Pappenheim et Good, ont voulu appliquer aux fibres nerveuses centrales qui ne subissent le contact de l'agent anesthésique que par l'intermédiaire du sang la supposition d'une lésion analogue à celle qu'éprouvent les nerfs traités directement par l'éther. Or nous avons vu que lorsque l'éther altère la structure des nerfs d'une manière sensible, c'est parce qu'il exerce une action chimique, et, dès que celle-ci est accomplie, le nerf a irrévocablement perdu ses propriétés, il ne saurait les récupérer. Peut-on supposer que le cerveau, lorsqu'il perd ses facultés pendant l'éthérisation, éprouve une coagulation de sa substance comparable à celle de la gaîne du nerf? Ce qu'il y a de certain, c'est que si l'on examine comparativement au microscope la substance cérébrale d'un animal mort par suite de l'éthérisation et celle d'un animal qui a succombé d'une autre manière, on n'observe pas la moindre différence. Nous n'avons pu du moins parvenir à vérifier, sous ce rapport, les assertions de MM. Pappenheim et Good. Le même résultat négatif a été constaté par ceux qui ont voulu procéder à ce genre de vérification. M. Chambert (1) assure, entre autres, n'avoir pu saisir la moindre différence entre les fibres nerveuses élémentaires des animaux éthérisés et les fibres des autres animaux, bien qu'il eût procédé à cet examen en se servant d'un excellent microscope d'Oberhœuser muni de l'appareil de Dujardin, à l'aide duquel les objets se dessinent avec une grande pureté de contours.

L'éthérisation chez l'homme et les vivisections chez les animaux n'agissant pas de la même manière, on ne peut inférer des deux sortes d'expériences des résultats équivalents, sans s'exposer à faire une pétition de principe ou à considérer comme prouvé ce qui est en question. Remarquez, en effet, que, pour apprécier les résultats de l'éthérisation, on a admis ceux des vivisections comme point de départ. Ainsi, on a conclu que l'éthérisation agissait d'abord sur le cerveau et le cervelet, parce que l'intelligence et la régularité des mouvements sont d'abord troublés et que les vivisections conduisent à attribuer à ces organes les fonctions désignées; on a dit que l'éther agissait ensuite sur la protubérance en éteignant la sensibilité, parce que certaines recherches expérimentales font regarder comme un centre perceptif cette partie de l'axe nerveux. Mais si l'on fait la part des opinions contradictoires qui règnent dans la science au sujet des fonctions dévolues aux diverses parties de la masse nerveuse centrale, on conviendra, en ce qui concerne les effets de l'éthérisation, que les conséquences dérivées d'une source contestée doivent porter elles-mêmes les défectuosités ou les incertitudes qui pèsent sur les termes primitifs de comparaison. « On ne saurait, dit M. Isid. Bourdon (2), expliquer des faits nouveaux au moyen d'anciennes théories qui ne sont pas encore assez solidement établies dans leur ensemble. » Aussi les déductions qui se rapportent à ce sujet, qu'elles soient tirées de l'analyse des phénomènes produits par les vivisections, ou qu'elles proviennent de l'interprétation de ceux que fournit l'éthérisation, doivent-elles être considérées comme appartenant encore au domaine de la croyance, et non à celui de la démonstration.

(1) *Des effets physiologiques et thérapeutiques des éthers*, in-8, p. 50, 1848.

(2) *Mémoire sur l'éthérisme*. Paris, 1849, p. 29, in-8°.

La direction donnée à l'expérimentation, tout en permettant de recueillir des faits intéressants et que nous avons consignés dans tous leurs détails, devait aussi introduire une certaine obscurité dans la recherche des résultats de l'éthérisation. On a voulu, en effet, poursuivre dans son mécanisme intime l'introduction de l'éther dans l'économie. C'est la première fois peut-être que l'on a demandé à un médicament les secrets les plus détaillés de son action. On s'était borné jusqu'à ce jour, du moins, à reconnaître que l'éther et les médicaments analogues agissaient sur le système nerveux; cette fois on a voulu préciser par l'analyse physiologique cette attribution trop générale, en suivant la marche de l'agent médicamenteux dans l'organisme et en déterminant la progression et la succession de ses effets. La manière même de procéder dans cette recherche contenait le germe d'une difficulté, car l'éther, étant introduit dans l'organisme par voie d'absorption, se mêle avec le sang, parcourt avec lui toute l'étendue des canaux circulatoires, et aborde simultanément les diverses parties du système nerveux, en sorte qu'il devient impossible de localiser son action. Tout ce qu'on peut conclure, c'est que certains phénomènes sont plus promptement évidents que d'autres, mais rien ne prouve que l'éther se mette plutôt en rapport avec telle partie des centres nerveux qu'avec telle autre. Pour pouvoir déterminer les effets particuliers de l'éthérisation sur une fraction donnée de l'axe nerveux, il faudrait, comme l'a entrepris M. Coze, de Strasbourg, narcotiser telle région de l'encéphale en déposant directement sur elle de l'éther ou du chloroforme, de même qu'on éthérise localement un cordon nerveux. Mais dans l'éthérisation par inhalation, tous les points de l'axe nerveux reçoivent une dose égale de matière stupéfiante. Comment, sans renverser les lois connues de la physiologie, faire voyager la vapeur anesthésique d'une partie de l'encéphale à l'autre, et fixer successivement son itinéraire des poumons au cerveau et au cervelet, de ces organes à la protubérance, de celle-ci à la moelle pour la faire remonter en dernier lieu au bulbe rachidien. L'action de l'éther et de tous les agents anesthésiques est évidemment générale et simultanée; il y a même simultanéité dans les symptômes des perturbations fonctionnelles, mais leur prédominance ou leur persistance donne lieu aux apparences de leur succession. Dès que l'éther commence à agir sur le système nerveux, toutes les fonctions de ce système sont troublées : intelligence, sensibilité, mouvements volontaires, tout se ressent de la modification du principe dont ces fonctions relèvent; mais à mesure que les forces nerveuses se dépriment, les manifestations les moins essentielles à la vie disparaissent les premières; celles, au contraire, qui se rattachent le plus intimement à la vie disparaissent les dernières. Ainsi l'intelligence, qui est plutôt un luxe qu'une condition de l'existence, se trouble et s'affaisse d'abord, puis vient la sensibilité, puis enfin les mouvements ordinaires, réflexes ou respiratoires, cessent de pouvoir s'exécuter; mais le principe de toutes ces fonctions était attaqué dès le début. Il y a eu cumulation d'effets et non succession rigoureuse; car la sensibilité n'attend pas le déclin de l'intelligence pour être troublée, la motilité ne commence pas à s'affaiblir dès que la sensibilité a disparu. On n'est donc pas fondé, même en acceptant comme une vérité que chacune de ces facultés a le siége que nous lui avons attribué, à admettre que l'éthérisation, s'accomplissant de proche en proche par un contact partiel, envahit successivement les lobes cérébraux et le cervelet, puis la protubérance, et enfin la moelle et son bulbe.

La doctrine de la localisation des effets de l'éther rencontre des obstacles sérieux lorsqu'on réfléchit à l'inconstance de la succession apparente des phénomènes. Si ces phénomènes tenaient à une action exclusivement physique et matérielle de l'éther sur le système nerveux, on comprend qu'il devrait se produire une action nécessaire et subordonnée à l'altération organique. Si, comme on l'a pensé, d'après les recherches de MM. Pappenhiem et Good, le cerveau devait à la pénétrabilité de sa substance et à l'action plus facile de l'éther, la priorité de son altération sur les parties plus denses du système nerveux, le trouble de l'intelligence devrait constamment précéder celui de la sensibilité. Or il existe une contingence frappante pour l'observateur dans les phénomènes de l'éthérisation. Fréquemment la diminution, la suppression même de la sensibilité précèdent celles de l'intelligence, en sorte qu'il se produit un renversement complet dans l'ordre de disparition des fonctions. C'est d'ailleurs ce que M. Longet lui-même a reconnu et exposé dans son mémoire avec la lucidité qui le caractérise et la bonne foi scientifique qui ne s'efface pas même devant des faits susceptibles d'être transformés en objections. Il faut donc reconnaître que, malgré les apparences favorables que donnent à la doctrine de la localisation des effets de l'éther certaines expériences faites sur des animaux, cette interprétation, loin d'être à l'abri de toute contestation, doit le céder à l'idée d'après laquelle l'ensemble du système nerveux est simultanément affecté par l'agent anesthésique. M. le docteur Castel (1) a défendu cette thèse d'une manière chaleureuse et originale. Nous renvoyons le lecteur à son mémoire ; mais nous redirons avec lui « qu'entre une topographie organique des facultés intellectuelles et la psychologie, la distance doit être mesurée avec discrétion. »

Cette réserve nous paraît encore plus fondée lorsque nous réfléchissons que c'est sur des animaux qu'ont été faites les expériences invoquées pour expliquer les perturbations psychologiques qui se manifestent pendant l'éthérisation. M. Longet semble n'admettre que par concession ou par une sage tolérance scientifique, que la marche des phénomènes de l'éthérisation est loin d'être rigoureusement la même chez les animaux et chez l'homme. Nous croyons qu'en ce qui concerne l'intelligence, les expériences faites sur les animaux ne donnent lieu qu'à des conclusions incertaines ou fausses. L'intelligence et la volonté des animaux se présentent, comparativement aux mêmes facultés chez l'homme, dans de telles conditions d'infériorité, que leur existence est mise en question par les philosophes, et n'est pas reconnue par tous les naturalistes. Pour étudier les modifications qu'elles éprouvent par le fait de l'éthérisation, il faut les observer essentiellement chez l'homme ; car, selon la remarque pleine de justesse de M. le professeur Lordat (2), « le patient est d'accord avec nous dans cet examen, mais que peut-on attendre d'un animal qui ne s'associe pas à cette recherche ? » Toutes les fois qu'il s'agira de perceptions, d'intelligence, de volonté, nous n'obtiendrons de l'expérimentation sur les animaux que des données obscures, parce que les sujets de l'expérience ne possèdent pas ou ne possèdent que très faiblement les facultés dont on veut rechercher les modifications, ou parce qu'ils

(1) *Loc. cit.* (*Gazette médicale*, p. 554, 1849.)

(2) *Leçons sur la théorie de l'éthérisation.* (*Journal de la Société de médecine pratique de Montpellier*, t. XV, p. 275.)

sont privés des moyens de manifester les modifications internes qu'ils éprouvent. Aussi peut-il résulter des apparences suscitées par l'expérimentation des résultats essentiellement contradictoires. C'est ainsi, par exemple, que M. Longet, après avoir énuméré les faits qui lui font penser que la protubérance annulaire est le centre perceptif des impressions tactiles, cite une expérience d'après laquelle cette faculté existe dynamiquement dans la protubérance, alors que l'irritation directe de cet organe encéphalique prouve qu'il est lui-même plongé dans l'insensibilité. Les considérations qui précèdent nous portent à penser que plusieurs des questions dont on a recherché la solution au moyen de l'éthérisation expérimentale sont plutôt soulevées que jugées. Le doute est particulièrement légitime en ce qui concerne l'interprétation des troubles de l'intelligence et de la volonté ; leur subordination à une action matérielle de l'éther sur les lobes cérébraux, la succession de l'influence éthérique sur les divers compartiments de l'axe nerveux, nous paraissent exiger une démonstration plus complète dont la seule expérimentation sur les animaux est impropre à fournir les éléments. Pour l'élucidation de ces questions graves et complexes, il faut s'adresser aux sources convenables. Si les phénomènes relatifs à la sensibilité, aux mouvements réflexes et aux phénomènes vitaux en général, peuvent être éclairés par l'éthérisation expérimentale chez les animaux, les phénomènes relatifs à l'intelligence, à la volonté et aux faits psychologiques, seront surtout éclairés par l'éthérisation chez l'homme.

Parmi les questions dont ce dernier est le sujet, et qui nous intéressent particulièrement, il en est une que nous devons actuellement examiner, et qui aura l'avantage de nous ramener, par les applications dont elle est susceptible, au milieu des faits de la pratique chirurgicale ordinaire. Ce problème, dont nous possédons actuellement les éléments, et dont nous avons à dessein rejeté l'examen à la fin de l'étude des effets anesthésiques sur les fonctions de la vie animale, peut être posé en ces termes.

B. *Les sujets éthérisés qui paraissent souffrir pendant les opérations, et qui déclarent ensuite n'avoir rien senti, ont-ils souffert réellement ?* Cette question a naturellement surgi de l'espèce de contradiction qui existe chez certains opérés, entre les symptômes de la douleur et la négation de celle-ci par les malades eux-mêmes. Jusqu'à quel degré peut-il s'établir, sous l'influence de l'éther, un mensonge séméiologique? Entre le corps qui dit *oui* par l'agitation expressive de la souffrance, et l'esprit calme et satisfait qui dit *non*, qui faut-il croire? L'opéré qui s'est débatu sous l'instrument du chirurgien, et qui affirme n'avoir pas senti l'opération, a-t-il réellement été exempt de souffrances? ou bien, dans le passage du sommeil à la veille, a-t-il oublié les sensations pénibles qu'il a endurées pendant l'opération? Telles sont les questions qu'on peut se poser lorsqu'on assiste aux témoignages contradictoires dont certains opérés donnent l'étrange spectacle; telles sont celles qui ont été examinées dès les premiers jours de l'introduction de l'éther dans la pratique chirurgicale. Débattu dans les académies, dans les journaux, dans des publications spéciales (1), ce problème moitié physiologique, moitié psychologique, a reçu différentes solutions. Les uns ont soutenu qu'il ne pouvait y avoir souffrance là où il n'y avait pas conscience des impressions; les autres ont mis sur le compte de l'oubli la négation de la douleur. Avant de conclure, reproduisons d'une manière sommaire les principaux faits d'où se tire la question à résoudre. Celle-ci se résume dans les rapports de la sensibilité et de l'intelligence pendant les opérations que l'on pratique sous les influences variées de l'éthérisation.

Parmi les opérés éthérisés, nous établirons les catégories suivantes :

Ceux qui souffrent et conservent leur intelligence;

Ceux qui perdent complétement avec leur intelligence toute espèce de sensibilité;

Ceux qui conservent leur intelligence sans souffrir;

Ceux qui, malgré la perte de leur intelligence, paraissent souffrir.

a. Les opérés de la première catégorie sont ceux qui ont à peine respiré les vapeurs anesthésiques, qui les ont mal respirées, ou chez

(1) Voyez les *Bulletins de l'Académie de médecine;* — le Mémoire cité de M. Longet; — un intéressant travail intitulé : *De la propriété anesthésique des vapeurs d'éther sulfurique*, signé par les initiales F. et DA., médecins. Paris, 1847, in-8°; — un article de M. Moreau sur cette question : *Les individus soumis à l'éthérisation sont-ils susceptibles de ressentir la douleur comme dans l'état ordinaire*, etc.? (*Union médicale*, p. 83, 1847.)

lesquels la lenteur des effets conduit à supposer une disposition réfractaire à l'agent stupéfiant. Chez eux l'opération a été commencée trop tôt; l'éther n'a eu que le temps d'exercer sa première action sur l'organisme ; il l'a excité, mais il n'a pas détruit les rapports ordinaires de la sensibilité et de l'intelligence. Cette dernière n'a reçu aucune perturbation qui ait rendu l'opéré étranger à l'action du chirurgien ; quant à la sensibilité, elle a été plutôt exaltée qu'abaissée. De là l'origine d'un reproche adressé à l'éther par quelques chirurgiens trop pressés de conclure, et qui imputaient à l'agent inhalé des effets excitants qui dépendent moins de lui que de la durée ou du mode d'administration. Les opérés de cette catégorie sont dans les conditions les plus défavorables ; chez eux l'éther ajoute son stimulant à celui de l'opération, et ne peut ni voiler, ni comprimer, ni faire oublier la douleur.

b. Les opérés de la seconde classe se trouvent au contraire dans les conditions les meilleures. Ils jouissent du bénéfice que le chirurgien cherche toujours à obtenir, et ce bénéfice ils le doivent à la perte temporaire, mais complète, de l'intelligence et de la sensibilité. L'état dans lequel sont plongés les malades est, dans l'ordre des applications chirurgicales, le point qu'il faut atteindre. Chez les opérés de la précédente catégorie, la douleur est ressentie en raison de l'impressionnabilité exaltée de l'organisme ; chez les autres, elle est annulée au degré voulu, surtout lorsqu'à l'extinction de la sensibilité psychologique se joint celle de la sensibilité propre des centres nerveux d'où émane le pouvoir réflexe. Entre ces deux termes, les effets de l'éther sont incomplets ; ils suffisent pour rompre l'harmonie de la sensibilité et de l'intelligence, pour changer les modes de la première, altérer les facultés de la seconde, pour les abaisser isolément ou simultanément à un degré variable, enfin pour reproduire les mille nuances qui peuvent se présenter dans l'éthérisation incomplète. C'est aux effets capricieux de cette demi-éthérisation qu'il faut spécialement rapporter les phénomènes présentés par les opérés dont il nous reste à apprécier la condition physiologique et mentale.

c. Il en est qui conservent leur intelligence sans souffrir. Nous en avons déjà cité des exemples en parlant de l'influence de l'attention sur les progrès de l'éthérisation. La marche de celle-ci est retardée, en ce qui concerne l'intelligence qui s'isole, qui se soustrait par sa puissante spontanéité à la torpeur que l'éther imprime à l'ensemble des fonctions animales. La sensibilité s'affaisse, se décompose dans ses modes, s'éteint partiellement, et l'intelligence survit ; étrange position qui permet à l'opéré d'assister à ses souffrances sans subir ce qu'elles ont d'aigu. Si quelque preuve peut démontrer l'indépendance du moi, c'est assurément celle qui nous est fournie par les individus éthérisés chez lesquels les facultés intellectuelles résistent ainsi à l'action des agents anesthésiques. La sensibilité qui unit la vie et l'intelligence s'affaiblit ou s'efface ; la vie persiste, l'intelligence se maintient et le lien disparaît.

d. Chez d'autres individus éthérisés et soumis à des opérations chirurgicales, les phénomènes se manifestent différemment. L'intelligence est plongée dans la torpeur, la sensibilité paraît engourdie quand on la sollicite par des stimulants superficiels ; mais pendant le cours d'une opération chirurgicale, elle semble se réveiller, tantôt avec les apparences d'une plus grande vivacité, tantôt en conservant son expression ordinaire. Ce cas est plus commun que le précédent ; nous renvoyons le lecteur aux exemples que nous avons cités dans le chapitre consacré à nos observations cliniques. La répétition de faits pareils avait lieu très souvent, lorsque l'expérience n'avait pas encore appris à quel degré il fallait porter les effets de l'éther. Le patient qui semble parfaitement éthérisé subit l'action des instruments du chirurgien, mais au lieu d'être impassible, il crie, il s'agite avec plus ou moins de violence ; chaque cri, chaque mouvement correspond avec une incision ou cesse avec elle : la corrélation de chaque détail de l'opération avec les signes extérieurs de la douleur est trop évidente pour être méconnue. On croit à la souffrance de l'opéré ; mais lorsque tout est fini, que le malade a recouvré son intelligence et qu'on l'interroge, il est étonné d'avoir subi l'opération, il assure n'avoir rien senti, il offre toutes les apparences du calme moral, il remercie le chirurgien, il se loue du sommeil bienfaisant qu'on lui a fait goûter. L'analyse de ce fait d'observation est digne du plus haut intérêt. Il s'agit, en effet, non seulement de rendre compte de l'espèce d'opposition qui se manifeste entre les témoignages purement vitaux et les témoignages psychologiques, mais de déduire des conséquences utiles sous le rapport chirurgical.

Plusieurs de ceux qui ont recherché l'interprétation de ce phénomène ont pensé que les individus éthérisés avaient souffert pendant l'opération, mais avaient perdu le souvenir de la douleur. MM. Blandin et Longet ont particulièrement défendu cette thèse, en s'appuyant sur les signes non équivoques que le malade donne des souffrances que l'opération peut procurer, et sur l'état de l'intelligence qui est assez affaiblie pour laisser échapper le souvenir des impressions ressenties pendant le sommeil imparfait de l'éthérisation. Cette opinion pourrait se baser sur les faits qui prouvent que certains songes survenus pendant le sommeil ordinaire ne laissent dans la mémoire qu'une trace fugitive. On sait qu'au moment du réveil, on éprouve de la peine à en réunir les éléments bizarres, et qu'après quelques instants on est absolument incapable d'en rendre compte. Il pourrait en être de certaines impressions réelles, mais confuses, comme des rêves fugaces, que la mémoire ne peut coercer et qui disparaissent à l'instant même où ils sont créés. Mais ce qui serait admissible pour des impressions peu profondes subies pendant une éthérisation imparfaite, peut-il être admis pour des impressions qui méritent le nom de douleur? Les individus éthérisés n'oublient pas tous les songes qu'ils font. Les songes dont le caractère est décidé, qui se composent de séries d'idées cohérentes et relatives à des faits capables d'impressionner, se gravent dans la mémoire; les opérés les racontent avec détail. Or, s'ils ont le souvenir de leurs songes, comment n'auraient-ils pas celui de la douleur elle-même? Pour que celle-ci soit réellement sentie comme douleur, c'est-à-dire pour qu'il y ait perception psychologique de la sensation pénible, il faut que l'intelligence ne soit pas totalement suspendue, autrement il ne saurait y avoir oubli. Il faut remarquer, en effet, qu'en admettant que les opérés peuvent oublier la douleur, c'est admettre implicitement qu'ils en ont eu la perception. Mais cette supposition de la conservation de l'intelligence se trouve en contradiction avec l'observation ordinaire qui prouve que l'incapacité intellectuelle est complète au moment de l'opération. Il en résulte qu'on ne saurait admettre que les opérés souffrent et qu'ils oublient; car, nous le répétons, l'oubli suppose un acte préalable d'intelligence, et à moins qu'un songe simple ou somnambulique ne se produise pendant l'éthérisation, ce qui constitue un cas particulier différent de celui qui nous occupe, rien ne prouve que l'intelligence soit apte à se manifester.

Quand les malades déclarent n'avoir rien senti, on n'est donc pas autorisé à affirmer qu'ils ont oublié.

Des preuves tirées du domaine de la psychologie portent à penser, en effet, que les opérés qui se trouvent dans le cas que nous avons mentionné, c'est-à-dire qui déclarent n'avoir souffert en aucune façon, ni en fait, ni en rêve, ont été réellement exempts de douleur, dans le sens généralement attaché à ce mot. Si l'on considère que l'exercice complet de la sensibilité chez l'homme aboutit à un acte d'intelligence, que la perception de la sensation implique l'identité de l'être sentant et intelligent, que l'âme humaine jouit du privilége de suspendre son action dans des circonstances données, que l'éthérisation est de toutes ces circonstances la plus influente, qu'il résulte de l'état de torpeur où elle se trouve l'impossibilité de percevoir, et par conséquent d'oublier la douleur, qu'au moment du réveil les révélations négatives du malade et le calme de la physionomie excluent l'idée d'une souffrance, que le témoignage de la conscience fait défaut trop tôt et à l'occasion d'une impression trop énergique pour avoir pu être oubliée; il doit être évident que les malades opérés sous l'influence de ce degré d'éthérisation n'ont pas souffert, et que les signes de la douleur qui se sont montrés pendant l'opération ne sont pas ceux de la douleur ordinaire, telle que la perception intellectuelle nous la fait apprécier.

A quelle cause faut-il donc rapporter l'agitation et les cris des opérés? Les explications détaillées dans lesquelles nous sommes entré au sujet des mouvements *réflexes* donnent une explication suffisante de ces phénomènes contradictoires, de cette fausse symptomatologie de la douleur. L'impression se restreint dans le domaine de la vie, elle ne s'élève pas jusqu'à celui de l'intelligence. La sensation purement vitale que l'opération détermine se traduit en mouvements instinctifs et non délibérés; la conscience reste étrangère à la perception de la douleur, aussi bien que la volonté est étrangère aux cris ou aux mouvements qui s'accomplissent. Le pouvoir propre que la vie donne au système nerveux, et particulièrement à la moelle épinière, est exclusivement mis en jeu. Les impressions transmises à ce cordon médullaire par les nerfs du sentiment de la partie sur laquelle s'exécute l'opération sont réfléchies sur les nerfs du mouvement, qui font entrer divers muscles en contraction. C'est donc au pouvoir réflexe des centres nerveux qu'il faut attribuer l'agitation d'un malade opéré sous l'influence de l'éthérisation, et, quant à la négation de la douleur au moment du réveil, elle n'a plus rien qui doive surprendre, puisque en réalité cette douleur n'a pas été perçue dans le sens psychologique.

Les faits qui précèdent, et l'interprétation dont ils ont été l'objet, présentent, ainsi que nous l'avons dit, certains rapports avec la pratique chirurgicale. Il est évident que les faits de douleur apparente niée ensuite par les malades ne se rapportent qu'à un degré particulier d'éthérisation. L'action de l'agent anesthésique n'a pas été portée très loin, et l'on peut se demander si le praticien doit se tenir pour satisfait lorsqu'il a obtenu de l'administration des vapeurs stupéfiantes les phénomènes qui caractérisent l'état précédemment signalé. Nous pensons qu'alors même que la puissance des agents anesthésiques s'arrêterait à ce degré, on pourrait en considérer la découverte comme un bienfait, et qu'il y aurait de nombreuses occasions d'en vérifier l'utilité. L'abolition de la sensibilité psychologique est, après tout, le fait important, puisqu'elle suffit pour effacer la souffrance, telle que l'âme humaine la perçoit, et qu'ainsi elle serait un moyen de neutraliser les tortures morales des opérés. La seule suppression du souvenir de la douleur serait déjà un bien, car le souvenir prolonge ou fait revivre la douleur; à plus forte raison, la suppression réelle de la sensibilité et celle de l'intelligence peuvent-elles être considérées comme utiles. Mais dans l'état actuel de la pratique chirurgicale, et sous le jour de l'expérience déjà vaste qui a éclairé ce sujet, il n'est pas permis de borner ses efforts à ce résultat. Généralement on doit étendre l'action des agents anesthésiques jusqu'à l'extinction des mouvements réflexes, afin que l'opération s'accomplisse dans le plus grand calme. Il suffit de considérer les manœuvres délicates qu'exigent surtout quelques opérations pour comprendre combien l'immobilité du malade importe à la précision et à la sécurité du résultat. Celui-ci serait trop contingent, si l'on ne poussait pas l'éthérisation un peu au delà du degré nécessaire à la suspension de la sensibilité psychologique; il faut le prolonger jusqu'à l'extinction du pouvoir réflexe, sorte de sensibilité vitale qui se traduit par des mouvements instinctifs dont la prolongation n'est pas, on le conçoit bien, sans influence sur l'organisme. Il en résulte, en effet, un trouble de la circulation ou des fonctions qui en dépendent, et, à moins que le siége de l'opération ne comporte comme condition de sécurité la conservation des mouvements réflexes, il y a avantage à les supprimer, sans toutefois aller au delà. L'éthérisation ne saurait être appliquée d'une manière purement empirique. L'analyse de ses effets, en éclairant le praticien, lui désigne le point qu'il peut atteindre sans danger et rationalise sa conduite.

Article III. — De l'action des agents anesthésiques sur les fonctions de la vie animale.

§ 1er. Action sur la respiration.

La respiration, servant à faire pénétrer les vapeurs anesthésiques dans l'organisme, se trouve dans des conditions spéciales par rapport aux effets que ces vapeurs exercent sur les principales fonctions; non seulement elle participe au trouble général chez l'individu qui a suffisamment inhalé les vapeurs d'éther ou de chloroforme, mais elle est encore exposée à un embarras particulier dans son exercice, à cause du contact immédiat des agents anesthésiques avec la surface pulmonaire. Au lieu d'air pur, les poumons reçoivent de l'air mélangé avec une vapeur impropre à l'acte de l'hématose, et qui altère, en outre, la vitalité des organes respiratoires. Soumise à ce contact direct et comprise dans l'ensemble des effets exercés par les vapeurs stupéfiantes sur l'économie entière, la respiration mérite, plus que toute autre fonction, la surveillance du praticien pendant les inhalations anesthésiques. Son accomplissement régulier peut être entravé de diverses manières qui concourent à la production de l'asphyxie. Les causes de ce grave accident de l'éthérisation n'ont pas été suffisamment explorées; elles ne se résument pas seulement dans la diminution de la quantité d'oxygène remplacé par la vapeur d'éther ou de chloroforme, elles consistent dans l'influence collective des modifications survenues dans la fonction respiratoire. Les plus importantes portent sur les mouvements respiratoires, sur l'état des gaz expirés, sur l'engouement bronchique et sur la paralysie des nerfs pneumo-gastriques. Après avoir fait, de chacune d'elles, le sujet de quelques considérations, nous signalerons une nouvelle application de l'*auscultation* à l'état de la respiration pendant l'anesthésie.

1° *Mouvements respiratoires.* L'inspiration et l'expiration ne peuvent s'accomplir avec la régularité ordinaire. Nous avons déjà signalé, en parlant des effets locaux des vapeurs anesthésiques, ceux que subissent les voies aériennes. La toux, les contractions glottiques, l'oppression, l'accélération ou la diminution des mouvements respiratoires, quelquefois leur arrêt passager, sont les phénomènes les plus habituels ; vers le moment du réveil, des inspirations profondes, des bâillements se font remarquer avec des variations subordonnées au degré de tolérance des sujets soumis à l'anesthésie. Parmi ces modifications dans l'exercice sensible de la respiration, les plus constantes se rapportent au nombre des inspirations qui ont lieu aux diverses périodes de l'éthérisme. Généralement, il y a accélération dès le début, soit à cause de l'excitation produite par les vapeurs éthérées, soit parce que le sentiment de gêne s'oppose à la profondeur des inspirations, et qu'alors les individus éthérisés cherchent à suppléer par leur nombre au défaut d'air pur nécessaire à l'entretien régulier de l'hématose. Plus tard, la respiration se ralentit. La Société des médecins allemands (1), établie à Paris, avait institué une série d'expériences faites sur ses propres membres, dans le but d'étudier les effets de l'éther. Il résulte de ses observations, que la fréquence et la plénitude de la respiration sont en rapport avec l'état du pouls. Pendant les trois premières minutes, le pouls s'accélérait et la respiration devenait de plus en plus intense et soutenue; un peu plus tard, lorsque commençait l'action sur le système nerveux, le pouls devenait plus lent et filiforme, et la respiration ressemblait à celle des individus menacés d'asphyxie. Sur une série de dix malades chez lesquels j'ai observé l'état de la respiration sous l'influence des vapeurs d'éther, j'ai remarqué que le nombre des inspirations, qui était en moyenne de 22 par minute au début, s'élevait à 25 vers la troisième minute, pour descendre à 19 à la sixième et à 17 à la douzième. Si l'éthérisation est portée au delà des limites nécessaires aux indications chirurgicales, comme dans l'expérimentation sur les animaux, on observe non seulement une plus grande lenteur dans les mouvements respiratoires, mais une faiblesse extrême dans l'action des muscles qui les accomplissent; la colonne d'air qui parcourt les voies aériennes, soit dans l'inspiration, soit dans l'ex-

(1) Voyez *Gazette médicale*, p. 101, 1847.

piration, serait à peine sensible, si les râles produits par les mucosités accumulées dans les bronches ne signalaient son passage. La respiration embarrassée, faible, stertoreuse, est le prélude d'une mort prochaine, surtout si l'inhalation de l'éther est continuée.

2° *État des gaz expirés.* Il est très digne d'attention, et concorde parfaitement avec les données fournies par la physiologie expérimentale sur la pénétration des gaz dans le sang et leur élimination. Le fait saillant qui se produit pendant l'inhalation de l'éther peut se résumer ainsi : L'air expiré contient d'abord plus d'acide carbonique qu'à l'état normal, et plus tard il en contient une moindre quantité. Pour rendre compte de ce phénomène, il suffira de rappeler en peu de mots que, dans la respiration ordinaire, il se fait entre l'air et le sang un échange de matériaux, à travers les surfaces limitantes. L'air atmosphérique se dépouille d'une partie de son oxygène, qui est remplacé par de l'acide carbonique et de la vapeur d'eau. Ces changements ont été l'objet de recherches multipliées, que nous ne pouvons mentionner que sous une forme très abrégée. L'oxygène, qui dans l'air inspiré est de 0,21, n'est plus que de 0,18 ; l'acide carbonique, qui dans l'air libre est d'environ 1/1000, existe en quantité relativement très considérable dans l'air expiré, et s'élève en moyenne à 5,82 pour 100 parties ; la vapeur aqueuse, qui constitue la transpiration pulmonaire, n'est pas en quantité constante ; enfin, l'azote reste ordinairement dans l'air expiré tel qu'il était avant l'inspiration. La théorie de Lavoisier, qui expliquait ces changements par une combinaison opérée dans les poumons entre le carbone et l'hydrogène du sang et l'oxygène de l'air atmosphérique, pour former de l'acide carbonique et de l'eau, après avoir joui d'une grande faveur scientifique, a fait place à une théorie qui réunit de jour en jour plus de suffrages (1). Conformément à la nouvelle interprétation déjà admise par Lagrange, et récemment développée par M. Magnus, l'oxygène de l'air inspiré dissous dans le sang ne contracterait ses combinaisons que dans le courant circulatoire, et l'acide carbonique formé et dissous dans ce même courant se dégagerait dans les poumons au moment de l'expiration. Cette interprétation repose sur les données de l'analyse chimique, qui démontre une notable proportion d'oxygène dans le

(1) Müller, *Manuel de physiologie.* Paris, 1845, t. I, p. 240. — *Annuaire de Chimie.* Paris, 1845, p. 540.

sang artériel, et une prédominance d'acide carbonique dans le sang veineux. Elle repose encore sur un fait éminemment démonstratif, dont on doit l'acquisition expérimentale à W. Edwards (1), et qui consiste en ce que l'acide carbonique continue à être exhalé par le sang, alors même qu'on fait respirer un animal dans un gaz qui ne contient pas d'oxygène. Ainsi, lorsqu'on place une grenouille ou un animal d'un ordre plus élevé dans un milieu formé exclusivement de gaz hydrogène, et qu'on recueille les produits de l'expiration, on reconnaît qu'ils renferment de l'acide carbonique en proportion aussi grande qu'à l'ordinaire, comme si le gaz introduit se substituait à l'acide carbonique dissous, et chassait celui-ci par la surface pulmonaire qui se prête à l'élimination.

Un résultat semblable se produit lorsqu'on fait respirer à un animal vivant un mélange aéro-éthéré. MM. Ville et Blandin (2) ont entrepris à ce sujet une série de recherches faites au laboratoire du collége de France, et ont reconnu, non sans étonnement, que l'acide carbonique continuait à s'exhaler abondamment par les poumons. Ces résultats confirmatifs des recherches d'Edwards eussent moins surpris les nouveaux expérimentateurs, si le souvenir des faits connus eût éclairé leur essai d'analyse des gaz expirés. Lorsqu'on pratique l'éthérisation, en effet, c'est-à-dire lorsqu'une vapeur impropre à la respiration et une moindre quantité d'oxygène pénètrent dans le sang, l'acide carbonique continue à s'exhaler et à faire partie des produits de l'expiration. La proportion de ce gaz paraît même augmenter dès les premiers moments, et cet effet se soutient tant que la réserve d'acide carbonique contenue dans le sang veineux n'est pas épuisée.

Voici le tableau des principales expériences de MM. Ville et Blandin :

	Acide carbonique produit pendant la respiration normale.	Acide carb. produit pendant l'anesthésie.	Proportion de l'éther contenu dans l'air inhalé.	Durée de l'inhalation.
N° 1. . . .	2,41	4,84	6,70	2′ 30″
2. . . .	3,05	4,38	2,17	
3. . . .	2,79	3,11	12,00	4′
4. . . .	1,36	3,32	12,68	4′
5. . . .	2,04	4,42	14,11	2′ 30″

(1) *Influence des agents physiques sur la vie.* Paris, 1826.
(2) *Compte rendu de l'Académie des sciences*, 7 juin 1847.

Ces chiffres, en regard, aident à comprendre l'effet de l'introduction de l'éther dans le sang. L'acide carbonique produit pendant l'éthérisation s'élève en général au double de celui qui est exhalé à l'état normal, ce qui porte à croire que la vapeur d'éther, en pénétrant dans ce fluide et en y acquérant une tension en rapport avec la température du liquide dissolvant, tend à se substituer à l'acide carbonique préalablement dissous dans le sang, et que ce gaz, ainsi déplacé, s'échappe par la surface pulmonaire au moment de l'expiration. Si l'on examine avec soin les résultats de MM. Ville et Blandin, au point de vue que nous exprimons, on leur découvre une valeur plus démonstrative, en tenant spécialement compte de la proportion d'éther contenue dans l'air inhalé. Ainsi, dans la première expérience, en face de 6,70 représentant cette proportion, on trouve que le chiffre 2,41 de l'acide carbonique normal s'élève à 4,84, après 2 minutes 30 secondes d'inhalation. S'il n'y a que 2,17 d'éther, le chiffre 3,05 d'acide carbonique ne sera porté qu'à 4,38. Il y a donc une relation uniforme et régulière entre la vapeur d'éther absorbée et l'acide carbonique exhalé.

Là s'arrêtent les conclusions auxquelles donnent lieu les expériences de MM. Ville et Blandin. Mais il est évident qu'elles ne comprennent que la première moitié du phénomène; puisque, d'après le tableau précédent, la durée des inhalations éthérées n'a pas dépassé 5 minutes. Je me suis convaincu, en effet, par diverses expériences sur des animaux, que si la quantité d'acide carbonique exhalé pendant la première période de l'éthérisation excède la quantité normale, ainsi que l'ont indiqué MM. Ville et Blandin, il n'en est plus ainsi, si l'on prolonge sans interruption les inhalations pendant 10 à 12 minutes. La vapeur d'éther introduite dans le sang gêne les combinaisons qui complètent l'acte respiratoire pendant la circulation, et lorsque la seconde période de l'éthérisme se produit, il ne s'exhale plus qu'une très faible quantité d'acide carbonique. Il arrive un moment où les traces n'en sont plus sensibles. On s'explique facilement ce résultat, en songeant que l'état où se trouve plongé l'organisme ne permet plus à l'hématose de s'accomplir; la respiration s'embarrasse et l'asphyxie est imminente. Si l'on suspend l'éthérisme à propos pour laisser respirer de l'air pur, la vapeur d'éther dissoute dans le sang s'exhale à chaque expiration ; bientôt l'hématose se rétablit, et l'acide carbonique commence à reparaître dans les gaz expirés, où il reprend peu à peu sa proportion normale.

3° *Engouement bronchique*. Un des effets locaux des vapeurs anesthésiques consiste à provoquer, dès le début surtout, une sécrétion de mucus bronchique plus grande qu'à l'ordinaire, et qui, s'accumulant peu à peu dans les divisions de l'arbre aérien, contribue à troubler l'exercice intime de la respiration. Chez les animaux soumis à des expériences, et même à la suite d'autopsies faites sur des individus de l'espèce humaine morts pendant l'anesthésie, on a rencontré dans les bronches une quantité plus ou moins considérable d'un liquide écumeux ayant une certaine viscosité, et dont la présence ne pouvait s'expliquer que par l'impression directe exercée par les vapeurs inhalées. Cette accumulation de la sécrétion muqueuse dans les conduits bronchiques se produit à des degrés variables, suivant les sujets. L'état sain ou morbide de leurs organes respiratoires peut influer sur l'abondance de la sécrétion ; mais le phénomène n'en est pas moins constant, et s'il dépasse certaines limites, et que la stupeur soit portée à un très haut degré, on comprend les conséquences de cet obstacle matériel, par rapport à la possibilité de l'asphyxie, dont l'imminence s'annonce par un changement dans l'aspect du sang chez les opérés profondément éthérisés dont la respiration ne se fait pas librement. Le sang artériel, comme l'a fait remarquer un des premiers M. Amussat, prend une couleur brune foncée comme celle du sang veineux.

L'engouement bronchique, même peu considérable, est donc suffisant pour s'opposer au libre exercice de la respiration, déjà compromis par un concours d'influences très variées. Le liquide muqueux accumulé dans les bronches s'oppose simultanément à la pénétration de l'oxygène et à l'exhalation de l'acide carbonique. Ces gaz, en traversant les couches de la matière muqueuse qui engoue les bronches, produisent un bruit appréciable à l'auscultation, et qui s'entend quelquefois à une certaine distance du malade. La respiration stertoreuse, semblable à celle des apoplectiques, prouve bien que l'air ne peut traverser qu'avec effort des couches de mucus visqueux, dont la présence nuit nécessairement à l'hématose. Lorsqu'on suspend l'éthérisme au moment convenable, les malades se débarrassent à leur réveil des matières qui engouaient les divisions bronchiques. Chez d'autres, le besoin de l'expectoration se fait à peine sentir, et l'on peut supposer que, chez eux, la petite quantité de liquide muqueux versé dans les bronches est absorbée par la surface même qui l'a produit.

4° *Paralysie des nerfs pneumo-gastriques.* On a porté, jusqu'à ce moment, fort peu d'attention sur l'action que l'éther et le chloroforme peuvent exercer sur la terminaison des nerfs pneumo-gastriques. Ce que nous savons de l'action locale des anesthésiques sur les nerfs, et ce que l'anatomie nous apprend concernant la distribution des pneumo-gastriques, pouvait cependant faire présumer que l'inhalation des vapeurs stupéfiantes était susceptible d'impressionner les extrémités nerveuses qui se distribuent à la muqueuse respiratoire, et devait susciter des éclaircissements. La pénurie presque absolue de documents sur ce point nous a inspiré l'idée d'en faire le sujet de recherches suivies. Toutefois nous devons citer préalablement quelques essais du professeur Panizza (1), qui, bien que relatifs à une seule face de la question, font pressentir l'intérêt qui s'y rattache.

M. Panizza a eu pour but de déterminer expérimentalement sur des chiens, des lapins et des corbeaux, par quelle voie, du sang ou des nerfs, l'éther transmet son action aux centres nerveux rachidiens. Dans ce but, le savant physiologiste italien a coupé les nerfs vagues de divers animaux dans la région du cou, puis il les a soumis à l'éthérisation, et l'insensibilité s'est produite comme dans les cas ordinaires. La section des nerfs pulmonaires n'a donc rien changé aux effets de l'éther. Pour savoir si les nerfs de la bouche, de la langue et de la glotte, qui sont des nerfs cérébraux comme les précédents, n'intervenaient pas dans la transmission des effets éthériques, le même expérimentateur, après avoir coupé les nerfs vagues, a pratiqué la trachéotomie, et a fait respirer le mélange aéro-éthéré à l'aide d'une canule attachée à une vessie. L'effet éthérique a été presque foudroyant par cette voie. L'auteur en a déduit que les

(1) *Gazette médicale de Milan*, 1847. — *Annales de thérapeutique*, de M. Rognetta, 1847.

nerfs ne sont pour rien dans la transmission de l'action de l'éther, des bronches dans le système cérébro-spinal, et que le sang est le véhicule de l'agent anesthésique.

Ces conclusions, très fondées quant à ce genre d'expérience, et dont nous avons plusieurs fois vérifié l'exactitude, sont en harmonie avec les données de la physiologie expérimentale, qui prouvent que, dans l'empoisonnement par les substances narcotiques ou autres, la propagation des effets aux centres nerveux n'a lieu que par l'intermédiaire du sang. La seule action narcotique que le nerf ressente spécialement se borne au lieu où le poison a été déposé, et dans les ramifications de ce nerf qui sont placées au-dessous du lieu où a été produite la narcotisation locale. En poursuivant ce genre d'expérimentation, j'ai pu constater divers faits que M. Panizza n'a point recherchés. Les propositions suivantes me paraissent démontrées par les résultats que j'ai obtenus sur divers animaux.

A. La section des nerfs vagues, avant l'inhalation de l'éther, n'empêche pas l'effet de cet agent, et n'entraîne pas la mort, si l'éthérisation est légère.

Première expérience. Un chien de moyenne taille fut soumis à la section des nerfs vagues, au milieu du cou, entre l'origine des nerfs laryngés inférieur et supérieur. J'attendis quelques instants pour laisser se dissiper la douleur produite par l'opération. L'animal fut ensuite éthérisé par un inhalateur sacciforme, dans lequel sa tête fut introduite et dont l'ouverture fut froncée, pour que l'inspiration de la vapeur d'éther se fît exactement. L'animal fut bientôt plongé dans l'insensibilité, bien que l'inspiration parût se faire avec une certaine difficulté et des efforts évidemment plus considérables qu'à l'ordinaire. L'action de l'éther fut aussitôt suspendue; l'animal se rétablit promptement et ne donna lieu qu'à l'observation des effets propres à la section des pneumo-gastriques.

Le chloroforme, employé dans les mêmes conditions chez un autre chien et plusieurs lapins, produisit des résultats analogues. Dans ces cas, l'éthérisation n'est pas poussée assez loin pour déterminer par elle-même un effet asphyxique. La section des nerfs pneumo-gastriques n'apporte qu'une complication encore compatible avec la conservation de l'existence, et les animaux, une fois remis des effets de cette éthérisation légère, ne sont plus exposés qu'aux conséquences de la section des deux nerfs vagues ; ils succombent vers le troisième ou quatrième jour. Il n'en est pas de même lorsque l'éthérisation a été soutenue.

B. Si, après la section des pneumo-gastriques, l'éthérisation est soutenue, la mort est plus prompte que dans les cas ordinaires.

Deuxième expérience. Deux lapins, de même taille et d'une vigueur égale, furent soumis en même temps à l'inhalation de l'éther, au moyen d'une même quantité de cet agent placée dans un éthérisateur sacciforme. L'un de ces lapins avait subi la section des deux nerfs vagues, l'autre était dans l'état ordinaire. Vers la quatrième minute, les deux animaux donnèrent des signes d'une insensibilité complète. Néanmoins l'inhalation fut continuée pendant trois minutes, et, après ce temps, le sac à éthérisation fut détaché de la tête de chaque animal; mais celui qui avait subi la section des nerfs vagues survécut à peine quelques instants. Celui qui avait ses nerfs intacts resta couché sur le flanc pendant quelques minutes, et se remit graduellement comme dans les circonstances ordinaires. L'autopsie du lapin qui avait succombé dans cette expérience comparative indiqua la présence d'une assez grande quantité de mucus bronchique dans les voies aériennes.

C. Lorsque la section des pneumo-gastriques date de deux ou trois jours, et qu'on soumet l'animal à l'éthérisation, l'anesthésie se produit lentement, mais la mort en est la suite inévitable.

Troisième expérience. Un chien assez fort avait subi la section des deux pneumo-gastriques sur les côtés du cou, et avait été abandonné à lui-même pendant trois jours. Il s'était affaibli et respirait très difficilement. Dans cet état, il fut soumis à l'inhalation du chloroforme. Les premières inspirations parurent très pénibles et déterminèrent une angoisse plus grande; puis, l'animal respira le chloroforme pendant plusieurs minutes, sans donner des signes d'insensibilité. L'action du chloroforme fut beaucoup plus lente qu'à l'ordinaire. Vers la huitième minute, l'action anesthésique se produisit; mais l'animal mourut peu d'instants après.

Un autre chien et deux lapins à qui les nerfs pneumo-gastriques avaient été coupés depuis deux jours furent soumis, l'un à l'action des vapeurs d'éther, les autres à celle du chloroforme. Chez tous ces animaux, déjà affaiblis et à demi asphyxiés par la section des nerfs vagues, l'inhalation des vapeurs ne détermina qu'avec lenteur l'effet anesthésique. Mais la production de l'insensibilité, quoique tardive, n'en eut pas moins une gravité inaccoutumée; elle fut, pour tous les sujets soumis à l'expérience, l'avant-coureur immédiat de la mort. Chez ces divers animaux, l'examen des voies aériennes démontra la présence d'une grande quantité de mucus bronchique; ce qui explique à la fois la difficulté qu'on avait trouvée à déterminer l'effet anesthésique, et la promptitude de la mort par asphyxie, une fois que l'anesthésie eut été produite.

D. Lorsqu'on commence par éthériser un animal et qu'on lui coupe les nerfs vagues pendant l'anesthésie, l'état de l'animal est à peine modifié au moment de la section.

Quatrième expérience. J'éthérisai fortement un chien assez vigoureux, de manière à le plonger dans un coma profond et durable. Je profitai de l'état d'insensibilité qu'il présentait pour mettre à découvert, de chaque côté du cou, un nerf pneumo-gastrique et en faire la section. L'animal, pendant cette opération qui fut assez promptement exécutée, ne donna aucun signe de douleur. Au moment de la section du second nerf, un temps d'arrêt se manifesta dans la respiration. Mais cet incident fut de courte durée, et la disparition graduelle et bientôt complète des effets de l'éther ne tarda pas à se manifester. Le chien se plaça sur son siége, en se dressant sur ses pattes de devant qu'il tenait écartées pour élargir la base de sustentation et fournir un point d'appui plus commode aux muscles inspirateurs; il n'offrit bientôt plus que la gêne qui accompagne la section des pneumo-gastriques. Il vécut dans cet état pendant trois jours, époque à laquelle nous le fîmes servir à l'une des expériences précédemment citées.

Ce fait permet de conclure que, pendant l'éthérisation profonde, la portion des nerfs pneumo-gastriques qui se distribue aux poumons est plongée dans une torpeur locale équivalente à une paralysie temporaire, et, par conséquent, que la section de ces nerfs au-dessus du point où ils fournissent des plexus aux poumons ne peut exercer aucune influence bien manifeste sur l'état de l'animal. Lorsqu'on interrompt l'éthérisation, il se rétablit avec la promptitude ordinaire; si, dans ce cas, on continuait l'éthérisation, la mort surviendrait sans doute, comme chez les animaux compris dans la seconde catégorie des expériences que j'ai citées.

Ces diverses expériences me paraissent de nature à répandre

quelque jour sur la part que prennent les pneumo-gastriques à l'état de la fonction respiratoire chez les sujets éthérisés. Il est évident, en effet, que, bien que ces nerfs ne soient pas les agents de transmission de l'éthérisation au cerveau, ils ne sont pas soustraits à son influence. Ils sont frappés dans leurs rameaux pulmonaires d'une torpeur locale qui, en compromettant leurs fonctions, complique les effets de l'éthérisation, et contribue à déterminer cette asphyxie ultime qui aggrave les conséquences de l'éthérisation et peut la rendre mortelle.

Les filets qui émanent des plexus pulmonaires et qui accompagnent les bronches ou les vaisseaux se répandent en définitive sur la muqueuse respiratoire et sur le tissu musculaire qui appartiennent aux tuyaux bronchiques, en donnant à ces diverses parties leur sensibilité et leur faculté contractile. La distribution terminale des filets des plexus pulmonaires les met en rapport avec les vapeurs éthérées, qui leur font subir une action locale et directe, dont les faits précédemment exposés nous démontrent la réalité. Cette influence stupéfiante immédiate n'appartient pas exclusivement à l'éther. Tout le monde sait que la fumée de tabac, celle du datura stramonium agissent aussi directement sur les extrémités des nerfs pulmonaires, et modifient d'une manière évidente la fonction respiratoire, d'où le précepte de les employer dans l'asthme spasmodique. On sait aussi que l'action locale exercée par ces vapeurs narcotiques sur les nerfs pulmonaires s'irradie dans les plexus voisins ou dans la portion des pneumo-gastriques qui est au-dessous des plexus pulmonaires, et s'étend jusque dans la portion gastrique de ces nerfs, ce qui détermine quelquefois des vomissements. Ce dernier effet est très fréquent à la suite de l'inhalation de la fumée de tabac.

Les vapeurs anesthésiques d'éther ou de chloroforme exercent une action absolument analogue, mais plus évidente, plus prompte, plus profonde, en harmonie enfin avec les propriétés plus énergiques de ces agents. Mais, au fond, les résultats sont les mêmes. Dès les premiers moments, l'éther excite légèrement les filets sensitifs et moteurs des nerfs pulmonaires; de là, la douleur et la sensation de picotement et de chaleur qui se fait sentir dans toute l'étendue des voies aériennes; de là, le retrait des fibres contractiles des bronches, le sentiment d'oppression, la toux, l'expectoration. Cette stimulation locale peut s'irradier dans les dépendances des plexus pulmonaires, retentir vers le cœur dont les battements s'accélèrent, vers l'estomac qui se contracte et réalise le vomissement, comme je l'ai observé plusieurs fois chez des opérés.

Bientôt, à mesure que l'excitation initiale tombe et que la torpeur locale lui succède, des phénomènes d'un autre ordre se manifestent. La paralysie des pneumo-gastriques s'établit et compromet de diverses manières l'exercice de la fonction respiratoire.

La sensibilité de la muqueuse aérienne diminue et s'éteint; d'où résulte la perte de la sensation du besoin d'expectorer, et même du besoin de respirer. Peut-être faut-il attribuer à cette influence ces arrêts momentanés de la fonction que nous avons signalés plus haut; quoi qu'il en soit, l'extinction de la sensibilité propre des voies aériennes tarit la source des mouvements réflexes qui se rattachent au besoin naturel de l'inspiration et de l'expiration.

La contractilité des canaux bronchiques, soumise à l'action des fibres motrices des pneumo-gastriques, disparaît aussi sous l'influence de leur paralysie. De là l'impossibilité du retrait de ces canaux qui se laissent alors remplir par le mucus bronchique, dont la production s'était accrue pendant la période d'excitation. L'accumulation et la stagnation du mucus dans les bronches rendent compte des divers résultats que nous avons signalés plus haut sur les rapports des effets de l'éthérisation avec ceux de la section des nerfs vagues. Elle explique notamment comment l'influence éthérique est funeste dans les cas où l'éthérisation se fait après la section des pneumo-gastriques, comment son influence est plus lente lorsque la section des mêmes nerfs date de plusieurs jours, mais aussi comment elle devient, dans ce dernier cas, presque inévitablement mortelle. La paralysie des fibres contractiles des bronches, l'accumulation du mucus concourent simultanément à ces divers résultats. Peut-être faut-il aussi attribuer l'engouement pulmonaire à la cessation des mouvements vibratiles de la muqueuse aérienne: du moins n'ai-je pu réussir à constater la persistance du mouvement vibratile sur une portion de muqueuse bronchique empruntée à un animal éthérisé et soumise au microscope d'Oberhauser. Cet essai aurait besoin d'être vérifié; car il ne serait pas sans intérêt de constater si les effets stupéfiants des agents anesthésiques s'étendent jusque sur le mouvement vibratile.

A l'influence de la paralysie de la sensibilité et de la contractilité, il faut ajouter celle de la cessation de l'action nerveuse intime que les pneumo-gastriques peuvent exercer sur l'hématose. Cette action, pour être obscure, n'en est pas moins réelle, et la plupart des physiologistes sont d'accord pour la reconnaître. En l'ajoutant à l'ensemble des effets précédemment énumérés, il en résulte que l'exercice immédiat de la respiration est exposé, dans le cas d'éthérisation profonde, à être troublé par une série de causes secondaires très diverses par leur nature, mais également subordonnées à l'action primitive des vapeurs anesthésiques. L'altération fonctionnelle s'exprime simultanément par la perte de régularité et d'énergie des mouvements respiratoires, par l'imperfection des phénomènes chimiques de l'hématose, par l'obstacle matériel que le mucus bronchique apporte au passage du gaz à travers les parois des vésicules aériennes, enfin par la paralysie des pneumo-gastriques dont l'influence est elle-même complexe, ainsi que nous venons de l'établir.

Utilité de l'auscultation pendant l'éthérisme. Lorsque les vapeurs anesthésiques sont administrées d'après les règles convenables et qu'elles sont suspendues en temps opportun, c'est-à-dire, lorsqu'on borne leurs effets à la suppression des fonctions de la vie animale, l'altération de la fonction respiratoire est presque nulle et dans tous les cas parfaitement compatible avec le maintien de la vie. Mais si l'anesthésie est poussée trop loin, que la deuxième période soit franchie, et que les fonctions de la vie organique participent au trouble commun, la respiration subit pour sa part l'influence complexe que nous avons signalée, et la possibilité de l'asphyxie s'établit en raison de la profondeur de l'éthérisme.

Les chances de cette grave complication imposent au praticien le devoir de s'enquérir avec soin du degré auquel l'éthérisme est parvenu. Dans ce but, il doit apprécier non seulement les phénomènes extérieurs et généraux sur lesquels nous n'avons pas à nous expliquer présentement, mais il doit, en outre, interroger en particulier les diverses fonctions vitales dont l'exercice peut être compromis, afin d'arrêter au moment voulu une action dont l'excès est aussi nuisible que son développement régulier est avantageux. En ce qui concerne la respiration, par exemple, on peut faire un usage utile de l'auscultation pour constater son exercice et déterminer si l'on peut impunément continuer les inhalations, ou s'il faut les suspendre à cause de l'imminence de l'asphyxie.

Voici les résultats que nous avons obtenus de l'auscultation de divers sujets éthérisés avant d'être soumis à des opérations chirurgicales.

Lorsqu'on se sert de l'éther, comme son impression directe et primitive sur la muqueuse bronchique est plus irritante que celle du chloroforme, et que d'ailleurs ses effets sont plus lents, on peut suivre plus facilement les modifications du bruit respiratoire. D'abord, le murmure respiratoire est variable dans son intensité, suivant que le malade aspire plus ou moins fortement le mélange aéro-éthéré. L'excitation locale produite par la vapeur d'éther ne tarde pas à agir sur la muqueuse, à occasionner sa turgescence, et l'on entend du râle sibilant. Lorsque l'excitation a cessé et que la torpeur commence, le murmure vésiculaire s'affaiblit et le bruit respiratoire bronchique domine. C'est à ce degré que doit se maintenir la modification révélée par l'auscultation pendant les inhalations; et si le bruit vésiculaire cesse d'être perceptible, il est indispensable de suspendre pour laisser respirer de l'air pur. Le précepte de recourir aux inhalations intermittentes répond à cette indication. Si la torpeur devient très profonde, le bruit vésiculaire disparaît complétement et fait place à un râle sonore, quelquefois assez fort pour être entendu à distance, mais d'autres fois beaucoup plus faible et coïncidant avec une respiration courte, lente, embarrassée. Ces derniers caractères, qu'on observe sur les animaux soumis à une longue éthérisation expérimentale, sont le prélude de l'asphyxie, qui peut être mortelle.

Entre diverses observations faites sur l'homme, je me bornerai à citer la suivante, dans laquelle les signes révélés par l'auscultation ont été notés minute par minute. Je les transcris d'après une note rédigée par M. Combal, que j'avais chargé d'ausculter, pendant que je dirigeais l'éthérisation chez un malade à qui je devais amputer le bras. La poitrine avait été préalablement explorée, pour s'assurer que les poumons étaient sains.

RESPIRATION.

1re et 2e *minute.*	Irrégulière et saccadée par intervalles. Vers la deuxième minute, sibilation du côté gauche ; un peu plus tard, obscurité dans l'expiration et retentissement dans l'inspiration.
3e et 4e *minute.*	Le murmure vésiculaire s'affaiblit ; la respiration bronchique se manifeste. A la sixième minute, l'anesthésie est complète ; l'opération commence ; la forme intermittente est donnée à l'éthérisation.
8e *minute.* . . .	Au moment de la section de l'os, il y a absence du murmure vésiculaire ; la respiration bronchique est très sonore ; l'éthérisation est complétement suspendue.

Lorsqu'on fait inhaler du chloroforme, les phénomènes sont à peu près les mêmes. Toutefois ils se succèdent plus rapidement, et ceux qui dépendent de l'irritation directe de la muqueuse bronchique, tels que la sibilation, qui d'ailleurs n'est pas constante, manquent ordinairement. Mais l'affaiblissement du murmure vésiculaire, le bruit respiratoire bronchique, et, plus tard, le râle sonore avec absence du bruit vésiculaire, ont lieu comme dans le cas précédent.

Ces résultats de l'auscultation tendent non seulement à vérifier ce que l'expérience a appris concernant l'irritation des bronches au début de l'éthérisation, la sécrétion d'une plus grande quantité de mucus et l'engouement qui en résulte ; mais ils aident à comprendre le parti qu'on peut tirer de l'exploration du bruit respiratoire, eu égard au diagnostic de l'asphyxie imminente. La conduite que le praticien doit tenir en vue de cette complication se déduit naturellement de la connaissance des modifications survenues dans la fonction respiratoire. Cette notion donne une nouvelle valeur au précepte de n'employer l'inhalation que sous la forme intermittente, et elle indique le moment où il est prudent de suspendre complétement l'administration des vapeurs anesthésiques. Nous pensons, en conséquence, que l'auscultation est un complément utile du diagnostic des phénomènes éthériques, et nous la conseillons comme un nouveau moyen de s'assurer de l'état des opérés soumis à l'anesthésie artificielle.

§ II. Action sur la circulation et le sang.

Les modifications qui se produisent dans la circulation sont, comme les précédentes, importantes à connaître au point de vue de l'étude physiologique de l'éthérisation, et sous le rapport des applications pratiques. Le chirurgien doit, en effet, interroger souvent les organes de la circulation pour reconnaître l'état des forces et discerner le moment où il faut s'arrêter dans l'administration des vapeurs anesthésiques.

A. L'état du *pouls* subit pendant l'action de l'éther divers changements qui portent surtout sur sa fréquence, sa force et sa plénitude. En général le nombre des pulsations s'accroît à dater du moment ou l'absorption de l'éther commence à impressionner l'ensemble de l'organisme. Pour apprécier le degré de fréquence des battements, il est utile de tenir compte de l'émotion du malade au commencement de l'éthérisation. La situation morale où il est placé peut avoir pour effet d'accroître le nombre des pulsations. Nous avons plusieurs fois remarqué que tels individus qui n'avaient que 80 pulsations par minute dans l'état normal, en avaient 90 et au delà au moment où ils allaient respirer de l'éther. Cette circonstance étant prise en considération, on n'en observe pas moins une accélération du pouls pendant le premier tiers de la durée totale des inhalations nécessaires à la production de l'insensibilité. La Société des médecins allemands instituée à Paris a constamment observé l'élévation du chiffre des pulsations pendant les trois premières minutes des expériences faites avec l'éther; à cette accélération succédait un abaissement notable, bien que le nombre des pulsations restât toujours supérieur à ce qu'il est dans l'état normal. Ces expérimentateurs ajoutent que vers la sixième ou huitième minute, le pouls recommençait à battre plus fort et plus vite.

Ces résultats obtenus sur des personnes qui se prêtaient volontairement aux expériences physiologiques sont loin d'être constants chez les malades qu'on doit opérer. A l'accélération qui a lieu pendant l'excitation générale, succède ordinairement une diminution dans le nombre des pulsations. La plus grande fréquence est de 140 à 150 par minute; on a vu les pulsations s'élever à 174. Quand leur nombre décroît, il peut tomber au chiffre ordinaire de l'état normal, et descendre même au-dessous : on a vu le pouls baisser de 120 pulsations par minute, à 60 et même à 40, d'après

M. Tufnell (1). Ces termes extrêmes de fréquence ou de rareté sont exceptionnels, et dans leur intervalle on constate une foule de variations subordonnées aux dispositions des sujets et à leur impressionnabilité par l'éther. Il en est chez lesquels le nombre des pulsations est à peine modifié.

La plénitude et la force du pouls offrent des caractères plus constants. Dès le début, l'artère radicale conserve son degré de résistance et de tension, et même est agitée de pulsations plus fortes; il se produit une turgescence générale et surtout une turgescence encéphalique pendant laquelle les temporales battent plus énergiquement. Le système capillaire de la face, celui des conjonctives, se remplissent et donnent à cette région une coloration prononcée. Les veines de la tête se laissent bientôt distendre, celles du front surtout, et les signes de la congestion encéphalique sont surtout plus évidents si le malade respire mal et lutte contre l'action de l'éther. A cet état se substitue graduellement un état opposé; les artères perdent de leur résistance au toucher et se dépriment par une légère pression; plus tard elles deviennent comme filiformes et finissent presque par échapper aux recherches de l'explorateur. La face pâlit, les veines superficielles s'affaissent, l'ensemble de l'enveloppe cutanée se décolore en même temps que le refroidissement du corps et surtout des pieds se produit. Ces phénomènes coïncident avec l'anesthésie confirmée, et le chirurgien prudent doit alors s'arrêter. M. Heyfelder pense toutefois qu'il ne faut pas trop se préoccuper de la disparition du pouls radial; car lorsqu'on ne sent pas celui-ci, on reconnaît encore les pulsations des artères axillaires.

Le même chirurgien pense que l'affaiblissement du pouls tient à la paralysie de la tunique musculaire des artères. Nous ne pouvons accepter aucune de ces opinions; sous le premier rapport, mieux vaut pécher par excès de défiance que de sécurité; quant à la cause de la mollesse et de l'exiguïté du pouls, on en trouve une explication plus légitime dans l'affaiblissement de l'action contractile du cœur, qui finit par subir lui même la torpeur imprimée à tout l'organisme.

B. Le *cœur*, comme la plupart des muscles de la vie organique, résiste beaucoup plus à l'action des agents anesthésiques que les muscles de la vie animale. L'influence stupéfiante qu'il en éprouve

(1) *Dublin med. Press*, 1847.

est heureusement tardive, et déjà le système entier des muscles volontaires est frappé d'impuissance, que l'organe central de la circulation continue à fonctionner sans que la vie soit sérieusement compromise. Le cœur suit d'ailleurs la marche des effets généraux de l'éthérisation ; il participe d'abord à la surexcitation commune du système ; ses battements sont fréquents et quelquefois tumultueux, puis se manifeste la débilitation fonctionnelle, qui se traduit par l'exiguïté des pulsations artérielles signalée plus haut. Mais dans cette période le cœur est l'organe contractile dont les mouvements persistent le plus longtemps ; ses battements, quoique affaiblis, se prolongent encore quand la respiration a cessé.

L'affaiblissement des fonctions du cœur paraît tenir simultanément à la torpeur des centres nerveux qui exercent, comme on le sait depuis les expériences de Legallois, une grande influence sur le cœur, et à la stupéfaction directe imprimée à cet organe par le sang, qui est le véhicule de l'agent anesthésique. Bien que l'irritabilité du cœur ne soit pas détruite par l'éthérisation, même poussée au plus haut degré ; bien qu'on puisse après la mort des animaux constater la persistance des contractions dans l'oreillette droite, comme l'a vu M. G. Tourdes (1) sur des lapins tués par l'inhalation d'éther, et comme l'a vu M. Gosselin chez les mêmes animaux tués par le chloroforme ; bien que M. Regnault ait surtout réussi à faire persister ces contractions au moyen de la pile galvanique, il n'en est pas moins vrai que les contractions normales du cœur sont profondément affaiblies, rendues lentes et irrégulières, lorsque les phénomènes anesthésiques sont poussés à leur terme extrême. Une véritable paralysie frappe le cœur, qui devient incapable d'accomplir l'effort nécessaire à la circulation, et qui n'exécute plus que ces contractions incomplètes, dernier témoignage de l'irritabilité, qui ne suffisent plus pour entretenir la vie et qui persistent plus ou moins longtemps après la cessation de celle-ci.

La paralysie du cœur, déjà indiquée par M. Regnault, a été surtout reconnue et démontrée par les expériences de M. Gosselin (2). Dans une série d'intéressantes recherches instituées pour

(1) *Observations communiquées à la Société de médecine de Strasbourg*, 1847.

(2) *Recherches sur les causes de la mort subite par l'influence du chloroforme.* (*Archives générales de médecine*, 1848.)

apprécier les effets mortels du chloroforme, M. Gosselin a constaté que la gravité de son action tenait à l'influence qu'il exerce directement sur le tissu du cœur, dont les contractions sont empêchées. Sur des chiens et des lapins chloroformisés jusqu'à extinction, l'expérimentateur cité a trouvé le cœur flasque et distendu par une quantité considérable de sang. Si l'agent anesthésique a pénétré par voie d'absorption pulmonaire, on trouve quelquefois des ecchymoses et comme des noyaux apoplectiques dans les poumons. Si le chloroforme est injecté directement par la veine jugulaire, son contact prompt et immédiat avec le cœur le paralyse ; l'organe, devenu aussitôt incapable de chasser le sang, se laisse distendre par ce liquide, et une mort presque instantanée survient. Pour prouver que telle est en effet la cause de la mort, M. Gosselin a injecté le même agent par les artères carotides, voie par laquelle l'action doit d'abord s'exercer sur le cerveau avant d'atteindre le cœur, et il a reconnu que la mort était, dans ce cas, beaucoup plus lente.

La paralysie imminente du cœur s'annonce par la pâleur, la décomposition des traits de la face, l'état misérable du pouls et par tous les signes de la syncope. Malgré l'évidence de ces signes qui indiquent la nécessité absolue de suspendre les inhalations anesthésiques, on ne peut qu'obtenir de l'emploi de l'auscultation cardiaque un complément important pour le diagnostic. L'utilité de ce conseil a été justement prévue par M. Bouchut. Voici comment il s'exprime dans son intéressant ouvrage (1) : « Plus tard, sans doute, éclairés par de si fâcheux résultats, les médecins essaieront de graduer les inhalations stupéfiantes sur la dépression du cœur comme on règle aujourd'hui la dose de certains contre-stimulants sur la force et la fréquence des pulsations radiales. » Nous ne pouvons, en conséquence, que recommander l'auscultation du cœur pour obtenir le diagnostic de la syncope imminente, comme nous avons recommandé l'auscultation des poumons pour le diagnostic des premiers signes de l'asphyxie.

C. Le *sang* est l'intermède qui sert à mettre en rapport l'agent anesthésique avec le système nerveux. Il se charge de la vapeur qui pénètre les parois des cellules pulmonaires et l'entraîne dans la

(1) *Traité des signes de la mort.* Paris, 1849, p. 88, in-12.

totalité des voies circulatoires. Quelle que soit la partie du corps d'où l'on retire une certaine quantité de sang chez un animal éthérisé, le fluide est imprégné de l'odeur spécifique de l'éther. Les données que l'on possède sur l'absorption des médicaments suffisaient pour faire présumer l'éthérisation du sang; mais pour compléter une étude qui se revêtait d'un intérêt particulier en raison des effets produits, on a recherché les preuves matérielles de la présence de l'éther dans le sang, et l'on s'est efforcé de déterminer les changements survenus dans les qualités et la composition de ce liquide pendant l'éthérisation.

Ce n'est que lorsque les inhalations ont duré un certain temps, que l'on peut reconnaître quelques modifications dans les propriétés du sang. Ce fluide répand alors une *odeur* d'éther très prononcée, et qui persiste dans la masse extraite de l'organisme par l'intermédiaire du sang ; tous les tissus s'imprègnent de la même odeur, et chez les individus éthérisés les fluides sécrétés la conservent plusieurs heures ou même un jour entier après la cessation de l'anesthésie. La *saveur* du sang est aussi légèrement modifiée. Le changement de *couleur* que présente ce liquide a été l'objet d'explorations plus variées à cause des rapports qui existent entre ce changement et le trouble de l'hématose. Après une éthérisation prolongée, on s'aperçoit que le sang qui s'échappe des artères, divisées pendant les opérations, ne présente plus la couleur rutilante qui lui est propre, mais revêt une coloration foncée analogue à celle du sang veineux, attribuée par M. Amussat à une complication d'asphyxie. Ce fait, vérifié d'un autre côté par MM. Longet et Blandin (1), par M. Mason Warren (2), et plus tard par tous les chirurgiens, donna lieu à des interprétations contradictoires dont la solution exigeait qu'on s'assurât si la coloration foncée du sang était véritablement le résultat de l'asphyxie, ou dépendait d'une action propre de l'éther sur le sang qui fonçât la couleur de ce liquide

L'expérimentation dirigée dans ce but prouve que l'éther mélangé directement avec le sang le brunit sensiblement : genre d'action reconnu aujourd'hui à plusieurs substances. On sait, en effet, que l'acide carbonique n'est pas le seul corps qui donne au sang une teinte veineuse, de même que l'oxygène n'est pas le seul qui lui

(1) *Bulletin de l'Académie de médecine*, t. XII, p. 361, 505.

(2) *Inhalat. of ether*, obs. 7, 8, 9.

donne une teinte vermeille. M. Flourens a déterminé le premier les changements qui surviennent au contact direct du sang avec diverses espèces d'éthers. Il en résulte que si l'on agite de l'éther sulfurique avec du sang dans une fiole, celui-ci est bruni; l'éther chlorhydrique le rend rouge, le nitrique lui donne une couleur noirâtre ou brun chocolat. M. Chambert a reproduit les expériences de M. Flourens sur l'éther sulfurique, et s'est assuré qu'un cinquième d'éther, mêlé à du sang artériel bien rouge, lui donnait plus de fluidité et une couleur noire foncée assimilable à celle du sang veineux (1). Faut-il en conclure que lorsque le sang sort noir des artères, pendant une opération, ce changement provient de l'action directe de l'éther sur la matière colorante de ce fluide? Nous ne saurions l'affirmer. Il est raisonnable de faire une large part dans ce résultat à l'influence du trouble de l'hématose, qui est très complexe, et qui ne se manifeste d'ailleurs qu'à la suite d'une éthérisation prolongée.

L'éther mis en contact direct avec les produits de la coagulation du sang, brunit le caillot et éclaircit le sérum. J'ai plusieurs fois remarqué que le sérum provenant du sang des animaux éthérisés perdait la légère teinte opaline qu'il présente, et qu'il était tout à fait transparent ou nuancé de rouge. La consistance du sang n'est pas sensiblement modifiée par une éthérisation modérée. Si M. James Pring (2), de Weston, a noté la fluidification dans diverses expériences comparatives faites dans des vases avec du sang artériel de mouton, ce fait doit être attribué à l'agitation destinée à favoriser le mélange des deux liquides, et à la part que prend l'éther liquide à la diminution de la densité du sang. Mais on comprend que les conditions sont différentes lorsque le sang est chargé de vapeur d'éther à la suite de l'absorption pulmonaire. Nous n'avons remarqué aucun changement de consistance dans les caillots de sang provenant de sujets éthérisés, et la coagulation de ce liquide ne nous a paru en aucune manière influencée. Ce n'est donc pas à une altération de la coagulabilité du sang, à un affaiblissement momentané de la plasticité de sa fibrine, qu'il faut attribuer les hémorrhagies observées quelquefois après les opérations. Ces accidents, plus rares qu'on ne l'a prétendu, sont, à moins de circonstances

(1) *Des effets physiologiques et thérapeut. des éthers.* Paris, 1848, in-8.

(2) *Considérations et expériences sur l'action directe de l'éther sur le sang.* (*The Lancet*, 1847.)

spéciales, sous la dépendance de la concentration des forces nerveuses que l'éthérisation détermine, et l'écoulement de sang se produit lorsque l'état spasmodique où se trouvent les opérés venant à cesser, la réaction s'établit et favorise un mouvement fluxionnaire vers la plaie.

Toutefois, si l'éthérisation est poussée jusqu'à ses limites extrêmes, comme dans les cas d'expérimentation sur les animaux, si l'asphyxie est venue se joindre aux causes de mort, on trouve dans l'état physique de sang les traces ordinaires de l'asphyxie, c'est-à-dire une plus grande fluidité et une diminution dans la consistance de son caillot. Telle est l'altération principale signalée par M. Amussat et qui lui a suggéré des déductions chirurgicales. On rencontre aussi quelquefois sur les animaux chloroformisés des bulles gazeuses dans divers points du système circulatoire. La même altération a été observée dans l'espèce humaine.

Les caractères microscopiques du sang pendant l'éthérisation ne peuvent être que difficilement appréciables. M. Patruban, de Prague, dit avoir trouvé plus rouges les globules d'une grenouille tuée par la vapeur d'éther. Ce caractère est équivoque et très peu important. Lorsqu'on traite directement du sang par de l'éther sur le porte-objet du microscope, la déposition régulière des globules sur le plan de verre est troublée, et leur forme paraît altérée. M. Chambert prétend qne leur consistance est un peu moindre. Les premières observations régulières faites sur ce sujet sont dues à MM. J. Guérin et Lebert (1), qni ont voulu connaître les caractères du sang mis en contact avec le chloroforme. Ces savants expérimentateurs signalent une altération très prononcée. Les globules sanguins commencent par se contracter en changeant progressivement de forme. Bientôt ils sont déchiquetés, et présentent à leur surface comme de petits brouillements. On peut très bien suivre cette série d'observations sur le sang de la grenouille; mais il ne paraît pas que la chloroformisation expose elle-même à aucune altération appréciable pendant l'anesthésie.

Les causes d'altérations que nous venons de signaler dans les caractères extérieurs du sang, et nous pouvons ajouter, la facilité avec laquelle reviennent à leur état normal les sujets éthérisés, im-

(1) *Gazette médicale de Paris*, t. XVI, p. 919, 1848.

pliquent nécessairement l'idée d'une faible modification dans la constitution matérielle du sang. L'éther n'est pas décomposable en présence de ce liquide; aussi les analyses quantitatives qui ont été faites sur le sang des animaux éthérisés n'ont-elles signalé aucun changement profond dans la constitution chimique ou organique de ce liquide. M. de Gorup, procédant à l'analyse du sang de deux opérés de M. Heyfelder, n'a pu saisir aucune différence entre le sang éthérisé et le sang normal. Les essais auxquels s'est livré M. Chambert ne lui auraient non plus permis de constater aucune modification appréciable. Il n'existerait donc d'autre changement que celui qui dépend de la présence même de la vapeur dissoute dans le sang, aucune réaction chimique ne s'opérant à ce contact. Toutefois il convient de signaler les résultats obtenus par M. Lassaigne et communiqués par ce chimiste à l'Académie de médecine (1). Ces résultats, annoncés avec détail, font apprécier jusqu'à quel degré peuvent se révéler les indices d'une altération dans la constitution élémentaire du sang.

Du sang veineux a été recueilli sur un chien avant et après l'inhalation de l'air chargé de vapeur d'éther. Les portions de sang qui ont été analysées provenaient d'un animal fort et qui avait été stupéfié, au bout de trente minutes, par son séjour dans une boîte en bois bien close, dans laquelle on faisait arriver de la vapeur d'éther sulfurique.

Les faits observés dans ces recherches peuvent se résumer ainsi :

1° Les deux échantillons de sang veineux recueillis avant et après l'inhalation des vapeurs éthérées n'ont pas présenté de différences sensibles dans leur couleur, ni dans le temps de leur coagulation spontanée : le premier avait l'odeur fade du sang, le second avait une odeur d'éther très prononcée.

2° Le sérum et le caillot de ces deux espèces de sang, isolés aussi exactement que possible après vingt-quatre heures de leur extraction, se sont trouvés dans les rapports suivants :

Sang veineux avant l'inhalation	caillot. . . .	65,46
	sérum. . . .	34,54
		100,00

(1) *Bulletin de l'Académie de médecine*, 1847, t. XII, p. 445.

Sang veineux après l'inhalation	caillot. . . .	59,69
	sérum. . . .	40,31
		100,00

3° On a constaté que le sérum du sang, après l'inhalation, avait une légère teinte rougeâtre qu'il a conservée pendant plusieurs jours.

4° Le caillot du sang, avant l'expérience, a paru un peu moins consistant que celui du sang éthérisé.

5° L'analyse a démontré que ces deux espèces de sang veineux, à part la petite proportion d'éther que renfermait celui extrait après l'inhalation, étaient formées des mêmes principes.

6° En faisant abstraction de l'excès d'eau que l'on retrouve dans le sang après l'inhalation, le calcul fait reconnaître que la fibrine, les globules et l'albumine, sont entre eux, à peu de chose près, dans les mêmes rapports que dans le sang avant l'inhalation.

Il est regrettable que l'attention de M. Lassaigne ne se soit pas portée sur l'état des matières grasses qui font partie du sang et qui sont solubles dans l'éther. Il est présumable que cet agent peut contribuer à leur fluidification plus complète, et l'on expliquerait ainsi l'affaiblissement de la teinte opaline du sérum dont j'ai fait mention plus haut. Sous tous les autres rapports, on reconnaît que l'état chimique du sang est à peine modifié. Ainsi, un léger excès d'eau dans le sérum, une diminution dans la proportion du caillot, une modification dans sa consistance, une teinte rougeâtre persistante dans le sérum, telles seraient les seules traces de l'influence exercée par l'éther sur la constitution élémentaire du sang; c'est presque reconnaître que l'influence de l'éther est nulle à ce point de vue, et qu'en conséquence l'éthérisation ne s'accompagne d'aucun danger en ce qui concerne la possibilité d'une combinaison nuisible entre l'éther et les éléments du sang. Peut-on en dire autant du chloroforme? son action est-elle aussi essentiellement impuissante sous le rapport des affinités chimiques? Peu de recherches ont encore été faites sur ce point. Mais du moins aucun fait n'indique que le chloroforme bien rectifié puisse agir chimiquement sur le sang.

Dans le sang des individus soumis aux agents anesthésiques, tout se réduit donc à l'addition de l'éther ou du chloroforme aux principes conservés à peu près intacts du fluide nourricier. C'est à rechercher le principe surajouté que se bornent les essais chimiques dont on peut attendre un résultat démonstratif.

Les premières données de cette recherche sont fournies par les caractères physiques du sang. Lorsqu'on a employé l'éther, l'odeur spécifique qui s'en exhale révèle indubitablement la présence de cette substance. La quantité qui se retrouve dans le sérum est cependant très faible, et ce n'est pas sans peine qu'on parvient à l'isoler d'une manière évidente et à en reconnaître les proportions. M. Lassaigne s'est efforcé de parvenir à ce dernier résultat en étudiant comparativement, dans les mêmes conditions de température et de pression barométriques, la tension de la vapeur du sérum du sang avant et après l'inhalation, et comparant ces deux tensions à celle d'une solution d'éther dans l'eau faite dans des proportions connues. Les résultats obtenus autorisaient à admettre que la proportion d'éther absorbée et dissoute dans le sang veineux formerait environ 0,0008 de sa masse, et que, sous ce rapport, sa composition serait ainsi établie : sang veineux 99,919, éther sulfurique 0,081 = 100,000. Cette proportion paraît bien minime si l'on a égard à la faculté avec laquelle l'éther absorbé pénètre dans le sang; mais, lorsqu'on procède sans retard à la recherche de l'éther après une longue inhalation, on en retrouve une proportion plus considérable. L'éther peut alors être directement isolé par la distillation. M. Flandin l'a obtenu par ce moyen, qui ne manque point de réussir si l'on opère sur des grandes quantités de sang éthérisé. Le chloroforme peut être recherché de la même manière.

§ III. Action sur la calorification.

La chaleur animale, après une exaltation passagère, s'affaiblit d'une manière remarquable pendant l'éthérisation, et témoigne ainsi de l'atteinte profonde que subissent les forces de la vie. La simultanéité de la stupéfaction nerveuse, du ralentissement de l'action circulatoire et du trouble de l'hématose rend compte de ce refroidissement sensible qu'on observe aussi chez l'homme dans d'autres circonstances, et particulièrement dans les cas de grave traumatisme, à la suite d'émotions morales dépressives, au déclin de l'asphyxie et sous l'influence de diverses maladies.

L'état de la température du corps chez les sujets éthérisés fait partie de ces phénomènes sensibles que le chirurgien transforme en signes de l'éthérisation, et qui lui permettent d'en apprécier le degré. En commençant, et par le fait même de l'accélération des mouvements respiratoires, de l'excitation des systèmes nerveux et sanguin, la température de la peau s'élève légèrement, la face et le front donnent un peu plus de chaleur au toucher. Mais l'élévation de température ne tarde pas à reprendre son degré normal, pour s'abaisser ensuite en proportion de la durée et de l'intensité des effets éthériques.

Le froid se manifeste d'abord aux extrémités; les pieds surtout se refroidissent sensiblement; les mains, et plus tard le reste des membres, et même le tronc, subissent à différents degrés un abaissement de température appréciable au toucher. Ce phénomène ne saurait être assimilé au froid d'un accès de fièvre; il ne s'accompagne ni de frissons, ni de changements de couleur à la peau, comme dans les affections algides. C'est une réfrigération simple, subordonnée à la torpeur qui s'empare du système nerveux, et, telle qu'on l'observe, par exemple, dans les membres inférieurs des paraplégiques. Un thermomètre appliqué sur divers points de la peau, avant et pendant l'éthérisation, prouve que l'abaissement de température est très réel. Sur un élève en médecine qui s'était soumis volontairement à l'éthérisation, le thermomètre placé à la plante des pieds, au commencement de l'expérience et après dix minutes d'inhalation, indiquait un abaissement de 4 degrés. Sur un malade, j'ai constaté un abaissement de 6 degrés pour les parties extérieures du corps; et si l'éthérisation est portée très loin, l'extinction de la chaleur animale peut être portée à un degré si extrême, que le corps fasse éprouver à l'observateur une sensation pareille à celle du contact d'un cadavre. La durée du froid extérieur ne survit pas à celle de l'éthérisation. Aussitôt que les effets cessent, la chaleur extérieure reparaît, et sa répartition se fait d'après les lois physiologiques connues. Ce n'est que chez certains sujets, et particulièrement chez ceux qui sont naturellement faibles, que le retour de la chaleur a lieu lentement. M. le docteur Revel, de Chambéry, a cité un exemple qui prouverait qu'un froid intense et d'une durée d'environ deux heures, aurait suivi les inhalations d'éther.

L'abaissement de la température extérieure peut être influencée par des circonstances du dehors, telles que la température basse de l'atmosphère, l'évaporation des liquides qui recouvrent les téguments. Nul doute que ces causes, dont l'action se fait plus particulièrement sentir aux extrémités, ne contribuent à rendre plus sensible la réfrigération de la peau; mais la cause qui produit cet affaiblissement de la chaleur animale agit plus profondément, et se fait ressentir jusque sur les surfaces muqueuses, comme l'ont prouvé les intéressantes expériences de MM. Duméril et Demarquay (1). Les recherches qu'on leur doit ont été faites sur des chiens et des oiseaux. La température de l'atmosphère était notée avec soin, et la chaleur propre des animaux avant l'expérience était appréciée en plongeant un thermomètre dans le rectum ou le cloaque. Nous citons textuellement le résultat de deux expériences.

Modification de la température animale de deux chiens pendant l'éthérisation (éther sulfurique).

Première expérience. Température extérieure. . . . 16° 1/2

Température de l'animal avant toute expérimentation. 40

Aussitôt après que le nerf sciatique gauche vient d'être mis à nu (l'animal s'est beaucoup agité pendant l'opération, qui a duré 3 ou 4 minutes). 40 2/3

Après un quart d'heure de repos, le thermomètre revient à. 40

L'appareil à éthérisation étant placé, il y a insensibilité complète en 8 minutes.

Au bout de 5 minutes	. . . .	39 1/3
— 6 —	. . . .	39 1/2
— 8 —	. . . .	39 1/4
— 9 1/2 —	. . . .	39
— 15 —	. . . .	38 1/2
— 23 —	. . . .	38
— 35 —	moment de la mort.	37 1/2

(1) Voyez leur Mémoire intitulé : *Recherches expérimentales sur les modifications imprimées à la température animale par l'éther et par le chloroforme, et sur le mode d'action de ces deux agents.* (*Archives générales de médecine*, février et mars 1848.)

Le refroidissement a donc été, pendant 35 minutes qu'a duré l'éthérisation, de 2° 1/2.

Deuxième expérience. Température extérieure. . . .	16°1/2
Température de l'animal avant toute expérimentation.	40
Le nerf sciatique avait été mis à nu la veille ; on découvre l'artère et la veine crurales gauches ; le thermomètre, étant aussitôt introduit dans le rectum et laissé pendant 4 minutes, indique	39 2/3
L'appareil à éthérisation est placé : au bout de 5 minutes il y a insensibilité complète et coloration semblable des deux ordres de vaisseaux	39
Au bout d'un quart d'heure.	38 2/3
— de 20 minutes	38 1/3
— 25 —	38
— 30 —	37 3/4
— 45 — moment de la mort.	37

Le refroidissement a donc été, pendant les 45 minutes qu'a duré l'éthérisation, de 2° 2/3.

Des résultats à peu près semblables ont été observés sur les oiseaux ; la température un peu plus élevée de ces animaux s'est abaissée proportionnellement. L'action des anesthésiques poussée à un certain degré a constamment produit la diminution de chaleur animale ; le chloroforme la détermine comme l'éther. MM. Duméril et Demarquay disent toutefois, d'après leurs expériences, que l'abaissement de température a été moins considérable sous l'influence de cet agent que sous celle de l'éther. Quoi qu'il en soit, l'affaiblissement de la chaleur propre des animaux est un résultat si réellement subordonné à l'action des agents anesthésiques, que si la température de l'individu soumis à l'expérimentation est préalablement élevée par une cause quelconque, le refroidissement n'est pas empêché. Les expérimentateurs cités établissent ce résultat par plusieurs essais tentés sur des animaux soumis, la veille ou l'avant-veille, à des sections nerveuses, et chez lesquels le traumatisme avait déterminé une réaction générale avec élévation de température. Le refroidissement n'en avait pas moins eu lieu. Des effets semblables se font remarquer chez l'homme ; j'ai observé plusieurs fois des malades éthérisés pendant la fièvre, et chez lesquels l'agent anesthésique avait déterminé le refroidissement ordinaire.

Les recherches expérimentales dont nous venons d'énoncer sommairement les résultats ont porté, soit sur la température extérieure du corps, soit sur la température intérieure appréciée sur les faces muqueuses voisines des ouvertures cutanées. Il eût été rigoureusement possible que la diminution de la chaleur observée sur les régions mentionnées fût un simple effet de concentration dans la fonction circulatoire, et qu'ainsi on n'eût pas déterminé s'il y avait réellement perte de chaleur dans les cavités splanchniques, et spécialement dans les organes ou les liquides qui peuvent être considérés comme la source ou le véhicule de la chaleur animale. Voici le produit de quelques essais auxquels je me suis livré pour résoudre cette question.

Première expérience. Un chien d'assez forte taille est soumis à l'inhalation de l'éther au moyen d'une vessie contenant des éponges imbibées de ce liquide. Vers la dixième minute, l'éthérisation paraît complète; la veine crurale est mise à découvert et percée de manière à ce qu'un jet de sang soit dirigé sur la boule du thermomètre. Cet instrument marque 39 degrés 1/2. L'éthérisation est continuée et l'hémorrhagie suspendue ; à la quinzième minute, la veine est rouverte de manière à ce que le thermomètre donne encore la température du sang veineux : cette fois le thermomètre n'accuse qu'une température de 38 degrés 1/2. La température propre de l'animal, appréciée avant l'expérience en plongeant la boule du thermomètre dans le péritoine, avait donné 39 degrés 2/3.

Ainsi un quart d'heure d'inhalation avait suffi pour abaisser d'un degré la température du sang veineux.

Deuxième expérience. Un lapin très fort est soumis à l'éthérisation. Sa température, appréciée au début de l'expérience par l'introduction de la boule d'un thermomètre au-dessous de la peau de la région thoracique, donne 39 degrés. Au bout de dix minutes, le thermomètre, placé dans la même ouverture, donne une température un peu plus faible ; l'éthérisation est continuée jusqu'à la douzième minute. L'animal paraît très affaibli et plongé dans une insensibilité profonde ; la veine jugulaire est mise à découvert et incisée.

La colonne de sang, dirigée sur le thermomètre, le fait baisser d'un demi degré. La veine est aussitôt liée pour arrêter le sang, et l'artère carotide correspondante est immédiatement ouverte ; le sang artériel ne fait pas monter le thermomètre, qui se maintient au même point. L'artère est encore liée, l'éthérisation continuée; mais l'animal, affaibli par l'éthérisation et l'hémorrhagie, ne tarde pas à succomber. Le thorax est ouvert sans retard ; deux thermomètres sont plongés, l'un dans le ventricule droit, l'autre dans le ventricule gauche du cœur. Les deux instruments indiquent une température de 37 degrés, qui va successivement en décroissant, à mesure que l'on s'éloigne du moment de la mort.

Troisième expérience. La crurale est mise à nu et ouverte sur un chien de moyenne taille. La température du sang artériel, appréciée par le thermomètre, est de 40 degrés. La crurale est aussitôt liée : l'animal a perdu environ 100 grammes de sang. On le laisse remettre pendant quelques minutes, et alors on le soumet à l'éthérisation. Vers la treizième minute, le chien est très affaissé, l'insensibilité complète, la respiration est stertoreuse : on dirait qu'il va succomber. La crurale est de nouveau coupée, et le sang artériel qui en provient est presque noir; dirigé sur le thermomètre, celui-ci ne s'élève pas au delà de 38 degrés 1/2. Je me proposais d'apprécier sur le même animal la chaleur propre du sang veineux, mais il succomba trop promptement pour que ce temps de l'expérience pût être accompli.

Quatrième expérience. Un chien dont la température, appréciée par l'introduction d'une boule de thermomètre dans le péritoine, avait donné 40 degrés, est soumis à l'inhalation du chloroforme. A la cinquième minute, la respiration est stertoreuse, l'anesthésie complète ; le thorax est ouvert, le cœur mis à nu ; un thermomètre est plongé dans l'oreillette droite, un autre dans la gauche : les deux instruments donnent une chaleur identique de 38 degrés 2/3.

Ces expériences établissent, comme on le voit, la diminution réelle de la température du sang et des organes splanchniques. On remarquera toutefois que c'est surtout au déclin des forces que la diminution de la chaleur du sang se fait le mieux reconnaître, lorsque le système nerveux est dans la torpeur la plus profonde, que la respiration est stertoreuse, et que le sang artériel ayant perdu sa couleur propre, la complication asphyxique peut à bon droit être supposée. Ce qui peut contribuer à faire admettre que le trouble de l'hématose exerce sa part d'influence sur cet abaissement radical de la température de l'organisme, c'est que le sang artériel ne conserve pas sa prédominance de chaleur sur le sang veineux. Dans les expériences comparatives que j'ai faites sur ce point, le sang artériel et le sang veineux agissaient de la même manière sur le thermomètre. Or on sait, depuis les expériences de J. Davy, vérifiées par Thackrah et par MM. Becquerel et Breschet, que dans l'état naturel la température du sang artériel surpasse celle du sang veineux d'environ un degré. La différence en faveur du sang artériel étant due à la respiration, il y a lieu de conclure que dans l'éthérisation, poussée très loin, la fonction respiratoire est suffisamment entravée pour faire perdre au sang artériel, non seulement la couleur qui le distingue du sang veineux, mais encore d'affaiblir la température du premier pour donner à la masse entière du sang une température plus basse que celle qui, dans les circonstances physiologiques régulières, est propre à l'animal mis en expérimentation.

§ IV. Action sur quelques autres fonctions de la vie organique.

L'éthérisation, étant transitoire, ne peut exercer une égale influence sur toutes les fonctions.

A. La *digestion*, par exemple, n'est pas notablement troublée dans l'ensemble des actes qui lui appartiennent. On remarque toutefois des vomissements qui, chez certains individus, se produisent à un moment donné des inhalations, et dont nous avons déjà énoncé la cause en parlant des effets de l'éther sur les nerfs pneumo-gastriques. Les contractions des fibres musculaires de l'estomac nécessaires à l'accomplissement du vomissement n'ont lieu que lorsque les nerfs pneumo-gastriques sont excités par l'éther; ils cessent lorsque la torpeur est profonde, et se reproduisent quelquefois pendant l'ivresse de retour, lorsque l'innervation commence à se ranimer dans les nerfs pneumo-gastriques.

Une éthérisation profonde paralyse non seulement l'estomac,

mais affaiblit la contractilité des intestins. C'est ce que tendent à prouver diverses expériences faites par M. Mandl. Ce physiologiste, après avoir déterminé une anesthésie complète chez un chien au moyen de l'éther, ouvrit les parois abdominales et fit sortir les intestins. Il put alors observer la cessation des mouvements péristaltiques. Les irritations mécaniques ne produisaient aucun effet sur les intestins. Le seul résultat qui révéla un reste de contractilité fut le renversement des parois musculaires après avoir coupé l'intestin dans une direction transversale.

B. Les *sécrétions* examinées sous l'influence des inhalations anesthésiques donnent lieu aux observations suivantes :

La *salive* est produite en abondance pendant les premiers moments de l'éthérisation. Il en est de même de la sécrétion muqueuse de toute la surface aérienne. Lorsque les phénomènes éthériques sont dissipés, la sécrétion salivaire continue souvent à être active. Il est beaucoup d'opérés qui conservent pendant plusieurs heures une saveur d'éther plus ou moins prononcée.

La *transpiration pulmonaire* est la principale voie d'élimination du principe contenu dans le sang; la même surface qui a absorbé les vapeurs anesthésiques les rejette de l'organisme, sinon exclusivement, du moins avec une activité prédominante. Les vapeurs d'éther sont soumises, dans ce cas, à la loi commune d'élimination des substances gazeuses qui sont rejetées de l'organisme par les membranes les plus faibles en épaisseur et les plus vascularisées.

Les *larmes* sont quelquefois sécrétées en abondance pendant l'éthérisation, soit par l'effet de l'irradiation de l'excitation produite par la vapeur d'éther, soit par le trouble survenu dans l'innervation.

Les *urines* éprouvent à peine une modification sensible, soit dans leur quantité, soit dans leur qualité. S'il est des sujets qui, après avoir éprouvé des spasmes nerveux sous l'influence de l'éther, rendent des urines claires et abondantes, surtout par un temps froid, la majeure partie des individus éthérisés n'expriment aucune impression relative aux fonctions des organes urinaires. Le liquide expulsé de la vessie dans les premières heures qui suivent les inhalations présente quelquefois l'odeur éthérée; mais cette odeur est très faible, si on la compare à celle de la transpiration pulmonaire. Chez deux malades de M. Heyfelder, les urines, analysées par

M. de Gorup, ne contenaient pas une quantité d'éther suffisante pour l'isoler; on n'en reconnaissait des traces qu'à l'odeur du liquide.

La *sueur* ne se montre pas constamment à la suite de l'éthérisation; mais elle est très fréquente. L'excitation produite par l'agent inhalé, ses propriétés diaphorétiques, la réaction qui se développe dans l'organisme concourent à augmenter l'activité sécrétoire de la peau. Si la chaleur extérieure ou la disposition du malade aident ce résultat, la quantité de sueur peut être énorme. En général, j'ai observé une diaphorèse très abondante chez tous les individus que j'ai opérés après l'inhalation de l'éther ou du chloroforme pendant l'été de 1848, qui a été très chaud à Montpellier. Sur un de mes opérés, la production de sueur fut tellement considérable, que sa couche en était pénétrée à une grande profondeur. La diaphorèse dura environ quatre heures. Il en résulta un grand affaiblissement pour le malade, qui se remit cependant, et chez lequel la guérison ne fut entravée par aucun autre accident. La sueur n'avait présenté chez lui qu'une très faible odeur éthérée.

Les *sécrétions intestinales* sont rarement excitées par l'éthérisation. Quelquefois cependant, d'après certains chirurgiens, les enfants et les femmes seraient pris de diarrhée. Ce résultat se rattacherait peut-être plus fréquemment aux inhalations employées d'après la méthode rectale.

Le *lait* est, parmi les liquides sécrétés, l'un de ceux qui se chargent peut-être le plus sensiblement des principes de l'éther. Une nourrice qui portait un abcès sous l'aisselle, et qui voulut être éthérisée avant que j'en pratiquasse l'ouverture, ne ressentit que lentement l'influence de l'éther, en sorte qu'il fallut prolonger pendant près d'un quart d'heure l'inhalation de cette substance. Il en résulta une forte imprégnation de la masse sanguine par l'éther. Le lait prit une odeur et une saveur éthérées très prononcées; le nourrisson refusa de prendre le sein pendant la journée de l'inhalation. J'ai eu l'occasion de vérifier sur des femelles d'animaux soumises à l'inhalation éthérée pendant la lactation, que le lait était très modifié dans les qualités physiques qui le rendent agréable au goût, et que la présence de l'éther s'y révélait de la manière la plus sensible. Ce liquide, examiné sur des femelles de lapin avant et après l'éthérisation, me parut plus clair et plus liquide dans le second cas que dans le premier. L'éther avait-il agi chimiquement sur la matière grasse du lait?

§ V. Action sur le système nerveux de la vie organique.

D'après les développements dans lesquels nous sommes entré concernant diverses fonctions de la vie organique, et particulièrement d'après les faits qui concernent l'action des anesthésiques sur la circulation, sur la contractilité des fibres musculaires des organes digestifs, sur quelques sécrétions, il résulte que le système nerveux ganglionnaire est lui-même impressionné par ces agents. Mais nous ne saurions adopter l'opinion formulée par M. Lach, qui admet que le système du grand sympathique n'est pas moins influencé par les vapeurs anesthésiques que le système cérébro-spinal. Il est évident, au contraire, que leur action sur le système ganglionnaire est lente, secondaire et ne se manifeste que lorsque les centres encéphaliques sont eux-mêmes plongés dans la torpeur. Sous ce rapport, l'observation des phénomènes qui s'accomplissent pendant l'éthérisation confirme la théorie physiologique d'après laquelle le système ganglionnaire puiserait dans le centre nerveux cérébro-spinal la source principale de son action, et perdrait conséquemment ses propriétés en même temps que les centres nerveux tomberaient dans l'impuissance. Au reste, on ne saurait se dissimuler qu'en ce qui concerne l'action des anesthésiques sur le grand sympathique, l'observation rencontre des difficultés qui compliquent l'étude des fonctions de ce nerf. Tant qu'on n'aura pas rigoureusement déterminé si les ganglions sont des multiplicateurs de l'influence nerveuse, s'ils jouent le rôle de demi-conducteurs qui empêchent les impressions sensitives d'arriver à l'axe cérébro-spinal, et la volonté d'agir sur les muscles soumis à leur empire, ou si ce sont des centres nerveux indépendants, il régnera une obscurité proportionnelle sur toutes les questions relatives aux effets de l'éthérisation sur le nerf grand sympathique. On ne pourra juger de l'impression exercée sur lui que par le trouble des fonctions à l'accomplissement desquelles son influence est jugée nécessaire, sans pouvoir apprécier le genre d'impression qu'il subit directement, et qui, échappant à la conscience, rentre dans la sphère d'un dynamisme trop obscur pour être accessible à l'observation.

CHAPITRE XI.

MARCHE. ANATOMIE PATHOLOGIQUE. THÉORIE GÉNÉRALE DES PHÉNOMÈNES ANESTHÉSIQUES.

L'exposition analytique qui précède nous a montré combien est étendue et profonde la puissance des agents anesthésiques. Toutes les fonctions en éprouvent un changement dans leur exercice; certaines sont complétement suspendues. L'être entier passe par de nouvelles conditions au milieu desquelles la vie est comme morcelée ou opprimée. Y a-t-il indépendance ou enchaînement dans cette série de phénomènes? Dans quelle limite la vie peut-elle résister à leur invasion? Comment finit l'anesthésie? Quel genre de lésions produit-elle? Qu'est-ce que l'éthérisme? En un mot, quelles sont la marche, la durée, les terminaisons, les traces matérielles et la nature de ces effets encore nouveaux dans le domaine de la physiologie et de la thérapeutique?

§ Ier. Marche. Périodes.

La *marche* des phénomènes qui se développent consécutivement à l'absorption des vapeurs anesthésiques n'est pas toujours régulière dans la succession des temps qui la composent. La confusion des effets, la prédominance accidentelle de certains d'entre eux, l'affaiblissement ou la disparition des autres sont des résultats assez fréquents. On voit, par exemple, les signes d'excitation manquer quelquefois, soit après l'administration de l'éther, soit surtout après celle du chloroforme. D'autres fois, c'est l'excitation elle-même qui est poussée à l'extrême, et qui se prolonge tellement qu'on est obligé de renoncer à l'éthérisation. Cette variabilité dans l'enchaînement des phénomènes a probablement contribué à suggérer diverses manières d'envisager la marche de l'éthérisation et sa décomposition en périodes déterminées. Les uns ont vu, en effet, trois ordres de phénomènes là où d'autres en reconnaissaient un plus grand nombre; où d'autres, au contraire, les réduisaient à deux; où certains, enfin, rejetaient toute division et ne voyaient qu'une cumulation d'effets d'un caractère toujours identique, mais de plus en plus grave.

MM. Jobert et Blandin (1) ont pris pour guide l'état particulier de la sensibilité, et ont admis trois périodes, à chacune desquelles correspond un état distinct de cette faculté vitale. Dans la première période, la sensibilité et les phénomènes psychologiques qui en dépendent sont exaltés ; dans la seconde, la faculté de sentir s'affaiblit, ou cesse de correspondre avec l'appréciation intellectuelle qui lui est liée; dans la troisième, l'insensibilité est complète et le malade peut subir les opérations sans la moindre douleur.

M. Longet (2), fidèle à sa méthode anatomique d'interpréter les phénomènes de l'éthérisation, trouve des divisions naturelles dans l'état des organes nerveux, qu'il suppose successivement annihilés par l'éther. Ainsi, la première période est caractérisée par l'éthérisation des lobes cérébraux et du cervelet; la seconde, par celle de la protubérance annulaire; la troisième, par celle de la moelle épinière; la quatrième, par celle du bulbe. Suivant M. Longet, cette division est en rapport avec des idées pratiques profitables au chirurgien. Ainsi, la période d'éthérisation de la protubérance annulaire, en abolissant le centre perceptif des impressions nerveuses, représente la période chirurgicale, et l'art d'administrer les anesthésiques consiste à l'atteindre complétement sans la dépasser. Si l'on arrive à la troisième période, on abolit les mouvements réflexes; ce qui présente, suivant M. Longet, des inconvénients sérieux pour certaines opérations, notamment pour celles qui se pratiquent vers l'isthme du gosier. Dans la quatrième période, la vie est en péril par l'impossibilité des mouvements respiratoires, et tous les efforts du chirurgien doivent tendre à l'éviter.

M. Lach (3), se plaçant à un point de vue descriptif et symptomatologique, propose la division suivante des phénomènes éthériques : ivresse initiale, éthérisme calme, éthérisme agité convulsif ou non convulsif, éthérisme comateux, ivresse de retour.

M. Parchappe (4), guidé par la ressemblance que l'éthérisme à différents degrés présente avec des états connus, tels que l'ivresse,

(1) *Bulletin de l'Académie de médecine*, 1847, t. XII, p. 314, 505.

(2) *Loc. cit.*

(3) *Loc. cit.*

(4) *De l'action toxique de l'éther sulfurique.* (*Annales médico-psychologiques*, t. XI, p. 169.)

le narcotisme ou l'asphyxie, a distingué une première période ou d'ivresse, une deuxième ou d'assoupissement, une troisième ou de stupeur.

Ces différentes bases de division, quoique susceptibles d'être justifiées par des considérations utiles, ne sauraient néanmoins satisfaire à tous égards un esprit exigeant. Le classement des périodes de l'éthérisation d'après l'état de la sensibilité, repose sur un point de vue trop restreint. Il est évident, en effet, que si l'impression exercée sur la sensibilité est le fait dominant de l'éthérisme, ce résultat n'est ni isolé, ni le seul qui ait de l'importance. En même temps que la sensibilité se trouble, l'intelligence éprouve aussi des perturbations, tantôt isochrones à celles de la faculté de sentir, tantôt primitives ou consécutives; le système musculaire éprouve à son tour les effets des vapeurs introduites dans l'organisme, et, bien que les organes de la vie nutritive ne traduisent encore qu'à un faible degré l'impression qui est exercée sur eux, il est impossible de la méconnaître. Il faut remarquer, en outre, lorsque la sensibilité est abolie, qu'une série de phénomènes plus graves poursuit son évolution. Le temps qui s'écoule depuis l'extinction de la faculté de sentir jusqu'à l'asphyxie et aux phénomènes ultimes intéresse alors le praticien par sa gravité même. Ainsi, la sensibilité ne tenant pas sous sa dépendance tous les phénomènes éthériques, et plusieurs de ces derniers acquérant une importance distincte lorsque la faculté de sentir est déjà éteinte, on ne saurait la prendre exclusivement pour base d'une division pratique des phénomènes de l'éthérisation.

La division proposée par M. Longet serait plus complète ; elle signale comme autant de périodes distinctes l'abolition de l'intelligence, celle de la sensibilité perceptive, celle des mouvements volontaires et réflexes et celle des mouvements respiratoires : à ce titre, elle fait ressortir l'insuffisance de la précédente, et traduit mieux la véritable succession des effets observés et leurs rapports avec l'art chirurgical. Mais le texte même par lequel sont désignées ces périodes, en les rattachant à des altérations des centres nerveux dont la réalité ne peut être démontrée, jette sur cette distinction un reflet d'hypothèse que ne peut dissimuler l'apparente rigueur du langage emprunté à la physiologie expérimentale. Un opérateur s'enquerra difficilement si le cervelet ou la protubérance de son malade sont éthérisés. Il faut pendant l'action chirurgicale des éléments de distinction plus saisissables pour juger de la fin d'une période et du commencement d'une autre.

Les périodes admises par M. Lach ajoutent de nouveaux temps aux divisions précédentes; elles sont l'expression du besoin qu'éprouve l'esprit de scinder un sujet pour mieux en étudier les parties. Mais si l'adoption des divisions est nécessaire pour l'intelligence même de ce sujet ou pour le parti qu'on peut en tirer dans l'application, il importe cependant de ne pas perdre de vue le genre de développement des phénomènes éthériques, de ne pas séparer ce qui est uni par un caractère commun, et de ne pas confondre des effets d'une nature réellement distincte.

Quant à la division des phénomènes éthériques adoptée par M. Parchappe, elle a sans doute ses avantages; mais, par le fait même de l'assimilation qu'elle établit successivement entre les effets des anesthésiques et ceux de l'ivresse, du narcotisme et de l'asphyxie, elle fait perdre de vue les effets propres des agents anesthésiques dont la spécificité se révèle par la marche comme par la nature des phénomènes qu'ils déterminent.

Pour concilier les données de l'observation physiologique et les avantages que le praticien peut retirer d'une distribution méthodique des phénomènes anesthésiques, nous croyons pouvoir proposer la classification suivante, qui atteint le premier but par de grandes divisions d'ensemble, et le second par des subdivisions qu'il est facile de mettre en rapport avec les règles que doit suivre le chirurgien.

Les phénomènes produits par les inhalations anesthésiques peuvent se rapporter à deux périodes. Chacune de ces périodes comprend trois temps.

A. *Première période, ou période d'éthérisme animal.* C'est celle pendant laquelle l'existence n'est point menacée, mais simplement privée des manifestations de la vie animale. C'est proprement la période que le chirurgien doit connaître et provoquer, et dont il est appelé à mesurer et à utiliser l'étendue, d'après les indications qu'il veut remplir. Durant cette période, toutes les fonctions de relation sont supprimées; mais cette suppression ne s'effectuant ni simultanément, ni d'après un mode uniforme, il est nécessaire de distinguer plusieurs temps dans l'accomplissement des effets produits.

PREMIER TEMPS. — *Excitation générale.* A peine les vapeurs sont-elles répandues dans l'organisme, que celui-ci ressent une remarquable exaltation. Nous en avons décrit les détails avec assez d'extension pour n'avoir plus besoin de les rappeler; il nous suffira de faire remarquer que ce temps de l'éthérisation est très variable dans sa durée, très inégal dans le degré d'excitation qui s'empare de certaines fonctions, et que la variabilité s'étend non seulement sur ses formes, mais jusque sur son existence. Il est des sujets qui sont assez heureux pour ne pas ressentir d'excitation : ils passent d'emblée au sommeil paisible et anesthésique. La manière d'administrer les vapeurs n'est pas étrangère à ce résultat. Il est d'autres individus chez lesquels l'exaltation est poussée à un degré extrême ou se prolonge si longtemps, qu'ils semblent réfractaires à la stupéfaction. Le chloroforme et l'éther ne se comportent pas d'une manière identique, en ce qui concerne ce temps de l'éthérisme animal.

DEUXIÈME TEMPS. — *Suppression de la sensibilité et de l'intelligence.* Ce temps est loin de s'accomplir brusquement et d'une manière toujours identique. La sensibilité est ébranlée et décomposée dans ses modes avant de s'éteindre; l'intelligence est affaiblie dans ses actes, depuis le délire loquace qu'on observe quelquefois au début, jusqu'au sommeil accompagné de rêves, jusqu'au sommeil profond, jusqu'à l'abolition temporaire, mais complète, des perceptions et de la volonté, jusqu'à l'extinction totale de la conscience. Les anomalies du deuxième temps portent spécialement sur l'interversion des effets exercés sur la sensibilité et sur l'intelligence. Non seulement ces facultés peuvent être inégalement frappées, mais l'une d'elles peut s'éteindre pendant que l'autre persiste. On les voit quelquefois s'affaiblir et disparaître avec des rapports réguliers, mais le plus souvent leur annulation s'accomplit avec une contingence d'effets tellement divers ou peu saisissables, qu'ils échappent à l'analyse descriptive.

TROISIÈME TEMPS. — *Abolition des mouvements volontaires et réflexes.* Pendant que l'intelligence et la sensibilité s'affaissent, la faculté motrice commence à s'affaiblir, mais elle ne s'éteint réellement que lorsque les deux premières facultés sont annihilées par les vapeurs anesthésiques. Il est extrêmement rare que l'impuissance des mouvements musculaires précède les phénomènes du second temps. Les caractères de résolution des forces, qui appartiennent au troisième, sont des indices favorables pour commencer les opérations chirurgicales ; toutefois il faut que ces caractères se soutiennent depuis quelques instants, si l'on veut que les mouvements réflexes participent à l'impuissance commune. La faculté excito-motrice qui préside à ces mouvements réalise les derniers efforts de la vie animale ; son extinction marque les limites vers lesquelles l'action anesthésique doit se maintenir et qu'elle ne saurait outre-passer sans imprudence.

B. *Deuxième période*, ou *période d'éthérisme organique*. Elle correspond à tous les effets de l'éthérisation qui s'exercent sur les fonctions indispensables à la vie, lorsque les fonctions de relation sont annulées et que l'être est réduit à l'existence végétative. Les premiers moments de cette période sont encore compatibles avec le retour à l'état normal ; mais si l'influence des anesthésiques se prolonge ou devient plus profonde, les ressources de l'organisme s'épuisent, il devient graduellement incapable de réagir contre l'influence qui l'opprime, et, si l'on persiste, les vapeurs stupéfiantes franchissent sans retour la sphère de l'action physiologique pour se convertir en agents toxiques dont les effets ne peuvent qu'être funestes. La prolongation de cette période, dont il ne faut jamais faire le dangereux essai sur l'homme, a pu être étudiée dans toutes ses conséquences chez les animaux, et l'on a reconnu que la mort en était la suite inévitable. C'est assez dire que les effets de l'éthérisation cessent d'appartenir au domaine de l'art chirurgical dès que la période d'éthérisme organique s'est dessinée, et qu'il faut suspendre l'administration des anesthésiques aussitôt qu'on reconnaît les signes de l'affaiblissement radical des fonctions de la vie végétative. Nous distinguons aussi trois temps dans la période d'éthérisme organique :

Premier temps. — *Abaissement de la chaleur animale.* Cet effet est préparé par l'anéantissement des fonctions du système nerveux qui est, comme on sait, une source de calorification. Il se complète à mesure que la respiration et la circulation s'affaiblissent. Le refroidissement du corps annonce l'invasion de l'éthérisme organique; et bien qu'il ne constitue pas par lui-même un danger spécial, il doit tenir le praticien en éveil pour modérer ou pour suspendre les inhalations. L'état de la chaleur animale pouvant être apprécié facilement sur toute la surface du corps, doit être constaté comme un signe direct et sensible des conditions par lesquelles passe l'organisme; aussi les changements qui s'y rapportent sont-ils de nature à marquer un temps distinct de la deuxième période.

DEUXIÈME TEMPS. — *Extinction des mouvements respiratoires et de l'hématose.* Le trouble de la respiration et tous les effets qui en dépendent ne tendent pas à se prononcer : l'impuissance de plus en plus profonde des muscles inspirateurs, la torpeur des nerfs pneumo-gastriques, l'obturation des bronches par du suc muqueux, combinent leur influence pour éteindre une des sources de la vie. La transformation du sang veineux en sang artériel, d'abord imparfaite, cesse bientôt de s'opérer. C'est encore un indice, pour le praticien, de suspendre les inhalations anesthésiques, car l'asphyxie ajoute ses effets à ceux que les vapeurs ont déjà produits sur le système nerveux. Ce temps, comme la plupart des autres, offre une grande variabilité dans la promptitude et l'intensité des phénomènes qui le caractérisent. Il est des sujets chez lesquels les symptômes asphyxiques se prononcent très promptement et d'une manière alarmante. Il en est d'autres chez lesquels ils se font attendre très longtemps, de manière à permettre l'exécution d'opérations prolongées et laborieuses. C'est au chirurgien à apprécier ces différences, à s'inspirer de l'état du malade, des circonstances de l'opération, à saisir en un mot les indications momentanées et fugitives qui peuvent surgir dans ce moment, et à conserver pendant l'action ce discernement à la fois sage et rapide qui complète ce qui manque aux règles tracées à l'avance.

TROISIÈME TEMPS. — *Paralysie du cœur.* Toutes les fonctions de la vie sont opprimées ou détruites, et le cœur se contracte encore. Ses mouvements survivent à l'extinction graduelle qui a envahi tous les rouages de l'organisme. Le cœur est réellement l'*ultimum moriens* dans l'agonie éthérique; ses fibres débilitées obéissent encore à leur habitude de contraction rhythmique, même après la dernière inspiration ; mais bientôt les forces organiques, qui semblent s'être réfugiées en lui comme dans le foyer le plus inaccessible de la vie, sont à la fin vaincues. Le cœur cesse de se contracter par débilitation graduelle et sans qu'un suprême effort ait précédé la syncope fatale. Telle est, du moins, la marche ordinaire que suit l'affaiblissement contractile du cœur chez les animaux soumis à l'expérimentation. Les muscles de la vie organique deviennent impuissants à mesure que l'inhalation se prolonge, et le muscle central de la circulation, paralysé comme les autres, finit par n'obéir à aucun stimulant et partage la torpeur commune. A ce degré, la syncope est irremédiable : c'est la mort. Chez l'homme soumis aux opérations de la chirurgie, la syncope peut en outre survenir, pendant l'éthérisation, sous l'influence d'autres causes, telles que l'hémorrhagie, la disposition naturelle de l'opéré. C'est un accident toujours redoutable à cause de l'impuissance où se trouve en ce moment l'organisme de répondre aux excitants ordinaires de la sensibilité.

Nous avons suivi les phénomènes provoqués par les agents anesthésiques, depuis leur origine jusqu'à leur fin, afin de marquer d'une manière plus forte et plus complète les différentes phases de leur évolution progressive. Mais l'éthérisation, transportée dans le champ de l'art chirurgical, n'offre à l'observateur que la première moitié de ce tableau. Dès que la période d'éthérisme organique est atteinte, l'administration des anesthésiques est et doit être suspendue : alors la torpeur éthérique, quelques instants soutenue et stationnaire, se prolonge sans s'aggraver, et pendant une durée compatible avec le retour de toutes les facultés vitales. Ces quelques moments suffisent au chirurgien pour faire beaucoup de besogne. Bientôt l'interdit posé sur les fonctions de relation se lève de lui-même. La vie latente donne les premiers signes de son retour à l'activité extérieure, et si ces manifestations ne sont pas de nouveau comprimées par d'autres inhalations, que des manœuvres prudentes peuvent réitérer au profit de l'opéré, le réveil s'accomplit graduellement ou s'accompagne des incidents et des formes dont nous connaissons déjà la bizarrerie. L'ivresse de retour se substituerait donc au second et au troisième temps de la deuxième période, si l'on voulait examiner la marche régressive du phénomène de l'éthérisation, en la subordonnant encore à des divisions méthodiques.

§ II. Durée. — Terminaisons. — Anatomie pathologique.

A. L'un des caractères les plus tranchés et les plus admirables de l'état provoqué par l'inhalation des agents anesthésiques, c'est *sa courte durée.*

On a fondé sur la rapidité de la production et de la disparition des effets qui s'y rapportent la possibilité de les appliquer à la chirurgie, et ce sont ces mêmes caractères qui établissent la supériorité de la méthode des inhalations sur tous les moyens à l'aide desquels on s'est efforcé d'obtenir une insensibilité temporaire. Les inhalations d'éther demandent de six à huit minutes pour déterminer l'anesthésie chez l'homme. Celles de chloroforme et de benzine produisent le même résultat en deux ou trois minutes. Celles d'éther nitrique et de bisulfure de carbone exercent une action beaucoup plus prompte; les vapeurs de formométhylal et celles d'aldéhyde font obtenir le même résultat dans un délai de cinq minutes environ. Ainsi, quel que soit l'agent dont on fasse usage, un temps très court suffit pour déterminer l'éthérisme animal, et placer le sujet dans des conditions qui lui enlèvent le sentiment de toute douleur. On ne comprend guère, en regard de ce résultat général, comment on a pu sérieusement reprocher à la méthode anesthésique d'entraîner pour les praticiens une perte de temps. Un délai de dix minutes, au maximum, pour amortir la sensibilité et ôter à l'art chirurgical ce qu'il a de cruel pour le réduire à ce qu'il a de salutaire, ne saurait fournir matière à une objection raisonnable. La plupart des grandes opérations exigent ce temps pour les préparations locales et l'hémostasie préventive; le même temps doit être consacré au pansement, et personne n'a songé à récriminer contre la prolongation qui en résulte pour l'ensemble de l'opération. Convenons que la durée de la production de l'anesthésie artificielle doit sembler nulle en présence des beaux résultats qu'elle donne. Au reste, à l'aide du chloroforme, le temps est singulièrement abrégé. Quelquefois une minute suffit pour anesthésier un malade; dans des cas plus heureux encore, quelques inspirations ont été suivies du résultat désiré.

La durée de l'anesthésie confirmée, et non soutenue par de nouvelles inhalations, varie de trois à cinq minutes, quel que soit l'agent qu'on emploie. Ce délai est suffisant pour que, dans toute opération, les temps les plus douloureux puissent être exécutés. Si les inhalations sont continuées après le troisième temps de la première période, on peut faire durer l'anesthésie; mais nous avons fait pressentir le danger de cumuler les effets qui alors ne sont plus seulement anesthésiques, mais toxiques. Mieux vaut, comme nous l'exposerons plus tard avec détail, laisser reprendre à l'économie son énergie affaissée, sauf à la déprimer encore par une nouvelle dose anesthésique. A l'aide des inhalations intermittentes, on peut prolonger très longtemps sans inconvénient la période d'éthérisme animal sans laisser s'accumuler les effets de l'éthérisme organique. La durée de l'insensibilité devient ainsi très longue, à la volonté du chirurgien, et ne compromet pas les jours de l'opéré. On cite des exemples d'éthérisation intermittente soutenue plusieurs heures sans danger pour la vie.

Il est des sujets très impressionnables par les inhalations, et chez lesquels l'anesthésie se prolonge d'une manière inquiétante, alors même qu'on n'a pas dépassé la durée ordinaire de l'administration de l'éther ou du chloroforme. Cet excès d'action s'observe particulièrement lorsqu'on a adopté ce dernier agent. M. Sédillot a cité l'exemple d'un sommeil invincible produit par le chloroforme, et qui s'était prolongé pendant quarante minutes. M. Heyfelder a cité le cas d'une anesthésie obstinée et rebelle pendant trois heures. Ces faits et plusieurs autres sont d'un domaine exceptionnel, mais ils ne sont pas tellement rares que leur souvenir puisse être indifférent au praticien. Celui-ci ne doit jamais perdre de vue qu'eu égard à la durée des phénomènes anesthésiques, il est beaucoup plus maître de la prolonger que de la restreindre, et cette considération doit lui inspirer des précautions et une surveillance active des premiers effets produits par les inhalations.

Le temps nécessaire aux phénomènes anesthésiques confirmés, pour se dissiper, est moindre, en général, que celui qu'il faut pour les provoquer. L'ivresse de retour dure moins que l'ivresse initiale; le réveil brusque est même assez fréquent.

La durée totale de l'éthérisation soutenue jusqu'à la fin de sa deuxième période, c'est-à-dire, pour la transformation de son action physiologique en action toxique, varie suivant les sujets et suivant les agents. Un quart d'heure ou vingt minutes d'inhalation non interrompue de vapeur d'éther peuvent faire périr un chien de moyenne taille; les lapins meurent en dix ou douze minutes; les chevaux ne résistent guère au delà d'une demi-heure; l'homme adulte supporte plus longtemps cette action. M. Chassaignac a cité l'exemple d'un opéré éthérisé pendant trois quarts d'heure sans interruption, et qui n'en éprouva aucun mal. Une pareille tolérance n'a pas lieu pour le chloroforme. Cet agent surprend plus subrepticement l'organisme et le plonge dans un sommeil plus profond et plus insidieux. Les cas de mort subite pendant l'action du chloroforme sont plus fréquents, et ses dangers moins contestables.

B. Les *terminaisons* de l'état anesthésique sont suffisamment expliquées par la plupart des détails qui précèdent. Arrêté à la fin de la première période ou au commencement de la seconde, l'état anesthésique se termine par le retour à l'état normal; longtemps soutenu, il devient incompatible avec la vie et celle-ci s'éteint après un délai variable. Quelles sont les traces matérielles qui correspondent à ce genre de mort?

C. L'*anatomie pathologique* des sujets éthérisés ne saurait révéler des altérations organiques nombreuses, constantes et profondes. Une seule considération est de nature à le faire pressentir. Lorsqu'un individu est éthérisé, il est privé de ses facultés animales; plusieurs de ses fonctions peuvent être complétement suspendues; cependant, malgré ce désordre profond dans le dynamisme, aucune lésion organique durable n'a été produite, puisque après quelques instants l'individu revient à son état normal. Donc aucune altération matérielle appréciable ne correspond à la perte de la sensibilité. On comprend que la perte de la vie elle-même ne doit pas laisser de traces bien radicales. Il en est, à quelques égards, de la mort par l'éthérisation comme de la mort par sidération nerveuse, dont on ne retrouve pas toujours des traces matérielles sur le cadavre.

Toutefois, chez les animaux tués par l'éthérisation et dans les cas malheureux que la pratique chirurgicale a fournis, les recherches anatomico-pathologiques ont fait découvrir quelques changements que nous devons signaler. Nous ne saurions en donner une idée plus exacte qu'en rapportant le résulat détaillé d'une autopsie faite sur un sujet de l'espèce humaine. Voici le compte rendu des lésions constatées sur le corps de Martha Simmons, morte subitement après avoir inhalé du chloroforme pendant deux minutes (1) :

« *Apparence extérieure.* Les lèvres livides, le reste de la figure pâle, une écume sanguinolente sort de la bouche. La surface antérieure du corps et des membres offre une coloration normale ; mais en arrière la peau était profondément livide. La cornée était terne flasque et partagée par une ligne horizontale d'un rouge terne, d'un dixième de pouce de largeur, correspondant à la partie de la cornée que les paupières avaient laissée à découvert. Les membres étaient complétement roides, le ventre distendu par des gaz. Poids probable de 140 à 150 livres ; tempérament sanguin-bilieux.

» *Crâne.* Les téguments ne contenaient que peu de sang. En enlevant la voûte du crâne, il s'écoula des vaisseaux de la dure-mère une quantité de sang plus considérable que de coutume. Les vaisseaux superficiels du cerveau étaient modérément distendus ; deux ou trois onces de sang fluide, entremêlé de bulles d'air, s'écoula de la dure-mère. Le cerveau offrait l'aspect, la couleur et la consistance de l'état normal.

» *Poumons.* Les poumons étaient le siége d'une congestion considérable, sans être trop intense ; ils crépitaient librement dans tous les points ; pas d'extravasation. La muqueuse des bronches était légèrement congestionnée, effet probable d'un récent catarrhe, et très colorée par le sang. La plèvre était fortement injectée sur tous les points ; il y avait six gros de sérosité sanguinolente dans la plèvre droite et deux onces à gauche.

» *Cœur et gros vaisseaux.* Le péricarde contenait six gros de sérosité sanguinolente. Le cœur était flasque et toutes ses cavités entièrement vides ; la surface interne des oreillettes et des ventricules profondément colorée. L'aorte et l'artère pulmonaire, vides ; la veine cave était vide dans sa partie thoracique et contenait une fort petite quantité de sang dans sa portion abdominale, si petite, que pour l'apprécier il a fallu ouvrir le vaisseau. La tunique interne de tous les vaisseaux était rouge.

(1) Voyez le *Rapport de M. Malgaigne sur divers cas de mort attribués au chloroforme et sur les dangers que peut présenter l'inhalation de cet agent*, 1848. (*Bulletin de l'Académie de médecine*, t. XIV, p. 203 et suiv.

» *Abdomen.* On recueillit une once et demie de sérosité sanguinolente dans l'hypochondre gauche. L'estomac et les intestins étaient distendus par des gaz. L'estomac contenait des aliments en partie digérés. Le foie était plus pâle que de coutume par l'absence du sang. Les reins, considérablement engorgés. Nul indice de maladie antérieure dans aucun des viscères de l'abdomen. La vessie et l'utérus, à l'état normal.

» *État du sang.* Le sang fut trouvé partout fluide comme de l'eau; pas le moindre caillot nulle part; examiné au microscope, les globules parurent un peu altérés de forme : il y en avait d'irréguliers, et ils semblaient plus généralement distendus et plus globuleux qu'à l'état normal; il y en avait aussi qui semblaient avoir été rompus et en fragments; leur nombre semblait un peu diminué. La couleur était partout celle du sang veineux noir.

» Le nerf grand sympathique, examiné à son tour, offrit son aspect naturel. »

Ces détails, empruntés à un cas particulier, tout en révélant plusieurs circonstances nécroscopiques dignes d'intérêt, ne font reconnaître aucune lésion qu'on puisse considérer comme caractéristique.

Nous appellerons toutefois l'attention sur la présence de *bulles gazeuses* dans les vaisseaux veineux de la dure-mère. Qu'une lésion semblable a été observée dans le cadavre d'une femme chloroformisée par M. Gorré, et qui mourut aussi subitement pendant l'action du chloroforme. Le sang fut trouvé spumeux, non seulement dans les veines intra-crâniennes, mais dans l'ensemble du système veineux. M. de Confevron a rencontré aussi des bulles gazeuses dans le cœur d'une femme morte dans les mêmes circonstances. Mais ce médecin en attribue la présence aux insufflations pulmonaires qui avaient été tentées pour ranimer l'action respiratoire.

La *rougeur de la muqueuse pulmonaire* mérite aussi d'être remarquée. Si, dans le cas rapporté, on a pu rattacher l'injection sanguine de la muqueuse à un catarrhe récent, l'existence de la même lésion chez un autre sujet, dont l'observation appartient au docteur Meggison, révèle une impression locale particulière exercée par l'agent anesthésique. Comme conséquence de l'irritation directe exercée par le contact immédiat du chloroforme, on observe aussi quelquefois de l'écume sanguinolente et du mucus accumulé dans les bronches. Les traces matérielles de cet engouement existaient sur le cadavre examiné par M. Meggison, et nous avons déjà vu, en parlant de l'influence de l'éther sur la respiration, que cet agent produisait une irritation suivie d'engouement bronchique, appréciable sur le vivant par l'auscultation. La cause matérielle de l'obstruction consiste dans l'accumulation de mucus plus ou moins spumeux dont le poumon n'a pu se débarrasser.

L'existence de l'*emphysème pulmonaire* a été aussi constatée chez des sujets de l'espèce humaine morts pendant l'inhalation anesthésique. Cette lésion, signalée pour la première fois par M. Thiernesse, et par quelques observateurs belges, à l'occasion de l'injection de l'éther dans les veines (1), peut aussi être la conséquence des inhalations anesthésiques. L'emphysème est partiel ou général; on l'a vu tantôt borné à l'un des lobes du poumon, tantôt général, envahissant les deux poumons et accompagné d'infiltration gazeuse jusque dans le tissu cellulaire sous-pleural. Le poumon présente quelquefois les traces de petits foyers sanguins apoplectiques, particulièrement signalés par M. Gosselin, qui les attribue à des ruptures produites pendant de grands efforts respiratoires.

Dans les cas où l'inhalation éthérée ou chloroformique s'est prolongée de manière à exposer les sujets à une asphyxie mortelle, les lésions que présente le cadavre sont celles de ce dernier état. Les organes vasculaires, tels que les poumons, le foie, sont gorgés de sang noir; le sang est fluide et fortement empreint de l'odeur de l'agent inhalé. Au moyen de la distillation on peut extraire l'éther ou le chloroforme.

Signalons, en dernier lieu, quelques lésions accidentelles survenues pendant l'inhalation anesthésique, mais qui, loin d'être sous la dépendance nécessaire des agents inhalés, sont venues compliquer leur action et contribuer fortuitement à la mort. Telles sont entre autres l'écume à la bouche provoquée par une attaque d'épilepsie syncopale pendant l'éthérisation ; la rupture de divers organes vas-

(1) *Comptes rendus de l'Académie royale de médecine de Belgique*, 24 juillet 1847.

culaires ou autres. Il a été fait mention dans les journaux anglais (1) d'une rupture du diaphragme et de l'origine de l'aorte sur un cheval tombé mort subitement, après une ou deux minutes d'inhalation de vapeur d'éther.

§ III. Théorie générale des phénomènes anesthésiques.

Si nous cherchons actuellement à extraire des développements qui précèdent la connaissance de la cause, de l'enchaînement et de la nature des phénomènes anesthésiques, nous sommes en présence d'un nombre considérable de résultats qui témoignent d'une action principalement exercée sur le dynamisme du corps vivant. Cette action dépend-elle d'une propriété distincte exclusivement dévolue à la nouvelle série des agents nommés anesthésiques ? est-elle sans analogue dans la science de la vie ? est-elle au contraire assimilable à une action connue, et ses effets sont-ils réductibles à ceux d'une cause déjà éprouvée, telle, par exemple, que l'ivresse, le narcotisme ou l'asphyxie ? Ces questions demandent un examen préalable, et leur élucidation sommaire est indispensable, sinon pour nous dévoiler la nature intime des phénomènes éthériques, au moins pour les distinguer des états qui en prennent les apparences et pour simplifier leur théorie.

Notons d'abord que si dans leur production, l'anesthésie est ce qui frappe le plus vivement l'observateur et ce qui intéresse le plus l'homme de l'art, ce phénomène est loin de résumer à lui seul l'action des agents dont il dépend. L'anesthésie est un symptôme de l'état nouveau dans lequel est placé l'organisme ; mais ce symptôme n'est ni exclusivement constitutif de l'éthérisme ni exclusivement propre à cet état.

L'anesthésie n'est que la paralysie de la sensibilité perceptive. Or nous avons vu que les autres facultés vitales sont également atteintes, que les fonctions dont l'exercice dépend de l'intégrité de ces facultés, que l'intelligence, que la vie entière, considérée dans l'expression des forces qui la révèlent, éprouvent une impression proportionnée à l'intensité des agents anesthésiques, et qu'en somme, l'éthérisme, dans son évolution, parcourt tous les

(1) Voyez *The Lancet*, 3 avril 1847.

degrés de l'échelle de l'énergie vitale, depuis le trouble léger des fonctions nerveuses jusqu'à la mort.

D'une autre part, l'anesthésie s'observe dans un assez grand nombre de conditions pathologiques du domaine de l'observation ordinaire. Ainsi, on la retrouve dans les lésions organiques des centres nerveux, et dans diverses maladies où la lésion de structure de ces centres ne saurait être démontrée. L'hystérie, l'hypochondrie, certaines formes de l'aliénation mentale, permettent d'observer l'anesthésie sous des aspects comparables à ceux qui se produisent sous l'influence de l'éther ou du chloroforme. En effet, dans ces affections on observe non seulement l'insensibilité générale, mais il peut arriver que la faculté de sentir soit décomposée dans ses modes, comme cela arrive dans l'anesthésie éthérique. On consultera avec intérêt, sous ce rapport, les remarques faites par M. Beau (1) sur la distinction à établir entre l'anesthésie du tact et l'anesthésie de la douleur. Chez divers sujets atteints de ces sortes d'affections nerveuses, on voit en quelque sorte la nature réaliser, par ses modifications spontanées, ce que l'on provoque artificiellement au moyen des inhalations éthérées. Le même résultat se produit plus sensiblement encore dans l'intoxication saturnine. Cette maladie, dont M. Tanquerel des Planches a si bien tracé le tableau, offre précisément, sous une forme durable et chronique, ce que l'éthérisme offre sous une forme fugitive. La paralysie produite par le plomb porte sur la sensibilité générale, comme celle produite par l'éther, et dans les deux cas on peut constater ces variétés relatives à l'intensité et au mode qui semblent, en morcelant la faculté de sentir, isoler la perception du tact de celle de la douleur. Ces considérations suffisent tout au moins pour démontrer que l'anesthésie, envisagée dans l'ensemble des phénomènes éthériques, n'en constitue ni l'essence, ni le trait distinctif, puisque d'une part on retrouve l'insensibilité dans divers états pathologiques, et que de l'autre, si l'on se borne à l'étudier dans l'éthérisme, on ne la voit figurer que comme un symptôme d'un état fort complexe dans ses manifestations. D'où il suit que l'idée de l'éthérisme ne doit pas être cherchée dans une paralysie artificielle et passagère de la sen-

(1) *Recherches cliniques sur l'anesthésie, suivies de Quelques considérations physiologiques sur la sensibilité.* (*Archives générales de médecine*, janvier 1848.)

sibilité, mais dans une modification plus générale par laquelle l'organisme entier se montre influencé.

La cause de cette influence, que l'ensemble de l'être ressent si fortement, réside dans des propriétés spécifiques que possèdent les substances que nous avons décrites. Lorsque l'économie est impressionnée par ces agents, la direction naturelle de ses actes est changée. Tout se passe d'après un mode nouveau qui s'éloigne du type de la vie normale et qui a mérité le nom d'*éthérisme*. Cet état ressemble, sous certains rapports, à l'ivresse, au narcotisme, à l'asphyxie; mais il en diffère sous d'autres, et pour élucider la notion de sa nature, il est utile d'en tracer rapidement le parallèle.

L'*ivresse* est, comme on le sait, un désordre des fonctions nerveuses ordinairement provoqué par l'ingestion des boissons alcooliques, et dans lequel l'intelligence est plus ou moins troublée, la volontée pervertie, la précision des mouvements impossible. Cette perturbation peut aller jusqu'à la perte de la sensibilité et de la conscience. C'en est assez pour qu'on ait été autorisé à assimiler cet état à celui que produit l'éther, et ce n'est point par abus de termes que nous avons nous-même souvent employé l'expression d'ivresse éthérée. En fait, il existe une analogie évidente entre certains degrés de l'éthérisme et l'ivresse telle que la déterminent l'alcool, l'opium, le haschish ou d'autres substances introduites dans l'organisme. Mais de cette seule considération que l'ivresse est un produit commun de substances très différentes par leur composition chimique et par leur action physiologique, il semble résulter qu'on ne saurait lui accorder la valeur d'un caractère fondamental, et inférer de sa production, pendant l'administration de l'éther ou du chloroforme, que l'action entière de ceux-ci se réduit à une ivresse un peu plus profonde. L'analogie n'implique pas l'identité, et les réserves étant faites pour constater une ressemblance, on ne saurait méconnaître des différences importantes qui militent pour faire considérer l'éthérisme comme un état à la fois plus spécifique et plus radical que l'ivresse. Celle-ci n'est qu'un des effets de l'éthérisme, elle ne le constitue pas tout entier. L'alcool ingéré dans l'estomac ou absorbé en vapeurs par la surface pulmonaire ne produit pas ces effets profonds et vraiment revêtus d'un cachet particulier qui appartiennent à l'éther sulfurique et surtout au chloroforme. L'ivresse proprement dite résume si peu le mode d'action de ces agents subtils, que, dans bien des cas, elle ne fait pas partie de la traduction phénoménale de l'éthérisme. Elle est supprimée, et les sujets soumis aux inhalations anesthésiques éprouvent presque d'emblée cette sidération des forces nerveuses que l'alcool est entièrement inapte à produire. La différence entre l'éthérisme et l'ivresse alcoolique n'est donc seulement pas de degré, elle est de nature, et quelque légitime que paraisse le rapprochement établi entre ces deux états, il laissera toujours entre eux une différence mesurée par l'intervalle qui sépare un symptôme de sa cause. L'ivresse est un symptôme commun de la pénétration de l'alcool et des anesthésiques dans l'économie animale; mais l'action intime n'est pas identique : l'alcoolisation n'est pas l'éthérisme.

Au reste, si, restreignant ces deux actions à ce qu'elles ont de commun, on compare l'ivresse éthérée à l'ivresse alcoolique, on reconnaît encore qu'elles ne s'identifient pas sous tous les rapports. La première modifie autrement l'intelligence que la seconde; elle a quelque chose de plus léger, de plus vague, de plus inconnu, ce qu'expriment très bien les individus qui ont éprouvé plusieurs fois les deux espèces d'ivresse. L'une est essentiellement prompte et fugace : quelques minutes suffisent pour opérer tous les changements et permettre le retour à l'état normal; l'autre, plus lente à se produire, est surtout plus lente à se dissiper : plusieurs heures sont ordinairement nécessaires à sa disparition. L'ivresse éthérée altère l'intelligence et la sensibilité avant de paralyser les mouvements ; l'ivresse alcoolique agit sur la faculté locomotrice bien avant d'agir sur la sensibilité. Enfin, lorsque les deux ivresses sont portées assez loin pour engourdir cette dernière faculté, l'anesthésie n'est jamais aussi complète sous l'influence de l'alcool que sous celle de l'éther ou du chloroforme. L'ébriété alcoolique n'anéantit pas absolument la douleur : le sujet soumis à des épreuves donne quelques signes d'une sensibilité obscure, le pouvoir réflexe est tout au moins conservé. Mais sous l'influence des agents anesthésiques, l'incapacité de sentir est absolue, les forces de la vie sont plus profondément altérées, et l'épithète d'*ivre-mort* reçoit dans ce cas une application plus juste et plus significative.

Le *narcotisme* est encore un de ces états que l'on peut rapprocher de l'éthérisation, sans qu'il y ait lieu de les confondre, comme l'ont fait M. Moreau de Tours (1) et, à son exemple, quelques médecins. Le trait caractéristique du narcotisme consiste en un sommeil artificiel accompagné ou non d'hallucinations. C'est par la production de ce sommeil que le narcotisme ressemble surtout à l'éthérisme. Dans les deux cas, l'assoupissement est lourd et coïncide avec la perte plus ou moins profonde de la conscience et de la sensibilité. Mais si l'on prend en considération les phénomènes qui le précèdent et le suivent, sa durée, et même ses caractères propres, on reconnaît des différences tellement tranchées, qu'il devient impossible d'assimiler les effets des éthers à ceux des narcotiques. On remarquera d'abord que tous les narcotiques sont loin de déterminer des effets identiques : l'opium et les principes qu'on en extrait, tels que la morphine, la narcotine, agissent autrement que les solanées vireuses; l'acide cyanhydrique, les cyanures, le cacodyle et diverses substances classées parmi les narcotiques, ont une manière propre d'agir; en sorte que le narcotisme, comme l'ivresse, n'est qu'un mode commun de l'action de plusieurs substances, et ne révèle pas une propriété distinctive et essentiellement caractéristique. Les éthers, le chloroforme, etc., peuvent donc produire le narcotisme, sans que cet état de l'économie résume le mode fondamental de leur action.

Pour nous borner à la comparaison des effets de l'opium, qui est le type des narcotiques, avec ceux des agents anesthésiques, nous constaterons des différences suffisantes pour estimer le degré de rapprochement qu'il est permis d'établir à ce sujet. L'opium, en affectant le système nerveux, produit non seulement des troubles particuliers de la vision et des tintements d'oreilles, mais une céphalalgie pénible étrangère aux effets primitifs de l'éther. Les pupilles sont toujours resserrées sous l'influence de l'opium, comme l'ont justement remarqué MM. Bally et Orfila, et après eux M. Trousseau; le sommeil n'a pas cette profondeur et cette continuité que l'on remarque pendant l'éthérisme. Un individu narcotisé paraît fortement assoupi, mais souvent il se réveille pour se rendormir quelques instants après, et ce sommeil entrecoupé est presque toujours accompagné de rêves fatigants. Il faut que l'ac-

(1) *Gazette des hôpitaux* et *Union médicale*, 1847.

tion soit des plus énergiques, et dans ce cas la vie est en danger, pour que le coma rende le malade absolument insensible aux excitations externes. Alors même on observe souvent de petits mouvements convulsifs, qui s'accroissent si l'on stimule fortement les organes sensibles, en sorte que les mouvements réflexes ne sont jamais éteints. L'opium semble avoir au contraire pour effet de favoriser ces mouvements que l'éther peut, ainsi que nous l'avons vu, abolir d'une manière complète. Si l'on ajoute à l'énoncé de ces différences, que l'opium produit des congestions cérébrales, de la fièvre, de la rougeur à la peau, précisément au moment où le sommeil et l'anesthésie semblent avoir le plus d'intensité, on reconnaîtra que l'éther et le chloroforme, en déterminant au contraire la faiblesse du pouls et la pâleur de la face, agissent d'une manière essentiellement différente. Qu'on fasse, en dernier lieu, la part des effets fugaces des anesthésiques et des effets soutenus de l'opium, et l'on appréciera l'immense distance qui sépare le narcotisme de l'éthérisme.

Serait-on plus fondé à admettre que l'insensibilité et l'ensemble des phénomènes qui l'accompagnent sont produits par l'*asphyxie*, et que l'éthérisme n'est autre chose qu'une asphyxie particulière? Cette opinion a trouvé de nombreux partisans dès l'origine des études expérimentales relatives à l'éther, et, depuis cette époque, de nouvelles adhésions ont été données à cette manière d'interpréter les phénomènes éthériques. Nous ne contesterons pas que pendant l'évolution de ces derniers, l'asphyxie ne puisse se manifester, soit d'une manière partielle, soit complétement. Dès le début, elle peut tenir à un spasme de la glotte directement provoqué par les vapeurs inhalées; plus tard, elle peut être la conséquence de l'insuffisance de la partie respirable de l'air remplacé par une vapeur impropre à favoriser l'hématose; elle peut dépendre encore de la paralysie directe des nerfs pneumo-gastriques, dont l'influence s'exerce sur la sensibilité et la contractilité des bronches; en dernier lieu, l'asphyxie peut se manifester comme phénomène ultime de la torpeur du système nerveux. Dans tous ces cas, il y a réellement suspension ou gêne menaçante de l'acte respiratoire. Le sang extrait des vaisseaux revêt une couleur brune foncée; sa coagulabilité est affaiblie, et il n'est que trop évident que dans de pareilles conditions il perd son aptitude à impressionner convenablement l'organisme, et contribue ainsi à accroître la torpeur dont l'existence préalable a déjà préparé son développement. On voit, dans ce cas, cet enchaînement de causes et d'effets qui se dominent et se subalternisent tour à tour, en s'aggravant de plus en plus. Mais de quelque poids que MM. Amussat (1), Preisser, Pillore et Melays (2) de Rouen, Hossard (3) d'Angers, aient cherché à affermir leurs arguments en ajoutant l'expérimentation sur les animaux et des recherches chimiques aux observations faites sur l'homme, ils n'ont pu donner le change sur la nature des phénomènes éthériques, en les réduisant à ceux de l'asphyxie. Si le sommeil, l'insensibilité, l'anéantissement des forces nerveuses, et toutes les autres perturbations fonctionnelles tenaient exclusivement à la suspension de l'hématose, tous les gaz irrespirables jouiraient des propriétés des vapeurs anesthésiques, et l'on ne constaterait d'autre avantage à ces dernières que d'être d'une absorption et d'une élimination plus promptes. Mais les essais auxquels on s'est si souvent livré pendant le règne de la thérapeutique pneumatique, les résultats énoncés au sujet de l'action de divers gaz par Allen, J. Davy, Pepys (4) et d'autres expérimentateurs, les effets connus des gaz irrespirables qui produisent réellement l'asphyxie, tels que l'acide carbonique, l'azote pur, ont-ils rien fait connaître qui soit sérieusement comparable aux phénomènes éthériques? L'effet du gaz exhilarant approche-t-il de l'ivresse éthérée? La somnolence que procure l'hydrogène peut-elle être assimilée au sommeil anesthésique? Enfin, la céphalalgie, les congestions viscérales, le sommeil apoplectique, le trouble de l'hématose qui succèdent à l'inhalation de l'acide carbonique, et qui constituent véritablement l'asphyxie, ressemblent-ils à l'éthérisme? Si ce sont là deux asphyxies, il faut convenir que la distinction des espèces est tellement profonde, qu'elle autorise une séparation complète.

Au reste, l'opinion de M. Amussat, loin d'être confirmée par tous les expérimentateurs qui se sont occupés de ce sujet, a été combattue par plusieurs d'entre eux, notamment par MM. Girardin

(1) *Loc. cit.*

(2) *Comptes rendus de l'Académie des sciences*, 22 mars 1847.

(3) *Ibid.*

(4) Burdach (*Traité de Physiologie*, Paris, 1837, t. VII, p. 377).

et Verrier, de Rouen, et par M. Gruby (1), qui s'accordent à considérer l'asphyxie comme un état surajouté aux phénomènes anesthésiques, mais non comme la cause de ces derniers. Pour quiconque veut observer sans prévention un sujet éthérisé, il devient évident que plus les effets des vapeurs anesthésiques sont francs et complets, moins ils ressemblent à ceux de l'asphyxie. Quand l'inhalation s'est faite avec les précautions voulues, la respiration est libre, le sang n'est pas noir, aucune congestion veineuse n'a lieu vers la tête, et cependant le sommeil est radical, l'insensibilité complète, et le sommeil est exempt des suites ordinaires de l'asphyxie, c'est-à-dire la pesanteur de tête, la paresse générale du corps, etc. Reconnaissons donc que l'asphyxie n'est qu'une complication de l'éthérisme, ou un résultat final, si les inhalations sont trop prolongées; que c'est commettre une grave erreur que de confondre un phénomène contingent ou surajouté avec le phénomène essentiel; que l'éthérisme se distingue par son innocuité, l'asphyxie par ses dangers; qu'il est aussi contraire à l'observation qu'à la logique d'attribuer à une même cause des effets essentiellement différents, et qu'en définitive l'éthérisme n'est ni l'asphyxie, ni un de ses degrés, ni une de ses variétés.

Qu'est-ce donc que l'éthérisme? Les développements qui précèdent ayant dégagé le sujet de certaines obscurités, nous pouvons demander à la théorie ses interprétations spéciales, non pour nous conduire à la détermination du mode intime de l'action des agents anesthésiques (cette recherche est vaine, et le *quare opium facit dormire* n'a pas encore reçu de réponse), mais pour essayer dans les limites de l'observation et de la déduction logique une détermination des rapports de la cause avec ses effets.

Hâtons-nous de dire qu'indépendamment des idées théoriques d'après lesquelles l'éthérisme a été successivement assimilé à l'ivresse, au narcotisme et à l'asphyxie, on a livré à la science d'autres interprétations dont elle ne saurait être plus satisfaite. MM. Pappenheim et Good ont voulu montrer la molécule éthérée attaquant corps à corps la molécule nerveuse et annihilant ainsi l'action du système

(1) Voyez le résumé de leurs recherches dans un excellent article sur le *chloroforme* par M. Brochin. (*Revue scientifique et industrielle* de M. Quesneville, 1848.)

cérébro-spinal. D'autres, au lieu d'invoquer une action chimique, ont cru pouvoir expliquer l'éthérisation par une action physique et mécanique des vapeurs absorbées. M. Black (1) s'est demandé si la vapeur d'éther, par sa tension dans le courant sanguin, ne comprimerait pas les centres nerveux, et si cette compression ne suffirait pas tout simplement pour rendre compte des effets observés. M. Pirogoff s'est posé la même question, et M. Lach aurait adopté volontiers cette théorie, si le manque de bouffissure au visage et le défaut d'augmentation du volume du corps ne lui eussent prouvé que la vapeur d'éther, malgré sa tension, est insuffisante pour comprimer les tissus avec lesquels elle est en rapport.

M. le professeur Coze (2), de Strasbourg, a voulu donner un caractère plus démonstratif aux raisons émises par les partisans de la théorie physique de l'éthérisation. Il s'est adressé à l'expérimentation directe. Il a trépané des animaux afin de supprimer dans un point la surface résistante sur laquelle s'opère la compression du cerveau distendu par la vapeur apportée par ses artères, et il a vu cet organe former hernie lorsque l'éthérisation était produite, et rentrer lorsqu'on la suspendait. Si la voûte crânienne était enlevée en totalité, afin de ne pas gêner le cerveau dans son épanouissement, les effets anesthésiques étaient affaiblis ou ne se produisaient pas.

Sans méconnaître les résultats remarquables de ces dernières expériences, nous ne pouvons les élever à la hauteur de preuves en faveur de l'action mécanique des agents anesthésiques. Cette théorie, par trop antivitaliste, tendrait à proportionner l'activité de ces agents à leur volatilité, et conséquemment au degré de tension de leur vapeur introduite dans le sang. Mais, à ce titre, l'éther chlorhydrique devrait avoir le maximum de puissance, et le chloroforme devrait être un des moins énergiques, ce qui est contraire à l'observation.

L'action de l'éther, du chloroforme et des divers anesthésiques est une action primitivement dynamique. Elle impressionne les forces propres de la vie, comme une sensation impressionne l'âme,

(1) *London medical Gazette*, 26 mars 1847.

(2) *Nouvelles expériences sur le mécanisme physiologique de l'éthersation.* (*Gazette médicale de Paris*, t. XVI, p. 993.)

et c'est à l'altération de ces forces et du principe qui les résume qu'il faut tout rapporter. Cette impression est spécifique, c'est-à-dire qu'elle n'est réductible en aucune autre, et elle se révèle par des caractères propres dans lesquels on découvre une association jusqu'ici inconnue dans les effets des substances médicamenteuses, c'est-à-dire le maximum d'intensité et le minimum de durée. Rien ne prouve mieux la nature dynamique de l'éthérisme que cette annulation subite et complète de l'intelligence, de la sensibilité et de la plupart des manifestations vitales, que cette fugacité d'action qui écarte nécessairement toute idée d'altération matérielle en harmonie avec la gravité des effets. Une lésion organique demande un certain temps pour se produire et s'effacer, mais dans l'éthérisation la rapide disparition du désordre des fonctions est hors de toute proportion avec la gravité des perturbations observées. Si la mort survient, la cause matérielle échappe à l'observateur. Quelle conclusion importante, en effet, peut-on tirer des altérations signalées dans les autopsies? elles ne sont ni constantes, ni assez profondes pour expliquer la mort, et celles qui se rencontrent le plus souvent appartiennent à l'asphyxie, qui n'est, ainsi que nous l'avons prouvé, qu'un accident de l'éthérisme.

L'éther, le chloroforme et tous les agents anesthésiques possèdent donc une manière propre d'agir sur le corps vivant. Cette manière participe de l'énergie du médicament et de la subtilité du poison. Le mot *éthérisme* doit devenir synonyme d'une intoxication particulière, hostile à la vie quand le développement de ses effets est complet, mais qui offre un secours inappréciable à la pratique de l'art quand ses effets sont contenus dans les limites convenables. A ce degré, où l'éthérisation entre si heureusement dans le domaine de la thérapeutique, l'affection spécifique du corps vivant se traduit par la suspension temporaire de la plupart des facultés animales, notamment par la perte de l'intelligence, de la sensibilité et de la volonté, et par l'affaiblissement des actes fonctionnels de la vie végétative. Pendant cette courte atteinte portée à l'être éthérisé, les forces de la vie sont opprimées et réduites à une existence virtuelle ; mais bientôt leur empire renaît, et rien dans l'organisme ne rappelle cette éclipse passagère des puissances qui l'animent.

CHAPITRE XII.

DES VARIÉTÉS PHYSIOLOGIQUES DE L'ÉTHÉRISME. DE L'INFLUENCE DES AGES, DU SEXE, DES TEMPÉRAMENTS, ETC.

Le caractère dynamique de l'éthérisme le subordonne nécessairement aux modifications et aux contingences d'effets que l'on observe dans les divers actes de l'économie vivante. Comme tous les phénomènes, toutes les fonctions, toutes les affections de l'être vivant, l'éthérisme reçoit une influence de la part des conditions physiologiques que présente cet être. L'âge et le sexe, le tempérament et l'idiosyncrasie, l'habitude et diverses conditions particulières rendent les effets de l'éther prompts ou lents, intenses ou superficiels, quelquefois nuls, et leur impriment des changements conformes à l'impressionnabilité des sujets. La connaissance de ces variétés de l'éthérisme est d'une grande importance, parce qu'elle réagit sur les applications qu'on peut en faire à la pratique, et que la considération de l'état physiologique des individus qui doivent subir des opérations fait partie des indications et des contre-indications de l'anesthésie préventive.

§ Ier. Influence de l'âge.

Les détails dans lesquels nous sommes entré sur les effets généraux et particuliers de l'éthérisation, se rapportent naturellement à l'âge adulte. C'est cette période de la vie qui sert de type pour l'étude de la plupart des faits relatifs à l'économie animale. En ce qui concerne l'action des agents anesthésiques, on peut la considérer comme favorable à la plénitude et à la régularité du développement des phénomènes anesthésiques, et comme offrant, au plus haut degré, la somme de résistance vitale nécessaire pour supporter les effets de l'éthérisme. Cette proposition ne doit, au reste, conserver que la valeur d'un fait général, car l'innocuité n'est pas plus invariablement attachée à l'âge adulte que le danger n'est inhérent à l'enfance et à la vieillesse.

Les enfants soumis à l'éthérisation sont promptement dominés par la puissance de l'agent dont on fait usage. Ce sont eux surtout qui ont offert des exemples de sommeil presque immédiat. Quelques inspirations de vapeur d'éther peuvent les rendre insensibles. L'effet est encore plus prompt avec le chloroforme, et cette rapidité d'action est elle-même en rapport avec l'âge des jeunes sujets. On s'explique cette impressionnabilité, soit par la disposition naturelle que présente l'âge primitif de la vie à ressentir toutes les influences auxquelles il est soumis; soit par l'énergie et la profondeur des premières inspirations faites par l'enfant qui, dans l'ignorance de ce qu'on fait, n'appréhende pas l'épreuve ; soit, enfin, par la perméabilité des tissus, qui rend l'absorption extrêmement facile. Quoi qu'il en soit, le jeune sujet éthérisé ne tarde pas à pâlir et à présenter tous les phénomènes du sommeil anesthésique. En raison des motifs que nous venons d'énoncer, la période d'excitation est fréquemment supprimée chez les enfants ; on ne l'observe guère que lorsque les vapeurs sont mal administrées ou chez ceux qui, parvenus à la seconde enfance, sont dominés par la crainte et se débattent contre le chirurgien. Le sommeil anesthésique offre ordinairement beaucoup de profondeur et de durée, et le terme de la première période est facile à atteindre, c'est-à-dire qu'on parvient promptement à dominer les mouvements volontaires ou réflexes. J'ai remarqué, chez presque tous les enfants que j'ai éthérisés, un relâchement musculaire plus prompt et plus complet que chez les adultes. L'extrême impressionnabilité par l'éther est également cause que, chez les enfants, le premier temps de la deuxième période, c'est-à-dire l'abaissement de la chaleur animale, est quelquefois très caractérisé. Ce phénomène tient sans doute aux conditions générales qu'on observe dans le jeune âge par rapport à la calorification. On sait, en effet, qu'à cette époque de la vie, la température du corps s'abaisse plus facilement sous l'influence des agents extérieurs.

Ces remarques doivent rendre le praticien circonspect dans l'emploi de l'éthérisation chez les enfants. Trop prolongée, cette action pourrait devenir funeste. Dans les essais que j'ai tentés comparativement sur des animaux de la même espèce, jeunes et adultes, j'ai vu les premiers succomber plus promptement sous l'influence des vapeurs anesthésiques.

Toutefois cette activité, dont il est facile de prévenir l'excès par une direction rationnelle des inhalations, n'a pas dû priver les enfants du bienfait de l'anesthésie préventive. Les enfants à la mamelle, les nouveaux-nés eux-mêmes peuvent supporter impunément l'effet des vapeurs éthérées, ainsi que le prouvent diverses observations. Ce résultat expérimental fut même assez promptement introduit dans la pratique. Quelques mois s'étaient à peine écoulés depuis l'annonce des merveilleuses propriétés de l'éther, que M. Nordmann (1) faisait savoir qu'il avait éthérisé avec un succès complet un enfant de huit mois pour lui enlever une tumeur érectile de la joue. En Allemagne, M. Heyfelder avait mis en usage le même moyen pour faciliter l'opération du bec-de-lièvre sur un enfant de dix mois que l'on avait déjà tenté vainement d'opérer sans ce moyen. J'ai pratiqué avec succès la même opération sur un enfant de six mois, après l'avoir éthérisé au moyen d'un mouchoir imprégné du liquide anesthésique et placé devant la bouche. On comprend, pour le dire en passant, combien ce moyen peut contribuer à l'adoption de la règle posée par M. Paul Dubois, d'opérer toujours le bec-de-lièvre chez les jeunes enfants, au lieu d'attendre au delà de la quatrième année, comme on avait coutume de le faire (2). Le même moyen pourrait être appliqué avec avantage à l'opération de la cataracte congéniale, pour faciliter l'immobilité des yeux, si difficile à obtenir dans le jeune âge.

L'éther a été utilisé pour des opérations plus graves pratiquées chez des enfants. On connaît les avantages qu'en ont retirés MM. Guersant et Jules Roux pour l'opération de la taille. Depuis, on l'a mis en usage pour d'autres grandes opérations avec non moins de succès.

Le chloroforme a été également employé par divers chirurgiens dans la médecine opératoire des enfants. M. P. Guersant (3), qui en a fait un usage heureux et fréquent, va même jusqu'à dire que si le chloroforme pouvait être repoussé de la chirurgie des adultes, il faudrait le conserver pour celle des enfants. Ce chirurgien, ainsi que M. A. Forget, le recommande surtout pour la taille et pour

(1) *Westminster medical Society.*

(2) *Bulletin de l'Académie de médecine,* Paris, 1845, t. X, p. 766.

(3) *Union médicale*, p. 450, 1849, *De l'emploi des agents anesthésiques chez les enfants*, etc.

les opérations dont l'exécution est contrariée par l'indocilité des enfants, telles que celles qui se pratiquent sur les yeux. On a même pensé qu'on pouvait réitérer son administration avec avantage pour les opérations en plusieurs temps. Ainsi, notre collègue M. Serre s'est beaucoup loué du secours de cet agent pour la lithotritie chez les enfants en bas âge (1). Nous croyons toutefois que, pour cette période de la vie en particulier, l'éther peut remplir tous les désirs du chirurgien; l'impressionnabilité du jeune âge commande une plus grande réserve, et puisque les vapeurs d'éther suffisent pour amener rapidement le sommeil anesthésique, ce dernier agent doit être préféré. Le chloroforme pèche par excès d'action.

L'anesthésie préventive est également supportée par l'âge avancé, même par l'extrême vieillesse. Au commencement de 1847, MM. Roux et Giraldès ont fait connaître chacun un exemple de succès pour l'opération de la taille pratiquée chez des individus qui avaient au delà de quatre-vingts ans. Les exemples se sont multipliés depuis cette époque, et j'ai eu moi-même l'occasion d'enlever pendant l'éthérisation deux loupes volumineuses de la tête, sur une dame âgée de soixante-quinze ans. Ces faits tendent à prouver la possibilité d'une tolérance complète des effets de l'éthérisme malgré le nombre des années. Faut-il en conclure que l'influence sénile est nulle sur l'action de l'éther et celle du chloroforme? Je ne le pense pas. D'abord l'éthérisme paraît plus lent qu'à tout autre âge, et l'ensemble de son action est plus grave, plus accablant. Sur un vieillard de soixante-dix ans admis à l'Hôtel-Dieu de Paris en novembre 1848, et à qui M. Roux pratiqua, en ma présence, l'extraction d'un calcul volumineux par la taille bilatérale, j'observai une prostration et un facies insolite pendant l'inhalation du chloroforme; le refroidissement fut extrême, et après l'opération il survint un tremblement général si intense, qu'il pouvait inspirer de légitimes craintes sur le sort du malade. Il arrive fréquemment que, chez les vieillards, la période d'excitation se révèle par des congestions encéphaliques tellement prononcées qu'il y a lieu de redouter l'apoplexie. Cette crainte me força de suspendre l'éthérisation sur un vieillard à qui je faisais l'amputation de la verge pour un cancer de

(1) Voir la Thèse de M. Mitre, *Sur la lithotritie et l'emploi du chloroforme chez les enfants, dans cette opération*. Montpellier, 1848.

cet organe. La constitution sanguine de ce malade ne contribua pas peu à ma détermination, et le même motif me fit refuser obstinément l'éthérisation à un autre vieillard que je débarrassai d'un cancer de la lèvre inférieure. Si l'on prend en considération la fréquence des altérations des vaisseaux du cerveau à cette période de la vie, les précautions que nous venons d'énoncer paraîtront suffisamment justifiées. Au reste, l'influence aggravante dont nous parlons ne nous paraît pas également à redouter dans toutes les périodes de la vieillesse. Si nous avons remarqué la prédominance et les effets de l'excitation de soixante à soixante-dix ans, au delà de cet âge nous avons constaté, au contraire, un excès d'affaissement.

§ II. Influence du sexe.

Cette action a pu être appréciée sur une grande échelle depuis que l'on a appliqué l'anesthésie artificielle à la pratique des accouchements. Mais abstraction faite du parti qu'on a pu tirer des exemples de ce genre sur lesquels nous reviendrons plus tard, en raison de leur importance et de leur spécialité, l'exercice ordinaire de la chirurgie avait déjà permis d'étudier ce sujet et de rechercher si quelque circonstance particulière caractérisait l'éthérisation chez les femmes. Les premiers essais, ayant fortuitement déterminé des songes lascifs chez une jeune fille, frappèrent certains expérimentateurs jusqu'au point de fausser leur opinion et de leur faire proscrire l'éthérisation par scrupule de morale. S'il est vrai que chez quelques femmes éthérisées des rêves érotiques aient fait une indiscrète explosion, il ne l'est pas moins que ces cas sont très rares, et ce n'est pas par ce caractère que l'influence de la sexualité sur les effets de l'éthérisation se manifeste avec prédominance. Chez la femme, les phénomènes éthériques s'expriment tantôt par une exaltation nerveuse plus grande que chez l'homme, tantôt par un affaissement plus prononcé.

La nature nerveuse et impressionnable de la femme rend compte jusqu'à un certain point des phénomènes d'excitation qui se remarquent assez fréquemment au début des inhalations anesthésiques. La première période se traduit chez elle par une exaltation à prédominance nerveuse, comme chez l'homme par une exaltation à prédominance sanguine. Tandis que chez ce dernier on observe les signes d'une turgescence vasculaire, on observe chez la femme prédisposée des phénomènes spasmodiques ou convulsifs qui rappellent certains états pathologiques particuliers au sexe féminin : des attaques d'hystérie éclatent en effet quelquefois à l'occasion des inhalations éthérées. Mais ce phénomène n'est ni aussi fréquent ni aussi grave qu'on l'a dit : il cède effectivement à la continuation des inhalations ; et d'ailleurs, loin de représenter un effet naturel de l'éther, il constitue un accident qui se lie plutôt à une diathèse morbide qu'à l'influence physiologique de la sexualité. Les femmes d'une bonne constitution sont éthérisées comme les hommes, sans qu'il en résulte des différences bien tranchées, lorsque, d'ailleurs, les conditions sont régulières.

La menstruation, la grossesse, l'accouchement, la lactation exercent-elles une influence sur les effets de l'éther? Les rapports réciproques de l'anesthésie artificielle et de la menstruation ont été peu étudiés. En général, nous sommes dans l'habitude, lorsqu'une femme doit être éthérisée, d'éviter la période menstruelle, tant en raison du trouble que l'éthérisation pourrait apporter à sa continuité qu'à cause de l'opération elle-même, qui est contre-indiquée par cet état. Rien ne prouve que l'éthérisme amène une perturbation manifeste dans la grossesse, lorsque les inhalations sont faites selon les règles convenables. Il y a lieu toutefois de penser que l'impressionnabilité nerveuse de la femme doit être un peu plus prononcée que dans les conditions ordinaires. L'avortement n'est nullement provoqué par ces agents ; et l'éthérisation, qui étend son action jusque sur le fœtus, comme l'ont prouvé les recherches de M. Amussat, ne lui devient pas plus funeste qu'à la mère. Quant à l'accouchement, on sait qu'il s'accomplit sans que les dangers en soient notablement augmentés, et que les anesthésiques réussissent aussi bien à annuler la douleur physiologique inhérente à cette fonction, que la douleur non naturelle déterminée par les opérations chirurgicales. Enfin, pour ce qui concerne la lactation, c'est une fonction trop compatible avec la santé pour modifier sensiblement le caractère des phénomènes éthériques. Cette fonction subirait plutôt une influence qu'elle ne serait apte à l'exercer.

Toutefois, si les états spéciaux que nous venons de mentionner n'aggravent pas nécessairement les effets de l'éthérisme sur la femme, la nature physiologique dévolue au sexe féminin ne laisse pas que de se dévoiler à l'occasion des phénomènes éthériques. La constitution de la femme se rapproche, comme on le sait, de celle des enfants; et cette similitude entraîne des aptitudes analogues par rapport à l'effet des agents anesthésiques. En général, l'éthérisation est plus prompte et plus profonde chez la femme que chez l'homme, et, comme nous l'avons exprimé plus haut, elle entraîne un affaissement plus prononcé; de même que de plus faibles doses médicamenteuses conviennent à la femme pour la production des effets observés chez l'homme, de même une moindre action éthérique suffit pour obtenir l'anesthésie. Cette susceptibilité plus marquée de la femme existe surtout à l'égard du chloroforme. Cet agent surprend et déprime la vie avec plus de puissance chez elle que chez l'homme. C'est un fait qu'il ne faut pas perdre de vue dans la pratique, et qui serait de nature à faire proscrire l'administration abrupte de doses élevées. On a du moins remarqué, et nous le confirmerons par des relevés ultérieurs, que dans le nombre de morts subites observées pendant l'administration du chloroforme, les cas foudroyants étaient surtout fournis par des femmes. Quoique la statistique de ces faits soit heureusement très bornée et peut-être insuffisante pour une conclusion définitive, ce résultat n'en est pas moins digne d'une sérieuse attention; ajouté aux considérations qui précèdent, il tend à prouver que l'influence physiologique du sexe féminin donne à l'éthérisation une puissance relative qui ne doit pas être perdue de vue dans la pratique.

§ III. Influence du tempérament, de la constitution, de l'idiosyncrasie.

Les *tempéraments*, ou les modes qui sont particuliers à chaque organisme, se révèlent dans la production des phénomènes éthériques avec le degré d'influence qu'ils tirent de leur prédominances. Insuffisants pour en enrayer le développement, et pour changer leurs caractères essentiels, ils sont cependant assez marqués pour nuancer leur expression, modifier leur durée ou favoriser le développement de certains accidents. Un tempérament sanguin très prononcé dispose à l'excitation initiale marquée par le développement du pouls, la rougeur de la face et des yeux, le délire gai, les rêves plus ou moins exaltés. Le tempérament nerveux contribue à la production des phénomènes de cette nature : c'est surtout chez les sujets ainsi constitués qu'on observe des spasmes partiels ou généraux, des états convulsifs d'une durée et d'une intensité variables, le trismus et des bizarreries relatives à l'anesthésie, à l'état de l'intelligence ou aux suites de l'éthérisme. Le tempérament bilieux, bien que plus éloigné par son genre d'action de la sphère des phénomènes éthériques, n'est cependant pas étranger à la production de certaines contingences. Nous avons remarqué, pour notre part, que les sujets doués de ce tempérament étaient plus exposés aux rêves sombres et au délire furieux ; d'autres sont pris de vomissements. Deux fois nous avons observé l'ictère à la suite d'opérations pratiquées, sous l'influence de l'éthérisme, chez des sujets doués de ce tempérament. Enfin, le tempérament lymphatique vient à son tour jeter son reflet sur les phénomènes éthériques. C'est particulièrement chez les individus ainsi disposés qu'on voit l'absence ou l'affaiblissement de la période d'excitation, la longueur du collapsus, l'extrême pâleur de la peau, la petitesse du pouls et la respiration stertoreuse. Chez eux aussi, on voit se prolonger les phénomènes de concentration consécutifs aux opérations chirurgicales.

La *constitution* des sujets éthérisés produit, sur l'ensemble et sur les suites des phénomènes anesthésiques, des résultats comparables à ceux qui dépendent du tempérament. La constitution n'est, après tout, que le substratum du tempérament ; elle est, dans l'ordre physique ou matériel, ce que le tempérament est dans l'ordre physiologique ou vital. En conséquence, l'état organique de l'agrégat vivant disposera pour sa part à telles formes, à telles conséquences de l'éthérisme : une constitution riche et saine assure aux agents anesthésiques la plénitude de leurs effets et en écarte tous les dangers ; une constitution chétive, délabrée, appauvrie par des excès ou des maladies antérieures, accroît au contraire la puissance des agents anesthésiques, et expose le chirurgien à dépasser le but, s'il ne prend en légitime considération l'affaiblissement de la résistance vitale chez les individus ainsi constitués. L'état moral des sujets n'est pas non plus sans influence sur les phénomènes de l'éthérisme ; la confiance ou la terreur impriment au système nerveux une énergie ou une débilitation préalables qui se reflètent sur la production de l'anesthésie.

Enfin, l'*idiosyncrasie* des individus, cet état essentiellement propre et personnel qui fait partie de la caractéristique de chaque être vivant, ajoute son dernier trait d'influence aux effets de l'éthérisation, et lui donne un aspect qui échappe à la description, mais qui explique la spécialité d'impressions ainsi que le genre de réceptivité et de réaction observées dans chaque épreuve de ce genre. Pour achever le tableau de ces influences que l'état de vie particulier à chaque individu exerce sur les phénomènes que suscitent les inhalations anesthésiques, il suffira de dire qu'il n'y a jamais identité dans leur expression extérieure, ou dans le mode intime d'après lequel l'homme les subit. Aux sources de modifications dépendantes de l'agent qu'on a choisi, de la durée de son administration, de l'intensité de ses effets, il faut joindre toutes les conditions relatives au sujet lui-même, et l'on comprendra comment leur combinaison peut réaliser cette infinie variété d'effets ou d'impressions qui diversifient le fonds commun des phénomènes éthériques, et qui font du sommeil lui-même un état mobile et changeant. Un de nos plus ingénieux poëtes (1), témoin des effets si étranges de

(1) Voici comment s'exprime M. Barthélemy, dans le cinquième chant de son *Zodiaque poétique* (1847), où la découverte de Jackson est célébrée :

..... De l'enchanteur Volta c'est l'inverse prodige :
L'un, dans un froid cadavre où l'aimant se dirige.
D'une vie apparente excite le ressort ;
L'autre donne à la vie une apparente mort.
Se peut-il donc ? On dit qu'un moment aspirée,
Une vapeur subtile, une essence éthérée
Au système nerveux impose la torpeur
Et d'un double néant donne l'aspect trompeur ;
Qu'en ce moment le corps, sans qu'un muscle se plisse,
Subit à son insu l'instrument du supplice ;
Que l'hôtel-Dieu n'est plus l'arène du martyr ;
Que de ses corridors on n'entend plus sortir
Ces hurlements aigus qui nous traversaient l'âme
Et montaient du parvis aux tours de Notre-Dame.
Quel abîme ! qui peut d'un œil intelligent
Saisir dans son travail l'énigmatique agent ?
On dirait qu'en domptant la matière assoupie
Il aime à déjouer le calcul qui l'épie ;
D'une marche uniforme il dédaigne l'ennui ;
Ce qu'il a fait la veille il le change aujourd'hui.

l'éthérisation, a traduit avec autant de bonheur dans les expressions que d'exactitude dans les détails le spectacle de ces mystérieuses modifications.

Y a-t-il des individus réfractaires à l'éthérisation? Le maximum de la puissance vitale de l'individu consisterait véritablement dans l'annulation spontanée et autonomique des effets de l'éther ou du chloroforme. Il est des individus qui résistent aux effets de l'opium, d'autres qui supportent sans rien ressentir des médicaments ordinairement très actifs; faut-il en conclure que l'indépendance de l'organisme, par rapport aux agents extérieurs, puisse s'élever jusqu'à une résistance complète à des modificateurs aussi puissants que l'éther ou le chloroforme? Plusieurs chirurgiens ont fait une réponse affirmative et ont déclaré avoir vu des sujets qu'il était impossible d'éthériser. D'autres ont opposé à cette affirmation une négation complète, et ont rejeté sur la manière d'éthériser, sur l'imperfection des appareils, ou telles autres circonstances étran-

Tantôt dans le malade où son charme s'infuse
Lentement il amène une langueur confuse,
Alourdit par degrés sa paupière et ses sens,
Ainsi qu'une nourrice en ses bras caressants;
Tantôt en un clin d'œil sa force le pénètre,
Par une brusque attaque il envahit son être,
Et comme un nécroman, d'un geste souverain,
L'écrase d'un seul coup sous un sommeil d'airain.
L'un de son être encor garde la conscience,
Il entend sur ses os grincer l'expérience,
Il voit comme à travers un miroir réflecteur
Le drame dont il est le merveilleux acteur.
L'autre, pareil aux morts couchés au cimetière,
N'est qu'un bloc insensible, une inerte matière,
Et, quand il se réveille, il n'a pas le soupçon
Que du membre qu'il cherche il lui reste un tronçon.
Ici par des fureurs se déclare l'ivresse;
L'âme s'agite, ainsi que l'antique prêtresse
A l'approche du dieu qui venait la saisir.
Là c'est le doux repos, l'extase, le plaisir,
Le spasme de l'amour: quand l'éther hallucine
La jeune femme en proie aux tourments de Lucine,
O d'un double mystère ineffable pouvoir!
Au moment qu'elle enfante, elle croit concevoir.

gères au sujet, sa prétendue disposition réfractaire. M. Doyère, par exemple, a été très explicite dans ce dernier sens, et a poussé la dénégation jusqu'à méconnaître toute idiosyncrasie. Nul doute qu'à l'époque où les appareils destinés particulièrement à l'inhalation de l'éther étaient imparfaits, on n'ait attribué beaucoup d'insuccès à des idiosyncrasies gratuitement admises, alors qu'ils dépendaient uniquement de la première cause. Mais, en tenant compte de cette source d'erreurs, et en restreignant par conséquent le nombre des cas présentés comme une preuve de la disposition réfractaire, il n'en reste pas moins avéré pour nous qu'il est des sujets qu'on ne peut pas éthériser à volonté. J'ai vu un étudiant en médecine qui s'obstina à respirer de la vapeur d'éther pendant trois quarts d'heure, sans pouvoir obtenir d'autre effet qu'une ivresse gaie avec entière conservation de la sensibilité, tandis qu'un autre étudiant, faisant usage du même éther et du même appareil, fut rendu parfaitement insensible au bout de huit minutes. J'ai rencontré dans ma pratique des sujets chez lesquels l'odeur de l'éther ou celle du chloroforme déterminait une invincible répugnance, et qui, soumis longtemps à l'inhalation, n'en obtenaient qu'une douloureuse excitation au lieu d'un sommeil bienfaisant. Tous les chirurgiens un peu occupés ont été témoins de faits pareils. Il suffit, pour s'en convaincre, de lire les observations publiées avec quelques détails. Il n'y a pas lieu toutefois d'inférer des faits de ce genre qu'il peut exister une disposition réfractaire absolue aux effets des inhalations anesthésiques. Nul chirurgien ne poussera assez loin l'épreuve pour acquérir sur ce point une stérile conviction. Il suffit d'avoir constaté qu'il est des individus chez lesquels l'action franchement anesthésique se fait trop longtemps attendre, chez lesquels la répugnance, l'excitation, le combat de l'organisme contre l'effet éthérique, se prolongent avec obstination, pour qu'il soit jugé prudent de ne pas insister sur l'éthérisation. C'est pour ces individus que nous réservons la qualification de réfractaires, parce qu'en réalité ils le sont aux avantages qu'on se promet de l'emploi des agents anesthésiques.

Influence de l'habitude. Au reste, cette disposition rebelle n'est pas toujours primitive dans l'organisme; elle peut s'être accidentellement développée par la contractation d'habitudes particulières. On a remarqué que les personnes adonnées aux boissons alcooliques résistaient plus longtemps à l'ivresse initiale provoquée par les vapeurs d'éther. En serait-il de même pour l'habitude directement prise d'inhaler les vapeurs anesthésiques? L'exemple de certaines personnes faisant un fréquent usage d'éther, et auxquelles il en faut une dose énorme pour la production de médiocres effets, tendrait à le faire croire. Dans les pays où l'ivresse est plus commune qu'en France, on a déjà recueilli divers exemples qui prouvent que les nouveaux esclaves de l'ivresse éthérée sont obligés de se soumettre à des inspirations plus longtemps prolongées, pour arriver à cette ignoble béatitude que les buveurs de profession ne peuvent obtenir que par de copieuses libations. L'analogie nous porte d'ailleurs à penser qu'il doit en être des agents anesthésiques comme de la plupart des substances médicamenteuses, de l'opium, par exemple, dont l'habitude amoindrit évidemment l'action. Ce pouvoir de l'habitude ne doit se rapporter toutefois qu'aux premiers effets de l'anesthésie, c'est-à-dire à l'éthérisme animal. La production de l'éthérisme organique, loin de s'affaiblir par l'habitude, s'aggrave par la répétition. On a cité, en Angleterre, quelques cas de morts inopinées ayant frappé des individus qui s'abandonnaient trop longtemps aux séductions du sommeil anesthésique. Aussi recommandons-nous de renoncer à l'éthérisation réitérée sur les malades qui doivent subir des opérations en plusieurs temps.

§ IV. De l'éthérisme envisagé dans la série des êtres vivants.

Les expériences physiologiques, les essais de la médecine vétérinaire, ont surabondamment prouvé que l'action de l'éther et du chloroforme se faisait sentir chez les divers mammifères avec une énergie comparable à celle de l'homme. Le chien, le lapin, les animaux domestiques, se montrent impressionnables par ces agents et ne laissent apprécier d'autre différence que celle qui dépend de l'énergie de leur constitution, de leur âge ou de leur taille, toutes différences qui s'expliquent régulièrement. La nature de l'alimentation des mammifères ne paraît ni accroître ni diminuer leur aptitude à subir les phénomènes éthériques. Le cheval parmi les herbivores, le tigre parmi les carnassiers, le porc parmi les omnivores, sont également anesthésiés ou tués par l'éther ou le chloroforme à dose suffisante. D'après M. Seifert (1), vétérinaire distingué de Vienne, les différentes espèces de mammifères seraient éthérisées dans un temps très inégal. Parmi les animaux de grande taille, le bœuf et le cheval sont éthérisés rapidement. Le plus réfractaire serait le bouc, ce que M. Seifert attribue, d'une manière hasardée sans doute, à ce que l'odeur d'ammoniaque que dégage cet animal neutralise l'action des vapeurs anesthésiques.

Les oiseaux sont éthérisés comme les mammifères et même plus promptement, ce qui peut dépendre de la vaste étendue de leur système respiratoire. M. Berend l'attribue à ce que leur circulation est plus accélérée. La chaleur propre des oiseaux plus élevée que celle des mammifères, s'abaisse proportionnellement pendant l'éthérisme, comme l'ont prouvé les expériences de MM. Duméril et Demarquay.

M. Patruban, de Prague, et quelques expérimentateurs anglais ont confirmé, d'une autre part, les effets de l'éther sur les vertébrés à sang froid. Les ophidiens et les sauriens, tels que les couleuvres, les lézards, plongés dans une atmosphère chargée de vapeur d'éther, furent engourdis après cinquante minutes; des couleuvres succombèrent après trois quarts d'heure. Le résultat fut moins long pour les batraciens; chez des grenouilles, on put constater la lésion isolée de la sensibilité et de la motricité. L'irritation mécanique des racines et des faisceaux antérieurs de la moelle provoqua quelques mouvements; la circulation ne parut pas troublée. Les poissons, placés dans un mélange d'eau et d'éther, éprouvent aussi l'engourdissement; d'après M. Andrieux (2), leurs branchies perdraient leur couleur rosée pour prendre une teinte bleuâtre. Des essais de M. Simpson (3), relatifs aux poissons, prouvent que ces animaux, plongés dans un liquide éthéré, ne résistent pas. Il est aussi très facile de déterminer chez eux un engourdissement partiel en soumettant une partie de leur corps, la queue par exemple, à l'action de l'éther ou du chloroforme. La même expérience réussit parfaitement chez les salamandres.

(1) Voyez Lach, *loc. cit.*, p. 153.

(2) Mémoire présenté à l'Académie de médecine de Belgique. — Rapport de M. Gaux, 24 juin 1848.

(3) *De la production de l'anesthésie locale chez les animaux inférieurs et chez l'homme*, traduit dans l'*Union médicale* par M. Richelot, t. II, p. 94.

Le professeur d'Édimbourg s'est particulièrement livré à des essais dignes d'intérêt sur les effets de l'éthérisation locale chez les animaux inférieurs. Le ver de terre (*lumbricus terrestris*) se prête à ce genre d'expériences. En appliquant la vapeur de chloroforme sur un point limité de cet annélide, on détermine à volonté une anesthésie exactement bornée à ce point : la portion anesthésiée est flasque, aplatie ; aucune irritation ne peut y déterminer le moindre mouvement, et l'on peut la plier et la nouer sur elle-même comme un cordon humide et détendu. Cette action, qui exige deux ou trois minutes, cesse après le même temps, et la partie reprend son irritabilité. Un même résultat s'obtient lorsqu'on expérimente sur la sangsue officinale, ainsi que l'a constaté M. le docteur Reclam ; mais c'est surtout chez un petit myriapode (*Iulus sabulosus*) qu'il est prononcé. En touchant avec un pinceau imbibé d'un liquide anesthésique, ou en exposant à la vapeur du chloroforme les anneaux postérieurs de cet animal, on les fait tomber dans une sorte de paraplégie à laquelle participent les pattes que ces anneaux supportent. Il est possible de paralyser de la même manière et temporairement les pattes des crustacés. Ces résultats ne sont pas seulement intéressants au point de vue de la physiologie comparée, ils ont été pour M. Simpson le point de départ d'expériences faites sur les animaux supérieurs et l'homme au sujet de la paralysie locale et temporaire. Des essais de cette nature, tentés sur des chiens, des lapins, sur des parties limitées de la peau ou sur des organes isolés tels que les doigts, l'œil, ont pleinement réussi. Un autre médecin anglais, M. Nunneley (1), de Leeds, a reproduit avec succès ces observations expérimentales, et déjà plusieurs applications utiles ont été tentées sur l'homme. J'ai réussi à calmer des douleurs testiculaires par des applications locales de chloroforme, et M. J. Roux a proposé, de son côté, l'éthérisation directe des surfaces traumatiques dans le but d'atténuer la douleur consécutive aux opérations chirurgicales.

Un autre genre d'application des effets de l'éthérisation sur les animaux inférieurs consiste à s'en servir pour anesthésier ou tuer certains insectes. Il n'est pas inutile à ce sujet de faire remarquer que ce genre d'action depuis longtemps connu de certains natura-

(1) Voyez *Provincial medical and Surgical Journal*, 28 juin 1848.

listes, aurait pu inspirer l'idée d'en tirer un parti médical, si on savait extraire d'une observation toutes ses conséquences. M. V. Heyden (1), de Francfort, a publié, il y a plusieurs années, qu'il employait l'éther pour stupéfier les insectes qu'il préparait pour sa collection. Plus récemment on s'est servi de l'éther et du chloroforme pour endormir les abeilles, dans le but d'enlever sans accident, de leurs ruches, les rayons de miel. On pourrait, afin de détruire les larves qui attaquent des substances végétales ou animales conservées dans des vases, pour les besoins de la pharmacie, ou pour divers usages, placer au fond de ces vases un peu de chloroforme qu'on abandonnerait à l'évaporation spontanée.

On peut conclure des détails qui précèdent, que l'action des agents anesthésiques est très générale ; qu'elle modifie et attaque la vie dans tous ses degrés et sous les diverses formes qui lui appartiennent dans l'immense série des espèces animales. Les plantes elles-mêmes n'échappent pas à leur puissante influence : non seulement la sensitive accuse par ses mouvements l'impression première qu'exerce le contact de leurs vapeurs, mais les végétaux, plongés dans une atmosphère d'éther ou de chloroforme, dépérissent avec une promptitude qui ne peut laisser aucun doute sur leur caractère toxique.

CHAPITRE XIII.

RÈGLES PRATIQUES DE L'ANESTHÉSIE ARTIFICIELLE ; DES ACCIDENTS QUI PEUVENT SURVENIR A SON OCCASION ET DES MOYENS D'Y REMÉDIER.

Malgré la confiance universellement accordée aux agents anesthésiques, malgré l'espèce de popularité qui en est résultée, et qui a fait tomber leur emploi entre toutes les mains, malgré la négligence ordinairement impunie avec laquelle on les administre dans certains hôpitaux, malgré le dédain professé pour l'emploi des appareils, surtout depuis l'avénement du chloroforme, nous ne

(1) *Froriep's Notizen*, 1837, n° 24.

croyons pas que les règles qui se rattachent à leur administration doivent rester à l'état de lettre morte, et qu'on puisse anesthésier les malades sans prendre souci de ce qui peut arriver. Nous n'avions pas attendu que l'annonce de graves accidents vînt éveiller l'attention des Académies, pour recommander à nos élèves de ne jamais se départir de cette circonspection toujours utile même dans les actes les moins importants de la chirurgie, mais qui devient surtout légitime et consciencieusement obligatoire lorsqu'il s'agit de ravir à un individu le sentiment de lui-même, avant de le soumettre à une opération chirurgicale. A ce titre, les développements qui suivent nous paraissent mériter spécialement l'attention du lecteur.

§ Ier. Précautions préalables.

Toutes les opérations chirurgicales n'exigent pas l'éthérisation : leur nature ou leur courte durée peuvent la rendre inutile.

Tous les sujets qui doivent subir des opérations ne sauraient indifféremment être soumis à l'éthérisation. Le premier devoir du chirurgien consistera donc à déterminer les cas qui réclament l'anesthésie artificielle. Nous préciserons ultérieurement les indications et les contre-indications de son emploi.

Le choix de l'agent fixera ensuite l'attention de l'opérateur. Disons par anticipation que, parmi les agents acceptés dans la pratique, il n'en est pas qui ait une supériorité absolue qui mérite de le faire préférer dans tous les cas, ainsi qu'on l'a prétendu.

L'agent choisi, on s'assurera de sa pureté. L'éther alcoolisé n'agit pas comme l'éther pur. Le chloroforme altéré peut être nuisible. L'inspection directe, l'odoration pourront suffire dans la majorité des cas. Mais pour peu qu'il y ait doute, il est utile d'avoir recours aux moyens d'épreuve que nous avons recommandés dans la description de ces agents. Il serait utile qu'il y eût dans les amphithéâtres des hôpitaux, à la portée et sous la main du chirurgien, les divers réactifs ou appareils nécessaires à l'épreuve. (Aréomètre, acide sulfurique, lampe à l'alcool, etc.). En général, il est prudent de renouveler souvent les liquides anesthésiques ou de ne les conserver que dans des flacons pleins et bien bouchés.

Choisir les appareils, n'est pas moins utile. Chacun a voulu avoir le sien : stérile richesse ou petite vanité d'opérateur. Nous accordons la préférence aux modèles simples et efficaces de M. Charrière, soit pour l'inhalation de l'éther, soit pour celle du chloroforme. Le sac à inhalation, le mouchoir humecté ou l'éponge peuvent rigoureusement suffire pour l'administration de ce dernier, surtout pour les malades pusillanimes que la vue d'un appareil préoccupe ou effraie.

Le consentement du malade doit être requis ; s'il refuse, le chirurgien s'efforcera de le persuader qu'il se prive d'un immense avantage ; s'il s'obstine à refuser, il ne faut jamais l'éthériser malgré lui, à moins que ce ne soit un enfant. S'il appréhende simplement l'éthérisation, on ranimera sa confiance. Enfin, s'il désire être anesthésié, on agira encore sagement en lui renouvelant l'assurance que non seulement l'opération sera exempte de toute souffrance, mais que ce sommeil bienfaisant rendra sa guérison plus sûre et plus prompte.

Quelques préparations sont nécessaires ; l'estomac doit être libre pour éviter le vomissement. Il est convenable que la vessie et le rectum soient débarrassés. On recommande au malade de cracher ou d'expectorer, afin que l'inhalation n'éprouve aucun embarras.

Il n'est pas nécessaire de recourir aux inhalations dites d'essai. Cette précaution, vantée par quelques chirurgiens anglais, et suivie encore par M. P. Guersant pour la médecine opératoire des enfants, n'a pas tardé à être reconnue inutile. Proposée pour éviter toute hésitation et toute incertitude concernant la susceptibilité des opérés, cette pratique, rationnelle en apparence, est loin d'avoir réellement les avantages qu'on a été tenté de lui attribuer. Comme le fait justement remarquer Blandin (1) qui s'est élevé, l'un des premiers, contre les inhalations d'essai, elle peut fatiguer le malade en pure perte ; ensuite elle ne donne pas la mesure exacte de la promptitude avec laquelle l'éther agira au moment de l'opération. Tel sujet sur lequel on obtient rapidement une complète insensibilité par l'inhalation éthérée, lorsqu'il a la certitude que rien n'est préparé pour l'opérer, pourra bien se montrer réfractaire, au moment de l'opération, sous l'influence de l'émotion que lui causent les préparatifs de celle-ci. Nous ajoutons que les inhalations d'essai ne faisant rien connaître au malade sur l'annulation de la douleur,

(1) *Bulletin de l'Académie de médecine*, Paris, 1847, t. XII, p. 529.

font courir la chance de lui inspirer du dégoût pour le moyen anesthésique auquel on l'aura préalablement soumis.

Dans la prévision que quelques accidents sont possibles à l'occasion de l'éthérisation, l'opérateur ne négligera pas de se procurer à l'avance les médicaments ou les moyens thérapeutiques appropriés à la nature de ces accidents. Du vinaigre, de l'ammoniaque, du vin chaud, les divers agents qui conviennent au traitement de l'asphyxie, seront mis particulièrement en réserve. Dans les hôpitaux, il sera prudent d'avoir une pile galvanique à sa disposition.

Le choix du local où l'opération devra être pratiquée deviendra plus important, si l'on doit employer l'anesthésie préventive. M. James Miller (1), d'Édimbourg, recommande d'éthériser les malades dans leur lit et de ne point les transporter à l'amphithéâtre. Ce conseil aurait besoin d'être justifié. Généralement, il est utile que le local soit bien éclairé, afin de dispenser de recourir à la lumière artificielle, dont l'influence sur des vapeurs inflammables offre quelque inconvénient, mais surtout afin de permettre le libre accès de l'air extérieur qu'il est presque toujours utile de faire respirer au malade, soit pour favoriser la déséthérisation, soit pour combattre une complication asphysique.

Un nombre suffisant d'aides aura été recruté d'avance. Les aides, outre les services ordinaires qu'ils rendent à l'opérateur, peuvent avoir à remplir pendant la première période de l'anesthésie, un rôle de contention spécial. L'un d'entre eux, au moins, devra être familier avec l'administration des agents anesthésiques, afin de pouvoir suppléer le chirurgien pendant le cours de l'opération. Les aides sont utiles à un autre titre : en général, il ne faut pas éthériser les malades sans témoins, surtout si ce sont des femmes. Cette précaution intéresse la responsabilité du chirurgien. On se préserve ainsi, comme le dit M. Isid. Bourdon (2), non seulement de périlleux accidents, mais même de la calomnie.

Nécessité de la position horizontale. Une dernière précaution concerne la position à donner au malade. On sait que pour l'exécution de diverses opérations, notamment celles qui se pratiquent sur le membre supérieur et la tête, on fait d'ordinaire asseoir les malades pour qu'ils soient mieux à la portée des instruments. Nous

(1) *Surgical experience of chloroforme*. Edimbourg, 1849.

(2) *Loc. cit.*, p. 25.

avons pu nous convaincre, en assistant aux opérations dans un grand nombre d'hôpitaux de la France, que la plupart des chirurgiens, fidèles au précepte classique, n'avaient rien changé sous ce rapport à leurs habitudes, malgré l'immense révolution faite dans la médecine opératoire par les ressources de l'anesthésie préventive. Or, il suffit de rappeler que cette position prédispose beaucoup plus à la syncope que la position horizontale, pour faire comprendre que celle-ci doit être absolument préférée. Nous avons été le premier à signaler l'importance de cette précaution qui concourt si efficacement à assurer le succès des inhalations anesthésiques. Si l'on se rappelle que la syncope est surtout vaincue au moyen d'agents qui stimulent la sensibilité, et que celle-ci est éteinte pendant le sommeil éthérique, on comprendra que la position horizontale, en écartant les chances de la syncope, fait essentiellement partie des précautions à prendre dans l'anesthésie. En conséquence, quelle que soit l'opération dont on ait à prévenir la douleur par l'éthérisation, le malade sera couché horizontalement, la tête médiocrement relevée et soutenue par un aide. Aucun lien ou vêtement n'exercera de constriction sur aucune région du corps; le cou et l'épigastre devront être particulièrement exempts de toute pression. Outre les avantages que présente la situation donnée au malade pour écarter toute chance de syncope, le décubitus dorsal nous paraît lui convenir spécialement pour certaines périodes de l'éthérisme. Quand la résolution musculaire se fait et que les malades sont assis, non seulement ils ne peuvent plus se soutenir et présentent les signes d'une gêne évidente dans la respiration; mais leur pose abandonnée et la perte brusque de l'équilibre peuvent contrarier quelquefois le chirurgien, au moment où il exécute un temps délicat d'une opération.

§ II. Administration des vapeurs anesthésiques.

A. *Manière de procéder*. Les détails dans lesquels nous sommes entré au sujet des appareils, de leur mécanisme et des manières diverses d'administrer l'éther ou le chloroforme, nous dispensent présentement de retracer minutieusement la conduite à suivre pour faire fonctionner ces appareils. C'est moins la facile et vulgaire manœuvre de l'administration des vapeurs éthérées qu'il importe au chirurgien de savoir exercer que d'apprécier chaque résultat de l'action de ces vapeurs, et de modifier en conséquence le développement des phénomènes anesthésiques. Placer l'embouchure de l'appareil à courant renouvelé autour de l'orifice buccal, faire fonctionner robinets et soupapes, disposer convenablement la vessie ou le sac à éthérisation, verser le chloroforme sur un mouchoir ou sur une éponge légèrement excavée et les mettre en rapport avec l'ouverture de la bouche et des narines, n'a rien que de très simple dans l'exécution; ce n'est, à proprement parler, que la condition mécanique de l'éthérisation. La part que le chirurgien prend à cette administration commence au moment même où se fait sentir l'action de la vapeur anesthésique. Au début, on doit opter entre l'inhalation brusque et l'inhalation graduée.

L'*inhalation brusque* consiste à faire inspirer sur-le-champ et d'emblée de fortes doses d'éther ou de chloroforme. Si l'on opère avec l'appareil à effet multiple de M. Charrière, tout accès libre est laissé à la vapeur éthérée; si c'est avec l'inhalateur sacciforme, avec l'éponge ou le mouchoir, une quantité convenable de liquide anesthésique est déposée sur ces récipients que l'on place devant les ouvertures respiratoires, de manière que l'air n'arrive au poumon que saturé de vapeur. On recommande au malade de faire des inspirations larges et profondes et de résister, autant que possible, à la première impression pénible qui se fait sentir.

L'*inhalation graduée* consiste à habituer, pour ainsi dire, les organes respiratoires au contact des vapeurs anesthésiques, en mitigeant leur action dès le début et en la renforçant ensuite, afin que la tolérance des voies aériennes s'établisse graduellement et sans difficulté. Pour cela, l'appareil doit être présenté au malade de manière à ce que l'air soit peu chargé de vapeur d'éther ou de chloroforme. Celui-ci n'a été versé qu'en petite quantité et ce n'est qu'après quelques instants qu'on en répand une dose plus forte sur l'éponge ou le mouchoir. Le malade respire sans effort, s'arrête pour tousser ou se débarrasser des fluides qui abondent dans les voies aériennes ou la bouche; plus tard il respire plus amplement, et bientôt le malaise primitif disparaît pour succéder à une sorte de bien-être dont le chirurgien profite pour augmenter la quantité de vapeur jusqu'à production de l'effet qu'il désire obtenir.

Cette manière de procéder à l'administration des vapeurs nous paraît préférable à la méthode de l'inhalation brusque. Celle-ci a bien l'avantage de précipiter l'action anesthésique et de supprimer quelquefois la période d'excitation; mais, outre que ce dernier résultat n'est pas constant, le soin qu'on met à l'obtenir peut être cause d'inconvénients dont l'apparition doit entrer en ligne de compte pour le chirurgien et le malade. Si le chirurgien tente l'inhalation brusque au moyen de l'éther, il s'expose en effet à soulever chez l'opéré une répugnance beaucoup plus vive. C'est dans ce cas qu'on observe les toux opiniâtres, les spasmes de la glotte, la sensation d'étouffement qui est si pénible pour les malades. L'effet primitif étant manqué, on observe que la période d'excitation est beaucoup plus longue, et la lutte qu'elle établit en commençant prolonge ses effets, pendant l'éthérisation, de manière à susciter des rêves pénibles avec la sensation du cauchemar. Au point de vue de la période d'excitation, la méthode des inhalations brusques est un véritable quitte ou double; si elle ne supprime pas cette période, elle l'accroît en proportion de l'intolérance initiale éprouvée par le sujet éthérisé. Si l'on opère avec le chloroforme, les chances de supprimer ou d'amoindrir la période d'excitation sont beaucoup plus grandes; mais, dans ce cas, l'action du chloroforme se produit avec les inconvénients qui lui sont propres et qui s'expriment par un excès d'activité. Le but peut être dépassé, le sommeil trop profond, l'asphyxie ou la syncope trop à redouter. Il est bien vrai que le plus souvent les craintes, que le chirurgien peut éprouver, ne sont pas fondées et que l'opéré ne s'en rétablit pas moins bien, mais c'est une influence pénible que subit le chirurgien pendant l'opération, et il lui importe de n'être en proie à aucune espèce de crainte ou de préoccupation lorsqu'il agit, afin que rien n'altère la plénitude de soins et d'attention que réclame dans ce moment l'état du malade qui subit l'opération.

Pour ces divers motifs, nous recommandons comme préférable l'inhalation graduée : l'effet est moins prompt, mais il est plus sûr; le malade est peut-être plus exposé aux inconvénients des agents, mais il l'est moins à leurs dangers; le chirurgien ne dompte pas aussi puissamment son malade, mais il est plus exempt d'appréhension.

Après les premiers moments de l'administration des vapeurs anesthésiques et lorsque le malade en subit évidemment les effets somnifères, surgit une autre question de pratique anesthésique dont l'importance, ne le cède point à la précédente, nous voulons parler du type que le chirurgien doit imprimer aux inhalations.

Deux méthodes ont été appliquées : celle des inhalations continues et celle des inhalations intermittentes.

L'*inhalation continue* consiste, comme son nom l'indique, à soutenir l'action anesthésique par une administration de vapeurs non interrompue depuis la première inspiration jusqu'à production des effets désirés. Bien des chirurgiens, les uns par principe, les autres par inattention, suivent cette méthode, qui peut être la source de divers accidents. L'inhalation continue ne répond pas, en effet, exactement à l'intention qui dicte sa mise en pratique. Elle ne se borne pas à soutenir l'action anesthésique, elle l'accroît incessamment, elle en cumule les effets, et quels que soient les appareils d'inhalation adoptés, elle est la source presque inévitable d'une perturbation dans l'hématose. Nous avons prouvé plus haut que l'asphyxie n'était pas la cause des phénomènes éthériques, qu'elle en était une complication : en conséquence, la pratique rationnelle de l'anesthésie exige qu'on évite le plus possible les influences capables de provoquer l'asphyxie. N'est-il pas évident que, si par l'inhalation continue on met incessamment en contact avec le poumon de l'air mélangé de vapeur, on amoindrira proportionnellement l'action respiratoire, et que, si l'éthérisation est prolongée, il adviendra un moment où le sang, insuffisamment oxygéné, cessera d'être propre à remplir ses fonctions ordinaires? C'est spécialement lorsqu'on emploie l'inhalation continue qu'on voit le sang s'échapper des vaisseaux artériels avec une coloration foncée, et qu'on reconnaît les signes d'une asphyxie plus ou moins profonde et d'autant plus à redouter qu'elle se déclare d'une manière lente et insidieuse. Si l'on réfléchit que, pendant l'éthérisation, il est des causes subsidiaires d'asphyxie qu'on ne peut éviter, telle, par exemple, que celle qui tient à la paralysie locale des rameaux terminaux des nerfs pneumo-gastriques, on ne méconnaîtra point l'importance qui se rattache au rejet d'une pratique qui ajoute une chance de plus à la possibilité de la complication asphyxique; cette chance, on l'évitera en substituant à l'inhalation continue l'inhalation intermittente.

L'*inhalation intermittente*, simple dans son exécution et rassurante dans ses résultats, consiste à suspendre de temps en temps l'administration de l'éther pour permettre l'accès de l'air pur dans les poumons. Il ne suffit pas de graduer le mélange au moyen de l'appareil ; il faut, à dater du moment où le malade atteint le second temps de la première période, retirer entièrement l'appareil et laisser faire quelques inspirations ordinaires, replacer ensuite l'appareil devant la bouche et soutenir les effets déjà obtenus. En agissant ainsi, on ne nuit pas à l'anesthésie, qui n'a pas le temps de décroître pendant cette suspension momentanée, et on ravive la masse sanguine en lui livrant la proportion naturelle d'oxygène qui convient à l'hématose. Cette méthode, que j'ai constamment recommandée dans mes leçons cliniques et que j'ai mise en pratique dès la première fois que j'ai éthérisé un malade, a surtout été acceptée par les chirurgiens, depuis que M. le professeur Sédillot, de Strasbourg, s'est attaché à démontrer ses avantages. Cet honorable et savant chirurgien, à qui la science est redevable d'excellentes vues pratiques sur l'anesthésie préventive (1), a mis une insistance particulière à prouver par des faits que l'éthérisation intermittente est véritablement la condition supérieure du succès. Nous renvoyons à son ouvrage pour les observations cliniques, nous bornant à reproduire ici les préceptes qu'il a formulés.

« Tant que la respiration ne sera pas troublée, dit M. Sédillot, continuez les inspirations d'éther, la circulation restera libre et vous pourrez être sans crainte.

» Si la respiration s'embarrasse, suspendez aussitôt l'emploi de l'éther, c'est la vie elle-même qui est atteinte dans ses organes les plus essentiels, et vous manqueriez bientôt de la puissance de rétablir ce que vous auriez détruit.

» Il est facile de se conformer à ces conseils, car les appareils dont nous nous servons rendent chaque inspiration appréciable, et comme les effets anesthésiques, loin de s'aggraver spontanément, paraissent aller en diminuant d'intensité, dès que l'on discontinue d'introduire dans la poitrine de nouvelles quantités d'éther, il suffit de suspendre l'emploi de cette substance pour voir se rétablir promptement la régularité de la respiration.

(1) Voyez divers articles insérés dans la *Gazette médicale de Strasbourg*, et en particulier sa brochure intitulée : *De l'insensibilité produite par le chloroforme et par l'éther, et des opérations sans douleur*. Paris, in-8 de 104 pages, 1848.

» Si l'opération pratiquée exige une longue persistance de l'insensibilité, faites de nouveau inspirer l'éther, et, par ces alternatives rationnellement comprises et appliquées, réalisez la loi d'intermittence qui seule permet de prolonger l'éthérisme d'une manière pour ainsi dire indéfinie. »

En rétablissant ce qu'a d'exagéré cette dernière expression, la valeur de ces préceptes reste fondée, et l'on comprend qu'en agissant d'après ces vues, l'intermittence des inhalations sauvegarde non seulement l'opéré, mais donne à l'opérateur le pouvoir d'adapter l'anesthésie préventive à des opérations qui exigent des soins minutieux et prolongés. L'éthérisation peut être impunément soutenue au delà de demi-heure, maximum du temps exigé pour la partie douloureuse de la plus longue des opérations possibles. Nous avons même vu qu'on avait pu sans danger faire durer l'anesthésie plus longtemps, mais nous ne donnons pas le conseil de s'y exposer. Si le chloroforme a été employé, l'inhalation intermittente n'est pas moins indiquée que lorsqu'il s'agit de l'éther, il faut même ne pas insister aussi longtemps, malgré la sécurité qui résulte de l'application de cette méthode. Dans les deux cas, la règle commune consiste à ménager l'intégrité de la fonction respiratoire, ou du moins à la troubler le moins possible, et l'on y réussit, conformément aux exigences de l'art, en interrompant l'inhalation de temps en temps, et surtout lorsque la respiration paraît s'embarrasser.

B. *Moment où il faut suspendre les inhalations.* M. Robert (1) distingue le cas où les agents anesthésiques et surtout le chloroforme produisent une excitation considérable. Il pose alors en principe que cet effet est un signe de danger, et veut que l'on suspende immédiatement. Nous ne voyons aussi dans ce précepte qu'une mesure prudente. Dans les cas où l'anesthésie suit son cours régulier, le chirurgien se souviendra que s'il y a dans l'ensemble des phénomènes anesthésiques un degré qu'il faut atteindre, il en est un qu'il ne faut pas dépasser : en deçà, excitation et sensibilité ; au delà, affaissement et torpeur dangereuse. *Inter utrumque tene, medio tutissimus ibis* (Ovide). Pour trouver un guide rationnel dans l'administration des anesthésiques, on se rap-

(1) *Note sur les dangers du chloroforme*, lue à l'Académie de médecine, 22 septembre 1849. (*Bulletin de l'Académie*, t. XIV, p. 1091.)

pellera la division que nous avons proposée pour classer les phénomènes de l'éthérisme. Règle générale, il faut arrêter les effets de l'éthérisation au troisième temps de l'éthérisme animal ou au premier temps de l'éthérisme organique, c'est-à-dire pendant les phénomènes de transition. La première période comprend, ainsi que nous l'avons établi, le temps d'excitation initiale, celui de la perte de la sensibilité et de l'intelligence, et, en dernier lieu, celui de l'abolition des mouvements volontaires et réflexes. La deuxième période comprend aussi, en trois temps, l'abaissement de la chaleur animale, le trouble de l'hématose et la paralysie du cœur. D'après le seul énoncé de ces divisions de l'éthérisme, il est évident qu'il faut au moins laisser s'accomplir le second temps de la première période, et, au plus, arriver jusqu'au premier temps de la deuxième sans le dépasser. Il reste donc deux temps dans lesquels on peut faire osciller les effets de l'éthérisme, sans laisser subsister la douleur et sans menacer la vie de l'individu éthérisé. A quel point de cet intervalle convient-il d'arrêter les effets de l'éthérisme, en tant que cette suspension est au pouvoir de l'art?

Les chirurgiens anglais sont dans l'habitude d'attendre que le sommeil soit profond, que toutes les facultés animales soient abolies et que le malade entre dans la période d'éthérisme organique pour suspendre les inhalations. En France, au contraire, la plupart des chirurgiens évitent d'atteindre un degré aussi avancé de l'éthérisme, et plusieurs s'arrêtent aussitôt que l'insensibilité est obtenue. Blandin fait un précepte de ne pas aller au delà et de se contenter d'un demi-sommeil anesthésique qui empêche le malade de se rendre compte, au moment où il se réveille, de ce qui s'est passé pendant l'opération. Ces deux manières de procéder exposent à manquer le but par excès ou par insuffisance. Dans les limites permises par l'appréciation des effets physiologiques de l'éther et du chloroforme, le chirurgien doit s'assurer qu'il y a non seulement insensibilité, mais aussi résolution musculaire; le repos qui résulte de la perte temporaire de la motilité profite à la fois au malade et à l'opérateur. Dans la majorité des cas, il est avantageux que l'abolition de la motilité soit complète, et, par conséquent, s'étende jusqu'aux mouvements instinctifs et réflexes. L'opération peut s'exécuter alors dans un calme complet et sans mouvements compromettants. Cette règle admet, toutefois, des exceptions qui seront mieux appréciées lorsqu'il sera question des opérations en particulier, considérées dans leurs rapports avec l'anesthésie. On verra qu'il est des cas dans lesquels la persistance des mouvements réflexes a son utilité et peut être considérée comme une ressource réservée par la nature pour protéger la vie de l'opéré.

Lorsque, sous la surveillance du chirurgien, l'anesthésie est portée par les inhalations au degré voulu, on s'assure de sa réalité par diverses épreuves, telles que pincements, tiraillements, piqûres avec des épingles ou le ténaculum. On détermine, par le contact de la main, l'état de la température extérieure du corps, on explore le pouls et la région du cœur, on s'assure particulièrement de l'état de la respiration, soit par l'appréciation de ses caractères extérieurs, soit par l'auscultation, et lorsque la conviction d'une entière sécurité est établie sur ces différentes bases, on procède à l'opération.

Si celle-ci est *courte*, les inhalations doivent être complétement suspendues, quand l'insensibilité est établie; les effets anesthésiques survivent assez longtemps à l'administration des vapeurs, pour qu'on soit assuré d'avance que le malade ne souffrira pas. L'opérateur peut compter sur trois ou quatre minutes au moins, et ce temps suffit à l'exécution des temps douloureux d'un très grand nombre d'opérations chirurgicales. Le chloroforme a, dans ces cas, des avantages particuliers que nous apprécierons dans le chapitre suivant.

Si l'opération doit être *longue*, il serait peu rationnel de suspendre les inhalations au moment où l'on commence à opérer; leur action s'épuiserait avant que l'acte chirurgical fût terminé, et le malade n'aurait pas été mis à l'abri de la douleur. C'est dans ces cas, autant pour prévenir les accidents de l'asphyxie que pour soutenir et prolonger l'insensibilité, qu'il convient surtout de recourir aux inhalations intermittentes. Le rôle de l'un des aides prend alors de l'importance. C'est à celui que le chirurgien a reconnu le plus exercé que revient le devoir de continuer l'inhalation dans la mesure prescrite par la prudence; à lui la tâche de suspendre opportunément, d'explorer le pouls, d'ausculter, de surveiller l'ensemble des phénomènes anesthésiques, d'avertir le chirurgien, de prendre, en un mot, toutes les précautions qui peuvent doublement concourir au succès de l'anesthésie et de l'opération. Le chirurgien lui-même, quoique occupé de son acte, ne se laissera pas exclusivement absorber par lui; il exercera une surveillance simultanée et maintiendra ainsi les aides dans l'exercice sévère de leur devoir. Il appréciera surtout l'action de l'opération sur le malade anesthésié, jugera du degré d'insensibilité, de l'influence des mouvements réflexes, appréciera la couleur du sang artériel, qui peut être rouge ou brune, suivant l'état de la respiration, et dont la projection plus ou moins vive par les artères contribue à l'éclairer sur la force actuelle des contractions du cœur; il réglera, d'après ces phénomènes, la direction générale de l'opération dont les temps pourront être accélérés ou ralentis, suivant la nature et l'urgence des indications tirées de l'état actuel du malade. La ligature des vaisseaux sera faite avec soin, d'après la prévision que l'état de concentration des forces du malade peut momentanément empêcher plusieurs vaisseaux de donner la quantité de sang ordinaire, et pour prévenir les hémorrhagies consécutives. A dater de ce moment, on peut entièrement cesser les inhalations et permettre le retour de la sensibilité si le pansement doit être simple. S'il s'agit de réunir des plaies étendues pour lesquelles la suture soit jugée nécessaire, et que le malade ait dans ce moment recouvré la sensibilité, on peut encore lui faire inhaler quelques bouffées de vapeur pour lui épargner les dernières douleurs de l'opération.

C. *Soins au moment du réveil.* L'opération terminée, il ne reste plus qu'à laisser dissiper spontanément les derniers effets de l'éther. La nature se charge de ce soin, dans la plupart des cas, et ce n'est que pour une faible part que l'art intervient. L'air de la salle où le malade a été opéré, se trouvant vicié par son mélange avec une certaine quantité de vapeur d'éther, il est utile d'en ouvrir les fenêtres et de faire librement respirer l'air extérieur. Si le réveil est lent et que l'ivresse de retour se prolonge, on peut interpeller le sujet éthérisé pour activer le retour de l'intelligence. Sans ériger en règle de ménager une surprise à l'opéré, il n'y a aucun inconvénient à lui parler, au moment de son réveil, de l'opération comme si elle était encore à faire, de requérir de nouveau son consentement, et, sur sa réponse affirmative, de lui montrer que tout est terminé. Il en résulte un sentiment d'étonnement et de reconnaissance qui achève, en montrant au malade la puissance de l'art, de raffermir sa confiance et l'espoir d'une prochaine guérison. Si le malade doit regagner son lit en marchant, on attendra que la déséthérisation soit complète et qu'il ne vacille pas sur ses jambes. En général, il vaut mieux le porter à son lit, qu'on aura préalablement chauffé si la saison et le mouvement de concentration occasionné par l'éthérisme et l'opération l'exigent. Quelques chirurgiens sont dans l'habitude de faire appliquer sur le front des compresses trempées dans l'eau fraîche, afin de prévenir la céphalalgie ou la congestion encéphalique.

§ III. Des accidents de l'anesthésie et des secours qu'ils réclament.

Il est rare qu'en observant les règles ci-dessus énoncées, l'éthérisation soit autre chose qu'un immense bienfait. Toutefois des accidents peuvent se manifester. Il faut les connaître pour les prévenir ou les combattre.

Les accidents de l'anesthésie appartiennent à deux catégories bien tranchées ; les uns sont légers et se bornent à compromettre le succès de l'anesthésie ; les autres sont graves et compromettent la vie. Les premiers sont : la toux, les vomissements, la congestion encéphalique, les phénomènes spasmodiques partiels ou généraux ; les seconds comprennent la syncope, l'asphyxie et la sidération anesthésique.

A. *Première catégorie.* — *Toux.* Pour que ce phénomène puisse être qualifié d'accident, il faut qu'il soit poussé à un très haut degré et qu'il se distingue, à la fois, par son intensité et son opiniâtreté. Elle s'oppose alors aux inhalations, et peut, dans certains cas, contraindre à les suspendre. Les vapeurs d'éther occasionnent plus que celles de chloroforme cet accident qui s'aggrave nécessairement chez les sujets irritables, ou chez ceux qui sont atteints d'une affection de poitrine.

Vomissements. Cet accident peut être la conséquence de la toux, qui agit par l'intermédiaire des contractions du diaphragme et qui opère une pression saccadée sur l'estomac ; mais il peut aussi résulter directement de l'action des anesthésiques. La saveur sucrée du chloroforme s'accompagne fréquemment d'une sensation nauséeuse qui provoque le vomissement. Plus souvent, les contractions de l'estomac ne surviennent que lorsque l'action locale des anesthésiques commence à se faire sentir sur les pneumo-gastriques, comme cela advient aux individus qui fument du tabac pour la première fois. Le vomissement peut encore être un effet sympathique de l'ivresse initiale et de l'action que l'éther exerce sur les centres nerveux. Il peut aussi se manifester à la fin de l'anesthésie pendant l'ivresse de retour. Il se lie enfin au besoin de l'expuition et à la présence des sécrétions muqueuses qui se manifestent à l'isthme du gosier. Je l'ai vu se produire comme le résultat d'une action réflexe chez un sujet à qui je faisais l'opération du sarcocèle (voyez Obs. VI). Au moment de la ligature du cordon spermatique des vomissements eurent lieu. La multiplicité des causes que nous venons d'énumérer explique la fréquence assez grande de cet accident; mais il est rare qu'il soit assez intense pour faire renoncer à l'éthérisation. Son influence se borne à y apporter un certain obstacle, à en retarder les effets; mais comme la contraction de l'estomac ne survit pas à la déplétion, il en résulte que cet inconvénient est de sa nature passager et que les effets ordinaires des anesthésiques ne s'en accomplissent pas moins complétement. Les enfants sont plus tourmentés que les adultes par ce genre d'accident auquel dispose également l'état de plénitude de l'estomac. Aussi faut-il s'assurer, non seulement à cause de l'opération chirurgicale, mais à cause de l'anesthésie, que le malade n'a point pris d'aliments, avant de l'y soumettre. Il est même utile, dans ce but, de lui recommander de ne pas se gorger de tisanes, comme font certains malades avant de subir les opérations. Au reste, aucun moyen thérapeutique n'est nécessaire dans la majorité des cas. Si les vomissements persistent après l'opération, des boissons acidules et glacées, prises en petite quantité, suffisent pour la faire entièrement cesser.

Congestion encéphalique. C'est l'exagération d'un effet des inhalations lié au premier temps de la période d'éthérisme animal. On l'observe principalement chez les individus sanguins, chez les vieillards et chez les femmes en couches. Les veines du front se gonflent, la face est turgescente, les yeux très injectés. Les malades, sans avoir encore perdu l'intelligence, éprouvent des bourdonnements d'oreilles et des illusions d'optique; cet ensemble s'accompagne d'une sorte d'état fébrile; et, bien qu'on n'ait pas encore signalé d'attaque apoplectique proprement dite, on comprend que cet accident semble trop bien préparé par les phénomènes qui précèdent, pour qu'il y ait quelquefois lieu de le redouter. Cette crainte m'a fait renoncer plusieurs fois à l'éthérisation lorsque l'imminence des accidents m'a paru suffisante. Dans les cas où la congestion n'est pas très considérable, on peut passer outre; l'éthérisation elle-même, en poursuivant sa marche, détruit la congestion et ses conséquences; si quelque stase sanguine s'est maintenue après la perte de la sensibilité, l'écoulement de sang qui a lieu pendant l'opération, suffit ordinairement pour en dissiper les effets. Dans le cas où l'opération qui a réclamé les anesthésiques n'a pas été sanglante, une saignée, faite quelques heures après l'opération, peut avoir des avantages. D'ordinaire une forte congestion sanguine vers la tête est suivie de céphalalgie, après la cessation des phénomènes anesthésiques. On y remédie par des applications froides sur le front, par l'emploi de cataplasmes chauds sur les extrémités inférieures, ou par la saignée locale, au moyen des sangsues placées derrière les apophyses mastoïdes.

Phénomènes spasmodiques. Nous avons mentionné, en parlant des effets locaux de l'éthérisation, certains cas de spasmes de la glotte directement provoqués par le contact des vapeurs. La respiration est immédiatement compromise et il y a menace de suffocation. Un cas de cette espèce inquiéta vivement M. Denonvillers. Nous l'avons observé nous-même sur quelques sujets, mais cet accident nous a toujours paru passager, et il épouvante plus le chirurgien qu'il ne nuit au malade. M. Blatin a signalé, chez un de ses opérés, un spasme de l'ouverture buccale tel que les muscles de cette région ne pouvaient plus fonctionner comme auxiliaires de la respiration. Cet accident est fort rare, aussi bien que le trismus. Il est bien plus commun de voir des phénomènes spasmodiques généraux prenant des formes morbides déterminées et constituant de véritables attaques. Les convulsions hystériques éclatent parfois avec force, chez les femmes déjà disposées à cette affection et même chez celles qui n'ont pas eu d'attaques antérieures, mais dont le tempérament est nerveux. Quand cet accident se manifeste, c'est ordinairement au début: il résulte de l'impression générale produite par l'odeur des anesthésiques ou par leur première action sur le système nerveux; il est une des formes du temps d'excitation de la période d'éthérisme animal, et contrarie les progrès réguliers de l'éthérisation. Si les convulsions hystériformes se montrent avec opiniâtreté, elles doivent s'opposer à la continuation de l'éthérisation et les sujets qui en sont affectés peuvent être considérés comme réfractaires. Mais généralement le chirurgien ne doit pas trop se hâter de renoncer à l'éthérisation ; les spasmes qui semblent déceler une si profonde antipathie pour les moyens anesthésiques, sont bientôt dominés par leur action et la tempête nerveuse fait place à un calme absolu. L'éther ou le chloroforme sont à la fois l'agent étiologique et l'agent thérapeutique. A côté des attaques hystériformes, il faut placer les convulsions proprement dites, qu'on observe quelquefois chez les enfants : les contractions cataleptiques, les raideurs tétaniques qui s'emparent de certains malades et les attaques d'épilepsie. Sauf cette dernière forme d'affection nerveuse, les autres accidents sont passagers et sont dominés par la prolongation de l'éthérisation ; mais les attaques d'épilepsie sont une complication d'un ordre beaucoup plus grave ; elles révèlent dans les fonctions du système nerveux un désordre plus profond et plus insidieux. Il est surtout une variété de l'épilepsie qui a reçu le nom de *syncopale* et que l'on doit avec raison considérer comme menaçante pour la vie du sujet éthérisé. Si l'attaque arrive à sa crise, une écume blanchâtre paraît à la bouche, ou bien les liquides sécrétés dans ce moment affluent à la gorge et contribent à gêner la respiration déjà si troublée par l'attaque nerveuse et par les agents anesthésiques. L'un des malades dont nous rapporterons ultérieurement l'histoire d'après les récits des journaux anglais, paraît avoir succombé à ce genre d'accidents. Ainsi l'un des accidents nerveux ci-dessus désignés peut revêtir un caractère grave, qu'il emprunte à sa complication avec les deux accidents qu'il nous reste actuellement à examiner, et c'est le motif pour lequel nous avons parlé en dernier lieu de l'épilepsie. Cet accident, heureusement fort rare, est au-dessus des ressources de l'art, au moins en ce qui concerne l'attaque à laquelle assiste le chirurgien, après l'administration des anesthésiques.

B. *Deuxième catégorie. — Syncope.* On est étonné, en lisant les diverses publications dont l'éther et le chloroforme ont été l'objet jusqu'à ce jour, de voir combien cet accident a peu occupé l'attention des observateurs. C'est à peine si quelques uns ont songé à le compter parmi les dangers possibles de l'éthérisation. Aussi bien, ce silence sur la syncope pendant l'anesthésie peut-il tenir à ce qu'elle se produit rarement, ou peut-être à ce que la pâleur extrême et la faiblesse du pouls voilant les apparences de la syncope accidentelle ont empêché de la reconnaître, au milieu des phénomènes graves qui préoccupaient les opérateurs. Quoi qu'il en soit, la syncope, c'est-à-dire la défaillance nerveuse brusque qui entraîne l'arrêt des contractions du cœur, peut survenir pendant la durée de l'anesthésie et donner immédiatement une gravité exceptionnelle à la position du malade. Le danger imminent qui en résulte sera compris, si l'on réfléchit que, pour détruire les effets de la syncope, l'art a recours à des excitations soudaines de la sensibilité, comme seul moyen de ranimer l'action nerveuse défaillante, et que l'état dans lequel l'éther ou le chloroforme ont plongé le malade l'ont rendu insensible à ces excitations salutaires. Si, dans ces conjonctures essentiellement menaçantes pour la vie, l'action nerveuse est trop radicalement frappée par les anesthésiques, la syncope se prolonge et peut devenir irrémissible. La lecture des observations de mort subite sous l'influence des anesthésiques, et l'observation de ce qui advient chez les animaux qui succombent après avoir inhalé ces agents, nous donnent l'assurance que la syncope accidentelle est la seule cause de la mort, dans la majorité des cas. Nous considérons cet accident comme beaucoup plus dangereux que l'asphyxie à cause de la différence de puissance des moyens thérapeutiques dans les deux cas. La syncope profonde, pendant l'anesthésie, élude toute action thérapeutique; l'asphyxie peut se dissiper plus facilement et laisser accès à l'influence de divers moyens énergiques. Aussi considérons-nous la puissance de l'art, au sujet de la syncope anesthésique, comme étant principalement du domaine de la prophylaxie.

La prophylaxie de la syncope anesthésique doit donc être essentiellement comprise dans les règles que le chirurgien mettra en pratique lorsqu'il fera inhaler les vapeurs d'éther ou de chloroforme. Nous recommandons essentiellement, sous ce rapport, de n'opérer les malades que dans la position horizontale, quel que soit le siége de la maladie pour laquelle l'opération est jugée nécessaire.

Le chirurgien sera tenu de ménager, autant que possible, les sources de la vie chez son opéré : les vaisseaux seront liés avec le plus grand soin, et si la nature de l'opération exige que la ligature n'en soit faite qu'après l'entière section des tissus, un aide appliquera l'un de ses doigts sur l'ouverture des vaisseaux qui fourniront trop abondamment, afin de laisser perdre le moins de sang possible à l'opéré et d'écarter ainsi les chances de la syncope qui succède à la déplétion vasculaire.

Si les phénomènes, qui font craindre la syncope, s'annoncent pendant l'éthérisation, tels que le tremblement de la lèvre inférieure, la décoloration des tissus, les sueurs froides et partielles, non seulement l'éthérisation devra être suspendue, mais l'opération elle-même le sera, et le chirurgien s'occupera exclusivement du danger qui vient de surgir et qui domine toutes les indications. Les aspersions d'eau fraîche sur la face, l'inspiration de liquides volatils et excitants comme l'ammoniaque, le vinaigre concentré, l'administration de quelques cuillerées de vin chaud, les frictions avec la flanelle, une brosse ou la main agissant avec une certaine pression, seront faites des extrémités au cœur de manière à reporter vers les organes internes le plus de sang possible; ce liquide pourra même être maintenu et refoulé vers les centres splanchniques par une compression exercée sur les artères des membres. La ligature circulaire des bras et des cuisses au moyen d'un mouchoir ou d'une bande unit à la simplicité d'un moyen extemporané une action appropriée à son but; enfin, pour retenir spécialement le sang dans le cerveau dont l'anémie relative n'est pas sans influence sur l'état syncopal, nous conseillons d'incliner tout le corps du malade de manière à ce que la tête occupe le point le plus déclive. Nous avons constaté sur divers animaux, et spécialement sur des lapins, que lorsque ces animaux sont chloroformisés et présentent les signes de la mort apparente, on peut quelquefois les ramener à la vie en les suspendant par les pattes postérieures et leur imprimant quelques secousses dans cette position.

Si, malgré les précautions précédentes, la syncope se produit ou qu'elle se soit manifestée d'une manière inopinée, bien que la situation soit des plus sérieuses, il ne faut pas désespérer, et le devoir du chirurgien est d'agir avec autant de force que l'art lui permet d'en déployer. Qu'à l'énergie des moyens il joigne l'obstination dans les essais; dût-il ne tourmenter qu'un cadavre, il doit tout tenter pour rallumer cette vie qui peut paraître éteinte sans l'être réellement. Non seulement les moyens indiqués précédemment seront mis en usage, mais il faudra les varier et joindre aux moyens, spécialement destinés à combattre la syncope, divers autres moyens propres à stimuler le pouvoir réflexe, à remplacer l'action nerveuse, à redonner la chaleur animale qui s'est affaiblie, à favoriser artificiellement la respiration et la circulation. La plupart de ces secours nouveaux étant communs à la fois à la thérapeutique de la syncope et à celle de l'asphyxie, nous les mentionnerons après avoir dit encore quelques mots de ce dernier accident de l'anesthésie.

Asphyxie. Le plan que nous avons suivi dans ce travail nous a plusieurs fois fourni l'occasion de parler de l'asphyxie, dont nous n'avons plus à nous occuper actuellement qu'à titre d'accident de l'anesthésie. Cette complication si redoutée forme une espèce à part, dans le genre des asphyxies produites par des gaz impropres à la respiration. Elle est, en effet, subordonnée non seulement à l'affaiblissement de la partie respirable de l'air que remplace la vapeur anesthésique, mais elle dépend aussi de la torpeur directe dans laquelle tombent les pneumo-gastriques, du défaut de concours de l'action nerveuse générale qui influe sur les organes actifs de la respiration et de diverses circonstances accidentelles qui peuvent précipiter son apparition, tels que les spasmes glottiques, l'oubli du renouvellement de l'air expiré, quand on a recours aux inhalateurs sacciformes, etc. La connaissance de ces diverses causes, dont l'action, loin d'être isolée, est le plus souvent au contraire multiple et simultanée, importe beaucoup à l'opérateur, soit parce qu'elle explique la gravité spéciale qui est propre à cette espèce d'asphyxie, soit parce qu'elle est de nature à inspirer et à justifier l'emploi de moyens thérapeutiques très variés.

L'asphyxie peut être un accident de tous les temps de l'anesthésie, mais son développement ordinaire, et l'on peut presque dire naturel, survient pendant la période d'éthérisme organique ; ses signes sont reconnaissables au trouble de la respiration, à la couleur du sang, à l'état général du sujet, et si elle est une complication du début, aux apparences de la congestion veineuse de la tête. Mais ce dernier signe manque dans l'asphyxie qui se produit dans la deuxième période, ce dont il importe d'être averti, afin d'éviter une sécurité intempestive ou une confusion avec la syncope. L'asphyxie anesthésique se produit souvent d'une manière latente dans ses premiers progrès et semble arriver ensuite tout d'un coup à son état le plus grave ; elle s'accompagne d'inégalités dans le pouls et d'une faiblesse particulière avec des bruits sourds et incomplets du côté du cœur, qui dépendent de la paralysie commençante de cet organe. Dans ce moment, il y a stagnation du sang dans les cavités de l'organe central de la circulation qui, d'après les expériences de M. Gosselin (1), se laissent distendre sans avoir la force de revenir complétement sur elles-mêmes. Ce trouble profond dans la circulation et la respiration, joint au désordre et à l'anéantissement de l'action nerveuse, entraînent comme conséquence une incapacité de réaction vitale qui rend l'asphyxie anesthésique incomparablement plus dangereuse que les autres espèces d'asphyxie. Heureusement la physiologie expérimentale a, sur ce point, éclairé la pratique d'une manière aussi prompte qu'exacte, et l'art, prévenu de la possibilité d'une solution aussi fâcheuse de l'anesthésie portée trop loin, a mis en œuvre opportunément les précautions et les préceptes destinés à empêcher la complication asphyxique, c'est-à-dire que la prophylaxie appliquée à cet accident doit dominer toute sa thérapeutique.

Or, cette prophylaxie se résume dans la mise en œuvre de la méthode anesthésique que nous avons appelée *graduée* et de la méthode des inhalations *intermittentes*. La première s'oppose à l'asphyxie primitive, la deuxième à l'asphyxie consécutive. L'une et l'autre sont destinées à prévenir l'asphyxie, comme la position horizontale est destinée à prévenir la syncope, et c'est en présence de pareils accidents que l'on peut estimer l'immense supériorité de précautions simples dans leur mise en œuvre, mais majeures dans leurs résultats et qui en écartant les chances de la syncope et de l'asphyxie, désarment les agents anesthésiques et ne leur laissent que leur puissance bienfaisante.

Si, malgré les précautions énoncées, l'asphyxie se déclare, divers moyens doivent être mis en usage sans le moindre retard. Nous les examinerons en tant qu'ils agissent pour rétablir la respiration, la circulation, l'action nerveuse ou la chaleur animale.

a. Le moyen qui se présente naturellement pour faciliter le rétablissement de la *respiration*, c'est l'action de l'air frais. Si le

(1) *Mémoire cité.* (*Archives générales de médecine*, décembre 1848.)

malade respire encore faiblement, l'impression qui en résulte sur la surface pulmonaire et le sang ne peut qu'être favorable. M. Blanchet (1) s'est livré à des expériences directes sur les animaux pour déterminer l'influence du gaz oxygène, et il s'est convaincu, ce qui est conforme aux prévisions, que cet agent combat avec efficacité les accidents produits par le chloroforme. Cet expérimentateur conclut que l'oxygène agit non seulement en rétablissant l'hématose, mais que la partie du gaz qui circule en nature avec le sang neutralise l'action hyposthénisante du gaz anesthésique. De son côté, M. Plouviez (2), de Lille, a mis une insistance particulière à préconiser les avantages de l'insufflation d'air ou d'oxygène dans les poumons, et considère ce moyen comme infaillible. Sans lui reconnaître une aussi rassurante puissance, nous ne pouvons que le conseiller dans l'asphyxie anesthésique comme on le conseille dans l'asphyxie ordinaire. L'administration de l'air peut se faire au moyen du soufflet ordinaire introduit dans la bouche ou adapté au tube laryngien. Des saccades alternatives exercées sur les parois de la poitrine pour imiter le jeu des organes respiratoires pourront favoriser le retour de la fonction.

b. Les moyens qui agissent sur la *circulation* ont surtout pour objet de dégager le cœur du sang qui le distend et de favoriser le retrait de ses parois dont l'action systaltique est comme paralysée. La saignée se présente à la pensée comme un moyen d'exciter à couler le liquide sanguin qui, faute d'impulsion, s'arrête dans les vaisseaux, et l'on conçoit rigoureusement qu'une voie de dérivation étant offerte au sang, celui-ci, par le mouvement nouveau qui en résulte, puisse exciter le cœur à se contracter encore. Mais on comprend que dans l'état de débilitation nerveuse où se trouve le sujet asphyxié et anesthésié tout à la fois, c'est un moyen dont il ne conviendrait pas d'abuser, et que lorsqu'on pratique une opération, il faut se défier de la dangereuse facilité avec laquelle on peut faire perdre du sang au malade par la surface de la plaie. L'indication de la saignée sera donc subordonnée à l'état général du sujet apprécié par le chirurgien. Pour ranimer les contractions du

(1) *Revue scientifique de Quesneville*, février 1848.

(2) *Comptes rendus de l'Académie des sciences* et *Bulletin de l'Académie de médecine*, 1848. (*Bulletin de l'Acad. de médecine*, t. XIV, p. 320.)

cœur, des frictions sèches et rudes seront faites sur la région précordiale ; des ventouses sèches seront appliquées sur ce point. On y ajoutera l'influence locale de la chaleur, et si le cas est décidément grave, il ne faudra pas craindre de porter le cautère incandescent sur la même région, de s'aider en même temps de la succussion du thorax, du mouvement cadencé des bras ; ce dernier moyen parut exercer une influence momentanée sur un malade chloroformisé par M. Robert, la respiration sembla se ranimer et le pouls devint appréciable.

c. Parmi les excitants de l'*action nerveuse*, le galvanisme doit être distingué comme l'agent qui en représente le mieux les effets, et qui, à ce titre, est propre à la réveiller. Mis en usage par M. Baker, en Angleterre, ce moyen réussit à faire contracter les muscles du thorax, mais resta sans action sur la circulation. Si on juge convenable d'employer les pôles d'une pile ou d'un appareil électro-magnétique, ils seront donc disposés sur divers points du corps de manière à établir des courants dans divers sens, et particulièrement dans le but de réveiller la contraction des muscles du thorax, du diaphragme en particulier. L'électro-puncture pourra servir plus activement l'intention de l'homme de l'art que la simple application des boules de cuivre sur la peau. M. Christison conseille de mettre un des pôles de la pile dans l'intérieur des narines.

Les autres stimulants de l'action nerveuse exercent une influence d'une nature différente. Portés sur la peau ou sur les muqueuses, ils ont pour but de réveiller la sensibilité en la sollicitant d'une manière à la fois brusque et vive. Les aspersions d'eau fraîche, les stimulants spéciaux de la muqueuse nasale, tels que l'ammoniaque, le vinaigre, le chlore, dont la vapeur peut s'étendre jusque sur la surface respiratoire, les stimulants de la muqueuse buccale, tels que diverses essences portées en frictions sur les gencives, le chatouillement de la muqueuse bucco-pharyngienne avec les barbes d'une plume, et mieux encore avec un pinceau trempé dans de l'ammoniaque, sont tout autant de moyens dont il faut promptement faire l'essai. Si l'état du malade le permet et qu'il puisse avaler, on doit faire pénétrer dans l'estomac des médicaments stimulants et diffusibles. Quelques cuillerées d'une potion avec l'acétate d'ammoniaque, du vin chaud, une forte infusion de café, peuvent contribuer à ranimer les forces. Des substances excitantes peuvent aussi être portées sur la muqueuse du gros intestin. Sous ce rapport, les lavements de fumée de tabac, dont l'usage médical s'est accrédité dans le dernier siècle, et qu'on a vantés dans le traitement de l'asphyxie ordinaire, conviendraient aussi pour remédier à l'asphyxie anesthésique. On ne négligera point les stimluants directs de la peau, tels que les frictions sèches ou faites avec des substances spiritueuses, la flagellation, l'application des ventouses, y compris les grandes ventouses de Junod, si on les a à sa disposition. Nous ne verrions que des avantages à faire quelques raies de feu à la nuque, c'est-à-dire le plus près possible du point de jonction des diverses parties de l'axe cérébro-spinal.

Ce serait aussi le cas, en suivant les inspirations théoriques qui résultent de la connaissance du pouvoir réflexe de la moelle, de tenter l'emploi des médicaments qui stimulent cet organe. La morphine et surtout la strychnine, sont les substances qui excitent au plus haut degré les mouvements appelés réflexes, puisque avec la strychnine, en particulier, on peut produire une sorte de tétanos artificiel. La morphine a été conseillée par M. Barrati comme moyen de combattre les accidents produits par l'éther. M. Longet (1) est très explicite sur ce point, et déclare être parvenu à constater un véritable antagonisme entre l'action de l'éther et des opiacés ou de la strychnine. « Un fait assez curieux, dit-il, et qui ne s'est révélé à mon observation qu'après bien des tâtonnements, c'est qu'on arrive, chez les animaux mis en expérience, à amoindrir ou même à neutraliser les fâcheux effets de l'éther sur la propriété excito-motrice de la moelle par la strychnine, et ceux de la strychnine et des opiacés par l'éther. » L'action de ce dernier médicament paraît être bien réelle contre les effets de la strychnine. M. le docteur Chanrion, de Grenoble, nous a communiqué qu'il avait réussi à enrayer complétement les phénomènes de raideur musculaire chez un chien empoisonné par la noix vomique, en lui faisant administrer un lavement d'éther. En partant du fait de l'antagonisme des deux substances, il serait donc rationnel d'essayer la strychnine pour combattre les phénomènes d'intoxication éthérique ou chloroformique et l'asphyxie qui les complique. Nous avons entrepris sur ce point quelques recherches expérimentales sur des animaux, qui trouvent naturellement leur place en ce chapitre.

(1) *Mémoire cité*, p. 20.

Première expérience. Un lapin vigoureux est soumis aux inhalations du chloroforme. Deux minutes suffisent pour produire les apparences de la mort. Dans cet état, 10 centigrammes de strychnine sont inoculés sous la peau ; quelques instants après contractions dans les membres postérieurs, mouvements de la queue, néanmoins l'animal succombe.

Deuxième expérience. Un jeune chien respire de la vapeur de chloroforme au moyen d'une vessie, dont l'ouverture est froncée autour de sa tête. A la troisième minute, il est dans un état complet de résolution musculaire. Les muscles de la poitrine eux-mêmes ne se contractent plus que très faiblement; dans cet état, 5 centigrammes de strychnine sont inoculés sous la peau du cou. Bientôt les mouvements se réveillent, les phénomènes anesthésiques se dissipent promptement.

Troisième expérience. Lapin vigoureux ; cinq minutes d'inhalation éthérée continue. Mort apparente. Déposition de 5 centigrammes de strychnine sur la langue ; prompt retour des mouvements et de la sensibilité, mais singulier malaise de l'animal.

Nous devons ajouter que dans beaucoup d'autres expériences, la strychnine a entièrement échoué. Mais les faits qui précèdent, entièrement confirmatifs des résultats énoncés par M. Longet, nous autorisent à proposer la strychnine comme une ressource qu'il ne faut point dédaigner dans les graves conjonctures où les complications de l'éthérisme peuvent jeter un opéré. Nous conseillerions, en conséquence, de recourir à cet agent, et le mode d'administration qui nous paraîtrait le plus favorable, vu la position du malade, serait d'insérer le médicament sous la peau. Une petite incision faite avec une lancette sur un ou plusieurs points servirait à inoculer quelques centigrammes de strychnine. On sait que cet agent offre une très grande activité lorsqu'il est ainsi mis en contact avec la surface d'une plaie et livré à l'absorption directe. On pourrait aussi faire des frictions avec la teinture alcoolique de noix vomique le long du rachis, dans l'espérance de ranimer plus efficacement le pouvoir excito-moteur de la moelle épinière.

d. Il est enfin une série de moyens destinés à conserver la chaleur animale ou à communiquer du calorique à l'organisme, et dont il suffit de parler pour en faire comprendre l'importance. De même que le froid contribue à l'engourdissement et à l'insensibilité, de même la chaleur est une condition de l'action vitale et l'une des indications les plus urgentes consiste à l'entretenir dans l'asphyxie éthérique. On enveloppe le malade d'une couverture de laine préalablement chauffée, on applique des briques chaudes, des fers à repasser, des bouteilles d'eau chaude ou tels objets dont on peut disposer, sous la plante des pieds; des linges chauffés sont placés sur la région épigastrique, sous les aisselles, et en général dans les régions où abondent les plexus nerveux; le bain chaud peut aussi être mis en usage. M. Gorré y eut recours pour une malade qui avait inhalé du chloroforme, mais le succès ne répondit pas à la convenance du moyen.

Parmi les divers genres de secours qui peuvent être administrés aux malades en proie à l'asphyxie éthérique, le praticien devra particulièrement choisir les plus énergiques et s'efforcer, autant que possible, de remplir simultanément les quatre indications que nous avons signalées. Nous avons fait pressentir, en parlant des précautions préalables, qu'il était prudent de se munir à l'avance de divers agents stimulants. Si les circonstances n'ont pas permis de se les procurer, les moyens simples ne devront pas être dédaignés en attendant qu'on possède les moyens supérieurs de secours. Il ne faut se lasser d'agir qu'après avoir acquis l'absolue conviction de l'inutilité de nouveaux secours.

Sidération anesthésique. Nous désignons sous cette expression la conséquence de l'intoxication produite par les agents anesthésiques, sans qu'il y ait syncope ou asphyxie. Elle est le résultat de l'action propre de l'éther et surtout du chloroforme poussée à son extrême conséquence et se transformant en accident par son excès même. Il y a sidération, c'est-à-dire, annulation dynamique de l'innervation dans ses divers foyers. A moins d'une impressionnabilité qu'il faut, au reste, s'attacher à prévoir, cet accident n'est pas de ceux qu'on est exposé à observer, lorsque toutes les précautions sont bien prises et les règles bien observées. L'intoxication anesthésique n'a pas la soudaineté de celle qui est produite par l'acide hydrocyanique ou les composés de cacodyle; elle a des phénomènes précurseurs et peut être prévenue. C'est le cas de rappeler qu'une connaissance parfaite des phénomènes physiologiques doit être acquise par le chirurgien afin qu'il puisse juger sainement de la situation de son opéré. Ici, plus encore que dans la thérapeutique ordinaire, l'*occasio præceps* a une valeur dominante. Arrêter à propos les inhalations, telle est la règle souveraine pour se mettre certainement à l'abri d'une redoutable éventualité. La manière d'administrer l'agent, et son choix basé sur des indications que nous allons poser, complètent l'œuvre prudente du chirurgien. Au reste, s'il y a imminence de sidération anesthésique, tous les moyens énumérés à propos de la syncope et de l'asphyxie doivent être énergiquement et résolument employés.

CHAPITRE XIV.

PARALLÈLE DE L'ÉTHER ET DU CHLOROFORME ; DE LEURS AVANTAGES ET DE LEURS DANGERS RESPECTIFS ; DE LEURS INDICATIONS SPÉCIALES.

S'il est une preuve de la puissance que peut exercer sur les esprits occupés à vérifier et à étendre un progrès, l'affirmation que le complément de ce progrès est enfin obtenu, c'est l'exemple offert par les chirurgiens contemporains, lorsque le chloroforme nous a été adressé triomphant d'Édimbourg. M. Simpson a mis en œuvre une logique qui réussit fréquemment aux hommes convaincus : sa manière d'argumenter a été d'affirmer. En annonçant le chloroforme, il l'a présenté comme si incontestablement supérieur à l'éther, qu'on n'a pas pris en effet la peine de contester. Sur la foi de quelques avantages évidents, chacun s'est mis à substituer le chloroforme à l'éther sulfurique ; un enthousiasme en a remplacé un autre ; le nom de Jackson a pâli devant celui de Simpson ; et il n'a fallu rien moins que de graves événements pour distraire les chirurgiens de l'entraînement exclusif avec lequel le chloroforme était accepté. De simples prévisions rationnelles ou les inductions tirées de la physiologie expérimentale ne pouvaient prévaloir contre une opinion générale créée de toutes pièces. Aussi nos communications adressées à l'Académie des sciences, et les réflexions présentées par M. Sédillot pour éviter la proscription de l'éther, ne furent-elles considérées que comme le produit d'une appréciation timorée. On continua à préconiser la supériorité absolue du chloroforme jusqu'au moment où l'autorité de faits malheureux est venue prouver que la comparaison entre les deux agents pouvait être raisonnablement établie et faire l'objet d'une discussion profitable.

Hâtons-nous de dire que la pensée qu'on nous a prêtée de bannir le chloroforme de la pratique n'est pas fondée. Nous reconnaissons à cet agent des qualités et des avantages que nous avons souvent utilisés; mais notre opinion est qu'il ne doit pas, dans tous les cas, être préféré à l'éther sulfurique. Les deux agents ont leurs avantages et leurs inconvénients respectifs, et la question à résoudre ne se rapporte pas à la démonstration de la supériorité de l'un d'entre eux, mais à la détermination des cas dans lesquels il faut employer l'un ou l'autre.

Déclarons, avant de pénétrer plus intimement dans le sujet, que ce parallèle sera borné à l'éther sulfurique et au chloroforme, parce que ces deux agents anesthésiques sont réellement les seuls qui puissent entrer en comparaison légitime. L'éther chlorhydrique, malgré les éloges et les efforts de M. Heyfelder, n'a pu prendre rang à côté des premiers. Nous n'essayerons pas de mettre en balance avec eux le formométhyal, bien que les résultats que nous en avons obtenus dans nos expériences nous autorisent à le recommander. Quant au sulfure de carbone, à l'aldéhyde et à quelques autres substances réputées anesthésiques, on ne saurait les considérer que comme offrant une valeur très secondaire, et, dans tous les cas, tellement inférieure à celle des agents aujourd'hui adoptés, qu'il n'y a pas lieu à comparaison. Celle-ci sera donc restreinte aux deux premiers corps que nous avons nommés, et l'on se convaincra, par la mise en regard des inconvénients et des avantages qui les caractérisent, que l'art chirurgical, loin d'abandonner l'un ou l'autre, ne peut que gagner à utiliser à propos, et pour des cas déterminés, les qualités qui leur sont propres.

Un rapide inventaire des opinions qui, depuis la fin de 1847, se sont produites sur ce point dans la science, mettra mieux le lecteur à même de juger les dissidences. Afin de remonter à l'origine du débat, nous reproduisons le texte des conclusions à l'aide desquelles M. Simpson (1) a inauguré l'avénement du chloroforme.

« 1° Il faut beaucoup moins de chloroforme que d'éther pour déterminer l'insensibilité : 100 à 120 gouttes suffisent pour l'ordinaire, et chez quelques malades beaucoup moins. 2° Son action est beaucoup plus rapide et plus complète, et généralement plus satisfaisante : 10 à 20 inspirations suffisent, et quelquefois moins. Il y a ainsi économie de temps pour le chirurgien, et cette période d'excitation, qui appartient à tous les agents narcotiques, étant réduite de durée ou véritablement abolie, le malade n'a pas autant de tendance à l'exhilaration et à la loquacité. 3° La plupart de ceux qui connaissent par une expérience antécédente les sensations produites par l'inhalation de l'éther, et qui ont ensuite respiré le chloroforme, ont fermement déclaré que l'inhalation et les effets du chloroforme sont beaucoup plus agréables que ceux de l'éther. 4° En considérant la petite quantité requise comparativement à celle de l'éther, l'usage du chloroforme sera moins dispendieux. 5° Son odeur n'est point désagréable : tout au contraire. Elle ne reste point attachée aux vêtements de l'opérateur, et ne s'exhale point d'une manière fâcheuse des poumons du patient, comme cela arrive généralement avec l'éther. 6° A raison de la moindre quantité requise, il est plus facile à porter avec soi que l'éther. 7° Il n'est besoin d'aucun appareil spécial pour son administration : un peu de liquide versé dans l'intérieur d'une éponge figurée en creux ou sur un mouchoir de poche, et appliqué par-dessus la bouche et les narines, de manière à être largement respiré, suffit généralement, en une ou deux minutes, pour produire l'effet désiré. »

M. Simpson ajoute à ces divers motifs d'adoption du chloroforme, l'énoncé d'un nombre suffisant d'exemples tirés de sa pratique chirurgicale et obstétricale, dans lesquels cet agent a été employé avec un plein succès; il énumère les précautions qui peuvent assurer la réussite, précautions qui conviennent aussi lorsqu'on administre l'éther, et conclut qu'en remplissant ces diverses indications, l'emploi du chloroforme offre des avantages considérables et décidés, sous le triple rapport de sa rapidité, de sa facilité et de son efficacité.

Telles sont, en effet, les éminentes qualités qui distinguent cet

(1) Découverte d'un nouvel agent anesthésique plus efficace que l'éther sulfurique, 1847.

agent : son action est prompte; son administration, agréable pour le malade, est simple pour l'opérateur, puisqu'elle peut le dispenser de tout appareil; sa puissance anesthésique est très grande. Les autres avantages que lui attribue M. Simpson d'agir à moindre dose, d'être moins cher et plus facile à porter avec soi que l'éther sont trop minimes pour entrer en ligne de compte.

MM. Roux et Velpeau s'empressèrent de confirmer, par leur témoignage devant l'Académie des sciences, les éloges accordés au chloroforme au détriment de l'éther. D'après M. Roux, comme d'après le chirurgien d'Edimbourg, si l'on fait inhaler le chloroforme, il y a économie de temps et de matière. Avec cet agent, point de dégoût ni ces symptômes d'irritation des bronches qui accompagnent presque toujours les inhalations d'éther. Point de rêves ni d'hallucinations extraordinaires, bonheur parfait au réveil. M. Roux ajoute que si le chloroforme n'affranchit pas nécessairement de l'excitation et des mouvements tumultueux que détermine quelquefois l'éther, il présente, en somme, assez d'avantages réels sur ce dernier pour qu'on puisse raisonnablement penser qu'il en prendra la place dans la pratique des opérations, et pour tous les cas où il y a à prévenir ou à faire cesser de vives souffrances.

De son côté, M. Velpeau reconnaît que l'action du chloroforme est plus prompte, plus complète, plus durable et plus douce que celle de l'éther, ce qui justifie sa substitution à ce dernier. Dans la part qu'il a prise à différentes discussions académiques, M. Velpeau a complété les motifs de sa préférence pour le chloroforme, en lui attribuant, comme M. Simpson, l'avantage de supprimer l'agitation qui précède le sommeil, et il n'a épargné aucune assertion pour établir son innocuité.

Ces témoignages et les résultats de l'expérience personnelle acquise par un grand nombre de chirurgiens ont promptement généralisé l'adoption du chloroforme, et l'éther a semblé entièrement dépossédé de la faveur qu'il avait obtenue.

Toutefois, malgré l'ovation faite au chloroforme, quelques chirurgiens de divers points de la France ont soulevé des doutes. A la clinique de Strasbourg et à celle de Montpellier (car c'est de là qu'est partie la réaction), on a exprimé de l'hésitation, recommandé plus expressément la prudence dans l'emploi du chloroforme; on a pensé enfin et bientôt publiquement professé que l'éther sulfurique ne méritait pas la proscription et l'oubli auxquels il semblait condamné depuis l'avénement du chloroforme. Des Facultés de province, la question s'est transportée à l'Académie de médecine, où le Rapport savant et circonstancié de M. Malgaigne (1), malgré ses tendances apologétiques pour le nouvel agent, a fait ouvrir les yeux sur ses dangers, et a soulevé une discussion aussi intéressante dans sa forme qu'instructive dans ses conséquences. Les inductions lumineuses de M. J. Guérin (2) sur la substance du rapport, la critique qu'il a adressée aux conclusions, les expériences auxquelles il s'est livré à cette occasion, doivent donner fortement à penser. Elles prouvent tout au moins que l'innocuité absolue du chloroforme ne saurait être démontrée, et qu'on s'est trop hâté d'adopter exclusivement le nouvel agent, qui ne veut être manié que par des mains prudentes, et en se servant d'appareils réguliers et d'un dosage exact. Un parallèle entre l'éther et le chloroforme peut faire apprécier, à leur juste valeur, leurs avantages et leurs inconvénients respectifs, et constituer une source d'où se déduisent les indications de leur emploi spécial.

Nous ferons porter ce parallèle sur les qualités physiques des agents, sur leur mode d'administration, sur le temps nécessaire à l'anesthésie, sur la nature des effets produits, sur leur durée et sur le danger qui peut être attaché à leur emploi.

1° *Qualités physiques*. Le chloroforme a une odeur aromatique plus agréable que celle de l'éther. Sa saveur sucrée est mieux supportée; sa pureté est plus facile à vérifier; sa moindre volatilité assure mieux sa conservation. Il faut beaucoup moins de chloroforme que d'éther pour produire les effets anesthésiques. Sous ces divers rapports, la supériorité appartient donc au premier agent. Nous ferons remarquer toutefois que le goût douceâtre du chloroforme n'est pas également bien supporté par tous les sujets. Il en est à qui il inspire des nausées et une répugnance insurmontable, si bien reconnue de ses partisans mêmes, que l'un d'entre eux regarde cette répugnance individuelle comme la seule contre-indication à

(1) Rapport sur divers cas de mort attribués au chloroforme, et sur les dangers que peut présenter l'inhalation de cet agent, 1848.

(2) Voyez la discussion de ce rapport dans le *Bulletin de l'Académie de médecine*, t. XIV, p. 209 et suiv., et divers articles de M. J. Guérin, insérés dans la *Gazette médicale de Paris*, 1848-1849.

l'emploi du chloroforme. Il est des malades qui, s'étant trouvés dans le cas d'inhaler de l'éther, et plus tard du chloroforme, ont déclaré que s'ils étaient obligés de se soumettre encore aux inhalations anesthésiques, ils préféreraient l'éther. Mais ces faits sont exceptionnels.

2° *Mode d'administration.* L'avantage reste tout entier au chloroforme sous ce rapport. La simplicité du moyen à l'aide duquel on assure le succès de l'anesthésie équivaut à la suppression de tout appareil. M. Mayor avait bien proposé de simplifier au même degré l'inhalation de l'éther en le présentant au malade répandu sur une éponge ou un linge ; mais il est certain que ce mode d'inhalation est aussi défectueux appliqué à l'éther qu'il est avantageux quand on s'en sert pour le chloroforme, et qu'un appareil est indispensable dans le premier cas, si l'on veut procéder avec sécurité.

3° *Rapidité d'action.* Le chloroforme agit beaucoup plus promptement que l'éther et à dose bien inférieure. Deux minutes peuvent suffire pour rendre un malade insensible avec le premier corps ; il en faut quelquefois huit avec le second. L'attente de l'anesthésie dure donc quatre fois moins avec le chloroforme qu'avec l'éther, d'où il résulte une économie de temps qui profite au malade et au chirurgien. Tous les partisans du chloroforme ont insisté sur cet avantage, que nous n'avons certainement pas envie de méconnaître. Quand un chirurgien d'hôpital doit pratiquer plusieurs opérations dans une matinée, il n'est pas indifférent de ménager les heures consacrées au soulagement d'un grand nombre de malades. Mais la supériorité attribuée au chloroforme pour la promptitude de l'action anesthésique n'est pas exempte de compensation ; elle est atténuée par la nature des propriétés auxquelles le chloroforme doit la rapide énergie de son action. Il est évident qu'on est beaucoup plus exposé à dépasser le but avec un agent qui devance pour ainsi dire les désirs du chirurgien, et qui se montre plus actif qu'on ne le voudrait parfois. Les effets presque soudains du chloroforme sont le défaut d'une qualité. L'éther exige plus de temps, mais par cela même il inspire une plus grande sécurité, parce que la lenteur des effets permet non seulement de les mieux observer, mais encore d'en modérer et d'en régler le développement. Ainsi ce privilége du chloroforme s'atténue par sa propre cause, et l'on peut reprocher à cet agent d'être trop énergique comme à l'éther d'être trop faible. Un des progrès de la méthode anesthésique consisterait assurément à trouver un agent d'une puissance intermédiaire. Quant aux avantages de l'économie de temps pour le chirurgien, nous n'hésitons pas à dire qu'on les a trop fait valoir. L'éther exige huit minutes; mais ce délai est en réalité si court en présence de l'immensité du bienfait, qu'il a fallu l'avénement du chloroforme pour faire naître l'idée que l'on perdait du temps. Sous le rapport de la rapidité d'action, la supériorité de ce dernier est purement relative; aussi la durée nécessaire à la production de l'insensibilité au moyen de l'éther ne saurait-elle donner lieu à une objection fondamentale. Si l'on remarque que la plupart des opérations de chirurgie exigent un certain temps pour des arrangements préalables, pour les préparations locales, pour l'application de l'hémostasie préventive, et que ces préliminaires ont lieu pendant qu'on administre l'éther, on reconnaîtra que la perte de temps due à la lenteur de ses effets n'est pas, en somme, bien considérable, et qu'on a fait trop valoir la promptitude d'action du chloroforme. La bonne règle en chirurgie consiste moins à économiser le temps qu'à économiser le danger.

4° *Nature des effets produits.* L'impression immédiate et locale du chloroforme est bien mieux tolérée que celle que détermine l'éther. Avec le premier, point de toux, point de malaise, pas de sensation piquante ressentie jusque dans la poitrine. Les phénomènes dus au contact des vapeurs avec la muqueuse sont d'une nature plus douce, ce qui constitue un des titres les plus importants du chloroforme à la préférence qu'on lui accorde.

Le premier temps de l'éthérisme animal, c'est-à-dire l'excitation qui précède l'insensibilité, est fréquemment supprimé lorsqu'on se sert du chloroforme; mais nous devons faire remarquer que sur ce point, comme sur beaucoup d'autres, on s'est plu à exagérer les avantages de cet agent anesthésique. MM. Simpson et Velpeau ont affirmé qu'il supprimait constamment l'excitation initiale, laquelle serait, d'après ces chirurgiens, le partage exclusif de l'éther. C'est une opinion qu'on peut facilement juger à la clinique. S'il est vrai que pendant l'inhalation chloroformique la durée de l'excitation soit plus courte ou moins intense et quelquefois imperceptible, il n'est pas moins avéré que, dans certains cas, l'excitation est très prononcée, alors même que le médicament a été administré avec toutes les précautions convenables. Il est également juste de reconnaître que l'inconvénient d'exciter avant de stupéfier n'est pas essentiellement dévolu aux vapeurs d'éther. Nous avons vu, et tous les chirurgiens ont pu faire la même remarque, que certains individus sont anesthésiés par l'éther sans éprouver de stimulation préalable; en sorte que l'espèce d'antagonisme qu'on a voulu établir, sous ce rapport, entre les deux agents, est loin d'exprimer une vérité à l'abri de toute contestation. L'avantage de stupéfier directement n'appartient pas plus nécessairement au chloroforme que l'inconvénient de stimuler avant de stupéfier n'appartient nécessairement à l'éther. Aucune distinction radicale ne saurait donc être établie, à ce sujet, entre les deux anesthésiques; car la pratique fait constater une contingence d'effets qu'il est indispensable de tenir en compte dans un parallèle. Tout ce qu'on peut dire à cet égard, c'est que le chloroforme excite généralement moins que l'éther et conduit plus vite à l'insensibilité. Cet avantage est assez précieux et assez reconnu pour qu'il n'y ait pas lieu de l'amplifier par des assertions contraires à l'expérience.

L'insensibilité produite par le chloroforme est généralement plus profonde que celle que détermine l'éther. Du moins observe-t-on plus rarement avec le premier agent ces phénomènes bizarres d'anesthésie incomplète dans laquelle certaines sensations survivent à d'autres ou qui permet à l'intelligence de se maintenir pendant que la faculté de sentir disparaît complétement. On doit à M. Sédillot la remarque intéressante que l'état moral des malades ne se ressemble nullement dans les deux genres d'anesthésies. Avec l'éther, le réveil est habituellement gai, expansif, affectueux, l'exaltation est douce, les rêves sont presque constants et laissent ordinairement des souvenirs agréables ou même délicieux; les malades sont communicatifs, et cette sorte d'heureuse animation est plus ou moins persistante. Avec le chloroforme, les malades ont plus rarement des rêves ou n'en gardent qu'un souvenir très confus. Nous avons vu, comme M. Sédillot, des opérés paraître mornes, froids et abattus. Généralement, ils ont besoin de repos et de silence. Chez quelques uns, l'affaissement est assez prolongé, et cet état se distingue très bien de la faiblesse avec concentration du pouls, qui suit les opérations chirurgicales pratiquées sans anesthésie préventive. On voit, par ces observations, que si le chloroforme assure mieux l'anesthésie, il la rend aussi moins agréable que l'éther. Les visions délicieuses, les rêves enchanteurs et l'heureux contraste de leur substitution au sentiment de la douleur semblent être le privilége de l'éther. Avec le chloroforme, l'anesthésie perd en agrément ce qu'elle gagne en profondeur.

La plupart des effets qui se surajoutent à l'insensibilité se développent promptement avec le chloroforme. L'abolition des mouvements volontaires et réflexes se produit plus tôt et plus complétement qu'avec l'éther. Toutes choses égales d'ailleurs, le chirurgien tient mieux le malade sous sa puissance; il l'enchaîne sous un sommeil plus radical et lui épargne plus sûrement les chances fâcheuses de la douleur. Mais si l'éthérisme animal est plus fortement obtenu, l'éthérisme organique est aussi plus facilement atteint, et c'est surtout pendant la chloroformisation qu'on observe l'extrême pâleur, l'aspect terne des yeux, la petitesse du pouls, l'exiguïté des mouvements respiratoires, le refroidissement général du corps et ces signes extérieurs de cadavérisation qui plusieurs fois ont inspiré, même à des chirurgiens expérimentés, un sentiment de terreur involontaire.

5° *Durée de l'anesthésie.* Les caractères différentiels tirés de la durée peuvent être fort importants, et influencer le chirurgien sur le choix de l'agent mis en rapport avec l'opération à pratiquer. Malheureusement il a régné sur ce point, qui, au premier abord, semble d'une vérification facile, une grande divergence d'opinions. Si l'on consulte les premières données livrées à la science par les chirurgiens qui expérimentèrent le chloroforme, on verra que les uns attribuèrent une longue durée à ses effets anesthésiques; que d'autres crurent reconnaître cette propriété à un plus haut degré dans l'éther; que d'autres enfin signalèrent une grande variabilité dans la durée de l'influence des deux agents (1). En laissant de côté les opinions pour ne considérer que les faits dans leur manifestation la plus habituelle, nous croyons pouvoir établir que l'anesthésie obtenue par le chloroforme se soutient plus longtemps que celle que produit l'éther.

Pour mieux apprécier cette différence, on ne doit la constater qu'à dater du moment où l'inhalation est suspendue. On reconnaît

(1) Consultez à ce sujet des recherches statistiques faites par M. Simonin : *De l'emploi de l'éther sulfurique et du chloroforme à la clinique chirurgicale de Nancy.* Paris, 1849, t. II, p. 96 et suivantes.

alors que la prolongation de l'anesthésie est proportionnelle à son intensité. En conséquence, l'insensibilité chloroformique est plus longue que l'insensibilité éthérique. Avec le premier agent, on peut mieux se passer des inhalations intermittentes qu'avec le second, parce qu'on a droit de compter sur une durée d'action qui dispense, au moins pour plusieurs opérations, d'administrer de nouvelles doses de vapeur. Cette circonstance milite donc en faveur du chloroforme.

Il est bon de faire la part d'une différence qui se rattache à la durée des phénomènes anesthésiques, et qui doit fixer l'attention du chirurgien lorsqu'il se dispose à opérer. Si l'on suspend l'usage de l'éther aussitôt que l'anesthésie est produite, les phénomènes éthériques ne restent pas longtemps stationnaires; ils ne tardent pas à diminuer, et bientôt à disparaître graduellement. Il n'en est pas ainsi avec le chloroforme : alors même qu'on suspend son usage, on n'arrête pas brusquement les effets déjà obtenus. Ceux-ci peuvent progresser encore, si une grande quantité de vapeur chloroformique a été inhalée, en sorte que le maximum d'action ne correspond pas à la dernière inspiration de vapeurs, mais n'est atteint que quelques moments après. Il résulte de ce fait la démonstration d'une plus grande ténacité dans l'action du chloroforme et la convenance de choisir cet agent pour telle opération dont la période douloureuse aurait lieu après les premiers moments, et partant pourrait n'être pas suffisamment protégée au moyen de l'anesthésie décroissante obtenue par l'éther.

La différence que nous venons d'établir en entraîne nécessairement une autre dans le mode d'action et dans l'opportunité des inhalations intermittentes. Il est évident que si l'on a recours au chloroforme, il faudra laisser des intervalles plus longs entre la cessation et la reprise des inhalations que si l'on se sert de l'éther. D'une autre part, si l'on emploie l'inhalation continue, il faudra, toutes choses égales d'ailleurs, la prolonger moins longtemps avec le chloroforme qu'avec l'éther, parce que l'état dans lequel se trouve le malade soumis au premier agent peut s'aggraver après la suspension des inhalations, tandis que la diminution des phénomènes, ou tout au plus leur maintien temporaire, suit la suspension de l'éther. Avec ce dernier, la plus grande intensité d'effets coïncide avec son administration ; avec le chloroforme, l'état actuel n'est pas la mesure de ce qui peut advenir : d'où il résulte, en somme, une action moins appréciable par l'observation immédiate, une influence plus insidieuse dans les éventualités, et de nature à amoindrir les avantages que l'art chirurgical peut retirer de la plus longue durée de l'anesthésie.

6° *Danger attaché à l'emploi des anesthésiques.* L'avenir de la science et les droits de l'humanité sont également attachés à l'éclaircissement de ce sujet. Il est d'une haute utilité qu'on ne se dissimule aucun des inconvénients ou des dangers qui peuvent être inhérents à l'emploi des agents anesthésiques ; car si ces dangers étaient réels, tous les efforts de l'art devraient tendre à les conjurer, et s'ils étaient au-dessus de sa puissance, ils seraient d'autant plus redoutables qu'ils empruntent l'apparence d'un bienfait. Nous croyons, quant à nous, que les agents anesthésiques sont désormais implantés dans la pratique chirurgicale, et que les services qu'on en retire sont d'une telle évidence et d'une si grande utilité, que leur adoption est obligatoire. L'éther et le chloroforme ne sauraient être assimilés à aucun de ces médicaments, qui, après une vogue passagère, n'ont plus occupé dans la science qu'une place historique. Leur usage a déjà reçu la consécration de l'habitude, et si leur emploi quotidien, en multipliant les occasions d'éprouver leur mode d'action dans tous les cas susceptibles d'en révéler les variétés, a permis d'en constater les dangers éventuels, cette fâcheuse révélation ne peut acquérir assez d'importance pour mettre en question leur adoption ou leur rejet. Il n'y a d'autre principe de conduite à tirer de ces exemples que celui qui porte à rechercher les causes du danger, afin de les éviter ou de les neutraliser.

Cette réserve faite, et pour juger cette question sous le jour d'une stricte équité, il nous semble que le premier point à éclaircir consiste à déterminer par des résultats pratiques si, parmi les agents anesthésiques offerts au choix du chirurgien, les probabilités d'innocuité sont égales, ou si, au contraire, l'un d'entre eux a occasionné plus fréquemmunt des accidents, et, en conséquence, doit être réputé plus dangereux. Les éléments de ce parallèle statistique existent dans la science (1), et nous pouvons ajouter qu'ils se pré-

(1) Voyez Diday, *Lettres sur les dangers de l'inhalation du chloroforme.* (*Gazette médicale*, 1848.) — James Miller, *Surgical experience*

sentent dans des circonstances qui lui donnent une valeur toute particulière. J'ai dressé un tableau comparatif de ce genre (1), deux ans après l'introduction de la méthode anesthésique dans la pratique, et sur ce temps, une moitié avait vu exclusivement employer l'éther, tandis que, pendant la seconde moitié, c'est le chloroforme qui avait obtenu la préférence générale. M. Simpson n'a fait connaître, en effet, les propriétés de ce dernier agent qu'à la fin de l'année 1847, c'est-à-dire un an après que celles de l'éther avaient été découvertes. En supposant égal pour chaque année le nombre des opérations pratiquées sous l'influence des anesthésiques, on pouvait, en recherchant le chiffre des morts attribuées à leur action, déterminer la part qui revient à l'éther ou au chloroforme, et déduire leur degré respectif de nocuité.

Toutefois nous n'entendons pas donner à cette énumération comparative une valeur supérieure à toute autre. La somme des faits observés est trop restreinte pour que la statistique donne la formule complète de l'expérience. Ce n'est qu'un élément du jugement à porter; mais à ce titre, il mérite une sérieuse considération, et nous ne pouvons que regretter que M. Malgaigne ait omis, dans son rapport sur les dangers du chloroforme, une confrontation qui, en faisant apprécier l'éther au même point de vue, aurait certainement élucidé la question. Lorsque M. Velpeau, prenant part à la discussion du rapport, a déclaré devant l'Académie que les accidents reprochés au chloroforme sont également attribuables à l'éther, il aurait pu se convaincre que le nécrologe de ce dernier est beaucoup moins chargé que celui de l'autre agent anesthésique. Le tableau comparatif dont nous signalons l'utilité eût en outre permis de se convaincre que non seulement les cas de mort par l'éther sont moins nombreux que ceux qui se sont produits à l'occasion du chloroforme, mais qu'ils en diffèrent par d'autres circonstances majeures dont la valeur ressortira, nous l'espérons, des développements qui vont suivre.

Pour obtenir de ce parallèle un enseignement profitable, il nous paraît nécessaire de limiter les cas funestes attribués à l'action des

of chloroforme, in-8. Édimbourg, 1848. — Bruny, *Du chloroforme*. (*Thèse de Paris*, 1849.) — Robert, *Note sur le danger du chloroforme*. (*Bulletin de l'Académie de médecine*, t. XIV, p. 1091.)

(1) *Gazette médicale de Paris*, t. XVII.

agents anesthésiques à ceux dans lesquels la mort est survenue pendant leur administration ou peu de temps après, afin que la corrélation de la cause et de l'effet soit d'une appréciation plus facile. Ainsi, nous écarterons des tableaux ci-après les exemples dans lesquels la mort n'est survenue qu'au delà de quarante-huit heures après les inhalations, parce que ce délai suffit à l'intervention de plusieurs causes de mort amenées, soit par l'opération chirurgicale, soit par toute autre circonstance, et que ces causes efficientes nouvelles empêchent de juger sainement la part qui revient aux anesthésiques dans l'issue funeste qui a été observée. C'est ainsi qu'il nous paraîtrait injuste d'établir le caractère dangereux du chloroforme avec des faits prouvant que la mort est survenue cinq, six jours et au delà après son administration. Il ne serait pas moins contraire à une induction rigoureuse de juger les dangers de l'éther sulfurique avec des faits attestant que la mort a suivi son emploi longtemps après qu'on y a eu recours. Le délai que nous avons assigné est plus que suffisant pour répondre à ce que la science est en droit d'exiger lorsqu'il s'agit de se prononcer sur des faits de cet ordre.

A. Les cas de *mort par l'éther sulfurique* sont peu nombreux, bien qu'ils aient été enregistrés avec soin par la *Gazette des hôpitaux* et la *London medical Gazette*, journaux qui n'ont accueilli, comme on le sait, qu'avec une grande défiance la découverte des inhalations anesthésiques.

Tableau des morts attribuées à l'influence de l'éther sulfurique.

FAITS, NOM DU CHIRURGIEN, ETC.	NOMS ET CONDITIONS DU MALADE.	DURÉE DE L'ÉTHÉRISATION ET NATURE DE L'OPÉRATION.	ÉPOQUE ET CARACTÈRES DE LA MORT.
Premier exemple publié par M. Roger Nunn.	Thomas Herbert, 52 ans, maigre, pusillanime, pressentant la mort.	Éthérisé pendant 10 minutes et opéré de la taille; hémorrhagie abondante.	Mort 50 heures après l'opération.
Deuxième exemple, par M. Robbs.	Anne Parkinson, 21 ans, santé délicate.	Deux inhalations d'essai; inhalation de 10 minutes avant l'ablation d'une énorme tumeur cancéreuse de la cuisse; opération longue.	Affaissement considérable; mort 40 heures après l'opération.
Troisième exemple, rapporté dans la *Presse médicale de Dublin*, par M. Neuman.	Albin Burfitt, 11 ans, affaibli par un grave accident qui occasionna la fracture des deux cuisses avec dilacération des parties molles.	Inhalations éthérées pendant 4 minutes; reprises pendant 3 minutes; amputation de la cuisse gauche.	Épuisement, délire, lipothymie; mort 3 heures après l'opération.
Quatrième exemple, par M. Roël (de Madrid).	Dolorès Lopez, 50 ans, très faible constitution, habitude de l'ivresse, maladie ancienne.	Éthérisations d'essai; ablation d'une tumeur cancéreuse du sein pesant 3 livres et quart, après une demi-heure d'inhalation.	Refroidissement, puis stupeur; mort 7 heures après l'opération.
Cinquième exemple, observé à l'Hôtel-Dieu d'Auxerre.	Ouvrier bavarois, 55 ans, affecté d'un cancer au sein gauche.	Inhalation éthérée pendant 10 minutes avec l'appareil Charrière.	Mort immédiate au début de l'opération, avec signes évidents d'asphyxie.

Tels sont les exemples connus de mort attribuée à l'action des inhalations d'éther. Il nous a paru convenable de les reproduire, non qu'ils portent en eux la preuve péremptoire que la mort a été occasionnée par la seule influence des vapeurs éthérées, mais parce que de telles apparences existent, et que d'ailleurs nous avons pris en considération le peu de temps qui s'est écoulé entre l'éthérisation et la mort.

Nous ne devons pas omettre de dire qu'on a cité d'autres exemples de l'action fâcheuse de l'éther : tels sont, entre autres, quelques faits observés dans le service de M. Jobert, dans celui de M. Giraldès, et divers exemples de mort survenue après le troisième jour. Mais si, pour quelques uns de ceux que nous avons reproduits dans le tableau précédent, il y a des doutes à élever sur la relation nécessaire de l'issue fatale avec l'influence de l'éthérisation, à plus forte raison est-on fondé à rejeter les autres exemples. Serait-il juste, par exemple, de mettre sur le compte de l'éther la mort d'un tétanique déjà très avancé et traité par l'éthérisation dans le service de M. Roux? Serait-il plus à propos d'imputer au même agent la mort d'un sujet observé par M. Piedagnel, et qui succomba quinze jours après avoir été éthérisé, ou celle d'un autre malade à qui M. Richet désarticula le bras pendant le sommeil éthérique et qui succomba aussi après quinze jours. Ces faits et quelques autres que M. Lach a rassemblés dans sa thèse sont évidemment hors de la question, et celle-ci s'obscurcirait si l'on acceptait sans discernement tous les cas tendants à prouver l'action léthifère des anesthésiques, et si l'on négligeait de faire une part distincte aux suites funestes qui sont un résultat naturel du traumatisme chirurgical ou des affections intercurrentes auxquelles l'opéré est exposé.

On se convaincra d'ailleurs que nous n'avons pas apporté trop de rigueur dans l'acceptation des faits mentionnés au tableau, et que ces exemples, qui sont réputés les plus probants, ne sont pas tous revêtus de ce caractère démonstratif qui écarte le doute. Dans le premier cas, il s'agit d'une opération de taille pratiquée sur un sujet épuisé ; mais combien de fois, pour la cystotomie en particulier, n'a-t-on pas vu la mort par épuisement nerveux survenir dans un délai beaucoup plus court, sans que l'éthérisation fût employée. Le second exemple, celui d'Anne Parkinson, a paru, en raison de circonstances particulières, posséder une valeur probatoire plus importante. Il a été discuté devant les tribunaux, et un jury incompétent a déclaré que la mort avait été le résultat de l'action de l'éther; mais un jugement médical qui ferait la part de la faiblesse du malade, de la longueur de l'opération et des phénomènes qui l'ont suivie, ne sanctionnerait pas les décisions d'un coroner. Dans le troisième cas, qui est relatif à une double fracture des membres inférieurs avec grande dilacération des parties, l'ébranlement subi par l'organisme augmenté par celui qu'a pu produire l'opération, joue un rôle plus évident comme cause de mort que l'influence surajoutée de l'éthérisation. Le quatrième cas, qui concerne une énorme tumeur enlevée à une femme profondément débilitée par des maladies antérieures, donne lieu aux mêmes réflexions. L'éther, déjà prodigué comme méthode d'essai et inhalé pendant une demi-heure avant l'opération, a pu toutefois aggraver la faiblesse naturelle de la malade, sans être la cause essentielle de la mort. Il ne reste donc que le cinquième cas, dans lequel une asphyxie a été évidemment liée aux inhalations éthérées, qui puisse servir à démontrer la réalité de la mort par l'éther. Mais, à moins que l'observation ne soit incomplète, on est autorisé à retrancher quelque chose de la signification fâcheuse de cet exemple, car le narrateur ne mentionne aucune tentative thérapeutique faite dans le but de combattre l'asphyxie. Ainsi, en analysant rigoureusement les faits précédents, on est conduit presque forcément à atténuer la gravité des conséquences imputées à l'éther, et, si en regard de ce chiffre minime et contestable de résultats fâcheux, on place le nombre immense et authentique des faits qui attestent son innocuité, on sera convaincu que, pourvu que toutes les précautions soient observées dans son administration, on peut y avoir recours sans défiance. Voyons présentement si la même sécurité découle du nombre et du caractère des faits malheureux survenus à l'occasion du chloroforme.

B. Les cas de *mort par le chloroforme* pour des opérations chirurgicales ont été, comme les précédents, observés d'abord en Angleterre, puis en France et ailleurs. Comme ces faits sont racontés avec détail par la plupart des journaux de médecine ou signalés dans le rapport présenté à l'Académie de médecine, nous nous contenterons de les réduire à leur exposition la plus abrégée. Le tableau suivant, dressé d'après le même plan que le précédent, en rendra la comparaison plus facile.

Tableau des morts attribuées à l'influence du chloroforme.

FAITS, NOM DU CHIRURGIEN, ETC.	NOMS ET CONDITIONS DU MALADE.	DURÉE DE LA CHLOROFORMISATION ET NATURE DE L'OPÉRATION.	ÉPOQUE ET CARACTÈRE DE LA MORT.
Premier exemple, par M. Meggison. 1848.	Hannah Greener, âgée de 15 ans, crainte profonde de respirer le chloroforme.	Inhalation de chloroforme versé sur un mouchoir; insensibilité après une demi-minute; commencement de l'extirpation de l'ongle.	Mort immédiate, malgré les secours qui furent donnés.
Deuxième exemple, par M. Pearson. 1848.	Mistriss Simmons, âgée de 35 ans, bonne santé quoique nerveuse; repas copieux et marche un peu longue, avant l'opération.	Chloroformisation pendant quelques instants, après lesquels on extrait quelques racines de dents.	Mort 2 minutes après le commencement de l'inhalation.
Troisième exemple, par un chirurgien d'Hyderabad. 1848.	Jeune femme atteinte d'une lésion du médius gauche.	Inhalation d'une drachme de chloroforme versée sur un mouchoir; commencement d'amputation du doigt.	Mort immédiate.
Quatrième exemple, par M. Robinson, dentiste. 1848.	Walter Badger, 23 ans, atteint de maladie du cœur et d'hypertrophie du foie.	Chloroformisation avec un appareil pendant une minute; l'opérateur s'absente trois quarts de minute pour reprendre le flacon de chloroforme.	Walter Badger mourut pendant l'absence de l'opérateur, qui tenta vainement divers moyens pour le ranimer.
Cinquième exemple, par M. Gorré (de Boulogne-sur-Mer). 1848.	Mademoiselle Stock, âgée de 30 ans, ayant été sujette à des palpitations et à la chlorose; abcès consécutif à une blessure superficielle de la cuisse.	Inhalation de chloroforme pendant moins d'une minute; ce temps suffit à la production de symptômes graves pendant lesquels le foyer purulent de la cuisse est incisé.	Mort immédiate.
Sixième exemple, par M. Robert. 1848.	Daniel Schlyg, 24 ans, cuisse fracassée par une balle pendant les journées de juin; profond abattement physique et moral.	Inhalation de chloroforme pendant 3 à 4 minutes; désarticulation coxo-fémorale; nouvelle inhalation de chloroforme.	Mort pendant l'opération.

FAITS, NOM DU CHIRURGIEN, ETC.	NOMS ET CONDITIONS DU MALADE.	DURÉE DE LA CHLOROFORMISATION ET NATURE DE L'OPÉRATION.	ÉPOQUE ET CARACTÈRE DE LA MORT.
Septième exemple, par M. Malgaigne. 1848.	Blessé de juin ayant eu le col de l'humérus brisé par une balle; affaiblissement par hémorrhagie, gangrène de la plaie.	Chloroformisation; désarticulation scapulo-humérale; nouvelle inhalation pour rechercher la balle.	Mort pendant les dernières incisions.
Huitième exemple observé à l'Hôtel-Dieu de Lyon. 1848.	Charles Desnoyers, 22 ans, scrofuleux, atteint de tumeurs blanches du poignet gauche.	Chloroformisation avec un appareil pendant 5 minutes; cautérisation transcurrente de l'article.	Mort au commencement de l'opération.
Neuvième exemple observé à l'Hôtel-Dieu de Paris, dans le service de M. Roux. 1848.	Femme affectée de squirrhe du sein.	Chloroformisation; amputation du sein.	Mort avant de quitter l'amphithéâtre.
Dixième exemple signalé par M. J. Guérin, comme ayant eu lieu à Bicêtre en septembre 1848.	Homme affecté d'une lésion de la cuisse.	Chloroformisation; désarticulation coxo-fémorale.	Mort avant la fin de l'opération.
Onzième exemple, par M. Gordon Buck, à New-York. 1848.	Homme affaibli, ayant une lésion du cœur prouvée par l'autopsie.	Chloroformisation; excision d'hémorrhoïdes.	Mort prompte au moment où on se disposait à opérer.
Douzième exemple, observé, à Govan, d'après la *Lancette anglaise*. 1849.	Jeune sujet.	Chloroformisation; extirpation d'ongle incarné.	Mort immédiate.
Treizième exemple, par M. Barrier, de Lyon. 1849.	Verrier, âgé de 17 ans; scrofuleux.	Inhalation de 6 à 8 grammes de chloroforme pendant 6 minutes, pour une amputation de doigt.	Agitation convulsive suivie de mort après 1/2 minute.
Quatorzième exemple, à l'hôpital de Madrid. 1849.	Enfant de 12 ans.	Emploi du chloroforme pour une amputation de jambe.	Mort pendant l'opération, après roideur tétanique violente.
Quinzième exemple, par M. de Confevron, de Langres. 1849.	Madame Labrune, agée de 33 ans; d'un tempérament nerveux.	Soumise un an avant, avec succès, à l'inhalation de l'éther; fut soumise à celle du chloroforme pour une extraction de dent.	Mort foudroyante.

En appréciant à un point de vue comparatif les faits consignés dans les deux tableaux, on verra que ce n'est pas seulement d'après le *nombre* qu'on peut établir que le chloroforme est plus dangereux que l'éther. Cette considération du nombre, bien qu'ayant son importance, ne nous a pas paru devoir dominer la question. Aussi avons-nous adopté sans difficulté divers cas de mort imputée à l'éther que nous aurions pu répudier, et avons-nous évité de grossir le nécrologe du chloroforme de plusieurs exemples de mort immédiate survenue après l'inhalation de cet agent, dans divers cas, non compris dans le domaine de la médecine opératoire (1). Nous avons écarté, avec non moins de soin, les cas de mort consécutive. La différence numérique de la léthalité produite par l'éther ou le chloroforme le cède, sous le rapport de l'importance, à une autre différence qui se déduit pour ainsi dire d'elle-même, par la confrontation des deux tableaux.

Cette différence est relative à la *soudaineté* des effets mortels. On a vu que, chez les sujets qui ont succombé après avoir inhalé l'éther, la mort n'était survenue que plusieurs heures, plusieurs jours même, après l'inhalation. Un seul a péri assez promptement par l'effet d'une asphyxie dont les caractères n'ont pas laissé de doute. Mais chez les sujets qui ont inhalé du chloroforme, la mort a eu lieu avec une promptitude désespérante. Deux, trois minutes et même moins de temps ont suffi pour frapper la vie d'une manière irrémissible. Ce n'est point, quoi qu'on en ait dit, par une complication asphyxique que ce grave résultat s'est produit; il n'est pas dans la nature de l'asphyxie de se terminer si promptement par la mort et de se traduire par les symptômes signalés par les opérateurs. C'est à la syncope ou à l'action toxique propre au chloroforme qu'il faut rapporter la fin si soudaine des individus qui l'ont inhalé. Certaines influences surajoutées ont bien pu rendre les effets de l'agent plus délétères, mais la réalité d'une influence nuisible ne saurait être méconnue, et elle justifie les reproches adressés au chloroforme par les partisans de l'éther.

Les apologistes du chloroforme ont senti toute la puissance de l'objection tirée de cet ordre de considérations et n'ont rien négligé pour en atténuer la valeur. C'est ainsi qu'à défaut d'arguments

(1) Parmi ces cas se trouve celui de M. le docteur Adams, de Glascow, qui expérimentait sur lui-même avec l'agent anesthésique.

naturels pour disculper le chloroforme, l'auteur du rapport discuté devant l'Académie de médecine s'est livré à des efforts évidents pour faire oublier l'influence réelle exercée par cet agent. Bornant à trois les faits dans lesquels la mort peut être attribuée au chloroforme, M. Malgaigne a rejeté les autres dans la catégorie équivoque des morts subites, et s'est attaché à prouver que ces dernières sont plus fréquentes qu'on ne pense. Mais pour si disposé qu'on soit à partager, sous ce dernier rapport, les vues de M. Malgaigne, il paraîtra impossible, à quiconque examinera les faits dans tous leurs détails, de méconnaître l'influence fatale du chloroforme. Le nombre et le caractère des cas observés attestent une dépendance évidente entre l'inhalation de cet agent et la mort immédiate qui l'a suivie. Il n'y a pas eu seulement coïncidence, il y a eu corrélation. Ce lien de causalité est tellement évident pour nous, que, malgré la juste déférence due aux décisions de l'Académie de médecine, nous ne craignons pas de dire que ce corps savant, en approuvant les conclusions du rapport qui a fait le sujet de ses discussions, a porté un jugement prématuré. Entr'autres preuves qui démontrent que le chloroforme n'a pas l'innocuité qu'on lui a attribuée, on lira surtout avec fruit les observations publiées, depuis la discussion qui eut lieu au sein de l'Académie, par MM. Barrier (1), de Lyon, et de Conféyron (2), de Langres. Ce dernier fait est d'autant plus probant qu'il se rapporte à un sujet qui avait déjà inhalé des vapeurs d'éther sans accident et qui ne résista pas aux effets toxiques du chloroforme.

On découvre néanmoins dans l'ensemble des faits que nous avons rapportés des circonstances propres à affaiblir la part reprochée au chloroforme dans la mort inopinée qui a interrompu ou suivi de près les opérations. Nul doute que la plupart des sujets qui ont succombé ne fussent dans des conditions qui les ont rendus plus impressionnables par l'agent anesthésique. Les opérés, qui ont subi les désarticulations coxo-fémorales et scapulo-humérales, étaient dans un état de profond affaiblissement; un autre présentait les signes de la cachexie scrofuleuse; l'opérée de Boulogne avait été chlorotique et il avait fallu la saigner pour son accident. Hannah Greener était très affaissée par suite de la terreur qu'exerçait sur

(1) *Gazette médicale de Paris.* 1849.

(2) *Bulletin de l'Académie de médecine.* Octobre 1849.

elle l'idée du chloroforme; Mistriss Simmons avait mangé inopportunément et s'était fatiguée par une assez longue course avant de se soumettre à l'action du chloroforme. Walter Badger et le malade de M. Gordon Buck étaient atteints d'affection du cœur. Qui ne reconnaît dans ces divers cas des influences débilitantes préalables, et n'est-il pas naturel de penser que dans des circonstances pareilles le chloroforme a trouvé un terrain favorable à son excès d'action? Ajoutons que, pour plusieurs des sujets qui ont succombé, on avait négligé de les chloroformiser dans la position horizontale. Insuffisantes pour dissimuler la dangereuse activité du chloroforme, les circonstances que nous venons d'énumérer font comprendre dans quel cas cet agent peut surtout devenir redoutable; c'est principalement lorsque certaines dispositions de l'organisme, morbides ou autres, existent chez les individus qu'on veut soumettre à la méthode anesthésique, que le chloroforme peut acquérir sa plus grave influence. L'éther n'acquiert pas le même degré de puissance toxique sous l'empire des mêmes conditions. Aussi la question du choix de l'agent anesthésique est-elle liée à la détermination de l'état préalable du sujet sur lequel on doit opérer, et la discussion des indications et des contre-indications des deux agents doit-elle éclairer essentiellement la conduite du praticien.

La science et la pratique comptent dans ce moment : 1° les partisans exclusifs du chloroforme, 2° les partisans exclusifs de l'éther, 3° ceux qui font un choix raisonné entre les deux agents.

Parmi les premiers, il faut ranger M. Simpson et la plupart des chirurgiens de Paris. Leur pratique n'admet pas d'exception et se fonde sur les motifs que nous avons déjà exposés. C'est de leur exemple qu'est née la faveur générale avec laquelle le chloroforme a été accueilli.

Les seconds, moins nombreux, sont restés fidèles à l'éther, soit par reconnaissance pour les services qu'il a rendus, soit par l'appréhension des dangers inhérents à l'excès d'activité du chloroforme. MM. Pétrequin et Rodet à Lyon, M. Cantu à Turin, se tiennent pour satisfaits du progrès qui s'est réalisé par l'importation des inhalations éthérées dans la pratique, et n'ont pas reconnu la légitimité de la substitution du chloroforme. Approuvant leur exemple, M. Diday a plus nettement formulé sa pensée, et dans divers articles pleins de verve, il a lancé un arrêt de proscription contre le chloroforme, auquel il préfère, dans tous les cas, l'éther. Le nombre des partisans exclusifs de l'éther s'est accru par l'adhésion des chirurgiens que le chloroforme a rendus témoins de ses effets désastreux. M. de Confevron de Langres s'est ainsi rallié à lui.

Dans la troisième catégorie se rangent les chirurgiens qui ne veulent proscrire aucun agent, mais utiliser à propos les vertus de chacun d'entre eux. Nous avons contribué à ouvrir cette voie dans laquelle on retrouve des noms familiers avec l'initiative et le perfectionnement scientifique, ceux de MM. J. Guérin et Sédillot. Nous ne doutons pas, qu'à leur exemple, bon nombre de chirurgiens n'adoptent les vues justes et modérées d'après lesquelles le chloroforme et l'éther doivent être conservés dans la pratique pour répondre à des indications spéciales. Il est rare qu'en thérapeutique, branche de l'art médical qui se distingue entre toutes par la contingence des faits, un même agent présente une efficacité absolue et convienne à tous les cas qui semblent réclamer son emploi. Le praticien se voit souvent dans la nécessité de lui substituer des équivalents ou des succédanés. Le chloroforme ne saurait échapper à la loi commune. Il est des cas où il ne convient pas, où il peut être dangereux, et c'est un bonheur pour l'art de pouvoir se rejeter sur l'éther qui répond précisément aux intentions du praticien, lorsque l'excès d'action du chloroforme peut entraîner des conséquences funestes. Si l'on veut apprécier, en un mot, le genre de progrès réalisé par l'introduction du chloroforme dans la thérapeutique, il ne faut donc pas affirmer, comme on l'a fait en termes pompeux, qu'il a détrôné l'éther, mais reconnaître qu'à côté des avantages éminents qu'il possède, il en est d'autres qui sont propres à l'éther, et que le *véritable progrès de la méthode anesthésique* consiste à déterminer la convenance particulière de chaque agent et à poser les bases d'un choix rationnel.

Règle générale: la méthode anesthésique doit être réservée pour des opérations importantes. C'est d'autant plus rationnel que bon nombre de cas malheureux sont survenus à propos d'opérations de petite chirurgie, telles que des extractions de dents, des ouvertures d'abcès, etc.

Voyons, en dernier lieu, quelles sont les indications respectives de ces agents, lorsque l'emploi de la méthode anesthésique a été préalablement jugé nécessaire.

1° Le chloroforme se présente avec tous ses avantages lorsqu'il est appliqué à des sujets d'une bonne constitution, exempts de maladies pulmonaires ou cardiaques qui augmentent les chances de l'asphyxie ou de la syncope. L'éther est préférable, au contraire, chez les sujets débilités par des maladies antérieures, des pertes sanguines, de longues suppurations, des privations prolongées, des excès ou des peines morales, toutes circonstances qui se rencontrent fréquemment dans les hôpitaux.

2° Le chloroforme convient pour les opérations douloureuses courtes ou de moyenne durée, pour celles qui n'exigent pas une nouvelle reprise des agents anesthésiques. L'éther doit être préféré pour les opérations longues et graves à l'exécution desquelles est nécessaire une action anesthésique soutenue.

3° Nous maintenons aussi l'indication de l'éther pour les périodes extrêmes de la vie, la première enfance et la vieillesse avancée; pour les sujets nerveux et particulièrement pour les femmes chez lesquelles l'affection hystérique est ancienne et profonde. Chez des individus ainsi disposés, la vie est plus prochainement menacée par l'action prompte, dépressive et insidieuse du chloroforme.

Le complément de l'observation devra consister à déterminer, soit avant l'emploi de la méthode anesthésique, soit par le caractère de ses premiers effets, si les sujets n'ont pas des dispositions idiosyncrasiques qui les rendent trop impressionnables par l'un des agents adoptés.

D'après ces idées, l'inhalation chloroformique et l'inhalation éthérée seront employées conformément à leurs indications particulières. Si la part la plus fréquente reste encore au chloroforme, les circonstances auxquelles s'applique l'éther sont assez nombreuses pour être prises en sérieuse considération. Qu'on n'oublie pas que, pendant le sommeil anesthésique, la mort peut survenir de trois manières : par la sidération nerveuse, par l'asphyxie et par la syncope, ou, suivant le langage de Bichat (1), par le cerveau, les poumons ou le cœur. Or, comme ces trois chances funestes s'aggravent par la puissance relative du chloroforme, il conviendra de renoncer à celui-ci toutes les fois qu'une disposition quelconque de l'économie sera de nature à faire appréhender l'un de ces accidents. Les maladies des voies aériennes, telles que l'asthme, l'emphysème pulmonaire, les catarrhes chroniques ajoutent à la possibilité de

(1) Voyez ses *Recherches physiologiques sur la vie et la mort.*

l'*asphyxie ;* les maladies du cœur et des gros vaisseaux, l'anémie, l'épuisement produit par les longues opérations, exposent à la *syncope ;* certaines névroses, une extrême impressionnabilité ou une grande dépression de l'action nerveuse, telles qu'on les retrouve chez quelques femmes, les très jeunes enfants, les vieillards cachectiques ou les individus dont le moral est abattu, sont favorables à la *sidération anesthésique.* Le devoir du chirurgien est de prévoir ces fâcheuses possibilités.

Dans tous ces cas, si la nécessité d'une opération est reconnue, que celle-ci réclame l'emploi de la méthode anesthésique et que l'état général du malade ne soit pas de nature à contre-indiquer cette méthode, mais seulement à faire réfléchir sur le choix d'un de ses agents, qu'on se souvienne que l'action du chloroforme peut aller au delà du but; qu'on se borne à l'action moins énergique et moins aventureuse de l'éther sulfurique, et l'on aura satisfait aux vues conservatrices de l'art chirurgical.

CHAPITRE XV.

EXAMEN DES PRINCIPALES QUESTIONS RELATIVES A L'ANESTHÉSIE PRÉVENTIVE APPLIQUÉE A LA CHIRURGIE EN GÉNÉRAL.

La méthode anesthésique, que nous devons actuellement envisager dans ses plus prochaines applications, porte en elle la puissance d'une révolution dans la médecine opératoire. Ses progrès ont déjà changé l'aspect de la pratique sous une foule de rapports, et l'on appréciera mieux, ultérieurement, la différence qui se rattache à sa mise en œuvre, lorsqu'on se reportera par la pensée à l'exercice de la chirurgie d'autrefois. Le devoir de notre époque consiste à discerner ses véritables avantages et à leur donner un caractère démonstratif et des limites sages qui en régularisent l'adoption. Après avoir indiqué les précautions à suivre dans l'emploi de la méthode anesthésique, les accidents à conjurer, les agents à choisir, il nous reste à poursuivre son étude dans les diverses branches de l'art de guérir qui peuvent en recevoir les applications, et d'abord à l'examiner dans le champ de la chirurgie agissante. Nous rechercherons successivement quels services elle peut rendre au diagnostic des maladies chirurgicales, quelles sont les convenances et les limites de son emploi dans la médecine opératoire, et, en dernier lieu, quelle influence elle exerce sur le pronostic des opérations.

§ Ier. Applications au diagnostic.

C'est à titre d'auxiliaire seulement que la méthode anesthésique peut être employée pour arriver à la détermination du siége ou du caractère des maladies. Généralement les explorations nécessaires au diagnostic sont exemptes de douleur; celles même qui sont douloureuses ne le sont pas au point d'exiger l'anesthésie artificielle. Aussi, ne pouvons-nous donner le conseil d'y recourir fréquemment, et pour des motifs qui n'ont pas une importance suffisante. En France on n'imite guère M. James Miller (1), qui conseille le chloroforme pour explorer les malades à leur insu et pour ménager la délicatesse et la pudeur des femmes. Mais il est telles conditions pathologiques qui ne peuvent être diagnostiquées sans occasionner de vives souffrances, et, pour ces cas, l'éther ou le chloroforme peuvent rendre d'utiles services. Quelques exemples suffiront pour le prouver. On sait que certaines ophthalmies sont accompagnées d'une telle photophobie et d'un blépharo-spasme si intense, qu'il est impossible d'écarter convenablement les paupières pour examiner l'état de l'œil. On a réussi pour des cas de ce genre à vaincre utilement la résistance du muscle orbiculaire des paupières et à détruire temporairement la sensibilité de la rétine par une courte éthérisation dont le chirurgien profitait pour le diagnostic. Le conseil et l'exemple d'agir ainsi ont été donnés par M. P. Guersant (2), et nous l'avons nous-même appliqué avec avantage. La méthode anesthésique peut venir puissamment en aide au praticien, lorsqu'à la suite de certains accidents, sources de vives douleurs, on veut débarrasser les malades de leurs vêtements pour mieux examiner les parties ou leur donner la liberté dont elles ont besoin. M. Tourdes (3) a eu l'heureuse idée, dans un cas de brûlure étendue et alors que les vêtements collés sur la surface brûlée ne s'en détachaient qu'au prix de vives souffrances, de chloroformiser préalablement le patient qu'il put ensuite dépouiller et panser, en lui

(1) *Surgical experience of chloroforme.* Édimbourg, 1849.

(2) *Union médicale*, p. 450, 1849.

(3) *Gazette médicale de Strasbourg*, 1848.

épargnant toute douleur. L'exploration des conduits à dilater peut être notablement favorisée par l'éthérisation. M. Chailly s'est convaincu qu'à son aide, l'emploi du spéculum, si douloureux dans certaines affections du vagin accompagnées de constriction, devenait parfaitement supportable par la femme et plus facilement maniable pour l'opérateur. M. Sédillot (1) a recommandé les mêmes précautions pour certains cas de cathétérisme exploratif très pénible, et nous ajoutons que toutes les opérations diagnostiques avec douleur pourraient être exemptées de cette complication, si le chirurgien reconnaissait l'indication de procéder ainsi. Le diagnostic chirurgical, chez les enfants, serait particulièrement susceptible de ce perfectionnement, lorsque leur indocilité, leur résistance opiniâtre ou la réalité de vives douleurs s'opposeraient à la vérification des caractères de leur maladie.

Les agents anesthésiques ont importé un véritable progrès dans le diagnostic de certaines maladies simulées. Nous nous en occuperons plus tard, à propos de l'anesthésie au point de vue médico-légal.

§ II. Applications à la médecine opératoire.

C'est la partie de l'art de guérir qui a tiré le plus large profit de la découverte des inhalations anesthésiques, et par cette assertion nous ne faisons que préciser et résumer tous les développements nécessités par l'exposition générale de notre sujet. Si l'on recherche ce qu'il convient de faire avant, pendant et après les opérations, on verra que le problème pratique est modifié par le nouvel élément qui est venu se combiner avec ceux dont la science disposait. *Avant* les opérations on suspendait le cours du sang, on suspend le pouvoir de sentir; *pendant* leur exécution on recherchait la célérité pour abréger la douleur, on procède avec la mesure voulue pour la sécurité du malade; *après* l'opération on s'occupait de calmer les effets de la douleur ; c'est à peine si quelque indication existe aujourd'hui sous ce rapport. En un mot, l'élément *douleur*, qu'on retrouvait partout comme un obstacle, comme une source de dangers, comme un sujet de terreur, a disparu de la médecine opératoire. La thérapeutique manuelle et instrumentale, comme la nature médicatrice, procède dans le silence de la vie vé-

(1) *De l'insensibilité produite par le chloroforme et par l'éther, et des opérations sans douleur.* Paris, 1848, in-8.

gétative, et ne fait connaître ses salutaires mutilations que par des changements de formes, sans qu'aucune sensation pénible ait averti l'organisme. Ce progrès est si radical, qu'il a longtemps passé pour une utopie, et que son secret semblait presque réservé à l'imagination des poëtes. C'est donc pour l'art des opérations une véritable transformation de caractère, puisque tout ce qu'il y avait de redoutable dans son exercice a disparu et que l'opération, dépouillée des impressions qu'elle exerçait sur la vie animale, ne conserve plus que les conditions qui la rendent utile et facile. De son triple caractère anatomique, physiologique et thérapeutique, il ne reste plus à l'opération chirurgicale que le premier et le dernier. L'un, matériel, qui, l'assimilant à la dissection, lui en donne la sécurité et la simplicité; l'autre, dynamique, qui, en l'élevant au rang d'un acte médicateur, en assure d'autant mieux le succès qu'il l'a dégagé de la complication douloureuse des effets physiologiques.

Ainsi l'opération sans douleur diffère fondamentalement de l'opération douloureuse, et cette différence s'exprime par la suppression des effets physiologiques dont l'ébranlement de la sensibilité est le point de départ. Il suffit de songer aux relations de cette faculté vitale avec l'ensemble de l'organisme pour mesurer toute la portée des modifications inhérentes à la méthode anesthésique. A n'envisager que les conséquences rationnellement favorables qui découlent du changement qu'elle produit dans l'art des opérations, on serait porté à conclure que ses bienfaits doivent être impérieusement appliqués à tous les cas de médecine opératoire, et que partout son indication est absolue, sauf à choisir l'agent approprié à l'état du sujet, au caractère de l'opération, et à prendre les précautions qui favorisent le succès et qui préviennent ou neutralisent les accidents. Nous ne pousserons pas jusqu'à cette conclusion forcée l'optimisme de nos convictions en faveur de la méthode anesthésique. En chirurgie, comme en toutes choses, le mieux peut devenir l'ennemi du bien, et l'on a assez fait lorsqu'on a atteint le terme que celui-ci représente. Si nous avons déjà spécifié des indications ou des contre-indications pour l'emploi spécial de l'éther ou du chloroforme, nous pourrons, à propos de la méthode anesthésique elle-même, rechercher la convenance et les limites de ses applications, et voir s'il n'est pas encore divers cas dans lesquels l'ancienne méthode opératoire doit être préférée. Pour peu que l'on réfléchisse au caractère complexe des indications et des contre-indications en chirurgie, on reconnaîtra qu'il est impossible de faire rentrer tous les cas dans une règle commune, et qu'il est conforme à la logique aussi bien qu'à la prudence d'établir des catégories et de discuter, à leur sujet, les indications et les contre-indications qui s'y rapportent.

L'indication est la règle, la contre-indication est l'exception : telle est la formule sous laquelle on peut représenter l'opportunité de l'application de la méthode anesthésique à l'art des opérations.

A. Les *indications* ont leur source dans la nécessité de suspendre la douleur ou d'affaiblir la résistance musculaire. L'éther ou le chloroforme sont indiqués pour toutes les opérations redoutées par les malades, en raison des douleurs qui en sont inséparables ou à cause des suites que la douleur peut occasionner. L'éthérisation a fait rentrer dans la sphère habituelle de la médecine opératoire des procédés que l'on s'abstenait souvent de pratiquer parce que la douleur les contre-indiquait. Tels sont la cautérisation transcurrente dans le traitement des maladies articulaires, l'arrachement de l'ongle incarné, l'ablation de la calotte chez les teigneux. Toutes les opérations de la thérapeutique chirurgicale, comprises dans les divisions dominantes, qu'elles tiennent de la diérèse ou de l'éxérèse, de la synthèse ou du taxis, qu'elles soient pratiquées avec le fer, le feu ou la main, peuvent également recevoir l'application de la méthode anesthésique. Il suffit, pour que l'indication existe, que la douleur, poussée à un certain degré, soit inséparable de l'exercice de l'opération. Sous ce rapport, la sensibilité du malade, son ferme désir d'être soustrait à toute douleur, aussi bien que le genre d'opération à pratiquer, rendent l'indication plus ou moins dominante. Une revue des faits publiés depuis la découverte des inhalations anesthésiques prouve qu'aux yeux de la pluralité des praticiens l'opportunité de leur emploi a paru très générale. On peut dire que la méthode anesthésique a été éprouvée sur toute l'échelle des opérations chirurgicales, depuis la simple ponction jusqu'à la taille, la herniotomie, les grandes amputations, les ablations de tumeurs considérables, etc. Toutefois ce n'est pas sur ces exemples que doit reposer l'appréciation des véritables indications de la méthode anesthésique. Ces faits ne font que constater la possibilité de son emploi, mais la possibilité n'implique pas la convenance, le degré d'utilité ou les limites rationnelles de l'application de la méthode. Nous déterminerons plus opportunément la portée des services qu'on peut en attendre lorsqu'il sera question des opérations en particulier.

L'indication d'employer les anesthésiques pour opérer la résolution musculaire, est beaucoup moins générale que la précédente. Elle est fournie surtout par les opérations dont l'exécution délicate exige un repos absolu, ou par celles dont le succès est facilité par le relâchement préalable des organes contractiles. La réduction des luxations, celle des hernies et quelques autres opérations présentent cette indication qui ne peut être remplie fructueusement qu'en poussant l'action des anesthésiques jusqu'à la production complète de l'éthérisme animal.

B. Quant aux *contre-indications*, leurs sources sont beaucoup plus variées, quoique la somme des cas où il faut s'abstenir des anesthésiques soit inférieure au nombre de ceux où il faut les employer. Ces contre-indications reposent non seulement sur les conditions physiologiques et pathologiques des sujets à opérer, mais encore sur le genre d'opérations à pratiquer.

L'examen détaillé auquel nous nous sommes livré pour déterminer les variétés physiologiques de l'éthérisme nous a fourni l'occasion d'apprécier la part d'influence qui revient aux âges, au sexe, aux tempéraments, aux dispositions individuelles, à l'habitude et en général à toutes les conditions qui font varier le caractère des phénomènes vitaux. Cette revue nous a prouvé que la modification apportée dans la durée et les effets des phénomènes anesthésiques était rarement une source dominante de contre-indications. Mais le praticien peut puiser dans leur observation préalable les motifs d'une prudence qui peut aller jusqu'à la proscription de la méthode anesthésique chez certains individus. Pour préciser notre pensée par un exemple relatif à l'âge, nous conseillerions de s'abstenir des anesthésiques avant l'expiration des premiers six mois de la vie, de n'employer que l'éther jusqu'à la deuxième année et de réserver le chloroforme pour l'époque où la résistance vitale a acquis un peu plus d'énergie; pour des raisons analogues, ce dernier agent ne devrait guère être employé au delà de la soixante-dixième année. L'éther suffirait jusqu'à quatre-vingts ans, et au delà la débilitation naturelle de l'organisme pourrait être considérée comme une contre-indication. Qu'on ne conclue pas des propositions qui précèdent qu'il y a danger absolu à se comporter autrement. Telle n'est pas notre pensée ; nous disons seulement que la conduite que nous conseillons est la plus prudente. On peut appliquer une appréciation analogue aux sources de contre-indications représentées par le tempérament faible, la constitution cachectique, la susceptibilité de l'organisme féminin, l'idiosyncrasie, et surtout par la combinaison de plusieurs de ces conditions. C'est au praticien à prévoir par une haute analyse physiologique jusqu'à quel point les individus qui présentent de pareilles dispositions pourront supporter l'épreuve de l'anesthésie artificielle, et à déduire la contre-indication de la probabilité du danger.

Les contre-indications tirées de l'ordre pathologique méritent un examen encore plus attentif à cause des complications réelles que la maladie peut ajouter aux phénomènes anesthésiques, complications dont la mort peut être un résultat. On a vu, à propos du choix à faire entre l'éther et le chloroforme, que certains états morbides rendaient l'exclusion du chloroforme nécessaire. Eh bien, on peut considérer l'aggravation de ces divers états comme excluant la méthode anesthésique elle-même. Les maladies des centres nerveux, des poumons et du cœur contre-indiquent l'emploi des inhalations anesthésiques, lorsque la lésion matérielle ou fonctionnelle est poussée à un certain degré. La détermination de ce degré appartient à la sagacité du praticien. Un catarrhe simple ne contre-indiquera pas les vapeurs d'éther, mais il y aurait danger à les employer dans la phthisie avec crachement de sang ; une légère hypertrophie du cœur ne devrait pas détourner de leur emploi : il faudrait y renoncer si la lésion du cœur s'accompagnait d'irrégularité et d'intermittence du pouls. Une maladie nerveuse récente, loin de s'aggraver par l'éthérisation, pourrait être améliorée ; une maladie nerveuse ancienne et à forme syncopale pourrait, sous l'influence des anesthésiques, être la source du plus grave danger. On le comprend, l'appréciation de ces différences appartient à l'opérateur. Nous ne pouvons établir ici que des préceptes généraux.

Renoncez à l'éther et surtout au chloroforme :

1° Chez les sujets extrêmement affaiblis par des hémorrhagies, ou par une chlorose anémique spontanée ;

2° Chez les épileptiques, les hystériques à constitution délabrée;

3° Chez les individus qui paraissent très disposés aux congestions cérébrales ou qui ont un ramollissement du cerveau;

4° Chez ceux qui tombent très facilement en syncope;

5° Chez les malades disposés à l'hémoptysie, à l'apoplexie pulmonaire;

6° Chez ceux qui ont des lésions organiques du cœur avec petitesse et intermittence du pouls.

Les différentes maladies que nous venons d'indiquer contribuent par elles-mêmes à l'insuccès des opérations et sont regardées comme de véritables contre-indications pour beaucoup de cas. Il n'y a que les opérations d'urgence qui doivent être exécutées malgré ces conditions défavorables. Eh bien, le raisonnement et l'expérience prouvent que pour ces opérations la méthode anesthésique n'est qu'un danger de plus. Il vaut mieux d'ailleurs, dans le doute, s'abstenir et ne pas compromettre par une application inconsidérée la vie de l'opéré et le crédit de la méthode anesthésique. Bien que les résultats fâcheux, qui pourraient survenir, fussent imputables au vicieux emploi du moyen et non au moyen lui-même, la confiance que doit inspirer ce dernier pourrait subir une atteinte qu'il importe d'éviter.

Enfin il est un ordre de contre-indications qui se rapporte aux opérations elles-mêmes et qui doit fixer l'attention du chirurgien. Ce n'est pas d'une manière banale et sans discernement qu'il faut user de la méthode anesthésique; elle n'est pas invinciblement liée à l'idée d'opération chirurgicale : telle opération réclame impérieusement l'intégrité de l'intelligence chez le malade, telle autre a besoin que la douleur elle-même ne soit pas anéantie; il en est qui peuvent se passer de l'anesthésie artificielle; enfin, le but, le caractère, la durée et la gravité de l'opération doivent faire apprécier le degré d'opportunité de l'éthérisme, et celui-ci doit être abandonné toutes les fois que la raison suffisante de son emploi n'est pas rendue évidente par l'analyse du cas qui se présente. Nous établirons, à cet égard, quelques catégories dans lesquelles le chirurgien trouvera fréquemment des sources de contre-indications.

1° *Opérations très courtes et peu douloureuses.* Le titre de cette catégorie indique suffisamment que si l'on faisait aux opérations qui y sont comprises l'application de la méthode anesthésique, il y aurait disproportion entre le moyen et le but. Une douleur courte et modérée n'occasionne aucun retentissement fâcheux dans l'organisme, ses effets se dissipent promptement et les malades consentent volontiers à la subir, à moins qu'ils ne soient très pusillanimes. C'est donc presque gratuitement qu'on les exposerait aux effets des inhalations et qu'on perdrait du temps à attendre leurs effets. Aussi ne pouvons-nous signaler ici qu'à titre d'abus ou de tâtonnement expérimental l'emploi de ces agents pour pratiquer des ponctions, inciser de courts trajets, appliquer des sétons, faire des cautérisations superficielles et autres opérations appartenant à la petite chirurgie. Nous ne voyons pas plus d'opportunité à éthériser les individus qui doivent subir des extractions de dents. Malgré les succès dans ce genre, annoncés par des dentistes de profession (1) tant en France qu'en Angleterre, malgré la circonstance particulière qui a rendu M. Morton, dentiste, l'un des premiers démonstrateurs de l'action anesthésique de l'éther, nous ne pensons pas que l'exérèse dentaire indique par elle-même l'emploi de l'anesthésie artificielle. Si l'on se rappelle que, parmi les cas de mort que nous avons cités, sous l'influence du chloroforme, il en est trois qui se sont produits à l'occasion de l'arrachement d'une dent, on conviendra que l'immunité de la douleur serait trop chèrement achetée par la seule idée de la possibilité d'un danger. Nous conseillons la même réserve pour un certain nombre d'autres opérations qui, en raison de leur prompte exécution et des douleurs modérées qu'elles occasionnent, sont parfaitement supportables, et dans ce nombre nous rangeons non seulement tous les cas de chirurgie ministrante, mais encore certaines opérations un peu plus importantes, telles que divers cas de ténotomie, la paracentèse, l'opération du phimosis, l'excision des tumeurs pédiculées, et généralement tous les cas chirurgicaux qui ne réclament qu'une discrète intervention de l'instrument tranchant.

2° *Opérations qui exigent une participation active du malade.* L'un des effets les plus constants des inhalations anesthésiques, c'est d'enlever aux malades la puissance d'agir conformément à leur volonté. Ainsi, les opérations chirurgicales, qui ont besoin d'être secondées par le concours du patient, ne peuvent s'exécuter

(1) *Voyez* les publications de MM. Robinson, Delabarre, Cousin, etc., sur l'emploi des anesthésiques dans la chirurgie dentaire.

avec la régularité nécessaire pendant le sommeil artificiel. Dans plusieurs maladies de l'anus et du rectum, par exemple, l'opérateur est aidé par les efforts auxquels on recommande au malade de se livrer ou par l'attitude spéciale que la volonté doit maintenir. S'agit-il d'exciser ou de lier des hémorrhoïdes internes, il est nécessaire non seulement que la tumeur soit poussée au dehors par les contractions abdominales, mais il convient qu'en raison de l'effort qui s'exécute, la circulation veineuse soit ralentie de manière à gonfler la tumeur, à mieux préciser ses limites et à rendre l'action chirurgicale plus efficace. Ces divers effets auxiliaires ne pourraient être obtenus si l'on éthérisait préalablement le patient. De même lorsqu'il s'agit de l'extraction de certains corps étrangers qui ont pénétré dans les tissus, il est indispensable que le malade prenne, au moment de l'opération, une position analogue à celle qu'il avait au moment de l'accident. Dans ce cas et dans tels autres qu'il serait facile de supposer, il est évident que si le chirurgien ne peut suppléer à l'attitude que le malade devrait prendre, l'annulation de la volonté au moyen des anesthésiques serait une contre-indication à leur emploi. Il s'agit alors de calculer d'avance les inconvénients inhérents à leur application ou à leur rejet et de se décider en conséquence.

3° *Opérations où la sensibilité sert de guide au chirurgien.* Cette catégorie d'opérations a beaucoup préoccupé certains opérateurs qui y ont puisé les motifs de quelques objections contre les inhalations anesthésiques. M. Lallemand (1) craignait, par exemple, que, dans les ligatures d'artères, on ne fût exposé à lier le nerf voisin sans que la douleur ressentie par le malade avertît de la méprise. Mais on peut répondre à cette objection qu'il n'y a qu'un très petit nombre d'artères pour lesquelles cette confusion soit possible, et encore les progrès actuels de la médecine opératoire rendent bien difficile une pareille erreur, qui ne peut guère être commise qu'au sujet de l'artère sous-clavière environnée des nerfs volumineux du plexus brachial et sujette à des anomalies de position. La lithotritie a été comprise avec plus de fondement parmi les opérations susceptibles de rendre dangereuse la production de l'anesthésie, à cause de la possibilité de pincer les parois vésicales sans que le malade

(1) Séances de l'Académie des sciences, 1847.

s'en aperçoive. Nous aurons à revenir ultérieurement sur ce point. Il est certains cas de cathétérisme urétral dans lesquels il est indispensable que le chirurgien ait pour guide la sensibilité du malade, sans quoi il serait exposé à déchirer des tissus ramollis et à faire fausse route sans que l'opéré en éprouvât la moindre impression pénible. Pour ces cas et pour quelques autres, où la douleur doit servir à modérer les efforts du chirurgien et à révéler les effets produits, tels que l'extraction des corps étrangers (1), on pourra s'abstenir d'administrer l'éther ou le chloroforme; mais l'expérience a démontré que les craintes que l'on avait conçues sur les dangers de ce genre avaient été bien exagérées, et qu'en somme il est peu de cas dans lesquels la douleur soit un guide assez utile pour ne pas en affranchir l'opéré.

4° *Opérations dans lesquelles la douleur est le but.* Il est un petit nombre d'opérations chirurgicales dans lesquelles la douleur agit comme moyen thérapeutique et qui n'atteindraient pas leur but si l'on rendait les malades insensibles. C'est ainsi que, dans certaines affections de la moelle épinière ou des nerfs des membres, on se sert du moxa comme d'un excitant qui réveille la torpeur du système nerveux par la douleur qu'il produit. Il est évident qu'on enlèverait à ce moyen son genre d'utilité pour le faire rentrer dans la catégorie des révulsifs ordinaires si l'on empêchait, à l'aide des anesthésiques, que le malade ne subît son action primitive. L'inhalation chloroformique n'est utile que lorsque la cautérisation est employée seulement pour établir une inflammation externe plus ou moins durable. Ainsi le célèbre Berzelius, atteint d'une affection de la moelle, respira du chloroforme pour s'épargner la douleur de la cautérisation faite dans les gouttières vertébrales; mais il est évident que cette précaution eût fait manquer le but si l'on eût voulu réveiller la sensibilité de la moelle épinière, en l'excitant fortement par une impression douloureuse. De même lorsque, dans le traitement des paralysies, on fait usage des excitations galvaniques, il serait contraire au but qu'on se propose d'éthériser les malades avant de les soumettre à l'agent excitateur, parce que l'impression perdrait de sa force en proportion du degré de l'anesthésie artificielle qui se surajouterait à l'influence de la paralysie.

(1) Voyez le Mémoire de M. Jules Roux, *Sur l'éthérisme*, 1847.

5° *Opérations faites dans des cas où il existe des causes préalables de torpeur ou d'insensibilité.* Il est des circonstances dans lesquelles il serait inutile ou même dangereux de tenter l'anesthésie artificielle. Lorsqu'on doit pratiquer la trépanation, par exemple, il est rare que les malades plongés dans le coma par l'accident qui nécessite l'opération accusent de la douleur. L'expression de celle-ci se réduit ordinairement à quelques mouvements réflexes, mais l'état de l'encéphale lui a fait perdre l'aptitude de sentir l'impression animale douloureuse. N'y aurait-il pas d'ailleurs un véritable danger à plonger simultanément dans un autre genre d'anesthésie un individu dont la sensibilité aurait été déjà émoussée par la compression que subit le cerveau. Nous ne sachions pas qu'on ait tenté d'éthériser ou de chloroformiser pour éviter les douleurs de la trépanation crânienne. Mais, dans un cas de ce genre, nous n'hésiterions pas à blâmer toute tentative anesthésique comme contraire aux règles de l'art qui doit s'éclairer des résultats de la physiologie. La même contre-indication se reproduirait avec évidence s'il s'agissait de pratiquer une opération habituellement douloureuse sur des parties préalablement frappées d'insensibilité. Un accident exige-t-il l'amputation d'un membre paralysé, si tout porte à croire que la paralysie est profonde et qu'elle porte sur la faculté de sentir, comme sur les mouvements, l'abstention de tout anesthésique se déduit comme une conséquence trop naturelle pour que nous insistions sur cette source de contre-indications.

On comprend par les exemples que nous venons de citer que la méthode anesthésique, comme tout moyen thérapeutique, a des applications limitées; qu'il s'agit avant tout de rechercher la convenance de son emploi et d'éviter, non seulement ses dangers, mais encore sa superfluité ou ses abus. C'est en la réduisant ainsi aux cas où elle est strictement indiquée, en ayant égard à toutes les circonstances qui peuvent affaiblir ses services ou porter atteinte à la sécurité de son action, qu'on affermira son introduction dans la thérapeutique et qu'on l'y maintiendra au rang élevé qu'elle mérite d'occuper. L'expérience n'a pas donné son dernier mot quand elle a prouvé l'efficacité d'un agent médicamenteux, elle n'atteint le terme de ses efforts qu'au moment où elle a rigoureusement fait connaître toutes les influences qui font varier son action et surtout les conditions où celle-ci peut devenir nuisible. Signaler les périls ou les inconvénients de la méthode anesthésique et en déduire les contre-indications de son emploi, c'est donc compléter la démonstration de ses avantages, puisque rien ne peut atténuer ces derniers lorsqu'on y a régulièrement recours.

§ III. Du pronostic des opérations pratiquées sous l'influence des anesthésiques.

L'issue naturelle des opérations est sujette à des dérogations qui dépendent non seulement des effets propres du traumatisme chirurgical, mais encore du genre de précautions destinées à assurer le succès des opérations. Nulle précaution ne peut passer pour avoir plus d'importance que celle qui consiste à suspendre la sensibilité; c'est pourquoi il a paru urgent de rechercher le rapport qui existe entre la marche des opérations et l'influence de l'éthérisme, afin de baser sur ces recherches le pronostic qui leur est applicable.

Ce pronostic se déduit de la considération des phénomènes généraux et locaux à la suite des opérations sans douleur, de la fréquence et du caractère des accidents qui entravent le succès des opérations; il se rapporte, en dernier lieu, à l'appréciation comparative de la mortalité dans les cas où la méthode anesthésique a été employée et dans ceux où l'on s'en est abstenu.

A. *Pronostic relatif aux suites naturelles des opérations.* Envisagée dans ses phénomènes naturels, la guérison des plaies ou lésions diverses produites par les opérations se fait moins longtemps attendre lorsqu'on a préalablement soumis les malades à l'emploi de l'éther ou du chloroforme, que dans les cas où l'on ne se sert pas de ces agents. C'est une observation aujourd'hui acquise à la science et à la démonstration de laquelle on doit attacher un grand prix. Si l'on jette un coup d'œil sur les observations cliniques citées dans ce travail, on sera frappé assurément de la promptitude avec laquelle certains de nos opérés ont guéri. Des réunions immédiates parfaites ont eu lieu après des amputations, des ablations de tumeurs, etc. Six, huit, dix jours ont suffi pour permettre le retour à la santé, dans des cas où, en moyenne, il faut vingt jours et au delà. Notre expérience, sur ce point, n'est pas isolée. Tous les chirurgiens d'hôpitaux qui ont pris la peine d'étudier, à ce point de vue, l'influence de l'éthérisme, ont reconnu que loin d'être nuisible, elle secondait, au contraire, l'issue favorable des opérations et rendait leur guérison plus simple et plus prompte. Ce genre de vérification a été spécialement recherché par M. Delavacherie (1), qui a employé l'éther à l'hôpital de Liége. Les conclusions de ce chirurgien porteraient plutôt l'empreinte d'une trop grande réserve que d'un trop grand éloge, et c'est pour ce motif que nous les reproduisons. Des faits qu'il a observés ou analysés, M. Delavacherie conclut que l'influence de l'éthérisation sur les conséquences de ses opérations a toujours été heureuse; que les plaies marchent vers la cicatrisation après l'emploi de l'éther, comme chez les sujets qui ont été opérés sans son aide, et s'il est une différence, elle est en faveur de ceux qui ont été préalablement soumis aux vapeurs éthérées; que la guérison n'a jamais été moins prompte et que quelquefois elle l'a été davantage. Ces conclusions, relatives à l'éther, sont entièrement applicables au chloroforme; nous nous bornerons à les fortifier par quelques développements.

Les craintes que l'on avait conçues sur les effets secondaires de l'éthérisme ne se sont point réalisées. Nous avons entendu quelques praticiens, prévenus contre la méthode anesthésique, argumenter contre elle en vue de possibilités fâcheuses dans l'avenir. Comment avoir la certitude, disaient-ils, que l'innocuité de l'éther sera aussi durable qu'elle le paraît? Qui permet de conclure que ceux qui ont inhalé cet agent n'éprouveront pas, dans un temps donné, les conséquences fâcheuses d'une action assez puissante pour annihiler leur sensibilité? Cette objection avait sa réponse dans l'analogie des autres effets médicamenteux que l'expérience nous montre s'affaiblissant à dater du moment de leur action physiologique sur l'organisme. Aujourd'hui l'expérience a prononcé directement sur ce point : les individus qui ont respiré l'éther n'ont rien éprouvé, longtemps après l'inhalation, qui ait pu justifier la moindre appréhension. Il n'y a rien d'incertain ou d'aléatoire dans l'emploi de ces agents par rapport à une influence éloignée du moment de leur administration, et l'observation de chaque jour confirme au contraire leurs heureux effets sur l'économie des opérés.

(1) *Observations et réflexions sur les inhalations de vapeurs d'éther.* Liége, 1847.

Les phénomènes généraux de traumatisme chirurgical sont habituellement moins intenses avec les inhalations anesthésiques que sans elles. Le frisson initial manque souvent ou ne se produit qu'avec moins d'intensité. La fièvre de réaction, qui survient quelques heures après l'opération, est aussi beaucoup moins forte. Il y a généralement plus de sommeil et un sentiment plus complet de bien-être. Il est évident que les phénomènes subordonnés à la douleur et à l'action traumatique perdent en expression ce qui leur a manqué en cause occasionnelle. Or le sommeil anesthésique a supprimé cet élément ou ne lui a laissé exercer son influence qu'à partir du moment où la douleur reparaît, lorsque l'opération est achevée. On s'est préoccupé récemment de supprimer cette dernière cause de trouble dans l'économie, en essayant quelques moyens de détruire la douleur de la surface traumatique. M. Jules Roux (1) a communiqué à l'Académie de médecine les tentatives auxquelles il s'est livré pour l'éthérisation directe des plaies consécutives aux opérations, et a conclu que l'on pouvait par ce moyen achever de tarir la source de la douleur chirurgicale et favoriser la guérison naturelle à l'abri de cette complication. Les faits qui se rapportent à cette réforme, dans la thérapeutique des plaies d'opérations, sont encore peu nombreux; mais les essais heureux, qui démontrent la possibilité de produire une anesthésie partielle, permettent de croire qu'on pourra ultérieurement obtenir quelque progrès dans ce sens.

Les phénomènes locaux se passent à leur tour avec toute la régularité désirable. Les spasmes partiels sont généralement moins considérables lorsqu'on a employé les anesthésiques; la douleur qui se produit après le réveil n'est pas plus intense, bien que quelques chirurgiens aient affirmé le contraire. Si quelques opérés ont paru souffrir plus vivement, c'est que n'ayant éprouvé aucune sensation douloureuse pendant l'opération, ils semblent plus péniblement affectés par la douleur inhérente à la solution de continuité; celle-ci leur semblerait peu de chose s'ils avaient senti sa production. Quant à l'influence de l'éther ou du chloroforme sur la cicatrisation de la plaie, tout fait présumer qu'elle est très faible, sinon nulle. On avait théoriquement redouté qu'en raison de l'action des anesthésiques sur le sang, celui-ci ne fournît pas suffisamment de lymphe

(1) Voyez le *Compte rendu de l'Académie*, 1848.

plastique pour faire les frais de la cicatrisation, mais rien n'a justifié ces prévisions. Nous avons établi, au contraire, que le travail réparateur était plus prompt. Mais ce résultat est indirect, il n'est pas dû à l'action des anesthésiques sur le sang ou sur l'état de la surface traumatique. On s'en rend compte d'une manière plus satisfaisante en l'attribuant à la modération des phénomènes nerveux, fébriles et phlegmasiques, qui a sa source dans l'action générale des anesthésiques.

On peut donc conclure que l'issue naturelle des opérations, loin d'être troublée par l'usage préalable des inhalations anesthésiques, est au contraire favorisée et maintenue dans des limites plus régulières et plus fixes.

B. *Pronostic relatif aux accidents des opérations.* Envisagée dans ses dérogations, l'issue des opérations subit-elle de la part des anesthésiques une influence qui rende les accidents plus graves ou plus prolongés, qui augmente la fréquence de certains d'entre eux ou qui en crée de nouveaux? Nous croyons pouvoir aussi, sous ce rapport, rassurer les praticiens timorés, et montrer que si la méthode anesthésique est par elle-même la source de certains accidents, sur le compte desquels nous nous sommes suffisamment expliqué, du moins elle n'aggrave ni ne dénature aucun de ceux qui sont sous la dépendance spéciale du traumatisme chirurgical, et qu'en conséquence la gravité éventuelle des complications se produit hors de la sphère d'influence de la méthode anesthésique.

Quels sont en effet les dangers les plus communs des opérations chirurgicales? Pour nous borner aux plus importants, nous citerons les phénomènes nerveux, une violente inflammation de la surface traumatique, la gangrène, la résorption purulente, les hémorrhagies consécutives. Si l'on consulte avec soin les observations détaillées qui ont été publiées sur les opérations sans douleur, on reconnaîtra qu'aucun des accidents sus-mentionnés n'a subi une augmentation d'intensité ou de fréquence. Tout au contraire, certains d'entre eux ont été amendés sous ce double rapport.

Pour ce qui concerne les *accidents nerveux*, par exemple, l'éther ou le chloroforme les conjurent en les attaquant dans leur source, en éteignant la douleur; ils enlèvent aux spasmes, aux convulsions, au tétanos, leur cause la plus active. L'expérience, venant à l'appui de ce que le raisonnement pouvait faire présumer, démontre qu'en effet ces sortes d'accidents sont très rares à la suite des opérations anesthésiques. L'*inflammation violente de la surface traumatique* est modérée aussi dans son développement, parce qu'elle est affaiblie dans sa cause. La douleur est mère de l'inflammation, selon l'expression bien connue de Sarcone : si ce stimulant de la fluxion est annulé ou diminué, l'inflammation, dont la fluxion est un élément, reste dans des limites plus étroites et n'atteint qu'exceptionnellement cette intensité qui lui donne les caractères et les dangers d'un accident. La *gangrène* de la plaie est-elle plus à redouter après l'emploi des inhalations anesthésiques qu'à la suite des opérations ordinaires ? Quelques exemples de gangrène observés dans le service de M. Roux ne nous paraissent pas de nature à faire craindre d'une manière spéciale cet accident. Nous appelons toutefois l'attention des praticiens sur cette complication que nous avons vue nous-même se produire dans deux cas différents : la première fois après l'ablation d'un sarcocèle, la seconde fois sur un sujet qui avait subi l'amputation sus-malléolaire. Chez les deux opérés, la mortification se borna à une partie des téguments et n'empêcha pas la guérison d'être obtenue. La *résorption purulente*, cause si fréquente de la mort dans certains hôpitaux, ne saurait éprouver aucune influence fâcheuse de la suppression de la douleur. Subordonnée elle-même à la suppuration de la plaie, à la phlébite et à l'angioleucite, elle ne reconnaît aucun lien naturel avec le genre d'action des anesthésiques. Si ces derniers ont réellement le pouvoir de diminuer les chances de l'inflammation locale, ils ne peuvent au contraire que contribuer à écarter l'éventualité de la résorption purulente. Pour notre part, nous ne l'avons jamais observée à la suite des opérations pratiquées avec le secours de l'anesthésie; mais elle est si rare à l'hôpital Saint-Éloi de Montpellier, que nous ne voudrions pas conclure que l'éther ou le chloroforme sont pour quelque chose dans l'absence de cet accident, depuis que ces agents sont appliqués à la prophylaxie de la douleur. Quant aux *hémorrhagies consécutives*, il ne paraît pas non plus qu'on soit fondé à craindre leur production plus fréquente après l'emploi de la nouvelle méthode. Ici encore des vues théoriques ont inspiré des appréhensions que la pratique n'a point justifiées. La fluidification du sang par les vapeurs inhalées n'a lieu que lorsqu'il y a eu menace d'asphyxie. Ce changement d'état est toujours faible et temporaire dans le fluide nourricier, et dans tous les cas il est insuffisant pour créer à lui seul la disposition aux hémorrhagies telles qu'elles se manifestent chez les individus très affaiblis et dont le sang a perdu sa plasticité. Depuis que la méthode anesthésique est employée à l'hôpital Saint-Éloi, on n'a observé que deux exemples d'hémorrhagie de quelque importance à la suite des opérations. Un malade, à qui notre collègue M. Serre (1) avait enlevé un testicule après lui avoir fait respirer de l'éther, éprouva, trois heures après l'opération, une hémorrhagie qui obligea à enlever les points de suture et à placer quelques ligatures de plus sur les bouts artériels qui donnaient. Mais cet accident se rattachait plutôt à un spasme de la surface traumatique qu'à l'action exercée par l'éther sur le sang, et n'eut d'ailleurs aucune suite fâcheuse. Nous avons observé nous-même une hémorrhagie consécutive qui se produisait à la surface du moignon d'un jeune homme à qui nous avions amputé la cuisse pendant l'éthérisation. Mais la réitération périodique de l'hémorrhagie et ses rapports avec une exacerbation fébrile évidente nous dévoilèrent la véritable cause de cet accident auquel l'éther était entièrement étranger, et qui fut enrayé par l'administration du sulfate de quinine.

C. *Effets morbides qui peuvent dépendre de l'anesthésie artificielle.* Après avoir établi que les accidents ordinaires des opérations chirurgicales ne se multiplient ni ne s'aggravent par l'influence des anesthésiques, nous devons examiner si ces derniers ne sont pas, par eux-mêmes, la source de quelques accidents consécutifs non compris dans le cortége des complications habituelles. La réponse ne saurait être douteuse. Indépendamment des accidents immédiats que nous avons étudiés dans l'un des précédents chapitres, il peut survenir quelques complications liées au mode d'action des anesthésiques. Toutefois nous devons nous empresser de déclarer leur rareté relative, et établir comme un fait que leur influence sur l'issue fâcheuse des opérations est très faible. A ce point de vue, l'expérience autorise à dire que la méthode anesthésique affaiblit plus les chances d'accidents ordinaires qu'elle n'introduit de chances d'accidents nouveaux; en sorte que la sécurité des

(1) *Gazette médicale de Paris*, 1847.

opérations semble s'accroître, et que, toute compensation faite, leur pronostic en devient plus favorable.

Les accidents consécutifs des opérations chirurgicales qui peuvent être attribués à l'emploi des anesthésiques sont : l'asthénie nerveuse, la céphalalgie, l'arachnitis et la pneumonie.

Certains opérés ont présenté les caractères d'une *asthénie nerveuse* bien caractérisée après l'administration des vapeurs stupéfiantes. Cet accident semble être une continuation, à un moindre degré, de la torpeur imprimée au système nerveux pendant le sommeil artificiel. Il empêche la réaction de s'établir et se caractérise par la petitesse du pouls, la pâleur des parties extérieures du corps et un aspect de stupeur remarquable. Lorsque cet accident se produit, il est rare qu'il se prolonge au delà de quelques heures, mais il peut acquérir plus de ténacité et exister comme avant-coureur de la mort. L'asthénie nerveuse produite par l'éther ou le chloroforme est surtout grave à la suite des grandes opérations de chirurgie, qui par elles-mêmes peuvent produire un état analogue. La *céphalalgie* est un accident assez commun à la suite des inhalations. Ordinairement temporaire et bornée au premier jour qui suit l'opération, elle peut se continuer plus longtemps et devenir très pénible pour l'opéré. Mais on la fait dissiper à l'aide des applications froides ou des révulsifs sur les extrémités. Blandin était dans l'habitude de prendre ce genre de précautions chez tous ses opérés afin de prévenir le développement de cette complication, qui peut en tenir d'autres sous sa dépendance. L'*arachnitis*, par exemple, pourrait éclater comme conséquence de la congestion que la céphalalgie détermine, et ses rapports avec l'emploi des anesthésiques s'expliqueraient naturellement ; toutefois cette complication est rare aussi bien que l'inflammation des centres nerveux, lorsque aucune disposition préalable n'accroît les chances de son développement. Les exemples de mort, à la suite de ce genre d'accidents, sont encore fort peu nombreux, et M. Lach, dans sa thèse, a cru devoir mettre en doute ceux qui ont été publiés. Quant à la *pneumonie*, qui semblerait devoir être fréquente, dans la supposition que les vapeurs éthérées ou chloroformiques seraient capables d'enflammer par leur contact la substance des poumons, elle est en réalité très rare. Deux faits empruntés à la pratique de M. Jobert ont plutôt fait supposer qu'ils n'ont démontré le développement d'une pneumonie mortelle. Ces faits sont peu probants, car les lésions anatomiques n'étaient pas prononcées, et il y avait eu d'autres complications dont la gravité avait pu contribuer à causer la mort. Très peu d'exemples ont été recueillis depuis lors, en sorte que la pneumonie subordonnée à l'éthérisation n'a pas réellement ajouté de chances fâcheuses à l'art des opérations. D'ailleurs, le développement de la pneumonie, chez les opérés, peut dépendre de toute autre cause que de l'action directe des anesthésiques sur le poumon, et l'on se montrerait trop sévère à l'égard de la nouvelle méthode en lui attribuant, sans un examen bien attentif, la manifestation des pneumonies. La susceptibilité des opérés favorise l'action des causes habituelles de cette maladie, qui se produit bien plus fréquemment par l'action indirecte du froid que par l'action directe des vapeurs inhalées. Nous ajoutons que c'est une circonstance heureuse pour l'adoption de la méthode anesthésique que les pneumonies aient précisément peu sévi l'année où l'on a mis cette méthode en pratique, car on aurait peut-être attribué à l'action locale des vapeurs éthérées une maladie qui aurait trouvé ailleurs sa véritable cause.

D. *Statistique comparative de l'issue des opérations anesthésiques et des opérations ordinaires.* Les considérations qui précèdent n'auraient que le poids d'une opinion, si l'expérience, en confirmant celle-ci, ne lui donnait la valeur comprise dans les faits eux-mêmes. Or, sur ce point, l'expérience a parlé, et son langage ne consiste pas seulement en ces formules vagues, quoique justes, qui se déduisent d'une observation d'ensemble. Elle peut s'appuyer aujourd'hui sur les données péremptoires de la statistique qui établissent que la mortalité générale des opérations a considérablement diminué depuis que l'éther et le chloroforme sont appliqués à la prophylaxie de la douleur.

Examinons, en terminant ce chapitre, quelle est la valeur de cette nouvelle source du pronostic chirurgical.

M. Simpson (1), d'Édimbourg, à qui l'art est redevable de travaux si importants sur les agents anesthésiques et leurs applications, est aussi l'un des premiers qui ait fait sentir la nécessité de

(1) *Recherches statistiques sur les résultats de l'éthérisation* (*Monthly Journal of medical science*, april 1848). Mémoire traduit dans la *Revue médico-chirurgicale de Paris*, par M. Malgaigne, 1848.

juger la nouvelle méthode par la statistique. Il a institué des recherches de ce genre sur une large échelle, et a rassemblé les résultats d'un grand nombre d'opérations avec ou sans éthérisation, afin de déterminer celles qui avaient fourni la plus grande mortalité. La première difficulté gisait dans le choix des faits à comparer : M. Simpson s'est arrêté aux grandes amputations comme offrant un moyen plus sûr d'élucider la question. Il a réuni des tableaux statistiques de mortalité dressés dans divers hôpitaux de la Grande-Bretagne et de l'Irlande par M. Phillips ou par lui-même ; dans l'hôpital de Glascow par M. Lawrence et dans les hôpitaux de Paris par M. Malgaigne. En regard de ces résultats relatifs à des amputations faites sans éthérisation, M. Simpson a placé une statistique des opérations de même nature pratiquées sous l'influence de l'éthérisation, et il a pu reconnaître des différences très prononcées en faveur de la nouvelle méthode.

Les grandes amputations des membres, c'est-à-dire les amputations de cuisse, de jambe et de bras, sont généralement mortelles, dit M. Simpson, dans la pratique des hôpitaux, dans la proportion de 1 sur 2 ou 3 (1). Dans les hôpitaux de Paris, la mortalité, selon les chiffres de M. Malgaigne, s'élève à plus de 1 sur 2 ; à Glascow, elle est de 1 sur 2 1/2 ; dans les hôpitaux d'Angleterre, M. Simpson l'a trouvée de 1 sur 3 1/2 ; et dans les mêmes hôpitaux, les mêmes opérations pratiquées sur la même classe de sujets, mais éthérisés à l'avance, n'ont donné qu'une mortalité de 23 sur 100, c'est-à-dire de 1 sur 4, à peu près.

Le tableau suivant exprime nettement ces résultats :

Tableau de mortalité dressé par M. Simpson après les amputations de cuisse, de jambe et de bras, sans éthérisation.

	OPÉRÉS.	MORTS.	PROPORTION des morts.
Hôpitaux de Paris. — Malgaigne. .	484	273	57 sur 100
Hôpitaux de Glascow. — Lawrie. .	242	97	40 sur 100
Collection générale. — Phillips. . .	1369	487	35 sur 100
Hôpitaux anglais. — Simpson. . . .	618	183	29 sur 100

(1) Cette proportion ne saurait être admise pour l'hôpital Saint-Éloi de Montpellier, où la mortalité, à la suite des mêmes opérations, n'est que de 1 sur 8.

Tableau de mortalité dressé par le même auteur, après les mêmes opérations pratiquées avec éthérisation.

	OPÉRÉS.	MORTS.	PROPORTION des morts.
Opérés sous l'influence de l'éther. .	302	71	23 sur 100

La comparaison est toute en faveur de l'éthérisation, et la démonstration est assez frappante. Sur 100 amputés dans les hôpitaux anglais, il y en a 6 qui ont été sauvés avec l'éther et qui auraient succombé sans l'éther; si l'on prend pour exemple l'hôpital de Glascow, l'éther aurait sauvé 17 amputés de plus sur 100 et jusqu'à 34 sur 100, à s'en rapporter à la mortalité des hôpitaux de Paris.

Mais la comparaison ainsi établie, poursuit M. Simpson, en confondant les chiffres de trois amputations différentes, laisserait des doutes dans quelques esprits; bornons-nous donc à étudier sous ce rapport l'amputation de la cuisse pour laquelle nous possédons la plus nombreuse série de faits.

Il y a peu ou point d'opérations de la chirurgie ordinaire et rationnelle qui donnent des résultats plus funestes que l'amputation de la cuisse. La triste conclusion des statistiques des hôpitaux, dit M. Syme, est que la mortalité moyenne n'est pas moindre de 60 à 70 sur 100; en d'autres termes, qu'il meurt plus de 1 opéré sur 2. Sur les 987 amputations de cuisse réunies par M. Phillips, 435 s'étaient terminées par la mort, c'est-à-dire 44 morts sur 100. En résumant, dit M. Curling, le tableau des amputations pratiquées de 1837 à 1843 dans les hôpitaux de Londres, je trouve 134 cas d'amputation de la cuisse et de la jambe, dont 55 morts; la proportion est de 41 pour 100.

Dans les hôpitaux de Paris, sur 201 amputations de cuisse, M. Malgaigne a trouvé 126 morts. A l'infirmerie d'Édimbourg, il y a eu 21 morts sur 43; à Glascow, 46 morts sur 127. Dans mon propre tableau, dit M. Simpson, sur 284 amputations de cuisse pratiquées dans 30 hôpitaux d'Angleterre, il y a eu 107 morts.

Au contraire, sur les 145 amputés sous l'influence de l'éther, 37 seulement ont succombé.

Ce qui revient à dire que l'amputation de la cuisse sans éther tue la moitié ou le tiers des opérés, tandis qu'avec l'éther, la mortalité est réduite au quart. Le tableau suivant montre ces résultats d'une manière plus nette :

Tableau de la mortalité des amputations de la cuisse, dressé par M. Simpson.

	OPÉRÉS.	MORTS.	PROPORTION des morts.
Sans éther.			
Hôpitaux de Paris. — Malgaigne. .	201	126	62 sur 100
Hôpitaux d'Édimbourg.— Peacock.	43	21	49 sur 100
Collection générale. — Phillips. . .	987	435	44 sur 100
Hôpital de Glascow. — Lawrie. . .	127	46	36 sur 100
Hôpitaux anglais. — Simpson. . . .	284	107	38 sur 100
Sous l'influence de l'éther.			
Hôpitaux anglais. — Simpson. . . .	145	37	25 sur 100

La différence est bien plus tranchée que dans le tableau précédent; car en prenant la moindre mortalité des amputés sans éther, ceux de Glascow, il en résulte que l'éthérisation en aurait pu sauver 11 pour 100 de plus que ceux qui ont guéri.

Tels sont les admirables résultats rassemblés par M. Simpson. Ils complètent la démonstration de l'immense progrès qu'a fait la chirurgie par l'introduction des inhalations anesthésiques dans la pratique. On voit que ce n'est pas seulement en rendant les opérations plus faciles à supporter que l'éther a dû être accepté comme un bienfait, mais que son influence s'étend jusque sur les suites, qu'il ajoute à la sécurité de l'acte chirurgical et qu'il diminue la mortalité dans une proportion à la fois élevée et incontestable. Il serait à désirer qu'on fît dans les grands hôpitaux des relevés concernant toutes les opérations, comme M. Simpson en a dressé pour les amputations. Nous ne doutons pas qu'on n'arrivât à des conclusions entièrement analogues pour les diverses catégories d'opérations, même les plus graves. Un relevé de ce genre fait par M. Roux (1) à l'Hôtel-Dieu a établi que la mortalité, qui à la suite des grandes opérations était du tiers, n'a plus été que du quart à

(1) *Bulletin de l'Académie de médecine*, t. XIV, p. 429.

la suite de l'application de la méthode anesthésique. Nous avons procédé à un travail analogue pour les opérations que nous avons pratiquées soit à l'hôpital Saint-Eloi, soit en ville, depuis le commencement de l'année 1847. On reconnaîtra que le chiffre de mortalité de notre relevé est très faible, et témoigne en faveur de la nouvelle méthode.

Tableau des opérations pratiquées par l'auteur, sous l'influence des agents anesthésiques (1).

GENRE D'OPÉRATIONS.	ÉPOQUE.	SEXE.	AGE.	NATURE de l'agent employé.	GUÉRISON.	MORT.
Ablation d'un cancer au sein.	2 févr. 1847	Femme.	46 ans.	Éther sulfurique.	Après 12 jours.	
Amputation de l'indicateur.	15 févr.	Homme.	22	Éther sulfurique.	Après 11 jours.	
Amputation du bras gauche. (H.)	4 mars.	Homme.	22	Éther sulfurique.	Après 6 jours.	
Kyste du cou; ponction et injection iodée. (H.)	13 mars.	Homme.	43	Éther sulfurique.	Après 20 jours.	
Extirpation d'une tumeur du sein.	20 mars.	Femme.	26	Éther sulfurique.	Après 15 jours.	
Amputation sus-malléolaire de la jambe droite. (H.)	22 mars.	Homme.	30	Éther sulfurique.	Après 25 jours.	
Opération de varicocèle. (H.)	14 avril.	Homme.	18	Éther sulfurique.	Après 18 jours.	
Amputation de la cuisse gauche. (H.)	25 avril.	Homme.	22	Éther sulfurique.	Après 15 jours.	
Taille périnéale. (H.)	3 mai.	Enfant mâle.	11	Éther sulfurique.		Le 17e jour de cysto-péritonite.
Cancer de la lèvre inférieure.	6 mai.	Femme.	50	Éther sulfurique.	Après 7 jours.	
Amputation sus-malléolaire du côté gauche. (H.)	10 mai.	Homme.	35	Éther sulfurique.	Cicatrisation de la plaie après 20 jours.	
Extirpation d'un ongle incarné. (H.)	21 mai.	Homme.	18	Éther sulfurique.	Après 10 jours.	

(1) Toutes les opérations que nous avons pratiquées à l'hôpital Saint-Éloi de Montpellier, pendant l'éthérisation, sont désignées par la lettre H. Le tableau en a été dressé avec le plus grand soin par notre élève M. G. Syngros, d'après les registres de l'administration des hospices.

GENRE D'OPÉRATIONS.	ÉPOQUE.	SEXE.	AGE.	NATURE de l'agent employé.	GUÉRISON.	MORT.
Désarticulation de l'indicateur de la main gauche. (H.)	22 mai 1847.	Homme.	22 ans.	Éther sulfurique.	Après 8 jours.	
Ablation du sein droit. (H.)	28 mai.	Femme.	59	Éther sulfurique.		Le 5e j., de pleurésie.
Abcès axillaire.	29 mai.	Femme.	26	Éther sulfurique.	Prompte.	
Ablation d'un cancer de l'angle des lèvres, et extirpation de la glande sous-maxillaire gauche. (H.)	7 juin.	Homme.	56	Éther sulfurique.	Après 22 jours.	
Opération du sarcocèle du côté gauche. (H.)	11 juin.	Homme.	50	Éther sulfurique.	Après 10 jours.	
Opération d'un sarcocèle volumineux et adhérant au corps caverneux. (H.)	14 juin.	Homme.	42	Éther sulfurique.	Érysipèle; accidents divers. Guérison après un mois et demi.	
Simulation d'une rétraction musculaire. (H.)	30 juin.	Homme.	25	Éther sulfurique.	Découverte de la simulation.	
Ablation d'un cancer au sein droit. (H.)	12 août.	Femme.	50	Éther sulfurique.	Après 12 jours.	
Opération de lithotritie (une séance).	14 août.	Enfant du sexe masculin	7	Éther sulfurique.	Sommeil profond. (Les autres séances de la lithotritie furent faites sans anesthésie préalable.)	
Amputation de la verge.	14 août.	Homme.	74	Éther sulfurique.	Prompte suspension de l'éthérisation. Guérison après 13 jours.	
Ablation d'une loupe très volumineuse de la tête.	6 octob.	Femme.	73	Éther sulfurique.	Après 8 jours.	
Luxation ancienne de l'avant-bras. (H.)	2 nov.	Homme.	25	Éther sulfurique.	Réduction de la luxation.	
Excision d'une valvule dans le rectum. (H.)	23 nov.	Femme.	30	Éther sulfurique.	Guérison.	
Cautérisation transcurrente du genou. (H.)	23 nov.	Homme.	21	Éther sulfurique.	Amélioration passagère. A subi plus tard l'amputation de la cuisse.	

GENRE D'OPÉRATIONS.	ÉPOQUE.	SEXE.	AGE.	NATURE de l'agent employé.	GUÉRISON.	MORT.
Ablation d'un lipome de la région scapulaire.	2 déc. 1847.	Homme.	45 ans.	Éther sulfurique.	Après 10 jours.	
Cautérisation d'un ulcère cancéreux de la face. (H.)	20 déc.	Homme.	55	Éther sulfurique.	Permanence de l'ulcère.	
Amputation de l'avant-bras. (H.)	5 janv. 1848.	Homme.	36	Éther sulfurique.	Après 25 jours.	
Excision des téguments d'un bubon décollé. (H.)	8 janv.	Homme.	23	Chloroforme.	Tardive.	
Excision des plis rayonnés de l'anus. (H.)	9 janv.	Homme.	38	Chloroforme.	Guérison.	
Ablation d'un ongle incarné.	9 janv.	Homme.	25	Chloroforme.	Prompte.	
Fistule à l'anus. Excision très étendue. (H.)	13 janv.	Homme.	21	Chloroforme.	Après un mois de traitement.	
Cautérisation d'un ulcère cancéreux de la face. (H.)	13 janv.	Homme.	55	Chloroforme.	Persistance de la maladie.	
Excision d'un staphylôme opaque de la cornée. (H.)	30 janv.	Homme.	28	Chloroforme.	Après 20 jours.	
Ablation d'un cancer à la lèvre inférieure. (H.)	4 févr.	Homme.	40	Chloroforme.	Prompte.	
Désarticulation tarso-métatarsienne. (H.)	8 févr.	Homme.	53	Chloroforme.	Lente à cause de l'état des régions intéressées.	
Lithotritie. (H.)	9 févr.	Femme.	28	Chloroforme.	1re séance, exempte d'accidents.	
Lithotritie suivie de l'extraction de calculs par l'urètre. (H.)	14 févr.	Femme.	28	Chloroforme.	2e séance, suivie de guérison.	
Excision d'une tumeur cancéreuse de l'aile gauche du nez (H.)	21 févr.	Femme.	60	Chloroforme.	Prompte.	
Incision du sphincter de l'anus pour une fissure.	22 févr.	Homme.	26	Chloroforme.	Prompte.	
Cautérisation de la conjonctive dans un cas d'ophthalmie très douloureuse.	28 févr.	Enfant mâle.	8	Chloroforme.	Amélioration.	

GENRE D'OPÉRATIONS.	ÉPOQUE.	SEXE.	AGE.	NATURE de l'agent employé.	GUÉRISON.	MORT.
Application de raies de feu pour une tumeur blanche de l'articulature du coude.	4 avril 1848.	Homme.	20 ans.	Chloroforme.	Guérison avec ankylose.	
Extraction d'un séquestre du tibia.	20 avril.	Femme.	31	Éther sulfurique.	Amélioration.	
Réduction d'une hernie étranglée.	1er juin.	Homme.	41	Chloroforme.	Rentrée facile de la tumeur.	
Désarticulation du médius.	17 juin.	Homme.	18	Chloroforme.	En 8 jours.	
Restauration de la lèvre inférieure pour une perte de substance. (H.)	10 juillet.	Enfant mâle.	11	Chloroforme.	Amélioration.	
2e opération de cheiloplastie sur le même sujet. (H.)	20 août.	Enfant mâle.	11	Chloroforme.	En 10 jours.	
Réduction d'une fraction compliquée de la cuisse. (H.)	11 juillet.	Homme.	20	Chloroforme.	Manœuvre rendue plus facile.	
Excision d'un staphylôme opaque très proéminent. (H.)	12 juillet.	Enfant mâle.	8	Chloroforme.	Prompte.	
Amputation du bras droit. (H.)	21 juillet.	Homme.	32	Éther sulfurique.	En 42 jours.	
Amputation de la cuisse gauche au tiers supérieur. (H.)	1er août.	Homme.	20	Éther sulfurique.	Accidents divers ; guérison en 2 mois.	
Amputation de la jambe droite. (H.)	3 août.	Homme.	36	Chloroforme.	En 45 jours.	
Extirpation d'un névrome de la partie interne du bras.	6 août.	Homme.	24	Chloroforme.	Cicatrisation en 5 jours.	
Cautérisation d'un ulcère syphilitique avec le fer rouge.	6 août.	Homme.	32	Chloroforme.	Cicatrisation lente.	
Avulsion d'un ongle incarné. (H.)	8 juillet.	Homme.	25	Chloroforme.	Prompte.	
Excision du tissu inodulaire, et redressement autoplastique de l'oreille droite. (H.)	9 juillet.	Homme.	25	Chloroforme.	Incomplète.	
Amputation de l'avant-bras droit. (H.)	10 juillet.	Homme.	23	Chloroforme.	En 20 jours.	
Ablation d'un cancer au sein droit.	3 août.	Femme.	36	Chloroforme.	En 1 mois.	

GENRE D'OPÉRATIONS.	ÉPOQUE.	SEXE.	AGE.	NATURE de l'agent employé.	GUÉRISON.	MORT.
Opération du phimosis avec suture cutanéo-muqueuse.	20 août 1848.	Homme.	30 ans.	Chloroforme.	En 5 jours.	
Ablation d'un cancer labial.	2 sept.	Homme.	60	Chloroforme.	En 6 jours.	
Amputation sus-malléolaire.	4 sept.	Homme.	24	Chloroforme.	En 15 jours.	
Excision de la peau des paupières pour un double entropion.	23 sept.	Homme.	40	Chloroforme.	Amélioration.	
Fistule à l'anus.	21 nov.	Homme.	28	Chloroforme.	En 20 jours.	
Cautérisation du canal de l'urètre.	28 nov.	Homme.	50	Chloroforme.	Guérison.	
Cancer de la lèvre supérieure et de la joue.	18 déc.	Homme.	46	Chloroforme.	En 10 jours.	
Extirpation de ganglions de la région sous-maxillaire.	20 janv. 1849.	Homme.	25	Chloroforme.	Prompte.	
Extirpation d'un ostéo-sarcôme de l'os maxillaire inférieur, suivie de l'application du feu. (H.)	26 mars.	Homme.	49	Chloroforme.	Lente, mais complète.	
Ablation d'une tumeur squirrheuse de la lèvre et de la région sus-hyoïdienne. (H.)	28 mars.	Homme.	40	Chloroforme.		12 jours après l'opération.
Cautérisation transparente de la région du poignet. (H.)	12 mars.	Homme.	44	Chloroforme.	Amélioration temporaire.	
Amputation de l'avant-bras gauche. (H.)	10 avril.	Homme.	44	Chloroforme.	En 10 jours.	
Extraction d'un kyste mélicérique de la paupière supérieure. (H.)	11 avril.	Petite fille.	5	Chloroforme.	En 3 jours.	
Cancer de la lèvre inférieure; excision en V. (H.)	11 avril.	Homme.	65	Chloroforme.	En 5 jours.	
Avulsion d'un ongle incarné. (H.)	16 avril.	Homme.	24	Chloroforme.	Prompte.	
Cautérisation d'un ulcère syphilitique de la hanche. (H).	18 avril.	Homme.	51	Chloroforme.	Amélioration.	
Désarticulation de l'index gauche. (H.)	20 avril.	Homme.	23	Chloroforme.	En 23 jours.	

GENRE D'OPÉRATIONS.	ÉPOQUE.	SEXE.	AGE.	NATURE de l'agent employé.	GUÉRISON.	MORT.
Opération d'un double ectropion de l'œil droit. (H.)	27 avril 1849.	Homme.	26 ans.	Chloroforme.	Grande amélioration.	
Taille médiane ; extraction de trois calculs. (H.)	30 avril.	Jeune homme.	15	Éther sulfurique.	Prompte.	
Amputation du gros orteil.	3 mai.	Homme.	19	Chloroforme.	En 8 jours.	
Fistule à l'anus. (H).	7 mai.	Homme.	41	Chloroforme.	En 15 jours.	
Opération d'un bec-de-lièvre double compliqué	8 mai.	Enfant mâle.	7	Chloroforme.	En 8 jours.	
Amputation de la jambe gauche. (H.)	21 mai.	Homme.	22	Chloroforme.	En 25 jours.	
Opération du bec-de-lièvre simple. (H.)	24 mai.	Petite fille.	5	Éther sulfurique.	Déchirure de la cicatrice, par suite des cris de l'enfant.	
Extirpation d'une production cornée de la lèvre inférieure. (H.)	30 mai.	Homme.	28	Chloroforme.	En 4 jours.	
Luxation ancienne de la mâchoire inférieure.	1er juin.	Femme.	32	Chloroforme.	Irréductibilité.	
Double fistule à l'anus. (H.)	1er juin.	Femme.	40	Chloroforme.	En 20 jours.	
Staphylôme de l'œil droit. (H.)	18 juin.	Homme.	31	Chloroforme.	En 1 mois.	
Ablation du pavillon de l'oreille droite pour une dégénérescence cancéreuse. (H.)	20 juin.	Homme.	34	Chloroforme.	Lente.	
Désarticulation de l'indicateur. (H.)	27 juin.	Homme.	30	Chloroforme.	Cicatrisation retardée par diverses causes.	
Amputation de la jambe pour sphacèle traumatique.	20 juillet.	Homme.	42	Éther sulfurique.		Le 7e jour, par le retour de la gangrène.
Cancer mammaire.	18 juillet.	Femme.	56	Chloroforme.	Cicatrisation en 15 jours.	
Cancer mammaire.	4 août.	Femme.	65	Chloroforme.	Retardée par un érysipèle.	

Ces 92 opérations anesthésiques témoignent toutes en faveur de l'éthérisation. Non seulement aucun accident mortel par le fait de l'anesthésie ne s'est manifesté; mais on aura pu remarquer combien le chiffre de mortalité subordonné aux opérations elles-mêmes est peu élevé. Nous ne comptons, en effet, que 4 morts: une après la taille, survenue le dix-septième jour; une consécutive à l'ablation d'un cancer mammaire, le cinquième jour; la troisième, douze jours après une tumeur squirrheuse sus-hyoïdienne, et la quatrième, sept jours après l'amputation de la jambe au lieu d'élection. Dans tous ces cas, des influences fâcheuses avaient donné une gravité particulière aux suites de l'opération. Sur les 88 cas où la vie de l'opéré s'est maintenue, la guérison a été généralement très rapide. La plupart des amputations et des ablations de tumeurs ont été suivies de guérison dans le délai de dix à quinze jours; une amputation de bras n'a exigé que six jours pour la guérison. Bien que nous soyons disposé à accorder à la réunion immédiate une part importante dans ces résultats favorables, nous ne doutons pas qu'il ne faille aussi invoquer l'influence heureuse de la méthode anesthésique.

CHAPITRE XVI.

DE LA MÉTHODE ANESTHÉSIQUE APPLIQUÉE A QUELQUES GROUPES SPÉCIAUX D'OPÉRATIONS CHIRURGICALES.

On comprend que cette division de notre travail doit être très limitée. Nous tomberions dans une prolixité inutile s'il fallait passer en revue la chirurgie tout entière, pour y retrouver les cas qui sont susceptibles de recevoir l'application des inhalations anesthésiques. Pour éviter des redites, autant que pour concentrer l'attention du lecteur sur les points qui méritent une mention distincte, nous bornerons les considérations complémentaires qu'il nous reste à émettre aux seules opérations qui par leur caractère, leur degré de gravité, leur siége, leur but, ou par d'autres motifs, fournissent, dans leurs rapports avec la méthode anesthésique, matière à un examen spécial. A ce titre, nous ajouterons aux données générales précédemment exposées quelques développements concernant les amputations, la chirurgie oculaire, les opérations qui se pratiquent à l'entrée des voies aériennes, la taille et la lithotritie, les hernies étranglées, la réduction des fractures et des luxations.

§ Ier. Amputations.

Ces opérations sont le triomphe de la méthode anesthésique; leur influence prophylactique à l'égard de la douleur et de ses effets s'y révèle d'une manière plus saisissante. On sait que les amputations sont de toutes les opérations celles qui exigent le plus grand déploiement d'appareil chirurgical; elles provoquent des souffrances vives et prolongées; enfin, elles impressionnent doublement le moral du malade par l'idée de la douleur et par celle des conséquences ultérieures de la mutilation qu'il va subir. A tous ces titres, l'éthérisation leur est applicable, et les chirurgiens ont pu se convaincre du changement qui s'est produit dans les dispositions des malades qui, aujourd'hui, réclament d'eux-mêmes des amputations auxquelles il était bien difficile autrefois de les faire consentir.

L'éthérisation ne borne pas ses effets à améliorer ou à simplifier la situation immédiate de l'opéré. Elle concourt puissamment à protéger l'organisme contre les conséquences du retranchement d'une partie de sa masse. C'est cette soustraction qui fait la gravité spéciale des amputations et qui rend, comme on le sait, leurs suites beaucoup plus redoutables que celles d'une plaie ordinaire qui aurait une étendue pareille à la surface traumatique résultant de l'amputation. En évitant au patient la brusque impression produite par la mutilation, l'éther ou le chloroforme éteignent les conséquences de ce choc vital. M. Burns (1) écrivait à cet égard, en 1838, des remarques qui ont frappé l'attention des chirurgiens, en Angleterre, et qui en réalité ont d'autant plus de poids en faveur de l'éthérisation appliquée aux amputations, qu'à cette époque ce professeur n'avait aucune théorie à défendre, et ne pouvait prévoir l'usage que l'on ferait de son témoignage. « L'ablation d'un membre, disait-il, par la diminution subite de la masse du corps vivant et la perte instantanée d'une portion si considérable qui avait sa place

(1) *Principles of surgery*. London, 1838, vol. I, p. 493.

et son action dans l'organisme, détermine un danger sérieux, à raison des sympathies qui unissent tout le système. Mais *si le système nerveux était partiellement engourdi, de manière à empêcher le jeu de ces sympathies ou à être incapable de les maintenir*, la perte d'un membre n'aurait pas les mêmes fâcheux résultats. » Ces *desiderata* exprimés, il y a dix ans, par le chirurgien anglais, sont passés à l'état de fait accompli, et la médecine opératoire a vu ses ressources grandir au delà même des espérances qu'on avait primitivement conçues. La moyenne des guérisons après les amputations dans les grands hôpitaux était peu satisfaisante ; on ne sauvait que la moitié des opérés : on en sauve aujourd'hui les 3/4 pour les seules amputations de cuisse qui sont justement considérées comme les plus graves, et l'on atteint le chiffre plus heureux des 5/6 pour les amputations de la jambe, de la cuisse, de l'avant-bras et du bras, considérées collectivement. Si l'on veut bien remarquer l'influence favorable exercée par la méthode anesthésique sur les conséquences des amputations, on reconnaîtra que ce nouvel élément de succès ne le cède point à beaucoup d'autres qui avaient suscité de brillantes espérances. Nous avons entendu Delpech, dans l'enthousiasme des premiers succès dus à l'emploi simultané de la torsion des artères et de la réunion immédiate, s'écrier qu'à l'aide de ces deux moyens, il ne mourrait plus d'amputés. Si cette utopie chirurgicale pouvait se réaliser, ce serait plutôt par la combinaison de la méthode anesthésique et de la réunion immédiate. Les succès nouvellement obtenus en Angleterre et à Montpellier, où ces deux moyens sont appliqués aux amputations, s'expliquent sans doute par cette cause. Car l'influence du climat, si souvent invoquée pour expliquer la supériorité du chiffre des guérisons constatées à l'hôpital Saint-Éloi de Montpellier, ne saurait rendre compte des résultats pareils obtenus sous le climat froid et humide de l'Angleterre. Comme on a pu le voir dans le tableau qui termine le précédent chapitre, sur 13 amputations de bras, d'avant-bras, de cuisse, de jambe ou de pied, que nous avons pratiquées à l'hôpital de Montpellier, pendant l'éthérisation, nous avons obtenu 12 guérisons.

La convenance de la méthode anesthésique appliquée aux amputations est donc aujourd'hui irrévocablement démontrée, et ce n'est que dans les premiers jours de sa mise en expérimentation que l'on a pu objecter divers motifs ayant pour but de la faire rejeter. M. Lallemand (1) avait pensé que le relâchement musculaire, pendant les opérations, en empêchant le chirurgien d'apprécier le degré de rétraction des muscles, l'exposerait à se tromper sur la hauteur à laquelle il convient de scier l'os, et conséquemment pourrait favoriser l'accident connu sous le nom de conicité de moignon. L'habitude où sont les chirurgiens de détacher les muscles adhérents à l'os, et de couper celui-ci aussi haut que possible, devait suffire à prévenir le résultat fâcheux redouté par M. Lallemand : aussi n'a-t-on pas remarqué que les amputés en aient fourni de plus fréquents exemples depuis que l'on emploie les anesthésiques. D'ailleurs, ce ne serait pas un motif suffisant pour renoncer à ces derniers ; il n'y aurait d'autre précaution à introduire dans la pratique des opérations que celle d'excaver davantage le moignon, afin que l'os occupât toujours le sommet du cône creux représenté par la surface traumatique. Les autres objections adressées à la méthode anesthésique appliquée aux amputations, telles que le danger d'exposer le malade à s'agiter inopportunément sous l'empire de l'excitation, ou de laisser le chirurgien lier en même temps que les artères leurs nerfs collatéraux, ne sauraient être considérées comme ayant plus d'importance que la précédente. L'observation exacte des règles pratiques de l'anesthésie artificielle et l'attention du chirurgien suffisent pour effacer ces inconvénients qui, dans aucun cas, ne sauraient s'élever à la hauteur d'un argument sérieux contre l'usage aujourd'hui adopté.

Trois questions principales doivent être décidées par le chirurgien au sujet des amputations sans douleur :

1° Jusqu'à quel degré faut-il porter l'éthérisation avant de commencer l'opération ? Plusieurs chirurgiens sont dans l'habitude de borner l'action des vapeurs stupéfiantes à la production de l'insensibilité et de commencer à opérer aussitôt que les apparences de celle-ci sont établies. C'est ainsi que nous avons vu agir plusieurs chirurgiens des hôpitaux de Paris, pendant le séjour que nous y avons fait en 1848 et 1849. Cette manière de procéder a l'avantage d'abréger le temps et d'épargner au malade les chances d'une éthérisation trop profonde ; mais elle expose à provoquer des mouve-

(1) Séances de l'Institut, 15 février 1847.

ments réflexes plus ou moins énergiques qui gênent l'action régulière de l'opérateur. L'un des malades dont nous avons rapporté l'observation se trouva dans ce cas. Chez les sujets éthérisés à ce degré, à peine l'incision de la peau est-elle commencée qu'ils entrent dans une agitation pénible et d'autant plus difficile à réprimer que, n'étant plus maîtres d'eux-mêmes, la raison ne peut intervenir pour modérer leurs mouvements. Pour éviter les inconvénients de cette éthérisation incomplète, il suffit, dans la majorité des cas, de soutenir un peu plus longtemps l'inhalation des vapeurs et de ne commencer l'opération que lorsque le relâchement musculaire paraît complet. Si les apparences sont trompeuses et que le tranchant du couteau porté sur la peau excite des mouvements réflexes trop prononcés, on peut suspendre un instant l'opération, insister un peu plus sur l'administration de l'agent anesthésique, et inciser de nouveau lorsqu'on est en droit de penser que la reprise de l'opération ne sera troublée par aucune nouvelle agitation. Toute réserve doit être faite pour les cas où une disposition quelconque relative à l'opéré ne contre-indiquerait pas les inhalations portées au degré extrême de l'éthérisme animal.

2° Faut-il maintenir l'anesthésie pendant toute la durée de l'opération? La possibilité d'agir ainsi sans danger pour l'opéré, l'amputation fût-elle très longue, est parfaitement démontrée; mais la convenance peut être discutée. La douleur réellement vive et redoutable est celle qui correspond à l'amputation proprement dite, c'est-à-dire à la section de la peau et des tissus compris dans l'épaisseur du membre; la douleur de la ligature des vaisseaux est déjà beaucoup plus supportable; celle du pansement est presque nulle. Il en résulte que c'est surtout pour l'accomplissement de la première période de l'opération qu'il faut obtenir une anesthésie parfaite; on la prolongerait, au besoin, au moyen de l'inhalation intermittente. On peut s'abstenir de recourir à une seconde dose stupéfiante, si les vaisseaux à lier sont peu nombreux et que le malade ne se plaigne pas; on y a recours, au contraire, si la sensibilité reparaît avec évidence, et si, pour assurer la réunion immédiate, on pratique la suture. Lorsque nous employons ce dernier moyen, qui est fréquemment utile, mais dont il ne faut pas abuser, nous donnons quelquefois au malade une nouvelle dose anesthésique. La suture se dépouille alors de ce caractère pénible que lui reprochait Pibrac, son détracteur, et que J.-L. Petit exagérait jusqu'au point d'appeler martyrologes les livres de médecine opératoire où les sutures sont décrites.

3° De quel agent anesthésique faut-il se servir pour les amputations? Cette question nous conduit à établir diverses catégories d'amputations bien différentes entre elles, sous le rapport de leur gravité et du pronostic qui s'y rattache. A ce point de vue, on peut en reconnaître trois classes : les *petites* amputations, qui se pratiquent sur les doigts ou qui consistent à enlever les os métacarpiens ou métatarsiens; les amputations *moyennes*, qui comprennent celles qu'on pratique au pied en arrière du métatarse, celles de la jambe, du quart inférieur de la cuisse, de l'avant-bras et du bras; les *grandes* amputations, telles que celles de la cuisse au-dessus du tiers inférieur, les désarticulations coxo-fémorale et scapulo-humérale, les amputations doubles. Pour les deux premières catégories, nous adoptons le chloroforme, à moins que cet agent ne soit contre-indiqué par quelque autre motif. Ce choix est fondé sur les qualités supérieures de cet agent dans les cas où son action ne doit pas se prolonger trop longtemps, et lorsque l'action imprimée à l'organisme par l'opération ne doit pas trop contribuer à la dépression de ses forces. Pour des motifs opposés, nous employons l'éther, dont le maniement se prête mieux à la prolongation de l'anesthésie par l'inhalation intermittente, et qui abat moins profondément les forces nerveuses destinées à être de nouveau troublées par l'influence ultérieure de la grave mutilation que va subir l'organisme. Que le lecteur veuille bien remarquer que notre pensée n'est pas le fruit d'une idée théorique ni une application indifférente des principes que nous avons émis dans le parallèle de l'éther et du chloroforme. En analysant avec soin les exemples connus des grandes amputations ou des amputations doubles, nous avons constaté de désastreux effets avec le chloroforme et de brillants résultats avec l'éther.

Sur six cas d'amputations dans le voisinage du tronc pratiquées sous l'influence du chloroforme, savoir, cinq désarticulations coxo-fémorales et une désarticulation scapulo-humérale, nous trouvons cinq cas de mort prompte répartis de la manière suivante :

Désarticulation coxo-fémorale		(Henot) (1)	Succès.
—	—	(Robert) (2). . . .	Mort immédiate.
—	—	(Olivarès) (3) . . .	— le lendemain.
—	—	(Obs. à Bicêtre) (4)	— immédiate.
—	scapulo-humérale	(Malgaigne) (5) . .	— —
—	coxo-fémorale	(J. Roux) (6) . . .	— d'infection purulente.

Sur deux cas d'amputations doubles exécutées sous l'influence de l'éther, nous trouvons deux guérisons :

Amputation des deux cuisses		(J. Adam) (7)	Succès.
—	—	(Delavacherie) (8) . .	—

En admettant, comme sources d'un égal danger, la désarticulation coxo-fémorale et l'amputation des deux cuisses au quart inférieur, on voit par ce rapprochement quel genre d'influence l'éther et le chloroforme peuvent exercer sur l'issue de ces graves amputations. Dans ces opérations, qui abattent si profondément l'énergie vitale, qui, malgré toutes les précautions, exposent à une hémorrhagie plus ou moins abondante, il y a des chances de syncope que le chloroforme rend mortelles.

§ II. Opérations qui se pratiquent sur les yeux et leurs dépendances.

A peine la propriété des inhalations éthérées fut-elle connue et employée en médecine opératoire, que les ophthalmologistes cherchèrent à déterminer quel parti on pouvait en tirer dans la chi-

(1) *Mémoire sur l'éthérisation appliquée à une amputation dans l'articulation de la hanche droite et diverses opérations chirurgicales.* Metz, 1847, in-8.

(2) *Mémoire cité* de M. Malgaigne.

(3) *La Verdad*, mai 1848.

(4) *Gazette médicale*, 1849, p. 36.

(5) *Loc. cit.*

(6) *Compte rendu de l'Académie des sciences*, 29 janvier 1849.

(7) *The Lancet*, february 1847.

(8) *Observations et réflexions sur les inhalations de vapeurs d'éther.* Liége, 1847.

rurgie oculaire. MM. F. Cunier (1) et Sichel (2) s'empressèrent d'apporter le tribut de leur expérience; un grand nombre d'autres opérateurs publièrent des observations isolées, et il devint évident, par la nature des résultats énoncés ou par les réflexions émises, que les applications de la méthode anesthésique au traitement chirurgical des maladies des yeux méritaient une attention spéciale. Il existe, en effet, des circonstances relatives à la structure ou aux fonctions de l'organe visuel qui modifient les indications dans l'emploi des anesthésiques ou qui assujettissent à des précautions particulières.

Deux précautions doivent surtout être prises.

Nous avons vu que pendant les premiers effets de l'éthérisation les yeux s'injectent, et que la conjonctive bulbaire et palpébrale semble s'épaissir. Il faudra donc éviter avec soin ce moment pour l'exécution de l'opération, quand bien même les signes extérieurs de la sensibilité auraient disparu.

L'œil est un organe doué d'une excessive mobilité. Cette propriété s'éteint tardivement et peut se traduire par des mouvements réflexes aussitôt que les instruments touchent l'organe. De là l'indication de n'opérer que lorsque l'œil est à la fois insensible et immobile.

L'aspect de la pupille, et le caractère du regard qui semble éteint, indiquent à l'opérateur le moment où il peut agir.

Toutes les opérations qui se pratiquent sur les yeux n'exigent pas l'emploi des anesthésiques; car il en est plusieurs qui ne peuvent se faire régulièrement qu'avec le concours de la volonté du malade. Celui-ci, sur le conseil du chirurgien, doit porter l'organe dans telle ou telle direction pour faciliter l'action des instruments. On renoncera à l'éthérisation dans des cas de ce genre. Il ne sera pas moins opportun pour les opérations peu douloureuses de se passer de ce moyen. Pour ce double motif, nous croyons qu'il est entièrement inutile de faire inhaler l'éther ou le chloroforme aux sujets qui doivent subir l'excision du ptérygion, la formation d'une pupille artificielle, le déplacement d'une cataracte, l'ouverture du

(1) *De l'emploi des inhalations éthérées pendant les opérations qui se pratiquent sur l'œil et ses annexes.* (*Annales d'oculistique*, avril 1847.)

(2) *Considérations sur l'emploi des inhalations d'éther en chirurgie oculaire.* (*Journal des connaissances médico-chirurgicales*, mai 1847.)

sac lacrymal, et, en général, la plupart des opérations délicates, courtes et très supportables, qui s'exécutent sur l'œil ou ses dépendances.

En ce qui concerne l'opération de la cataracte chez les adultes, par exemple, non seulement les considérations précédentes ont une grande valeur, mais il y aurait quelques dangers à redouter pour les suites de l'opération, si l'on mettait en usage les inhalations éthérées, comme l'ont fait quelques chirurgiens. On sait, qu'indépendamment de l'excitation initiale, il se produit parfois, lorsque l'opéré revient de la stupeur anesthésique, une excitation, dite de retour, et que, dans ce moment, des mouvements involontaires et désordonnés s'exécutent. Or, quel que soit le procédé opératoire que l'on ait adopté pour la cataracte, ces mouvements irréguliers auxquels l'œil participe peuvent être la source de graves accidents. Si l'opérateur a choisi l'abaissement, le cristallin peut remonter; si c'est l'extraction qui a été mise en usage, l'humeur vitrée peut s'échapper par l'ouverture de la cornée. Dans les deux cas, le succès de l'opération est compromis, et la vue peut être irrévocablement perdue. On comprend que les mêmes dangers peuvent suivre l'iridectomie, l'extraction des corps étrangers dans l'œil, etc. Aussi faut-il s'abstenir d'éthériser toutes les fois qu'on est obligé d'ouvrir assez largement la coque oculaire, et que néanmoins on désire conserver l'humeur vitrée.

Les mêmes motifs d'abstention n'existeraient pas dans le cas où la vue serait préalablement abolie et où il serait indifférent de conserver après l'opération une coque oculaire plus ou moins distendue. Ainsi, dans l'excision du staphylôme, il n'y a aucun inconvénient à éthériser; on peut s'en convaincre par plusieurs observations que nous avons rapportées. De même, les opérations qui se pratiquent sur les paupières, n'ayant à subir aucune influence fâcheuse des phénomènes contingents de l'éthérisation, pourraient aussi se pratiquer sous l'action de ce dernier moyen, si les malades redoutaient la douleur. On aura donc égard, avant de décider l'opportunité de la méthode anesthésique dans la chirurgie oculaire, à la nature de l'opération à pratiquer et aux dispositions du malade. Celles-ci sont souvent suffisantes pour faire changer les indications, même lorsqu'il s'agit de quelques unes des opérations pour lesquelles nous avons proscrit d'une manière générale l'emploi des inhalations éthérées.

C'est ainsi que pour les opérations délicates qui exigent la participation volontaire du malade, si l'on rencontre des sujets indociles, inintelligents ou doués d'une instabilité oculaire qui contrarie l'action chirurgicale, on les plongera avantageusement dans un sommeil anesthésique porté jusqu'à l'extinction des mouvements réflexes. Cette remarque s'applique spécialement aux enfants qui redoutent l'opération ou à ceux qui n'ont pas l'intelligence assez développée pour seconder le chirurgien par leur volonté. En établissant la contre-indication pour l'opération de la cataracte chez les adultes, nous avons réservé une exception pour la même opération pratiquée chez les jeunes enfants, pour remédier à l'opacité cristalline congéniale. Dans ce cas, on a recours à la méthode par broiement, et comme les fragments non abaissés ou rejetés dans la chambre antérieure sont destinés à être détruits par l'absorption, on ne s'expose à aucun des inconvénients précédemment signalés.

La méthode anesthésique convient essentiellement pour les grandes opérations de la chirurgie oculaire, telles que l'extirpation de l'œil, l'ablation des orbitocèles, la myotomie ordinaire. La plupart des chirurgiens sont d'accord pour reconnaître les avantages qu'on peut en obtenir pour l'opération du strabisme; l'immobilité et l'insensibilité du malade facilitent singulièrement l'écartement des paupières et la recherche du muscle à couper. Nous ne saurions partager les répugnances exprimées par M. Sichel, qui déclare inutiles les inhalations anesthésiques dans les cas d'extirpation de l'œil, parce que cette opération n'est ni très difficile, ni très longue, et qui ne redoute que les hémorrhagies consécutives provenant de la lésion du tronc de l'ophthalmique ou de ses branches. L'expérience a prononcé sous ce dernier rapport, et il est démontré aujourd'hui que pas plus pour les opérations intra-orbitaires que pour les amputations, les hémorrhagies consécutives ne sont à redouter. En suivant, d'ailleurs, notre procédé pour la section du nerf optique, on épargne nécessairement l'artère ophthalmique. Ainsi, les raisons alléguées par M. Sichel, pour rejeter l'éthérisation, ne sauraient être considérées comme valables, en ce qui concerne la probabilité d'hémorrhagies consécutives. Quant à l'inopportunité de l'éthérisation basée sur le peu de difficulté et de durée de l'opération, elle ne saurait l'emporter sur cette considération, que l'extirpation de l'œil est une des opérations les plus douloureuses de la chirurgie. Si l'on se rappelle la quantité de nerfs sensitifs répandus dans l'excavation orbitaire, la nécessité où l'on se trouve souvent d'intéresser plusieurs d'entre eux, on comprendra que nulle opération peut-être n'exige plus impérieusement l'emploi de l'anesthésie artificielle, et que les motifs allégués contre celle-ci ne peuvent, en aucune manière, contre-balancer l'urgence de ses indications. On peut, en outre, espérer que les accidents nerveux ou cérébraux, plusieurs fois observés à la suite de l'extirpation de l'œil, deviendront moins fréquents à mesure qu'à l'aide de l'éthérisation, on amoindrira l'action de l'une de leurs causes les plus actives, qui est la douleur.

L'éthérisation permet un genre particulier d'applications dans la chirurgie oculaire. M. Mackensie (1) s'en est servi avec avantage pour combattre l'un des symptômes les plus rebelles et les plus pénibles de l'ophthalmie scrofuleuse, la photophobie. Il a reconnu, en outre, que l'inflammation elle-même était avantageusement modifiée et pouvait être guérie par ce moyen. M. Guersant a reconnu, de son côté, les avantages de l'éthérisation pour vaincre le blépharospasme opiniâtre qui s'oppose quelquefois à ce qu'on puisse convenablement cautériser la conjonctive atteinte de phlegmasie. Depuis ces essais, qui remontent aux premiers temps de l'emploi de la méthode anesthésique, plusieurs chirurgiens ont fait inhaler l'éther ou le chloroforme pour obtenir ce résultat, qui facilite singulièrement le traitement des inflammations ophthalmiques aiguës chez les enfants. Les anesthésiques ont, dans ce cas, un autre genre d'avantage. Non seulement, en affaiblissant la sensibilité de la rétine, ils contribuent à atténuer la violence de l'inflammation, mais ils ont la propriété de déterminer, comme la belladone, une dilatation de la pupille qui, pour être moins permanente que celle produite par ce narcotique, n'en est pas moins apte à prévenir l'oblitération de l'iris; effet si fréquent et si redoutable des phlegmasies internes de l'œil.

(1) *De l'emploi des inhalations éthérées comme moyen curatif dans quelques ophthalmies.* (*Annales d'oculistique*, octobre 1847.)

§ III. Opérations qui se pratiquent dans l'arrière-bouche et dans la partie supérieure des voies aériennes.

Les différentes opérations chirurgicales qui se pratiquent dans le voisinage de la glotte, et qui exposent le patient à recevoir une certaine quantité de sang à l'entrée même du passage de l'air, ne compromettent pas, pour ce motif, l'intégrité de la fonction respiratoire, parce que le malade, averti par une sensation pénible, se livre à des efforts d'expulsion qui rendent à l'ouverture glottique du larynx sa liberté un moment gênée. Ainsi, l'arrachement ou l'excision des polypes des fosses nasales et de l'arrière-bouche, la rescision des amygdales, la staphyloraphie, etc., n'exposent pas à des dangers sérieux d'asphyxie, et sont généralement très bien supportées par les malades.

Ces opérations présenteraient-elles la même innocuité, si, au lieu de jouir de cette sensibilité qui avertit du trouble de la fonction respiratoire, l'opéré était plongé dans le sommeil anesthésique? Écoutons M. Longet, que ses recherches expérimentales ont conduit à examiner cette question. « Qu'il me soit permis, dit-il (1), de soulever une déduction pratique de l'abolition du *principe réflexe*. Puisque les mouvements de déglutition pharyngienne et d'occlusion de la glotte sont entièrement sous la dépendance de l'action réflexe de la moelle allongée, et que l'éther enlève à cet organe sa faculté de *réfléchir* sur les nerfs moteurs du pharynx et de la glotte les irritations faites à leurs nerfs sensitifs, on ne peut qu'approuver les chirurgiens qui redoutent chez les individus éthérisés les opérations dans l'intérieur de la gorge et des fosses nasales, à cause de l'écoulement *possible* du sang dans les voies aériennes : ils semblent donc avoir pressenti le trouble physiologique dont nos expériences démontrent la réalité. »

Ces réflexions n'ont pas présenté, il est vrai, aux yeux de tous les chirurgiens la raison suffisante d'une exclusion de l'éthérisation dans les opérations signalées : on a pu, comme le démontre la pratique de MM. Gerdy, Amussat et beaucoup d'autres, extraire des polypes ou exécuter diverses opérations dans le voisinage de la glotte, chez les individus éthérisés, sans avoir eu à déplorer aucun malheur.

(1) *Loc. cit.*

Mais, en pareille matière, il faut moins considérer l'absence de tout exemple de mort que la possibilité rationnelle de sa production. Un malade auquel M. Velpeau (1) avait fait l'excision des amygdales, peu de temps après l'introduction de l'éthérisation en France, a failli succomber de cette manière. Le chirurgien est placé en présence d'une éventualité : c'est à lui de déterminer si le besoin d'épargner au malade la douleur de l'opération l'emporte sur les chances fâcheuses dont celle-ci peut être l'occasion. Généralement l'asphyxie ne se produit pas, parce que l'hémorrhagie est peu considérable, et que, malgré l'éthérisation, l'épiglotte continue à remplir son rôle de protection mécanique à l'égard du vestibule sus-glottique. On sait que ce fibro-cartilage fait l'office d'une sorte d'éperon, qui, divisant en deux colonnes les liquides dirigés vers l'arrière-bouche, les empêche de couler dans l'ouverture de la glotte et les force à couler dans deux rigoles latérales qui les conduisent dans la cavité pharyngienne. C'est sans doute cet effet habituel qui s'est accompli chez les individus opérés pendant l'éthérisation et qui n'ont éprouvé qu'une hémorrhagie légère. Mais supposez le sommeil anesthésique profond et porté jusqu'à l'abolition des mouvements réflexes; supposez une hémorrhagie abondante comme celle que peuvent produire l'ablation de certains polypes, l'excision d'amygdales très vascularisées, nul doute que, malgré l'opercule épiglottique, le sang ne puisse couler dans l'ouverture supérieure du larynx, et ajouter une cause efficace et directe d'asphyxie chez l'opéré que l'action propre des inhalations anesthésiques n'a déjà que trop disposé à cette complication.

Ainsi, dans le cas où l'opérateur croirait devoir recourir à l'inhalation de l'éther ou du chloroforme, pour l'une des opérations signalées, ce serait un devoir particulier de calculer à l'avance les chances d'une hémorrhagie et de ne pas pousser très loin l'action anesthésique. Il conviendrait de s'arrêter au deuxième degré de la période d'éthérisme animal, et d'éviter avec soin l'abolition des mouvements réflexes, mouvements qui heureusement semblent plus persistants dans les régions pharyngienne et glottique que dans tout autre point. Mieux vaudrait encore s'abstenir de l'éthérisation.

(1) Ce fait est cité dans l'article relatif aux agents anesthésiques du *Compendium de chirurgie pratique*, par MM. Denonvilliers et Gosselin, t. II, p. 492.

C'est la conduite que nous avons suivie dans plusieurs opérations de ce genre que nous avons pratiquées, et qui a été justifiée dans notre enseignement clinique par les motifs qui précèdent.

Indépendamment des inconvénients particuliers de l'éthérisation dans les opérations qui s'exécutent au voisinage de la glotte, le conseil que nous donnons de s'abstenir des agents anesthésiques se fortifie par diverses considérations. Si l'on excepte l'arrachement de certains polypes des fosses nasales ou du pharynx, qui, adhérant par une base assez étendue, ne peuvent se détacher sans douleur, les autres opérations à pratiquer dans ces régions sont médiocrement douloureuses et très bien supportées par les malades. Malgré la susceptibilité physiologique des organes qui forment l'isthme du gosier, malgré les excitations sympathiques que leur titillation provoque du côté de l'estomac, le chirurgien n'en triomphe pas moins sans faire beaucoup souffrir l'opéré. Cette sensibilité semble exclusivement répartie à la surface de la muqueuse. Quant à l'incision des tissus eux-mêmes, elle n'est pas la source d'une douleur bien vive. L'opération occasionne plutôt de la gêne ou de l'embarras qu'une véritable souffrance, et nous n'avons entendu aucun des opérés, chez lesquels nous avons pratiqué ou vu pratiquer l'excision des amygdales ou la staphyloraphie, se plaindre d'avoir subi une vive douleur. Si l'on ajoute à cette considération que pour exécuter de pareilles opérations le chirurgien a particulièrement besoin du concours actif du malade ; que celui-ci doit garder une attitude qu'il serait difficile de lui faire observer pendant l'opération ; que la manœuvre doit être interrompue quelquefois pour permettre au malade de se débarrasser par l'expuition, des matières muqueuses ou sanguinolentes qui gênent les fonctions ou masquent le siége de l'opération, on sera naturellement amené à penser que, pour la catégorie d'opérations qui nous occupent, l'éthérisation présente plus d'inconvénients que d'avantages, et qu'en conséquence elle est formellement contre-indiquée.

Si le rejet de l'éthérisation est rationnel pour les opérations péri-glottiques, à plus forte raison paraîtra-t-il indispensable s'il s'agit d'une opération à pratiquer directement sur les voies aériennes. C'est ainsi que nous proscrivons complétement les inhalations anesthésiques dans les cas de trachéotomie ou de scarification de la muqueuse glottique. Outre que ces opérations ne sont pas de celles qui occasionnent le plus de douleur, la cause morbide qui les rend nécessaires contre-indique les agents anesthésiques et rendrait même l'action de ces derniers peut-être impossible. La trachéotomie, par exemple, a pour but de remédier à l'introduction difficile de l'air par l'ouverture glottique, et n'est généralement pratiquée que lorsqu'il y a menace d'asphyxie. Quel ne serait pas alors l'inconvénient des inhalations anesthésiques? L'application de la méthode exposerait au double risque de sa difficulté et de ses dangers. Difficile, longue, impossible peut-être à cause de l'état pathologique de la partie supérieure du larynx, l'inhalation des vapeurs éthérées ou chloroformiques n'atteindrait pas son but, celui de produire l'insensibilité; et si, par l'insistance du chirurgien, cette inhalation était prolongée, elle exposerait à une asphyxie presque certaine, dont la trachéotomie ne serait probablement pas le remède. Cette dernière opération exclut donc d'une manière nécessaire l'emploi des vapeurs anesthésiques.

§ IV. Hernies étranglées.

L'éther avait été conseillé par plusieurs chirurgiens du siècle dernier dans le traitement des hernies étranglées, pour combattre le spasme et pour produire une action réfrigérante et sédative sur le lieu même de l'étranglement. Administré à l'intérieur, l'éther remplit la première indication; appliqué sur la hernie, c'est un auxiliaire utile du taxis, et depuis les observations que l'on doit à Valentin, de nouveaux exemples sont venus prouver que cet agent n'était pas sans efficacité.

Toutefois ce n'est pas à ce souvenir de son emploi thérapeutique qu'il faut rapporter le nouvel usage que l'on a fait de l'éther dans le traitement des hernies. L'idée d'étendre les applications de l'éthérisation à la réduction de ces tumeurs devait naturellement se déduire de la nature des phénomènes éthériques qui, en détruisant la sensibilité et la résistance musculaire, annulent ou affaiblissent les obstacles qu'elles opposent à la rentrée des organes herniés. Aussi la science eut-elle à enregistrer promptement des essais sur ce point de pratique chirurgicale. M. Mayor (1), l'un des premiers, fit connaître un exemple non équivoque de succès. Il s'agissait d'une hernie étranglée contre laquelle un chirurgien avait

(1) *Gazette médicale*, p. 148, 1847.

déjà épuisé les secours les plus actifs et les mieux administrés. M. Mayor mit en usage l'éther, dans le but d'éviter au malade les douleurs inséparables de la herniotomie, et dans l'espoir que le grand relâchement des tissus produit par les vapeurs éthérées dispenserait d'en venir à l'opération. En effet, l'engourdissement fut aussitôt signalé par la rentrée prompte et facile de l'intestin. La conduite de M. Mayor était presque simultanément suivie par tous les chirurgiens qui avaient adopté la méthode anesthésique dans les opérations. M. Morgan et Th. Wright, en Angleterre; M. Rothmund, de Munich, et la plupart des chirurgiens français eurent bientôt fourni un nombre suffisant d'exemples pour prouver que cette nouvelle application des inhalations éthérées pouvait rendre d'éminents services. M. Warren (1), dont le nom se rattache aux premières opérations anesthésiques pratiquées aux États-Unis, s'est aussi attaché à démontrer les avantages de l'éthérisation pour obtenir la réduction des hernies étranglées.

Le chloroforme fut à son tour mis en usage, et le nombre des chirurgiens qui l'ont employé est aujourd'hui si considérable, qu'il serait inutile de rapporter des faits isolés. On consultera néanmoins avec fruit les observations recueillies dans les hôpitaux de Paris, et que M. Guyton (2) a rassemblées dans un mémoire spécial.

La méthode anesthésique, considérée dans les secours qu'elle apporte à la thérapeutique des hernies étranglées, se présente sous un aspect particulier. Dans la plupart des opérations, elle n'est qu'un auxiliaire destiné à supprimer la douleur; ici son rôle devient plus complet : elle n'est plus seulement un auxiliaire de l'opération, elle se substitue partiellement à cette dernière en rendant quelquefois le débridement inutile. Nous aurons donc à l'envisager sous deux rapports : en tant qu'elle favorise la réduction sans débridement, ou qu'elle est employée pour épargner au patient les douleurs de cet acte opératoire.

1° Employée pour rendre le taxis plus facile, l'inhalation de l'éther ou du chloroforme se montre souvent efficace. Le fait, précédemment cité d'après M. Mayor, en donne une idée en montrant le succès instantané de la réduction qui avait échoué malgré la

(1) *Etherisation with surgical remarks*. Boston, 1848.

(2) *Mémoire sur l'étranglement et l'emploi du chloroforme pour la réduction des hernies étranglées.* (*Archives générales de médecine*, 1848.)

diversité et la rationalité des tentatives antérieures. D'une exécution prompte et facile dans les hernies exemptes de toute complication, le taxis est entouré de difficultés particulières lorsque la tumeur s'est engouée ou étranglée. Ces difficultés ne dépendent pas seulement des obstacles locaux qui empêchent la hernie de rentrer ou du défaut de proportion entre le volume des parties et l'ouverture qui leur a donné issue, mais de la résistance des parois abdominales qui empêche les organes herniés de venir reprendre la place qu'ils ont perdue et de la douleur que les manœuvres de réduction occasionnent, douleur qui suscite de nouvelles contractions et une résistance plus grande. Ce genre d'obstacle à la réduction, dont M. Guyton s'est particulièrement efforcé de démontrer l'importance et la réalité, est celui qui est particulièrement vaincu par les inhalations anesthésiques. Aussitôt que l'insensibilité est produite, la contraction des muscles de l'abdomen n'est plus stimulée par l'action même du taxis, et si l'influence stupéfiante est prolongée, elle a pour résultat la résolution musculaire complète. La rentrée de l'intestin s'opère alors plus efficacement, que l'étranglement soit de nature inflammatoire ou spasmodique. Dans le premier cas, le taxis n'accroît plus la turgescence vasculaire de l'intestin, qui est ordinairement proportionnée à la douleur; dans le second, le spasme, qui peut contribuer au rétrécissement de l'anneau par la traction que font subir à une de ses extrémités les fibres musculaires dont l'action y aboutit, rend à cette ouverture sa forme et sa liberté. S'il se présentait quelque exemple de cette forme contestée d'étranglement herniaire dû au spasme dilatatoire de l'intestin, on comprend que l'éthérisation favoriserait aussi le retour des fibres de cet organe à l'état normal. Quoi qu'il en soit, la résolution complète que détermine le sommeil anesthésique, poussé jusqu'à la fin de la première période, ne peut que simplifier la situation du malade et les manœuvres du chirurgien. Si l'on compare, sous ce rapport, l'efficacité respective que peuvent avoir les diverses précautions ordinairement destinées à rendre le taxis possible, on se convaincra qu'aucune d'elles ne réunit à un aussi haut degré que l'anesthésie artificielle les conditions voulues pour atteindre le but. La position demi-fléchie, les antiphlogistiques, les émollients locaux, les purgatifs, les narcotiques, les bains, exercent sans doute un genre d'action qui tend à diminuer la douleur ou à

29

affaiblir la résistance des parois abdominales ; mais ce résultat, qui ne peut être produit que partiellement par l'un des moyens énoncés, est un effet direct et nécessaire des agents anesthésiques.

2° Si l'étranglement est trop considérable, si les obstacles organiques qui le constituent sont trop prononcés pour que la suppression des causes de résistance que nous avons signalée ne suffise pas au succès du taxis, l'opération du débridement est nécessaire; mais l'emploi des inhalations anesthésiques n'en reste pas moins avantageux. Elles ont alors pour but d'épargner au malade les douleurs de la herniotomie et rendent le même service que dans les opérations ordinaires. Il importe seulement de procéder avec soin dans l'administration des vapeurs, afin de produire un sommeil complet et exempt d'agitation, surtout au moment où le chirurgien incise le sac et opère le débridement. Ces deux temps délicats de l'opération pourraient être suivis d'accidents si le malade, mal éthérisé et mal contenu, s'agitait intempestivement.

Cette possibilité de mouvements irréguliers ou violents exercés par l'opéré a été transformée en objection contre l'emploi des inhalations anesthésiques dans les herniotomies. On pourrait répondre par un fait consigné dans la thèse de M. Dupuy (1), et d'après lequel l'agitation survenue chez une femme opérée de la hernie, ayant déterminé l'issue d'une nouvelle portion d'intestin au moment où l'on examinait celle contenue dans le sac, n'avait pas empêché l'opération de se terminer heureusement. Mais ce fait ne suffit pas à la réfutation du reproche adressé aux inhalations; le meilleur moyen d'annuler ce reproche consiste à éviter le genre d'accident dont l'éventualité a été considérée comme une contre-indication des inhalations anesthésiques dans la herniotomie. On écartera les chances de cet accident en ayant le soin d'éthériser au degré convenable, c'est-à-dire en produisant non seulement l'abolition de la sensibilité et des mouvements volontaires, mais celle des mouvements réflexes. Il faudra donc s'assurer par les épreuves que nous avons recommandées, que l'éthérisme animal est entièrement produit; ne commencer l'opération qu'à ce moment, et soutenir l'anesthésie au moyen de l'inhalation intermittente, pendant toute la durée de l'action chirurgicale. Comme cette durée peut dépasser les prévi-

(1) Paris, 1847.

sions de l'opération, que parmi les opérations celle du débridement herniaire est une de celles qui exposent à des incidents qui peuvent la prolonger et qui ne se révèlent qu'après l'incision des tissus, il est prudent de comprendre la herniotomie parmi les opérations longues, et de préférer l'éther au chloroforme pour la production de l'insensibilité.

3° L'indication de la méthode anesthésique dans la herniotomie n'est pas absolue. Ce serait quelquefois courir une chance sérieuse que de faire subir l'hyposthénisation éthérique à un malade déjà hyposthénisé par la cause même qui réclame l'opération. On n'oubliera pas que, lorsque l'étranglement herniaire dure depuis quelque temps, que la gangrène soit ou non produite, mais surtout si cette grave terminaison peut être supposée, les forces du malade sont ordinairement très abattues. Les symptômes généraux présentés par le malade, l'état du pouls spécialement, serviront à faire apprécier jusqu'à quel degré on peut espérer que l'anesthésie artificielle sera impunément supportée. L'opération n'étant pas des plus douloureuses, on n'a guère à craindre que la réserve des forces soit épuisée par la souffrance due à l'opération ; mais on pourrait appréhender que l'anesthésie, surtout l'anesthésie chloroformique, ne déprimât d'une manière fâcheuse le reste de puissance nerveuse et ne fût une cause plus ou moins prochaine de mort. Nous considérons, en conséquence, comme une règle souveraine de prudence, de s'abstenir de l'éthérisation chez les malades affectés de hernie étranglée, qui sont très affaiblis, mais pour lesquels on peut encore concevoir quelques espérances de rétablissement en débridant la hernie.

Quant au mode d'éthérisation à mettre en usage, nous ne pensons pas qu'il y ait d'exception à faire à la méthode généralement adoptée. M. Pirogoff, qui a préconisé la méthode rectale, a cru voir dans les effets locaux de l'éther, dans ceux que produisent le tabac ou la belladone administrés en lavement, un motif particulier pour recourir à l'éthérisation rectale. Ce chirurgien dit avoir réduit avec succès plusieurs hernies à l'aide de ce moyen. Mais, comme les succès ne sont pas moins avérés au moyen de l'éthérisation par la voie pulmonaire, il ne nous paraît pas qu'il y ait des motifs suffisants pour abandonner le mode d'administration généralement adopté pour l'anesthésie artificielle.

§ V. Taille et lithotritie.

1° *Taille.* Nous avons vu que le chirurgien ne devait se décider qu'avec réserve à éthériser les malades chez lesquels il fallait extraire des corps étrangers engagés ou formés dans les voies naturelles ou dans les tissus. On risque, dans ces cas, de produire pendant l'extraction des tiraillemens et divers désordres locaux dont la sensibilité de l'opéré ne peut avertir le chirurgien. Ce motif d'abstention est-il applicable à l'opération de la taille? Nous ne le pensons pas. En raison de sa gravité, de la douleur qui l'accompagne, du sentiment de terreur qu'elle inspire ordinairement à ceux qui doivent la subir, de la nécessité de diviser des tissus très sensibles avant d'arriver sur le corps étranger, la cystotomie nous paraît être l'une des opérations qui réclament le plus impérieusement l'emploi de la méthode anesthésique. Telle est, au reste, l'opinion actuelle de la plupart des chirurgiens, opinion qui n'a fait que se confirmer depuis les premiers essais dus à MM. Morgan et Guthrie en Angleterre, Roux et P. Guersant en France. Ce dernier en a fait les plus heureuses applications chez les enfants, pour lesquels la taille paraît encore préférable à la lithotritie; mais il est peu de chirurgiens, quel que soit l'âge du malade dont l'état requiert cette opération, qui voudraient aujourd'hui l'entreprendre sans recourir aux bienfaits de l'anesthésie. S'il est une opération dont l'exécution doive être dégagée par le sommeil éthérique des funestes effets de la douleur et de la crainte, c'est assurément la taille, dont le nom barbare suffit pour suggérer l'idée de quelque chose de terrible.

Les adversaires, aujourd'hui peu nombreux de la méthode anesthésique, ont invoqué quelques arguments spéciaux pour détourner les praticiens de l'emploi de cette méthode appliquée à la taille. On a signalé notamment le relâchement des parois vésicales qui est la conséquence d'une éthérisation profonde, et qui, en empêchant le viscère de revenir sur lui-même après l'incision de son col, permet au calcul de séjourner loin de celui-ci, et expose, pour ainsi dire, le chirurgien à s'égarer avec les tenettes dans la cavité du viscère sans rencontrer le corps étranger. En supposant que cet inconvénient, qui a été signalé par un lithotomiste, M. R. Nunn, se produise en effet, il ne saurait être que le résultat d'un éthérisme poussé trop loin, car il n'est pas nécessaire d'atteindre le degré auquel les muscles de la vie organique sont relâchés pour pratiquer la cystotomie; et, en admettant que ce relâchement soit produit, il n'oppose pas un obstacle assez sérieux à la recherche du calcul pour motiver l'abandon de la méthode anesthésique. Ou le calcul est volumineux, et alors on le saisit sans difficulté; ou sa petitesse le soustrait momentanément aux recherches, mais bientôt le réveil s'opère, l'organe se contracte, la pierre est ramenée au col, et son extraction se fait avec d'autant moins de douleur que son volume est plus petit. On ne serait pas plus fondé à repousser l'emploi de la méthode anesthésique dans l'opération de la taille, par la crainte d'une trop grande agitation involontaire de la part du malade, car il convient de ne procéder à l'opération que lorsque l'agitation a cessé. Toutes ces objections faites à l'époque du tâtonnement expérimental, et alors que les règles pratiques de l'anesthésie artificielle n'étaient pas encore posées, ne conservent aujourd'hui aucune valeur.

La méthode anesthésique, appliquée à la taille, peut s'exécuter indifféremment au moyen de l'éther ou du chloroforme. Toutefois, si l'on soupçonne des difficultés, des complications qui fassent présumer que l'opération sera longue, si le malade est très débilité, l'éther sera préférable. Au reste, les avantages de l'insensibilité seront les mêmes, qu'on opère au-dessus ou au-dessous du pubis, ou qu'on attaque la vessie par le rectum. La même conduite sera applicable à tous les calculeux, quels que soient l'âge ou le sexe, dans les limites des conditions que nous avons suffisamment appréciées en parlant de l'influence des variétés physiologiques de l'organisme. Le jeune âge est à la fois favorable à la taille et à l'éthérisation, comme l'a prouvé M. P. Guersant (1). M. Velpeau (2) fait la même remarque pour l'éthérisation dans les cas de taille chez la femme; plusieurs calculeux ont été taillés avec succès au delà de soixante-dix ans; il résulterait même des faits publiés, que depuis l'introduction de la méthode anesthésique la mortalité aurait diminué après l'opération de la taille comme après les amputations. Nous ne donnons pas toutefois le chiffre de nos relevés d'après les

(1) *Gazette des hôpitaux*, février 1847.
(2) *Thèse* de M. Lach, p. 249.

faits consignés dans les journaux, parce qu'on n'a pas mis le même empressement à faire connaître les insuccès et les guérisons, tels que la pratique les fait apprécier : les résultats sont néanmoins satisfaisants, et amènent à conclure que si dans l'opération de la taille il se présente des contre-indications à l'emploi de la méthode anesthésique, elles sont fournies par d'autres sources que l'opération elle-même, et que celle-ci, considérée dans son exécution et dans ses suites, gagne en simplicité et en sécurité.

2° *Lithotritie.* La convenance de l'éthérisation n'est pas aussi généralement reconnue dans l'opération de la lithotritie. Cette opération a non seulement suggéré une conduite opposée à différents chirurgiens, mais ceux même qui se sont occupés de ce point ont modifié leur manière de voir après un certain temps. Notre collègue M. Serre (1), à qui le hasard donna pour ses premiers essais un calculeux à soigner, repoussa la méthode anesthésique dans la lithotritie pour divers motifs, entre autres par la crainte de voir les malades exécuter des mouvements intempestifs ; plus tard, il conseilla le chloroforme pour dompter l'indocilité des enfants soumis à la lithotritie. M. Leroy, d'Étiolles (2), après avoir vanté la méthode anesthésique, a fini par en limiter l'application à certains cas, et dans sa pratique particulière il y a rarement recours. M. Amussat (3), au contraire, est venu recommander l'anesthésie artificielle pour faciliter la lithotritie au moment où l'on paraissait généralement renoncer à cette précaution ; en sorte que le jeune praticien qui n'aurait pour se guider que les opinions émises éprouverait un légitime embarras.

Ces contradictions s'expliquent toutefois par la diversité des cas qui se sont présentés, et dont on s'est empressé de généraliser les déductions. Tel malade a la vessie très sensible et s'agite beaucoup ; tel autre supporte parfaitement le contact des instruments ; un troisième a la vessie spacieuse et facile à distendre par les injections ; chez un autre, ce viscère présente des cellules et des co-

(1) *Journal de la Société de médecine pratique de Montpellier*, t. XIV.

(2) *Comptes rendus de l'Académie des sciences*, 8 février 1847.

(3) *Un mot sur l'emploi des inhalations d'éther et de chloroforme appliquées à la lithotritie*, (*Bulletin de thérapeutique*, t. XXXIII, p. 450.)

lonnes. En résumé, il est des cas qui se prêtent à une lithotritie exempte de douleur et facile à exécuter; il en est d'autres où la même opération est pénible pour le malade, laborieuse pour l'opérateur. N'est-il pas évident que des circonstances aussi diverses doivent faire varier les indications de la méthode anesthésique, et que c'est au praticien à apprécier avec sagacité les cas dans lesquels cette nouvelle ressource de l'art chirurgical peut rendre des services? La distinction suivante facilitera cette appréciation.

Envisagée dans les cas *simples*, la lithotritie ne nous paraît pas réclamer l'éthérisation. L'opération dont il s'agit est médiocrement douloureuse quand elle est exécutée par des mains habiles. Plonger les malades dans le sommeil anesthésique en pareil cas, c'est s'exposer presque gratuitement à certains inconvénients qui peuvent être plus grands que les avantages que l'on recherche. Chez certains malades, le réveil peut être prématuré et agité; les précautions à prendre pendant l'opération acquièrent une valeur dont l'oubli serait la source d'un danger très grand. Si le chirurgien pince la vessie avec le lithotriteur, la sensibilité du malade ne l'avertit pas de cette erreur; et si, pendant les mouvements que l'on fait exécuter d'ordinaire au lithotriteur pour s'assurer de la liberté de son extrémité, la vessie suit l'instrument qui la pince, on peut, au moment de la pression, contondre ou déchirer l'organe sans en être averti. M. Amussat veut atténuer ce danger en disant que la sensibilité du malade n'est guère profitable à l'opérateur, parce que, dit-il, quand la vessie est pincée le mal est fait. Mais le mal serait bien plus grand si, dans l'ignorance de cet accident, on rapprochait les mors de manière à transformer le pincement en broiement. Sans doute la possibilité de cet accident s'effacera devant l'habileté des manœuvres; mais le peu de profit qu'obtient le malade de l'éthérisation, dans les cas simples, ne vaut pas la peine qu'on s'expose à des chances fâcheuses, alors même qu'elles sont peu probables. D'ailleurs, le moment douloureux de la lithotritie n'est pas toujours l'acte opératoire, plus souvent c'est l'expulsion spontanée des graviers qui est la source des souffrances et des accidents. Or l'éthérisation, faite au moment de l'opération, est sans influence sur cet accident, et il vaudrait peut-être mieux la réserver pour les cas où il faut extraire par divers moyens des graviers irréguliers engagés douloureusement dans le canal de l'urètre. Si l'on ajoute à ces considérations que la lithotritie est une opération en plusieurs temps, que le nombre des séances, quelquefois très considérable, exigerait une éthérisation souvent répétée, que beaucoup de malades s'habituent au contact des instruments, et, loin de redouter l'opération, la désirent, on se convaincra que la méthode anesthésique n'est pas indispensable dans les cas simples.

La lithotritie faite dans les cas *compliqués* présente d'autres indications, sous le rapport de la méthode anesthésique. M. Leroy, d'Étiolles, fait valoir ses avantages lorsque le calcul est contenu dans des vessies à colonnes épaisses et musculeuses qui l'enferment et le resserrent dans leurs locules. Dans ces cas, l'action anesthésique doit être poussée assez loin pour amener le relâchement des parois vésicales et permettre de dégager plus aisément la pierre. L'opérateur procédera avec la plus grande attention afin d'éviter le pincement des parois vésicales. Mais c'est surtout chez les sujets pusillanimes ou très irritables, chez ceux dont la vessie est enflammée, douloureuse ou revenue sur elle-même, que le sommeil anesthésique exercera réellement une influence bienfaisante, en évitant la souffrance, en permettant de mieux distendre la vessie par les injections, en facilitant et régularisant la manœuvre. Ce fut l'ensemble de ces motifs qui nous décida à en faire usage chez la femme dont nous avons raconté plus haut l'observation (p. 194). Chez les calculeux affectés de pareilles complications, le sommeil anesthésique ne se borne pas à rendre l'opération plus supportable, il en rend les suites meilleures, comme le prouvent les observations de M. Amussat, qui se rapportent toutes à des cas compliqués. Ce chirurgien raconte l'histoire de plusieurs calculeux septuagénaires qui, après avoir été lithotritiés sans éther, avaient eu des cystites ou divers accidents, et qui en furent absolument exempts après les séances de lithotritie faites sous l'influence de cet agent.

Lorsque la méthode anesthésique est indiquée pour la lithotritie, plusieurs précautions doivent être observées. Les premières séances seront particulièrement choisies pour l'application de cette méthode; à mesure que le calcul diminue de volume, la situation du malade s'améliore, son irritabilité s'amoindrit, et les dernières séances seront parfaitement supportables sans anesthésie. Le chloroforme pourra convenir aussi bien que l'éther; mais s'il est nécessaire de multiplier les séances et que la douleur exige l'emploi réitéré des anesthésiques, il sera plus prudent de recourir à l'éther. Quant à la manière de procéder à l'éthérisation pour la lithotritie, voici les conseils que donne M. Amussat : « Le cathétérisme et l'injection d'eau tiède dans la vessie étant en général peu douloureux sur l'adulte et ne laissant pas de suites, le broiement seul ayant quelquefois des conséquences, et étant, pour certains malades, difficile à supporter pendant un temps assez long, pour permettre au chirurgien de continuer l'opération de manière à abréger le nombre des séances, c'est à ce moment qu'il faut commencer l'éthérisation. Pour abréger la durée de l'inhalation, on peut donc introduire la sonde, injecter de l'eau tiède dans la vessie et même introduire l'instrument avant l'inhalation; par conséquent, on ne commence l'éthérisation que pour l'opération elle-même, c'est-à-dire pour la recherche du calcul pour le broiement. De cette manière, tout le temps qu'on aurait employé aux préliminaires peut être utilement consacré à briser la pierre et ses fragments. »

Nous ferons observer, au sujet de ces préceptes, que chez les malades dont la vessie irritable refuse l'injection ou n'admet que peu de liquide, on réussira mieux à distendre cet organe lorsque le collapsus éthérique sera produit. Nous croyons qu'il n'est pas moins utile de s'abstenir, dans tous les cas, d'introduire le lithotriteur avant de commencer les inhalations. L'introduction de cet instrument, se faisant promptement, ne saurait faire perdre beaucoup de temps sur la durée totale du sommeil anesthésique. On épargnerait au malade la douleur qu'il fait éprouver quelquefois au col de la vessie; enfin on s'épargnerait les embarras que sa mise en place prématurée pourrait occasionner, si la période d'excitation était vive chez le malade.

§ VI. Réduction des luxations, fractures, flexions vicieuses des membres.

1° *Luxations.* La résistance musculaire est la source des difficultés les plus grandes qu'on éprouve à réduire les luxations. En se livrant à des efforts pour surmonter la contraction des muscles, on suscite de la douleur; celle-ci provoque de nouvelles contractions et augmente la résistance. Placée dans cette espèce de cercle vicieux, la thérapeutique des luxations était imparfaite. Le progrès à accomplir consistait moins dans le perfectionnement des moyens mécaniques de traitement ou de la direction à imprimer aux efforts réducteurs pour les rendre efficaces, que dans l'art de modifier, d'éluder ou de supprimer les conditions physiologiques qui font obstacle au replacement des os luxés. Considérant la douleur comme une insurmontable nécessité, la chirurgie avait spécialement dirigé ses efforts vers l'annulation de la résistance musculaire. La saignée poussée jusqu'à un état voisin de la syncope, l'administration de l'émétique à doses nauséeuses, l'ivresse même avaient été tentées; mais ces moyens, n'atteignant le but que d'une manière imparfaite ou insuffisante, étaient loin de répondre aux désirs du chirurgien, et leur usage n'avait même pu se généraliser.

La découverte de la méthode anesthésique a changé la face de la science sur ce point; elle s'est présentée avec des avantages si évidents, qu'il ne s'est pas élevé de sérieuse contestation sur la réalité du profit qu'on pouvait en tirer pour la réduction des luxations. Ici, en effet, la méthode remplit avec opportunité son double office : elle supprime la douleur et anéantit la résistance musculaire. M. Parckmann a le premier songé à faire l'application des inhalations éthérées à la réduction des os luxés : il réduisit ainsi avec succès une luxation scapulo-humérale. En France, c'est à M. H. Larrey, qui ignorait alors les expériences du chirurgien américain, que l'on doit d'avoir conseillé l'emploi de ce moyen. MM. Robert et Velpeau s'empressèrent de le mettre en pratique, l'un pour la luxation de l'épaule, l'autre pour celle de la hanche. MM. Malgaigne, Pirogoff, Ebrard, Jobert, Bourguet d'Aix, et bientôt presque tous les chirurgiens, firent connaître ou obtinrent dans leur pratique des succès semblables. M. Bouchacourt (1), de Lyon, a repris plus tard ce sujet de thérapeutique chirurgicale, et s'est attaché, dans un mémoire spécial, à la démonstration de ses avantages. Ceux-ci sont d'autant plus évidents que l'anesthésie s'applique à des cas rebelles à l'ancienne méthode. Ainsi, chez les sujets jeunes et fortement musclés, on parvient, presque sans efforts, à réduire des luxations qui eussent exigé à la fois une action puissante et habile. Le résultat produit par les inhalations permet

(1) *Journal de médecine de Lyon.*

de profiter à la fois des avantages attachés à la méthode qui consiste à éluder l'action musculaire et à celle qui consiste à la surmonter par la force des aides ou par celle des moufles. Elle participe des deux genres d'action qui caractérisent chacune d'elles; mais elle assure mieux que la première l'annulation de la résistance des muscles, et elle permet mieux que la seconde de faire suivre aux os déplacés la meilleure voie pour rentrer dans leur cavité articulaire. En fin de compte, la réduction des luxations n'offre plus ni difficulté ni douleur lorsqu'on fait usage de la méthode anesthésique. C'est un des plus beaux résultats de la nouvelle conquête, qui a élargi et surtout aplani le domaine chirurgical.

L'anesthésie artificielle peut être employée pour la réduction des luxations récentes et anciennes.

A. Appliquée aux luxations *récentes*, elle rend l'opération plus prompte en diminuant le nombre des aides, en modérant tellement la force nécessaire aux tractions, que tous ces appareils d'extension et de contre-extension, si redoutés des malades, deviennent inutiles et que la réduction constitue alors véritablement le seul temps de l'opération. Le fait suivant que nous empruntons à la clinique de M. Velpeau (1) fera ressortir ces divers avantages en même temps qu'il permettra de comparer l'ancienne méthode avec la nouvelle. Nous le rapportons dans son entier à cause de diverses particularités intéressantes.

OBSERVATION DE M. VELPEAU. — « *Luxation de la cuisse. Tentatives inutiles de réduction. Inhalations éthérées : réduction facile.* Un jeune homme, renversé par un éboulement de terrain, offrait entre autres lésions une luxation de la cuisse gauche en haut et en dehors. Cet homme, assez vigoureusement constitué, mais d'une sensibilité et d'une irritabilité extrêmes, fut apporté à l'amphithéâtre de l'hôpital de la Charité et couché sur le lit. Il se serait volontiers soumis aux inhalations éthérées, car il redoutait beaucoup la douleur et poussait des cris violents lorsqu'on imprimait au membre inférieur le moindre mouvement; mais M. Velpeau, avant d'essayer le nouveau moyen, voulut s'assurer si l'on ne parviendrait pas à réduire la luxation par les moyens ordinaires. Il chargea en consé-

(1) Voyez, dans le *Journal de médecine et de chirurgie pratiques*, *Nouvelles observations sur les inhalations de l'éther*, 1847.

quence M. Desprès, chirurgien du bureau central, de faire la réduction. Ce chirurgien, ayant recours à son propre procédé, saisit la cuisse luxée, et par des mouvements de rotation directe chercha vainement à replacer la tête du fémur dans sa capsule. Le patient, qui éprouvait de ces tentatives, faites néanmoins avec habileté, de très vives douleurs, suppliait qu'on fît usage de l'éther. Voyant que les efforts de réduction avaient été jusque-là inutiles, M. Velpeau administra les vapeurs de cet agent et se mit en mesure de réduire suivant le sens ordinaire des tractions. Il suffit de tirer doucement sur le membre, la cuisse s'allongea sans résistance; puis, à la grande satisfaction de l'auditoire, on entendit ce bruit particulier qui annonçait la rentrée de la tête de l'os dans sa boîte articulaire. Le malade, profondément endormi, restait étranger à tout ce qui se passait autour de lui. Bientôt il ouvrit les yeux, et M. Velpeau l'interrogea ainsi : — Avez-vous beaucoup souffert? — Oh ! oui, monsieur : horriblement. — Pourquoi donc n'avez-vous rien dit? — Mais j'ai crié de toutes mes forces; il me semblait que ce monsieur m'arrachait la cuisse. — Mais, moi, vous ai-je fait mal? — Vous ne m'avez pas touché. — Vous voulez donc parler des douleurs que vous avez éprouvées avant d'aspirer l'éther. — Oui, monsieur; depuis que j'ai respiré l'éther, j'ai dormi profondément. — Eh bien, votre cuisse est remise, on va vous emporter dans votre lit. — Il est impossible de peindre la stupéfaction et la joie de ce malheureux qui ne pouvait croire qu'on lui parlât sérieusement. »

On peut juger, par le succès obtenu dans la réduction de cette luxation de la cuisse, de l'heureux secours que prête la méthode anesthésique dans toutes les opérations de ce genre. Les espèces de luxations de la cuisse qui offrent le plus de difficulté pour déloger et replacer l'os sont réduites avec la même facilité. Ainsi M. Whittle, de Liverpool, a réussi par la méthode anesthésique à réduire sans effort une luxation du fémur dans le trou ovale, qui avait résisté à des tentatives antérieures. Si le succès est aisément obtenu pour les luxations du fémur, qui est environné par les muscles les plus puissants et les plus épais du corps humain, à plus forte raison doit-il couronner les tentatives du chirurgien pour les autres luxations. Aussi les faits sont-ils devenus très nombreux et très probants pour les luxations scapulo-humérales, pour celles du coude, du pied, etc. Des observations récemment publiées constatent les bons effets du chloroforme pour la réduction de plusieurs luxations autres que celles des os longs, qui se prêtent, comme on le sait, aux manœuvres chirurgicales les plus régulières. M. Wyterhoeven (1), de Bruxelles, a fait connaître un exemple de réduction facile de la mâchoire inférieure. M. Mendoza, de Barcelone (2), a réussi tout récemment à réduire par la flexion de la jambe et à l'aide du chloroforme, une luxation verticale de la rotule gauche qui avait résisté à divers moyens. On sait que ce genre rare de luxation est la source de tels embarras pour déloger l'os luxé de la rainure intercondylienne, que certains chirurgiens n'ont rien trouvé de mieux que de couper le tendon du triceps ou le ligament rotulien. Nous avons réussi également à réduire sans effort, sous l'influence du chloroforme, une luxation qui, en raison de la disposition anatomique d'un muscle, est souvent rebelle aux efforts réducteurs, la luxation de la première phalange du pouce sur le premier os métacarpien.

B. Appliquée aux luxations *anciennes*, la méthode anesthésique ne se montre pas sous un jour moins favorable. Si elle n'a pas réussi entre les mains de M. Velpeau, comme nous en avons été témoin à l'hôpital de la Charité de Paris, en 1848, c'est que la luxation était devenue matériellement irréductible par la formation d'adhérences insurmontables. Mais son emploi eut du moins pour résultat d'épargner au malade les souffrances atroces qu'il eût subies sans plus de profit, si l'on s'était abstenu des anesthésiques. Dans des cas plus favorables, l'emploi des inhalations anesthésiques fait trouver des ressources inespérées et fait rentrer dans la sphère de la chirurgie efficace des cas autrefois réfractaires à son influence. On lira sous ce rapport, avec le plus vif intérêt, les observations qui ont été recueillies à l'hôtel-Dieu de Lyon, par M. Bouchacourt. Il résulte de leur ensemble que sous l'influence de l'éther ou du chloroforme, non seulement la douleur est diminuée, mais qu'on n'a pas besoin de déployer autant de force, et qu'on est moins exposé aux déchirures des tissus musculaires que lorsqu'on tentait de réduire les luxations anciennes d'après la manière ordinaire. Nous ferons remarquer toutefois que les efforts à déployer pour replacer

(1) *Archives de la médecine belge*, 1848.
(2) *El telegrafo medico*, 1848.

les os sont relativement beaucoup plus grands que dans les cas où l'on réduit des luxations récentes, parce que les muscles sont arrivés à un degré de rétraction tonique fixe qui ne cède pas aussi facilement aux tractions exercées par les aides que lorsque les muscles se contractent seulement sous l'influence de la douleur. Dans ce dernier cas, la suppression de la douleur prépare le relâchement; dans le second, l'influence n'est plus la même; néanmoins la résistance musculaire est beaucoup plus facilement vaincue que lorsqu'on s'abstient d'éthériser. On en jugera par le fait suivant qui s'est passé dans nos salles de clinique et qui est l'un des premiers de ce genre.

OBSERVATION DE L'AUTEUR. — *Luxation du coude en arrière depuis cinq semaines. Réduction par l'éthérisation, après des tentatives infructueuses sans ce moyen.* — Verdelle (Aimé), soldat au 2e régiment d'infanterie, est admis à l'hôpital Saint-Éloi de Montpellier le 30 octobre 1847. Il s'était luxé l'extrémité supérieure de l'avant-bras gauche en arrière, dans une chute sur la paume de la main, l'avant-bras et le bras étant dans l'extension. Cet accident, qui eut lieu le 24 septembre 1847, détermina sur-le-champ un gonflement si considérable que, transporté immédiatement à l'hôpital de Foix (Ariége), on ne crut pas devoir soumettre le blessé à des tentatives de réduction. Ce ne fut que le vingt et unième jour après l'accident qu'on essaya de remettre les parties déplacées dans leurs rapports normaux. On ne put y réussir; toutefois M. le docteur Rigal, de Gaillac, qui eut l'occasion de voir Verdelle à l'hôpital, parvint à donner aux parties une apparence de rétablissement; mais la difformité se reproduisit bientôt après, ce qui décida le malade à demander à être transféré à l'hôpital de Montpellier. Au moment de son entrée, je remarque que l'avant-bras est dans l'extension; les mouvements spontanés de l'avant-bras sur le bras sont impossibles, et ceux que l'on fait exécuter forcément sont à la fois bornés et douloureux. Le pli du bras est effacé, on y trouve une saillie très prononcée formée par l'extrémité inférieure de l'humérus; l'olécrâne, ayant perdu ses rapports normaux, est à plusieurs centimètres au-dessus d'une ligne horizontale passant par l'épitrochlée et l'épicondyle; enfin, tous les signes de la luxation sont évidents.

Le 1er novembre, à la visite du matin, j'essaie, malgré l'insuccès des tentatives indiquées plus haut, de réduire la luxation par la méthode ordinaire, mais c'est en pure perte; je me décide alors à faire usage des inhalations éthérées, et l'opération est remise au lendemain. Le malade est apporté à l'amphithéâtre, où il est soumis à l'action des vapeurs d'éther jusqu'à ce que la résolution musculaire soit complète. Un aide saisit l'avant-bras à pleines mains, un autre le bras dans sa partie moyenne, et me plaçant au côté externe du membre, je dirige les manœuvres en même temps que j'agis directement avec mes mains sur l'olécrâne. Les premières tractions sont faites dans la direction de l'os luxé, mais aussitôt que je sentis que l'extrémité déplacée se dégageait je fis vivement fléchir l'avant-bras sur le bras. Cette manœuvre eut un plein succès; je m'assurai immédiatement par l'exploration des saillies osseuses qu'elles avaient repris leurs rapports naturels, et après avoir constaté la restitution des formes, j'attendis le réveil du malade, qui déclara n'avoir nullement souffert.

Le bras fut maintenu dans la flexion, des compresses froides furent appliquées sur l'articulation pour prévenir l'inflammation.

Verdelle, retenu dans l'hôpital par une dyssenterie légère, mais chronique, contractée en Afrique, fut assez longtemps soumis à notre observation pour nous assurer que la guérison était solide.

Que la luxation soit récente ou ancienne, lorsqu'on a recours à la méthode anesthésique pour en faciliter la réduction, il est indispensable de pousser l'action des agents que l'on emploie jusqu'à la production complète de l'éthérisme animal. Il faut que la motilité soit suspendue comme la sensibilité; qu'il n'y ait, par conséquent, ni mouvements volontaires ni mouvements réflexes. Ce précepte est d'autant plus important qu'une éthérisation imparfaite pourrait accroître les difficultés au lieu de les aplanir, ainsi que le prouvent diverses opérations, et notamment un fait signalé par M. Whittle. La réduction d'une luxation de la cuisse fut impossible pendant une éthérisation qui n'avait suspendu que la sensibilité; elle s'exécuta lorsqu'à une seconde tentative on poussa l'action des vapeurs stupéfiantes au degré convenable. Quant à l'agent à mettre en usage, l'éther et le chloroforme ont été employés avec un entier succès; mais, dans ce cas, les avantages particuliers du chloroforme se dessinent avec évidence. La réduction est une opération ordinairement courte et qui s'exécute d'autant mieux que le malade est plus faible. Le chloroforme produit plus sûrement et plus rapidement une résolution musculaire complète. Nous n'hésitons pas à lui donner la préférence en tant que l'indication de son emploi ne se rapporte qu'à la nature de l'opération.

Les services incontestables rendus par la méthode anesthésique à la thérapeutique des luxations devaient naturellement suggérer l'idée d'étendre les applications de cette méthode aux cas dans lesquels la douleur et la résistance musculaire limitaient le pouvoir du chirurgien dans le traitement de quelques autres lésions. Aussi a-t-on songé à tirer parti de l'éther ou du chloroforme pour la réduction des fractures et pour le redressement des membres vicieusement fléchis.

2° *Fractures.* L'application des inhalations anesthésiques à la réduction des fractures ne saurait s'élever au degré d'une méthode générale. Ce n'est que pour les cas particuliers dans lesquels le replacement des fragments de l'os fracturé est à la fois difficile et douloureux que l'on peut recourir utilement à l'éther ou au chloroforme. Ainsi, ces agents ont parfaitement réussi entre les mains de divers praticiens pour quelques cas de fracture oblique du fémur. Leur emploi serait également avantageux, si la lésion de l'os et des parties molles ambiantes déterminait des phénomènes nerveux spasmodiques ou convulsifs. Dans tous les cas de ce genre où l'on croit devoir employer la méthode anesthésique, il est indispensable de pousser l'action stupéfiante jusqu'au maximum de l'éthérisme animal, afin de produire un relâchement complet. Le malade doit être parfaitement contenu, afin d'éviter les effets de l'agitation et des mouvements irréguliers, si les phénomènes d'excitation se produisent au début de l'inhalation. Le mieux serait de chercher à éviter ce temps de la première période en choisissant le chloroforme et en appliquant, par une exception que semble justifier la nature de la lésion, la méthode d'inhalation brusque.

3° *Flexions vicieuses; subluxations.* Le redressement des membres vicieusement fléchis, ou la réduction des subluxations qui se produisent dans certaines tumeurs blanches, peuvent aussi être obtenus au moyen de l'administration des vapeurs anesthésiques. C'est un point de thérapeutique des maladies articulaires qui mérite toute l'attention des praticiens, et les essais de ce genre promettent d'introduire un progrès réel dans cette partie de la chirurgie. La douleur qui accompagne les lésions organiques des articulations, les épanchements qui s'y produisent, les tuméfactions osseuses partielles qui se développent, sont autant de causes d'inflexions vicieuses ou de déplacements incomplets auxquels il est très difficile de remédier, même par les moyens ordinaires les mieux raisonnés. La douleur est le principal obstacle à la réduction. Elle provoque instinctivement une position dont l'influence, tout en rendant la lésion supportable, n'en contribue pas moins à altérer la forme et la direction du membre, et amène bientôt des rétractions musculaires qui s'opposent à la restitution des rapports normaux des os. Si l'on veut redresser et réduire, la douleur s'accroît, la résistance musculaire augmente en proportion, et les efforts du chirurgien échouent en aggravant quelquefois l'état du malade. On comprend quels secours avantageux peuvent fournir, en pareil cas, les inhalations anesthésiques. MM. Giraldès, Pitha de Prague, Bonnet de Lyon, ont obtenu de beaux succès par ce moyen, que nous avons nous-même heureusement employé pour redresser un genou vicieusement fléchi par l'effet d'une arthrite chronique.

CHAPITRE XVII.

DE LA MÉTHODE ANESTHÉSIQUE APPLIQUÉE A L'ART DES ACCOUCHEMENTS.

La douleur, dans les accouchements, ayant toujours été considérée comme un phénomène naturel et nécessaire, comme une sorte de fatalité attachée à la condition humaine, aucun effort n'avait été tenté pour y soustraire les malheureuses femmes en couches ; la résignation était le seul conseil que le médecin impuissant eût à leur donner. Mais lorsque la découverte des inhalations anesthésiques vint surprendre les savants qui avaient si longtemps manié l'éther sans soupçonner le pouvoir qu'il recélait, lorsque la voie fut ouverte à de grandes espérances, on ne tarda pas à se demander si les accouchements ne pourraient pas recevoir, comme les opérations de chirurgie, l'application de l'anesthésie artificielle.

C'est à la courageuse ardeur de M. Simpson, d'Édimbourg, qu'a été due cette espèce d'invasion sur les droits si longtemps respectés de la nature. Il a entrepris de donner tort à la célèbre malédiction biblique : *Mulier, parturies in dolore;* et, s'il faut l'en croire, avant cinquante ans, l'annulation artificielle de la douleur deviendra une pratique tellement universelle, dans les accouchements, que la douleur sera l'exception au lieu d'être la règle. Les mères des générations futures, ajoute M. Forbes, n'enfanteront plus dans les tortures du travail, sur une couche où elles ne donnent que trop souvent la vie au péril de la leur, mais au milieu de songes élyséens sur un lit d'asphodèles. Cette idée si consolante était faite pour exciter l'imagination ; aussi M. Simpson, s'inspirant des souvenirs de Shakespeare, a-t-il placé en tête du premier et important mémoire (1) qu'il a publié sur la matière une citation du poëte anglais destinée à faire accepter la bienfaisante léthargie aux femmes éprouvées par les douleurs de l'enfantement : « Ni le pavot, ni la mandragore, ni tous les assoupissants breuvages du monde ne te feront goûter un sommeil si doux. »

Sans devancer l'avenir, ni poétiser les espérances qui s'y rattachent, c'est déjà un grand sujet d'étonnement et de joie de voir que, grâce à l'éthérisation, bon nombre de femmes ont été délivrées sans douleur et sans accident. Les faits publiés par M. Simpson, depuis le 19 janvier 1847, jour où il employa pour la première fois les inhalations éthérées, jusqu'à ce moment, ne laissent aucune espèce de doute concernant l'efficacité de la méthode anesthésique dans les accouchements. Des observations non moins probantes, recueillies par d'autres praticiens, sont venues à l'appui de celles du professeur d'Édimbourg. Le 30 janvier 1847, M. Fournier-Deschamps, de Paris, écrit à la *Gazette des hôpitaux*, qu'il a employé l'éther avec succès dans un cas d'application de forceps. Le 23 février, M. Paul Dubois communique à l'Académie de médecine le résultat de ses expériences. Le 5 et le 10 mars, M. Stoltz, de Strasbourg, emploie l'éther dans un cas de version et dans un accouchement naturel. Vers la même époque, M. Eugène Delmas en fait l'essai à la clinique obstétricale de Montpellier. Puis

(1) *Monthly Journal of medical science*, febr. 1847, traduit dans l'*Union médicale* par M. Campbell, 1847, p. 120-124.

les observations se multiplient en se diversifiant. Siebold, expérimente l'éther à Gœttingue. M. Jungmann, à Prague, fait employer cet agent sous sa direction. M. Protheroe Smith reproduit, à Londres, la pratique déjà adoptée à Édimbourg. De nouveaux faits sont recueillis en France par MM. Chailly (1), à Paris; Colrat, à Lyon; J. Roux, à Toulon; Villeneuve, à Marseille; Malle, à Alger. Toutefois ces faits, et particulièrement ceux qui sont observés sur le continent, sont loin d'inspirer de l'enthousiasme aux accoucheurs, comme les exemples d'anesthésie opératoire en avaient inspiré aux chirurgiens. L'annonce de tous ces résultats semble se borner à prouver la possibilité de soustraire les femmes en couches à la douleur, sans que ceux même qui ont expérimenté osent conseiller l'imitation de leur propre conduite. La même réserve n'existe pas en Angleterre, où l'exemple de M. Simpson trouve de nombreux adhérents.

L'avénement du chloroforme a donné une nouvelle impulsion à cette pratique dans ce dernier pays. Selon M. Simpson, le progrès relatif aux accouchements anesthésiques serait tel aujourd'hui, que la plupart des praticiens anglais n'hésiteraient plus à chloroformiser les femmes en couches. MM. Moir, Malcolm, Thomson, Carmichael, à Édimbourg; Dycer, à Aberdeen; Pr. Smith, à Londres; Lansdowne, à Bristol, se sont déclarés partisans de la nouvelle méthode. A Vienne et à Wurtzbourg, dit M. Simpson, on ne fait plus un seul accouchement, soit dans les hôpitaux, soit en ville, sans le chloroforme. En France, le zèle est loin d'être le même; c'est à peine si depuis les faits publiés par M. Lebreton, à Paris, dès le commencement de l'année 1848, quelques observations éparses dans différents recueils sont venues prouver que la cause des accouchements anesthésiques n'était pas absolument perdue. Cette tiédeur nous prouve que, tout au moins, la cause est encore à instruire, et qu'on n'a pas voulu s'exposer aux regrets d'un jugement trop hâtif ou d'expériences hasardées sur une matière aussi délicate.

On remarquera, en effet, que l'application de l'éthérisation aux accouchements est beaucoup plus complexe que pour la chirurgie en général. Pour cette dernière, il s'agissait surtout de savoir si

(1) *Bulletin de l'Académie de médecine*, t. XII, p. 442.

l'éther prévenait la douleur, s'il ne suscitait aucun danger. Dans les accouchements, il faut en outre tenir compte d'un grand nombre d'actions musculaires importantes, automatiques et volontaires, et déterminer jusqu'à quel point l'éther ou le chloroforme peut influer sur ces actions. Il faut résoudre diverses questions, non moins importantes, relatives au degré convenable de l'éthérisation, à ses indications, à son influence sur l'état puerpéral, à celle qu'il exerce sur l'enfant, etc., toutes circonstances qui rendent le jugement plus difficile à porter, et motivent la réserve dont on a fait preuve en France jusqu'à ce jour. En attendant qu'un plus ample informé, puisé dans l'expérience, vienne mettre un terme aux indécisions, exposons l'état présent de cette grave et intéressante question, afin de fournir des jalons à ceux qui voudront agrandir, restreindre ou régulariser les applications de la méthode anesthésique à l'art obstétrical.

§ Ier. Motifs qui ont fait employer la méthode anesthésique dans les accouchements.

Les motifs qui ont dirigé les premiers essais ne se résument pas dans l'entraînement d'une expérimentation aventureuse. Bien que, de l'autre côté du détroit, les chirurgiens se soient quelquefois abandonnés à l'espérance de dompter des maux très graves par des opérations non moins graves, il faut reconnaître que M. Simpson a procédé aux premières applications de l'éther en associant heureusement les données prudentes de la science avec l'initiative courageuse qui conduit au progrès.

M. Simpson a cherché et trouvé dans les annales de l'art plusieurs observations pathologiques qui démontrent la possibilité de l'action utérine, dans des cas où l'influence psychique de la conscience ou des fonctions purement cérébrales était suspendue, ainsi qu'on l'observe dans l'éthérisation. Ollivier et Nasse ont publié des cas de paraplégie complète, laquelle n'empêcha pas la parturition de s'effectuer d'une manière régulière et dans une absence totale de douleur pour l'accouchée. Dans le premier cas, la moelle avait été comprimée et détruite depuis la première jusqu'à la quatrième vertèbre dorsale par une collection d'acéphalocystes; dans le second, une paralysie complète avait suivi la fracture des troisième et quatrième vertèbres cervicales. Harvey, Smellie, Lamotte, avaient déjà fait connaître des faits analogues, et Haller (1), en résumant les observations qu'on leur doit, avait conclu que l'accouchement peut se faire à l'insu de la femme : « *Matre ignarâ, stupidâ et sopitâ, et immobili, et apoplecticâ, et epilepticâ, et convulsionibus, agitatâ et ad summum debili, inque agone demùm mortis.* »

Une observation recueillie par M. Deneux se rapporte plus spécialement à la question de l'éthérisation, et paraît avoir exercé quelque influence sur les déterminations de M. Simpson. Il s'agit d'une femme qui fut apportée à l'hôtel-Dieu d'Amiens, dans un état comateux, causé par l'abus des boissons alcooliques, auquel elle s'était livrée depuis le commencement du travail. Elle accoucha naturellement pendant cet état d'ivresse, et le sommeil de l'ébriété continua pendant quelque temps après sa délivrance. La femme, en se réveillant, fut fort étonnée de voir son accouchement terminé et se félicita d'avoir trouvé un moyen aussi heureux. Elle se promit, ajoute M. Deneux, de s'en servir à la première occasion.

Ces faits, auxquels il serait facile de joindre d'autres exemples d'accouchement accomplis pendant la léthargie (2), étaient de nature à prouver que l'éthérisation, en suspendant la sensibilité, ne nuirait pas essentiellement aux causes efficientes de la parturition, c'est-à-dire aux contractions expulsives de l'utérus. Cette preuve établie, il s'agissait de déterminer si la douleur inhérente à l'acte de l'accouchement était assez intense ou assez dangereuse pour faire naître l'indication de l'effacer.

L'intensité de la douleur obstétricale ne saurait être révoquée en doute, lorsqu'on voit les phénomènes qu'elle suscite chez les femmes en couches. M. Simpson se croit autorisé à penser que cette douleur est au moins égale à celle qui accompagne la plupart des opérations chirurgicales. Il est certain, tout au moins, que les souffrances éprouvées par la femme, au moment où la tête de l'enfant franchit le détroit inférieur et les parties externes de la génération, sont excessives. Quelques accoucheurs ont dépeint les souffrances

(1) *Elementa physiol. corporis humani*, t. VIII, p. 420.
(2) Voyez le traité *De miraculis mortuorum ; de partu post mortem.*

maternelles de manière à légitimer toutes tentatives tendant à les supprimer. Voici comment s'exprime, à cet égard, l'un des plus fidèles observateurs de nos jours, le professeur Nœgèle (1), de Heidelberg : « Pendant cette période, les contractions sont plus fortes, plus permanentes, apparaissent à des intervalles plus rapprochés, et sont plus douloureuses que dans les précédentes périodes; elles sont d'autant plus douloureuses que la douleur produite nécessairement par la dilatation du col est plus considérable. Le besoin d'aller à la selle devient plus fréquent et plus vif; il n'est pas rare qu'il survienne des vomissements; la femme tremble de tous les membres; sa face est brûlante, et tout le corps se couvre de sueur. Son regard est fixe et hagard. Ses traits se décomposent de manière à la rendre méconnaissable; enfin l'inquiétude est à son comble. Des pleurs, des cris, des lamentations surviennent, même chez des femmes très fortes et très énergiques, et se terminent par une syncope. » Quoique ce tableau soit chargé de teintes un peu sombres, il exprime cependant un fond de vérité qui permet d'assimiler les douleurs de l'enfantement à celles des opérations, et suggère par conséquent l'idée d'y remédier par les mêmes moyens.

Le danger de la douleur liée à la parturition n'est pas heureusement très grand. L'immense majorité des femmes se remettent assez promptement du retentissement qu'en a éprouvé tout l'organisme. Nous aurons même à examiner bientôt si une douleur modérée n'a pas un côté utile et salutaire. Mais si l'innocuité de ces souffrances contenues dans de justes limites est établie, il n'en est pas de même lorsque les douleurs sont excessives ou de trop longue durée. D'après l'expérience de plusieurs accoucheurs, il n'est peut-être pas de cause de mort plus certaine. Ainsi, sur 7,050 femmes chez lesquelles le travail a duré deux heures, Collins, qui a dressé des tableaux statistiques, n'en a perdu que 22, ou 1 sur 320; tandis que sur 452 femmes chez lesquelles la durée du travail a été de vingt heures, 42 ont succombé, ou 1 sur 11. Ce résultat milite singulièrement en faveur de la méthode anesthésique appliquée aux accouchements dans lesquels la douleur est rendue excessive par une cause quelconque. Aussi trouverons-nous à établir une distinction importante, sous le rapport de l'opportunité de la méthode anesthésique, entre

(1) *Manuel d'accouchements*. Paris, 1842, p. 98.

les accouchements simples et naturels, et les accouchements laborieux ou ceux qui nécessitent des opérations obstétricales.

§ II. Des accouchements anesthésiques en général. — Règles spéciales pour l'administration des vapeurs. — De leur mode d'action sur l'utérus et les muscles auxiliaires. — Influence sur l'état puerpéral et sur l'enfant.

Nous distinguerons à ce sujet la question de la possibilité et celle de l'opportunité de l'éthérisation. La première est démontrée par des faits incontestables; la seconde, sujette à discussion, sera examinée à propos des diverses catégories d'accouchements. Citons d'abord quelques observations particulières qui auront l'avantage d'associer à leur caractère démonstratif un intérêt historique; car ce sont les premiers exemples observés en Angleterre et en France.

OBSERVATIONS DE M. SIMPSON. — *Deux cas d'accouchement naturel. Éthérisation.* — Le 13 février au soir, je fus témoin, dit l'auteur, de deux cas qui se suivirent de très près et présentèrent l'exemple de deux conditions bien différentes amenées par l'inhalation de l'éther. Chacune des deux femmes était multipare. Je les soumis à l'influence de l'éther au moment où l'orifice achevait sa dilatation; ni dans l'un, ni dans l'autre cas, l'expulsion entière de l'enfant hors du canal pelvien n'exigea plus de douze ou quinze minutes. Ma première malade m'a depuis assuré qu'elle avait eu la conscience de ce que l'on faisait et disait autour d'elle; qu'elle n'avait pas ignoré non plus la présence des contractions, mais qu'elle n'en avait pas éprouvé la douleur jusqu'au moment où survint la dernière et énergique contraction qui chassa la tête hors de la vulve; et même alors ce qu'elle ressentit ressemblait bien plus, disait-elle, à une pression forte qu'à une véritable douleur. Cette dame m'a également avoué qu'elle ne pouvait se défendre d'un certain dépit en songeant aux souffrances, inutiles en apparence, qu'elle avait eu à endurer jadis en donnant le jour à ses autres enfants. — La deuxième malade, d'un caractère timide, en proie à de vives appréhensions relativement à l'issue de sa délivrance actuelle, ne se détermina qu'avec peine à respirer la vapeur d'éther; mais une fois qu'elle s'y fut mise, elle en éprouva rapidement l'influence. Au bout de deux ou trois minutes, elle repoussa l'appareil loin de sa bouche, puis se mit à parler avec un certain degré de surexcitation à une de ses parentes qui était là; mais nous la décidâmes à reprendre l'inhalation, ce qu'elle fit; et bientôt, comme elle le dit elle-même, elle se réveilla d'un songe et fut grandement surprise de trouver son enfant qui venait de naître. Ainsi que cela est arrivé à beaucoup d'autres personnes, il avait semblé à cette dame que des heures au lieu de minutes s'étaient écoulées depuis le commencement de l'inhalation jusqu'au moment du retour complet de la connaissance. L'accouchée parut alors faire un effort de mémoire, et demanda si une fois elle ne s'était pas recueillie et si elle n'avait pas adressé des propos incohérents à sa parente.

OBSERVATIONS DE M. PAUL DUBOIS (1). — *Deux cas d'accouchement naturel. Éthérisation.* — Une femme à terme se présenta à l'hospice de la Maternité, accusant des douleurs très vives exprimées avec une violence excessive. Je pensai que c'était un excellent sujet pour apprécier les effets de l'éther sur la douleur; elle y fut soumise et s'y prêta très bien : après trois minutes, insensibilité complète; cependant les yeux étaient ouverts et fixés en haut. Elle se tourna vers un élève en lui faisant signe de l'embrasser; les contractions de l'utérus étaient très énergiques, mais silencieuses, et c'était un contraste frappant avec les cris déchirants que poussait tout à l'heure cette malheureuse femme. Je rompis les membranes, la tête se plongea dans le bassin; la patiente se réveilla en me remerciant de l'avoir soustraite pendant quelques instants à ses douleurs. Interrogée pourquoi elle avait demandé à embrasser un élève, elle répondit qu'elle avait rêvé se trouver auprès de son mari, pendant les préliminaires de l'acte conjugal. — Une fille primipare, de dix-huit ans, se présenta à la Clinique; le travail était avancé, la tête engagée, les douleurs étaient fort vives. Je lui proposai l'éther, qu'elle accepta; et après dix minutes pendant lesquelles elle accusa des bourdonnements d'oreille, elle dit qu'elle allait mourir; elle s'assoupit profondément. Les contractions utérines, celles des muscles abdominaux continuèrent comme à l'état normal; la tête s'engagea dans le bassin, franchit le vagin et la vulve;

(1) *De l'application des inhalations de l'éther aux accouchements.* (*Bulletin de l'Académie de médecine.* Paris, t. XII, p. 400.)

l'accouchement se termina avec une facilité extrême au milieu d'un collapsus profond de tous les muscles autres que ceux qui président à l'expulsion du fœtus, au milieu d'une insensibilité complète. Cette pauvre fille fut réveillée par les cris de son enfant, et son premier mot fut celui-ci : Est-ce une fille ou un garçon ? Du reste elle assura n'avoir absolument rien senti, si ce n'est une légère envie d'aller à la garde-robe. Je dois citer l'extrême laxité des muscles du périnée qui a rendu l'accouchement très facile, ce qui n'est pas commun chez les primipares ; l'enfant pesait huit livres et aucune déchirure ne fut remarquée au périnée.

Bien que ces observations soient loin de suffire à l'appréciation pratique de tous les rapports de l'éthérisation avec l'art des accouchements, elles donnent une idée suffisante du fait de la suppression de la douleur, sans suppression de la contraction utérine. Des résultats identiques ont été obtenus en ce qui concerne l'emploi du chloroforme, en sorte que la possibilité du résultat ne saurait être mise en doute. Cette conséquence, dont l'expérience ultérieure fixera la portée et les applications, nous conduit naturellement à examiner les divers sujets qui se rapportent aux accouchements anesthésiques.

A. *Règles de l'éthérisation obstétricale.* La prolongation des douleurs chez les femmes en couches et leur inégale intensité exigent quelques modifications dans la marche à suivre pour l'administration des agents anesthésiques. C'est encore à M. Simpson (1), dont l'expérience sur cette matière est aujourd'hui très étendue, que nous devons les préceptes les plus détaillés. Le professeur d'Edimbourg recommande l'emploi de la méthode d'inhalation brusque pour jeter de plein trait les femmes dans l'insensibilité. Il administre d'abord une forte dose de vapeur anesthésique, ce qu'il appelle *a full dose ;* en vrai tuteur du chloroforme, il recommande spécialement cet agent. Après en avoir obtenu le premier effet, il prescrit de petites inhalations à chaque retour de la contraction utérine ou un peu auparavant, et rend ensuite l'insensibilité d'autant plus profonde que la tête s'approche davantage du

(1) *De l'éthérisation dans la pratique des accouchements.* (*Monthly Journal of medical science,* octobre 1848.) — Voyez l'extrait dans le *Journal des connaissances médico-chirurgicales,* février 1849.

périnée ou de la vulve. Il arrive quelquefois que les contractions s'arrêtent quelques minutes, mais elles ne tardent pas à revenir sans que les femmes aient le sentiment de leur réapparition. Qu'on ne s'image pas toutefois, dit M. Simpson, que pour produire une anesthésie complète, il faille pousser l'inhalation jusqu'au point de rendre la respiration bruyante, comme on le fait en chirurgie ; rarement il est besoin d'aller jusque-là. Aussitôt que la femme est endormie, on ôte le chloroforme et on ne le réapplique qu'au moment où la douleur paraît imminente, ce qu'on reconnaît en appliquant la main sur l'hypogastre. C'est ainsi qu'on entretient longtemps l'insensibilité sans aucun danger pour la femme.

L'inhalation brusque soutenue par des doses intermittentes, tel est donc le mode recommandé par M. Simpson. Nous avons suffisamment détaillé ce qu'il faut penser de cette méthode d'inhalation pour n'avoir pas besoin d'y revenir en ce moment. Quant au choix de l'agent, malgré la préférence accordée par M. Simpson au chloroforme, nous croyons qu'il ne faut pas l'employer toujours. L'éther, étant assurément plus inoffensif que le chloroforme, paraîtra plus convenable, si l'accoucheur a l'intention de prolonger l'insensibilité chez la femme pendant longtemps, plusieurs heures par exemple, comme M. Simpson dit l'avoir fait. Le chloroforme présente au contraire tous ses avantages, si le praticien se contente, ce qui nous paraît bien plus rationnel, d'épargner à la femme les dernières douleurs, celles que leur intensité, heureusement de courte durée, a fait appeler conquassantes.

B. *Action sur l'utérus et les muscles abdominaux.* L'utérus est le seul organe musculaire dans lequel la contraction soit naturellement douloureuse. La relation entre ces deux phénomènes, contraction et douleur, se présente avec assez de constance pour que dans le langage usuel de l'obstétrique on ait été conduit à employer ces deux termes comme synonymes. Il s'en faut cependant que la coïncidence implique l'identité des phénomènes, et si l'analyse physiologique ordinaire n'eût déjà montré leur indépendance, l'étude de l'éthérisation aurait suffi pour établir une différence que la confusion du langage obstétrical tendait à effacer. Il faut même attribuer à l'habitude de considérer la contraction comme étant essentiellement liée à la douleur, les craintes exprimées par divers praticiens au sujet des effets possibles des inhalations anesthésiques sur l'utérus. On craignait que l'action qui supprime la sensibilité ne suspendît aussi la contractilité de l'organe et n'enrayât le travail. L'observation a aujourd'hui écarté sur ce point les appréhensions conçues dès le principe, et l'action des anesthésiques sur l'utérus doit être étudiée en tant qu'elle s'exerce sur la sensibilité ou sur la contractilité de ce viscère.

La *sensibilité* utérine est complétement effacée, comme toutes les douleurs, par l'influence des vapeurs anesthésiques. Bien que l'organe de la gestation ne reçoive que des nerfs du grand sympathique, le retentissement de la douleur qui s'y produit au moment de la parturition se propage jusqu'à l'axe cérébro-spinal, de même que cela a lieu dans les coliques intestinales, et si les centres nerveux sont engourdis, la sensation pénible n'a pas lieu. Le même effet s'obtient à plus forte raison pour les douleurs lombaires et pelviennes qui résultent d'une influence sympathique sur le plexus lombo-abdominal ou de la pression qu'exerce la tête du fœtus sur les parties molles du bassin directement innervées par la moelle épinière. Il en résulte la possibilité de supprimer toute impression douloureuse dépendant de l'acte de l'accouchement, et conséquemment de faire artificiellement rentrer cette fonction parmi celles de la vie organique dont l'être vivant n'a pas conscience.

L'action exercée par les agents anesthésiques sur la *contractilité* de l'utérus n'est pas d'une vérification aussi facile. Aussi a-t-elle donné lieu à des opinions contradictoires auxquelles on n'a pas tardé à rattacher des conséquences pratiques. Le fait général le plus appréciable est que sous l'influence d'une éthérisation modérée la matrice peut expulser le produit de la conception, alors même que la sensibilité est complétement annulée. Mais la contraction reste-t-elle dans ses limites normales? La réponse doit être affirmative si l'on s'en rapporte aux observations de MM. Simpson et Paul Dubois. Elle éprouverait au contraire de notables modifications en invoquant le témoignage de quelques autres accoucheurs. M. Stoltz (1), par exemple, a cité des faits d'après lesquels il résulte que la matrice se serait contractée plus énergiquement sous l'influence de l'éther, et que cet accroissement d'activité, en resserrant

(1) *De l'éthérisation appliquée à la pratique des accouchements.* (*Gazette médicale de Strasbourg*, p. 105, 1847.)

la cavité de l'organe, aurait gêné les manœuvres obstétricales auxquelles il était utile de se livrer. D'après MM. Bouvier (1) et Siebold (2), au contraire, les agents anesthésiques exerceraient une action opposée. Le premier de ces observateurs cite l'exemple d'une femme en travail depuis quatre heures, dont les douleurs étaient énergiques et prolongées et revenaient toutes les deux ou trois minutes. L'orifice avait déjà acquis la largeur d'une pièce de cinq francs. Mais à dater du moment où elle fut soumise à l'action des vapeurs anesthésiques, l'utérus cessa de se contracter et ne reprit que lentement le degré d'énergie qu'il avait avant l'éthérisation. Les faits plus nombreux rapportés par M. Siebold tendent aussi à faire considérer les inhalations anesthésiques comme propres non seulement à modérer ou à suspendre le travail dès le début, mais à produire une sorte d'inertie artificielle qui peut durer plus ou moins longtemps.

Les résultats de ces observations, en apparence contradictoires, s'expliquent par le degré de l'éthérisation et dépendent évidemment d'une action plus ou moins profonde de l'agent anesthésique. N'est-il pas rationnel, par exemple, d'attribuer l'augmentation de contractilité remarquée par M. Stoltz à la stimulation produite par le premier degré de l'anesthésie, stimulation qui se communique même aux muscles de la vie organique, puisqu'on voit les battements du cœur s'accélérer? M. Stoltz lui-même prend soin de rappeler, en terminant son observation, que l'éther n'avait pas plongé complétement la femme dans le sommeil de l'ivresse. L'anesthésie était donc incomplète et la contractilité utérine pouvait être accrue. Si l'anesthésie est portée à un degré un peu plus avancé, comme dans les faits de MM. Simpson et Paul Dubois, la sensibilité est entièrement engourdie, mais la contractilité de l'utérus s'exprime avec son caractère normal et agit efficacement pour expulser le fœtus. Que l'éthérisation devienne plus profonde, qu'elle arrive à la fin de la première période ou au commencement de la seconde, l'action stupéfiante s'étend jusque sur les organes internes et peut concourir à la paralysie temporaire de l'utérus, comme on le voit dans les observations de MM. Bouvier et Siebold. Les divers faits

(1) *Bulletin de l'Académie de médecine*, t. XII, p. 453.
(2) *Neue zeitschr. fur geburtsk.*

qui ont servi de base à autant d'opinions différentes ne font qu'exprimer simplement des degrés plus ou moins avancés de l'anesthésie, et les phénomènes que présente l'utérus sous le rapport de la sensibilité et de la contractilité rentrent eux-mêmes dans la sphère des lois générales de l'anesthésie que nous avons exposées.

Lorsque les inhalations d'éther ou de chloroforme se font dans les limites convenables, l'utérus ne concourt pas exclusivement à l'acte de la parturition. Celle-ci, ordinairement si tumultueuse et qui exige des mouvements synergiques si actifs pour surmonter la résistance qu'éprouve la tête du fœtus à son passage, s'accomplit en réalité plus facilement. La puissance auxiliaire des muscles abdominaux ne fait pas défaut aux contractions utérines, et la résistance des muscles du périnée s'affaiblit. Telle est du moins la conséquence des observations de M. Paul Dubois, vérifiées depuis par la plupart des praticiens qui ont fait usage des anesthésiques dans les accouchements.

Expliquer comment les muscles abdominaux se contractent pendant que ceux du périnée se relâchent, tel était le problème soumis aux physiologistes par les accoucheurs. M. Longet en a donné une solution partielle en montrant que les muscles abdominaux sont compris dans la catégorie des muscles respiratoires, et par conséquent exécutent des mouvements qui survivent à ceux des autres muscles de la vie animale; tandis que les muscles du périnée, qui appartiennent au groupe commun des muscles volontaires, sont paralysés par l'action éthérique. Voici comment s'exprime M. Longet (1) :

« Au milieu de l'affaissement général, du collapsus profond dans lequel est plongé l'organisme, les mouvements respiratoires, la dilatation des narines et de la bouche, l'ouverture de la glotte, l'élévation des côtes et des épaules, la contraction du diaphragme et des muscles abdominaux, en tant que muscles concourant à la respiration, s'accomplissent encore. Or l'effort en général, et celui qui accompagne l'accouchement en particulier, n'est qu'une modification, un changement passager de l'acte respiratoire : c'est un état pendant lequel doivent énergiquement se contracter les muscles

(1) *Loc. cit.*, p. 40.

des côtes et des épaules, le diaphragme, les muscles des parois abdominales; dans lequel aussi, comme l'ont fait observer MM. Isid. Bourdon et J. Cloquet, la glotte se resserre spasmodiquement; durant lequel enfin se contractent beaucoup d'autres muscles, en vertu de cette synergie d'action sur laquelle Barthez a tant et si bien écrit. Puisque dans l'éthérisation, en l'absence de la volonté, la respiration persiste dans toute son intégrité et que le bulbe continue d'inciter tous les muscles qui concourent à son accomplissement, l'effort résultant de la contraction de ces mêmes muscles (y compris les muscles abdominaux) doit aussi, par conséquent, pouvoir se produire encore; car si, le plus souvent, les contractions musculaires d'où résulte l'effort se produisent sous l'empire de la volonté, il est des cas où elles semblent entièrement s'y soustraire: et c'est précisément ce qu'on observe à une certaine période du travail de l'accouchement, dans quelques opérations de taille ou de lithotritie, où l'on voit les contractions de l'utérus ou de la vessie entraîner irrésistiblement dans leur action celle des muscles des parois abdominales, du diaphragme, etc.

» Quant au plancher périnéal, s'il ne se contracte plus chez les femmes éthérisées qui accouchent, comme l'a encore observé M. P. Dubois; si au contraire sa résistance naturelle est vaincue, et s'il participe au relâchement général des autres muscles de la vie de relation, c'est qu'il ne fait pas partie de l'appareil musculaire respiratoire, comme les muscles abdominaux; c'est que dans l'effort (et je n'entends parler que de celui qui est involontaire), il ne fait que se déprimer sous le poids des viscères abdominaux, en ne lui opposant, surtout à l'aide de ses plans aponévrotiques, qu'une force d'inertie. J'admets au contraire que, dans l'effort qui se produit sous l'empire de la volonté, les muscles du périnée se contractent, mais seulement comme beaucoup d'autres que n'influence pas directement le centre nerveux respiratoire, et seulement aussi en vertu de cette synergie à laquelle j'ai déjà fait allusion. »

Tout en admettant, avec M. Longet, que la participation des muscles abdominaux à la qualité de muscles respiratoires les fait concourir à l'effort nécessaire à la parturition, nous pensons qu'on peut invoquer aussi, pour expliquer le concours qu'ils prêtent à l'utérus, l'action réflexe dont il a été question à propos de l'action de l'éther sur les mouvements. Les muscles abdominaux ne sont que des respirateurs accessoires ; et leur relation, plus manifeste avec les fonctions des viscères du bas-ventre qu'avec ceux du thorax, conduit naturellement à penser que l'incitation émanée de l'utérus pendant l'accouchement est directement réfléchie par la moelle sur les plans musculeux de l'abdomen, pour prendre part à l'acte de la parturition. Ce qui tendrait à le prouver, c'est que les muscles abdominaux peuvent refuser le contingent de force qu'ils apportent à cet acte, si l'éthérisation est assez profonde pour abolir le pouvoir réflexe, tandis qu'ils fonctionnent encore comme muscles respirateurs, en entretenant un reste de vie.

En résumant l'action des inhalations anesthésiques sur les organes actifs de l'accouchement, on voit que cette action est proportionnelle à l'intensité de l'éthérisme. L'anesthésie est-elle superficielle, les contractions utérines et celles des muscles abdominaux peuvent être augmentées, le périnée résistant encore ; à un degré plus avancé, l'utérus se contracte avec son énergie habituelle, les muscles abdominaux concourent à son action en vertu du pouvoir réflexe et en leur qualité de muscles respiratoires. Mais la résistance du périnée s'efface ; à un degré plus avancé encore, si l'éthérisme atteint la période organique, les contractions utérines s'arrêtent elles-mêmes, les muscles abdominaux n'agissent que faiblement comme muscles respirateurs, et le travail de la parturition est suspendu. Il suffit d'énoncer ces résultats pour montrer combien il importe de diriger avec soin l'administration des anesthésiques dans les accouchements, pour obtenir des conditions conformes au but qu'on se propose.

Il peut arriver, par exemple, qu'on ait besoin d'exciter à la fois, pendant l'éthérisation, les contractions utérines languissantes et les mouvements réflexes qui doivent les seconder. Or, dans ces cas, on sollicite ces derniers mouvements par des frictions sur les parois abdominales, par la pression exercée directement sur le vagin et par différentes excitations propres à déterminer la contraction des muscles abdominaux. Ces divers effets, entièrement étrangers aux actions volontaires, s'accomplissent sans que la sensibilité se réveille ; et c'est à la possibilité d'accroître ces actions musculaires sans réveiller la douleur qu'on doit rapporter le succès obtenu par M. Simpson, qui, dans un cas particulier, administra simultanément l'éther et le seigle ergoté. Ce dernier, en stimulant le pouvoir réflexe de la moelle, entretenait les contractions nécessaires à l'accouchement, pendant que l'éther produisait l'insensibilité désirée. Ce fait, trop peu remarqué jusqu'à ce jour, met en évidence tout le parti qu'on peut tirer des données physiologiques dans le genre de secours qu'exige le travail de l'enfantement.

C. *Influence générale des anesthésiques sur les femmes en couches.* Cette action n'a pas encore été suffisamment étudiée, à en juger au moins par le peu de détails que les partisans de l'anesthésie appliquée à l'obstétrique ont donnés sur un point aussi important et aussi complexe, et par les déclarations d'innocuité à l'aide desquelles ils ont rempli les vides de l'observation. Établir une comparaison entre les individus qui doivent subir une opération ordinaire et les femmes placées dans les conditions de l'état puerpéral, soumises à un travail dont la longue durée succède à un malaise de neuf mois, impressionnées par l'état physiologique qui précède, accompagne ou suit l'accouchement; montrer l'influence possible de l'anesthésie dans le cas de parturition, où la circulation abdominale fortement gênée peut devenir le point de départ de congestions vers les organes intérieurs, et en particulier vers le cerveau : telle était, ce nous semble, la tâche d'observation et d'analyse qu'avaient à remplir les partisans des accouchements anesthésiques, afin de rationaliser leurs conseils et d'encourager leurs imitateurs. A défaut de données précises sur ces diverses questions, nous avons à reproduire des assertions qui rachètent, à la vérité, ce qu'elles ont d'incomplet par des conclusions rassurantes.

Sur 1519 femmes en couches soumises à l'influence de l'éther ou du chloroforme par M. Simpson, aucune n'a subi d'accidents fâcheux imputables à ces agents. M. Dubois, plus réservé dans le conseil d'appliquer la méthode anesthésique aux accouchements, en reconnaît toutefois l'innocuité, et fait observer spécialement que si parmi les femmes qu'il a éthérisées deux ont succombé, cette mort doit être considérée comme entièrement indépendante de l'anesthésie artificielle, et attribuée à une épidémie de péritonite puerpérale qui régnait à l'hospice de la Maternité. D'après M. Simpson (1), non seulement les femmes accouchées au chloroforme

(1) *Monthly Journal of medical science*, octobre 1848. — Nouveau Mémoire traduit dans le *Journal des connaissances médico-chirurgicales*, février 1849.

n'éprouvent pas la douleur, mais l'idée seule qu'elles vont accoucher sans souffrir produit un effet moral favorable à la bonne issue de l'accouchement. Lorsque celui-ci est terminé, les femmes, au lieu de se trouver dans l'épuisement, comme après de longues souffrances, semblent sortir d'un sommeil réparateur. La convalescence est plus courte; les complications puerpérales sont plus rares et moins graves dans la généralité des cas. Si l'accouchement ne peut avoir lieu qu'au prix d'une opération, celle-ci s'exécute plus facilement à l'aide de l'anesthésie : là, plus de ces états de contraction spasmodique permanente qui empêchent l'introduction de la main dans l'utérus, et par suite, plus de ces longs tâtonnements qui avaient pour conséquence immédiate une congestion locale et une inflammation traumatique inévitable.

Ces éloges donnés à la méthode anesthésique dans les accouchements et qui en constatent les bons effets pour la parturition elle-même, pour la délivrance et les suites de couches, sont généralement regardés comme mérités, de l'autre côté du détroit. M. Simpson invoque, à ce sujet, le témoignage de ses confrères, les docteurs Duncan et Norris, qui ont employé l'éthérisation avec un succès encourageant sur 93 femmes, à la Maternité d'Édimbourg, et qui, pour mieux apprécier la différence qui existe entre elles et les femmes accouchées d'après la méthode ordinaire, ont observé simultanément 50 de ces dernières. Le résultat qu'ils signalent est entièrement à l'avantage de l'éthérisation. Ils dépeignent les femmes accouchées au chloroforme comme exemptes de cette lassitude et de ce frisson qui suivent si souvent l'accouchement ordinaire. Elles sont gaies et fraîches à leur réveil, et souvent au sommeil anesthésique succède un sommeil naturel d'une à deux heures. Ces praticiens ajoutent qu'ils n'ont plus remarqué ces fièvres et ces douleurs abdominales qui prolongeaient souvent la convalescence, lorsque l'on n'employait pas le chloroforme. Il ne paraît pas non plus qu'on ait observé une plus grande fréquence dans le développement des autres accidents qui peuvent compliquer l'accouchement ou ses suites, et compromettre la vie de la mère.

Parmi ces accidents, il en est trois dont on avait surtout redouté la possibilité, mais au sujet desquels l'état présent de l'expérience n'a pas confirmé les prévisions théoriques.

La *déchirure du périnée*, par exemple, est-elle au nombre des accidents que l'on puisse craindre sous l'influence des inhalations anesthésiques? On a dit que le relâchement complet des plans musculeux de la région périnéale en favorisant un dégagement brusque de la tête et en augmentant, par le défaut de résistance, l'efficacité relative des contractions utérines, exposait aux ruptures du périnée. M. Villeneuve (1), de Marseille, a rapporté une observation de ce genre; le périnée fut déchiré jusque sur le côté de l'anus, chez une femme éthérisée qui avait subi l'application du forceps. Toutefois M. Chailly, qui s'est livré à l'examen de cette question pratique, attribue, comme M. P. Dubois, aux inhalations éthérées le pouvoir d'empêcher la déchirure. Il cite un fait démonstratif qui s'y rapporte et fait remarquer que les déchirures du périnée étant le résultat ordinaire de la rigidité des parties molles, il est rationnel d'attribuer à l'éthérisation une influence préventive de cet accident, puisqu'en relâchant le plan périnéal et l'anneau vulvaire, elle les met dans des conditions favorables à leur ampliation. L'efficacité de l'anesthésie n'est pourtant pas absolue, et chez les primipares âgées, l'extrême friabilité du périnée l'exposerait à des déchirures, malgré l'éthérisation, si d'autres précautions n'étaient prises.

Les *hémorrhagies utérines* après l'accouchement, avaient aussi été spécialement prédites et redoutées. On craignait d'abord l'influence exercée par les vapeurs anesthésiques sur la constitution du sang et la disposition aux hémorrhagies qui résulterait de sa moindre coagulabilité; on appréhendait surtout l'inertie utérine, la paralysie plus ou moins durable sous l'influence de la stupeur éthérique et, par suite, la disposition à laisser échapper le sang après la sortie du placenta. Mais il en a été des hémorrhagies consécutives à l'accouchement, comme des hémorrhagies consécutives aux opérations chirurgicales, le fâcheux pronostic porté *à priori* ne s'est pas vérifié, au moins d'une manière assez sensible, pour que les accoucheurs qui ont employé les anesthésiques aient cru devoir signaler cet accident.

Quant à l'*éclampsie* et aux accidents cérébraux qui peuvent affecter les femmes en couches, on n'en a encore observé que peu d'exemples chez les accouchées soumises à l'éther ou au chloroforme. M. Paul Dubois a toutefois signalé un *raptus* sanguin vers la tête, plus considérable que dans les cas ordinaires et qui s'ex-

(1) *De l'éthérisation dans les accouchements.* Marseille, 1847.

plique d'autant mieux, qu'à l'influence des effets primitifs de l'éthérisme se joint celle de l'effort que la femme exerce pour accoucher, et qui détermine une stase sanguine vers les parties supérieures. M. Wood (1) a cité un exemple d'éclampsie survenue chez une femme éthérisée à la dernière période de l'accouchement, et chez laquelle l'action de l'agent anesthésique avait influé sur la complication morbide; mais comme à côté de ce fait on peut placer des observations de MM. Richet (2) et Gros (3), qui témoignent au contraire que l'éclampsie puerpérale a pu être calmée ou guérie par des inhalations anesthésiques, il en résulte que ce genre d'accident n'est pas essentiellement lié aux effets de l'éther ou du chloroforme et que la tâche du praticien consiste à tenir compte de la constitution de la femme, de ses antécédents et des conditions de la parturition, pour administrer un agent capable de produire ou de guérir, suivant les cas, l'éclampsie puerpérale.

Il résulterait, de ces divers témoignages, que l'économie de la femme, loin d'avoir à subir quelque influence aggravante de la part des agents anesthésiques, n'en éprouverait généralement qu'une influence bienfaisante, soit sous le rapport de l'acte même de l'accouchement, soit sous le rapport de ses suites, et qu'en conséquence la méthode anesthésique serait aussi utile en obstétrique qu'en chirurgie. Ce résultat si consolant mérite d'être soumis à une vérification impartiale, et doit être apprécié non seulement au point de vue de sa réalité, mais aussi en ce qui concerne les limites de ses applications.

D. *Influence de l'éthérisation de la mère sur la santé de l'enfant.* L'action des vapeurs anesthésiques absorbées par la mère ne peut s'exercer sur l'enfant d'une manière immédiate, puisqu'il n'y à pas de communication directe entre le système vasculaire des deux êtres, et qu'il faut une absorption nouvelle pour faire pénétrer les vapeurs dans le courant circulatoire du fœtus. Aussi faut-il une éthérisation très prolongée pour que l'effet des vapeurs soit ressenti par le fœtus lui-même. M. Amussat (4), qui s'est livré à

(1) Voyez *London medical Gazette*, 1847.

(2) *Revue médico-chirurgicale de Paris*, Observation publiée par M. Delacour, t. III, p. 184.

(3) *Éclampsie après l'accouchement, guérie par le chloroforme.* — Lettre de M. Forget au *Bulletin de thérapeutique*, t. XXXVI, p. 27.

(4) *Comptes rendus de l'Académie des sciences*, 8 mars 1847.

diverses expériences sur des femelles d'animaux à l'état de gestation, a reconnu que lorsque l'éthérisation avait déterminé un commencement d'asphyxie sur la mère, les fœtus extraits de la matrice étaient engourdis, et que le sang qu'ils fournissaient présentait une couleur plus foncée qu'à l'ordinaire. On peut en tirer l'induction, par rapport à l'espèce humaine, que lorsqu'on veut sauve-garder la vie de l'enfant, il ne faut pas prolonger trop longtemps l'éthérisation de la mère, et que les cas dans lesquels l'anesthésie a été maintenue pendant plusieurs heures, sont ceux où la vie de l'enfant a été exposée aux chances les plus funestes. Hors ces circonstances exceptionnelles, l'éthérisme de la mère n'a qu'une influence imperceptible sur le fœtus. Le nouveau-né conserve son aspect ordinaire, il n'est ni plus pâle, ni moins agile, ni plus froid que d'habitude, il crie avant que la mère soit réveillée ; le sang fourni par le cordon ombilical, au moment de la section, a ses caractères normaux. M. Dubois a cependant noté que le pouls était plus fréquent. Sur les nouveaux-nés qu'il a explorés, il donnait de 160 à 170 battements à la minute, au lieu de 130 à 140 que l'on compte ordinairement. Sans l'affirmer, M. P. Dubois est porté à croire que l'éther est pour quelque chose dans cette fréquence. Du reste, le pouls est promptement revenu à son état régulier. En somme, les inhalations éthérées ou chloroformiques, administrées avec modération, ne se sont pas montrées jusqu'à ce jour préjudiciables aux nouveaux-nés, et n'ont occasionné chez eux aucune sorte d'accidents qui aient multiplié leurs chances de mortalité. M. Protheroe Smith a été très explicite sur ce point, en ce qui concerne les inhalations éthérées ; et M. Simpson attribue la même innocuité au chloroforme. Sur les 150 accouchements dont il a fourni le relevé, il a vu que 149 enfants sont nés vivants ; un seul vint au monde tout putréfié, entre le septième et le huitième mois de la grossesse. Ses mouvements, ainsi que les battements de son cœur, n'étaient plus perçus depuis deux ou trois semaines. Un autre enfant a succombé dans les premiers jours consécutifs à l'accouchement ; c'était un sujet cyanosé. Aucun des 148 autres n'a été atteint d'éclampsie, ni d'hydrocéphale. Dans les relevés de MM. Duncan et Norris, lorsque les enfants sont venus morts, le chloroforme n'a été pour rien dans ce résultat.

§ III. Des indications et des contre-indications de la méthode anesthésique dans les accouchements.

Les considérations qui précèdent tendent à démontrer la possibilité et l'innocuité ordinaire de l'emploi des inhalations d'éther ou de chloroforme, dans les accouchements. Mais on ne saurait en tirer la conclusion que ces inhalations doivent être employées dans tous les cas. Le but réel et vraiment utile de l'art consiste à poser les bases et les limites de leur application. On consultera avec fruit, sous ce rapport, un mémoire de M. Chailly (1), qui s'est appliqué spécialement à déterminer les cas où il convient d'employer les anesthésiques. Pour apprécier plus méthodiquement l'opportunité de leurs applications, nous suivrons la division, généralement adoptée en obstétrique, des accouchements qui se terminent par les seules forces de la nature, et de ceux qui réclament des opérations manuelles ou instrumentales.

A. *Accouchements naturels.* Ces accouchements l'emportent tellement par le nombre sur les accouchements contre-nature ou laborieux, que sur 20,517 observés à la Maternité de Paris, 20,183 ont été naturels et 334 laborieux, ce qui donne une proportion de 61 pour 1. Faut-il pour cette immense majorité d'accouchements, dans lesquels la nature se suffit entièrement à elle-même et dont les suites sont généralement heureuses malgré la douleur, déployer contre cette dernière les ressources de l'éthérisation et contrarier la manifestation des phénomènes que la souffrance elle-même ne dépouille pas de leur caractère normal ou physiologique? Pour répondre à cette question, cherchons à déterminer si la douleur obstétricale a un but, et si, dans les circonstances ordinaires, elle expose à des inconvénients majeurs.

On connaît déjà sur ce point l'opinion des accoucheurs anglais qui n'ont vu dans la douleur qu'une sensation inutile et une source de dangers pour la femme, et qui en ont déduit l'indication franche des anesthésiques. Nous ne sommes pas les avocats de la douleur;

(1) *Des cas où les inspirations d'éther peuvent être employées dans les accouchements et de ceux qui se refusent à son usage.* Paris, in-8, 1847.

autant que nos confrères d'outre-mer, nous désirons le soulagement de l'espèce humaine. Mais tout désir doit être réfléchi, et la question présente doit moins se résoudre avec des vœux qu'avec de bonnes raisons. La douleur, ressentie par la femme au moment de l'accouchement, ne saurait être un phénomène indifférent ; elle existe en vue d'une intention, et sans nous égarer dans la recherche de la cause finale la plus élevée, on ne saurait contester au moins qu'elle n'ait pour but d'avertir la femme du moment de la parturition et de solliciter sa participation volontaire à l'exercice de l'acte le plus solennel de l'existence. Ce n'était pas trop que la sensibilité prît sa forme la plus exaltée pour assurer l'accomplissement d'une fonction aussi importante. A ce point de vue , les douleurs sont les sensations par lesquelles la nature veut marquer le rapport nouveau qui doit s'établir dans le monde extérieur, entre la femme et l'être auquel elle donne le jour. Elles paraissent, aux yeux de l'observateur, la conséquence d'une loi physiologique qui a sa raison d'être et que logiquement on ne doit pas enfreindre, lorsque cette loi s'accomplit avec régularité et d'une manière conforme à la tolérance vitale et psychologique de la femme. Maintenue dans certaines limites, la douleur obstétricale est dans une catégorie exceptionnelle, et ne saurait être assimilée aux autres douleurs morbides ou traumatiques. Conséquemment elle ne saurait donner lieu aux mêmes indications. Si l'on considère qu'en général le travail de l'accouchement s'opère, sans grande difficulté, chez une femme bien portante et bien conformée, qu'après quelques heures de douleurs assez vives, il est vrai, mais intermittentes, et, en somme, supportables, le fœtus est expulsé et que tout rentre dans l'ordre, on ne reconnaîtra pas une nécessité urgente à l'administration des anesthésiques, et l'on s'exposera moins résolument à faire courir aux femmes en couches les accidents qui peuvent dépendre des anesthésiques eux-mêmes, accidents qui, pour être très rares, n'en doivent pas moins entrer en ligne de compte aux yeux du praticien.

En résumant notre manière de voir, qui est celle de la plupart des accoucheurs français, concernant la parturition naturelle, nous pensons que tant que les douleurs liées à l'exercice de cette fonction sont modérées, supportables et efficaces, il n'y a point d'indication décidée pour l'administration de l'éther ou du chloroforme ;

le mieux est de s'abstenir et de ne point contrarier le procédé de la nature.

Nous n'oserions blâmer toutefois une dérogation à ce conseil, si l'accouchement, sans cesser d'être naturel, donnait lieu à un travail trop douloureux, l'expérience ayant démontré que, lorsque la douleur se prolonge beaucoup ou devient très vive, les suites de l'accouchement naturel peuvent prendre une gravité proportionnelle. Dans le cas où l'administration des vapeurs anesthésiques paraitrait justifiée, ce serait surtout chez les primipares et dans les derniers temps du travail, qu'on pourrait l'employer avec le plus d'avantage.

B. *Accouchements laborieux.* La même réserve ne convient plus si l'accouchement, contrarié dans son accomplissement par diverses causes capables d'accroître la douleur ou d'épuiser les forces de la femme, ne peut se terminer sans l'intervention de l'art, et surtout s'il exige des opérations manuelles ou instrumentales, qui sont elles-mêmes une source nouvelle de douleurs. Ainsi, lorsqu'une cause naturelle ou pathologique entraîne des douleurs trop vives ou trop prolongées, que ce soit une présentation peu favorable du fœtus, la rigidité du col ou des parties molles, l'étroitesse de l'excavation, etc., les motifs d'hésitation cessent d'exister et les anesthésiques sont un auxiliaire très puissant des moyens ordinaires recommandés par l'art obstétrical. C'est ainsi que pour la version, l'application du forceps, le décollement artificiel du placenta et à plus forte raison, pour les opérations sanglantes telles que l'opération césarienne, le sommeil anesthésique favorise les manœuvres et met la femme à l'abri de la douleur et de divers accidents. Laissons, à cet égard, parler l'expérience dont on ne saurait trop s'étayer lorsqu'il s'agit de questions aussi nouvelles et aussi importantes.

Version. C'est l'une des opérations tocologiques à laquelle on a songé, dès le premier abord, à appliquer la méthode anesthésique. « Je suis persuadé, disait M. Velpeau, que, dans certains cas d'accouchements difficiles, lorsqu'on sera obligé d'aller chercher l'enfant dans la matrice, on pourra retirer de grands avantages des inhalations anesthésiques, qui auront pour résultat de faire cesser les contractions utérines qui gênent si souvent l'opérateur. » Ce résultat ne se réalise pas constamment, surtout lorsque l'éthérisation est superficielle, ainsi que l'ont prouvé les observations de MM. Stoltz et Villeneuve : mais il devient possible et il rend plus facile la manœuvre opératoire, quand le sommeil anesthésique est profond et que les contractions utérines en subissent l'influence. On en jugera par les faits suivants que nous empruntons à MM. Simpson et Jules Roux.

OBSERVATION DE M. SIMPSON. — *Rétrécissement du bassin. Version sous l'influence de l'éther.* « Le premier cas où j'employai les vapeurs éthérées s'offrit à moi le 19 janvier : c'était sur une femme enceinte pour la deuxième fois. Le premier accouchement avait été long et difficile ; la crâniotomie avait dû être pratiquée, tant le détroit supérieur du bassin était rétréci. Les douleurs de son second travail commencèrent dans la matinée du 19. Je la vis avec M. Figg, d'abord à cinq heures du soir puis à sept heures. L'orifice utérin était assez bien dilaté, les eaux non encore écoulées ; la tête qui se présentait était très haute, mobile et difficile à atteindre ; de plus le doigt percevait les battements d'une anse de cordon ombilical qui flottait au-dessous de la tête dans la poche des eaux encore entière. De cinq heures à neuf heures, les douleurs semblèrent n'avoir d'autre effet que de précipiter le cercle de l'orifice utérin, sans augmenter la dilatation et sans faire, le moins que ce fût, engager la tête au détroit supérieur.

» Assisté des docteurs Zeigler, Keith et Figg, je commençai vers neuf heures à faire respirer l'éther à cette femme. Comme elle nous l'apprit ensuite, elle subit presque immédiatement l'influence enivrante. Mais comme il y avait des doutes au sujet de son assoupissement complet, je continuai l'usage de l'éther pendant vingt minutes avant de commencer la version, opération à laquelle je m'étais tout d'abord arrêté. Un genou fut facilement saisi ; les pieds de l'enfant, puis le tronc furent amenés sans peine ; mais il fallut beaucoup d'efforts pour extraire la tête. Cette partie franchit enfin le détroit rétréci et présenta à la partie antérieure du pariétal droit un enfoncement angulaire très prononcé, dû à la pression que cet os avait subie contre la saillie du promontoire ; le crâne offrait dans sa totalité des traces d'aplatissement et de compression latérale. L'enfant fit quelques mouvements d'inspiration, mais une respiration complète ne put être établie. Le diamètre transverse ou bipariétal de la tête au niveau de l'enfoncement n'avait pas plus de deux pouces et demi (anglais) quand on comprimait le crâne, ce qui nous permit de conclure que le diamètre sacro-pubien n'avait guère au delà de cette étendue. L'enfant était gros et plus volumineux qu'un enfant ordinaire ; il pesait huit livres. A l'examen que nous fîmes de la tête, en enlevant le crâne, il ne fut pas trouvé de fracture à l'endroit de l'enfoncement. L'os pariétal, très mince, avait simplement plié de dehors en dedans.

» J'interrogeai la femme aussitôt après l'accouchement; elle m'assura n'avoir pas eu conscience de la douleur pendant tout le temps que durèrent la version et l'extraction de l'enfant; elle n'avait même rien senti depuis une minute ou deux, après le commencement de l'inhalation. Vers la dernière partie de l'opération, l'éthérisation fut suspendue, et le premier souvenir que put recueillir l'accouchée en se réveillant, fut d'avoir *entendu* et non *senti* l'espèce de *secousse soudaine*, pour me servir de son expression, produite par le dégagement brusque de la tête; puis son réveil devint plus complet au milieu du bruit occasionné par les préparatifs d'un bain pour l'enfant. Elle reprit bientôt sa connaissance pleine et entière et se mit à parler, toute reconnaissante et surprise de son accouchement qui s'était fait en l'absence de toute douleur.

» Le lendemain, cette femme allait bien ; le rétablissement fut prompt et complet. »

OBSERVATION DE M. JULES ROUX (1).—*Présentation de l'épaule avec sortie du bras. Version dans l'état d'éthérisme; succès.*

« Madame F..., âgée de vingt-six ans, d'un tempérament sanguin et parfaitement constituée, mère de deux enfants, dont le second, ayant offert une présentation du bras et de l'épaule, avait nécessité la version, était pour la troisième fois en travail d'enfant, lorsque je fus appelé le 4 juillet 1847, à onze heures du soir, pour lui donner des soins.

» Elle était assistée d'une sage-femme qui me dit que les douleurs existaient depuis vingt-quatre heures, d'abord faibles et éloignées, et ensuite assez fortes et plus rapprochées. Elle ajouta qu'elle avait cru sentir un bras dans la poche des eaux, non encore brisée; que cependant, comme des eaux s'étaient échappées en assez grande abondance et qu'il continuait de s'en écouler encore, elle pensait

(1) *De l'éthérisme dans les accouchements.* (*Gazette médicale*, 1847.)

que les membranes étaient ouvertes dans un point assez élevé. J'attendis donc l'apparition d'une douleur pour explorer les parties et reconnaître où en étaient les choses. Je conseillai à la malade, qui était couchée, de se lever et de se promener dans l'appartement, ce qu'elle fit sans le secours de personne.

» Après une demi-heure d'attente, une très légère douleur se faisant enfin sentir, je fis asseoir la malade sur le bord d'un fauteuil, et examinant où en était le travail, je reconnus qu'un bras de l'enfant arrivait jusqu'à la vulve, que sa main s'ouvrait et se fermait, que la poche des eaux était déchirée et que l'utérus, largement dilaté, n'était le siége d'aucune contraction dans son corps et d'aucune rigidité dans son col.

» Madame F..., qui avait de justes motifs de craindre que cet accouchement ne ressemblât au dernier, qui avait exigé la version et amené de vives souffrances, était en proie à une grande agitation et à de funestes pressentiments.

» Dans cet état moral et physique, je compris tout l'avantage qu'il y aurait pour la mère et l'enfant à plonger la première dans l'éthérisme et à pratiquer la version du second dans l'état de complète insensibilité. J'appliquai donc immédiatement mon sac à éthérisation, et après deux minutes d'une respiration facile de vapeurs éthérées, le sommeil fut obtenu. Je m'assurai que la résolution des muscles était entière, l'insensibilité absolue, et, après avoir attendu quelques secondes encore pour que les effets fussent plus durables, j'introduisis ma main gauche dans le vagin, et faisant aisément rentrer dans l'utérus le bras du fœtus qui en était sorti, je reconnus que la tête de celui-ci correspondait à la fosse iliaque droite, le dos aux téguments du ventre, et l'abdomen à la colonne vertébrale de la mère. Je retirai aussitôt ma main gauche, et la remplaçant immédiatement par la droite, portée jusque dans la cavité utérine, je constatai l'absence de contraction dans le col, le corps de l'utérus, les muscles abdominaux, et je saisis un pied, que j'attirai avec quelque difficulté. Cependant, après quelques tractions modérées, le membre saisi dépassa la vulve; il me fut alors facile de dégager le second; le corps les suivit, la tête s'arrêta un instant au détroit supérieur, le périnée n'opposa pas de résistance, et l'enfant fut extrait vivant. Je crus alors convenable de profiter de l'état d'insensibilité pour hâter la délivrance, et après quelques tractions suffisantes exercées sur le cordon, je fus chercher le placenta, que j'entraînai au dehors avec la main. Il me fut alors facile de nouveau de reconnaître que la matrice n'était encore le siége d'aucune contraction évidente.

» Durant toutes ces manœuvres, l'utérus semblait donc être resté immobile, puisque ma main n'avait senti de contraction ni au fond, ni au corps, ni au col de l'organe, et que je n'avais rien constaté du côté des muscles abdominaux. La femme était demeurée impassible, et l'accouchement se fût terminé dans un silence absolu, si la malade n'avait poussé un cri au moment où la tête de l'enfant, s'étant, comme je l'ai dit, un instant arrêtée au détroit supérieur du bassin, n'avait nécessité pour le franchir de plus fortes tractions. Il faut remarquer que j'avais cru convenable de faire un moment suspendre les inhalations éthérées avant l'entière extraction du fœtus, que le cri s'est fait entendre pendant cette interruption, et que d'ailleurs, une fois revenue à elle, la malade a déclaré n'avoir pas rapporté ce cri à la douleur qu'elle aurait éprouvée, puisqu'elle répétait qu'elle n'en avait ressenti aucune.

» Immédiatement après l'accouchement, madame F... a recouvré la plénitude de ses facultés ; elle a parlé, senti les pincements de la peau qu'on lui faisait subir ; et cependant une minute s'était à peine écoulée, qu'elle était reprise d'insensibilité complète et de résolution des membres, bien qu'elle n'eût pas été soumise à de nouvelles aspirations d'éther. Cette insensibilité consécutive ou remittente, si je puis ainsi m'exprimer, n'a pas été de longue durée ; bientôt l'utérus s'est contracté avec force, en formant à la région hypogastrique une masse globulaire douloureuse et résistante.

» Le calme le plus profond a suivi la scène que je viens de décrire. Le huitième jour de l'accouchement, la mère est sortie avec son enfant. »

Les observations que nous venons de citer suffisent pour montrer le genre de secours que les inhalations anesthésiques peuvent rendre dans les accouchements. Portées au degré convenable, elles détruisent la douleur, modèrent ou suspendent les contractions et facilitent la manœuvre opératoire. C'est ainsi qu'elles ont réussi sous la direction de divers praticiens, et que la version a paru plus facile encore lorsqu'on a employé le chloroforme, dont l'action, plus profonde que celle de l'éther, remplit mieux, à ce point de vue, l'indication obstétricale. Toutefois on aura l'attention, même en employant ce dernier agent, de constater le degré d'action qu'il est nécessaire d'obtenir pour agir sur les contractions utérines. C'est au moment du maximum d'action qu'il faut introduire la main, sous peine de s'exposer à réveiller par ce contact les contractions de l'utérus, et de trouver dans leur énergie une cause d'embarras pour la manœuvre. On lira avec intérêt, sous ce rapport, une observation publiée par MM. Zandyck et Lequoy (1), dans laquelle le chloroforme ne mit pas à l'abri de ce genre de difficultés chez une femme qui, après avoir supporté infructueusement deux applications de forceps, ne put être délivrée que par la version.

Forceps. — L'application de cet instrument est une opération au même titre que les opérations chirurgicales ordinaires; en conséquence, elle suffirait seule pour légitimer l'emploi des anesthésiques. Si l'on ajoute aux douleurs que son introduction procure, celles qui sont inhérentes à l'acte même de l'accouchement, on reconnaîtra que l'éther ou le chloroforme ne sauraient mieux remplir, dans d'autres cas, l'office qu'on se propose d'en obtenir dans celui-ci. M. Cazeaux a reproduit, il est vrai, à propos de l'emploi des anesthésiques pour l'application du forceps, l'argument invoqué contre la nouvelle méthode dans les cas d'extraction de corps étrangers, et a émis la crainte que l'état d'insensibilité de la femme n'exposât le chirurgien à faire de l'instrument obstétrical un usage d'autant plus dangereux qu'il peut pincer et déchirer les parties molles, sans qu'on en soit averti par la douleur. Mais lorsque les règles convenables pour l'introduction et la sortie du forceps sont observées, l'éthérisation n'augmente pas les risques attachés à l'opération, et ce serait se priver d'une ressource bien importante que de renoncer aux bienfaits de l'anesthésie artificielle dans un cas où l'action des vapeurs stupéfiantes ajoute précisément à l'avantage de supprimer la douleur celui de rendre l'opération plus facile. Au reste, sur ce point comme sur le précédent, l'expérience s'est prononcée d'une manière favorable, comme l'ont prouvé les essais heureux de MM. Simpson, Fournier-Deschamps, P. Dubois,

(1) *Revue médico chirurgicale de Paris*, t. III, p. 239, 1848.

Chailly (Honoré), Protheroe-Smith, Siebold, Villeneuve, Lebreton, etc., et, comme on en jugera, d'ailleurs, par les faits qui suivent et que nous avons choisis pour faire apprécier quelques particularités relatives à l'administration ou aux effets de l'éther ou du chloroforme.

Observation de M. Protheroe-Smith (1). — *Application du forceps dans un cas de bassin oblique ovalaire; éthérisation prolongée.* Une femme, âgée de trente-trois ans, mère de six enfants, robuste, quoique sujette à un rhume chronique, ressentit les premières douleurs du septième enfantement, le 28 mars 1847. Le 31 au matin, rupture de la poche des eaux et administration d'un purgatif; à onze heures et demie du soir, le col est complétement dilaté, les douleurs énergiques et fréquentes sont sans résultat.

Le 1er avril, à cinq heures du matin, on prescrit de l'opium; les contractions sont arrêtées; à six heures on donne trois doses de seigle ergoté; les contractions deviennent plus fréquentes, plus énergiques : elles durent un quart, trois quarts de minute et reviennent toutes les trois ou quatre minutes.

A dix heures et demie, on fait respirer à la malade les vapeurs d'éther. Toux pendant cinq minutes; ivresse sans narcotisme pendant dix minutes; l'utérus se contracte comme précédemment, sans le concours des muscles abdominaux.

A onze heures et demie, la malade est insensible, quelquefois loquace; l'utérus se contracte ainsi que les muscles abdominaux; les contractions sont plus fortes et reviennent à chaque minute; on applique le forceps et on exerce des tractions.

A onze heures cinquante-cinq minutes, le narcotisme est complet; les membres sont dans la résolution; les yeux tournés en haut; la face rouge; les membres inférieurs fortement étendus; le pouls, mou et petit, a quatre-vingt-douze pulsations; la peau est couverte de sueur; la tête est bien engagée dans le détroit supérieur; le col n'offre plus de bourrelet; on exerce des tractions avec le forceps pendant une demi-heure environ, elles paraissent sans résultat, quand, à onze heures trois quarts, la tête descend subitement dans l'excavation; quelques efforts expulsent l'enfant qui fait entendre

(1) Voir de plus amples détails dans *The Lancet*, 1er mai 1847.

des cris ; le placenta suit en même temps ; les parties molles étaient parfaitement relâchées; l'utérus revient sur lui-même et peu de sang s'écoule.

Trois minutes après la cessation des inhalations et la naissance de l'enfant, l'accouchée se réveille, elle a eu conscience de l'expulsion du placenta, mais elle ne sait rien de l'application du forceps ni de la naissance de l'enfant; avec l'expulsion du placenta les contractions avaient cessé ; elles revinrent immédiatement par l'introduction du doigt dans le vagin et si énergiques, que l'utérus descendait jusqu'à la vulve. Elles cessèrent immédiatement dès que le doigt fut retiré.

Le 6 avril, la mère était rétablie; l'enfant est vigoureux et bien portant, quoique la tête ait été comprimée en traversant la filière du bassin et qu'une bosse sanguine se soit produite en arrière et en haut du pariétal droit,

Observation de M. Lebreton (1). — *Accouchement laborieux terminé par l'application du forceps sous l'influence du chloroforme.* Une dame de vingt-sept ans, d'un tempérament très nerveux, était enceinte pour la première fois, après dix ans de mariage. Après trois jours de travail infructueux pendant lesquels elle fut en proie aux souffrances les plus horribles, cette dame fut prise d'un violent accès de délire. La sage-femme qui l'assistait fit appeler M. Lebreton qui la trouva dans un état d'exaltation extrême; quatre personnes essayaient vainement de la contenir ; elle déraisonnait complétement ; tantôt elle poussait des hurlements affreux ; tantôt elle se livrait aux accès de la plus folle gaieté, chantant et dansant sur son lit ; il était impossible de lui faire entendre et d'en obtenir la moindre parole ; elle ne reconnaissait aucune des personnes qui l'entouraient. M. Lebreton s'assura avec beaucoup de difficulté de l'état du travail et ayant trouvé la tête dans le milieu de l'excavation pelvienne, il se décida à appliquer immédiatement le forceps, ne croyant pas prudent de laisser se prolonger un état aussi alarmant.

Il eut recours, à cet effet, au chloroforme. N'ayant à sa disposition qu'une mauvaise éponge, il lui fallut douze grammes de liquide pour amener le sommeil qui ne fut complet qu'au bout de

(1) Voyez *Revue scientifique*, février 1848.

cinq minutes; mais ce sommeil fut si profond et si calme, qu'il permit de placer la malade convenablement sur le bord de son lit, d'appliquer le forceps et d'opérer la délivrance sans que la femme ait témoigné la moindre sensibilité et fait le moindre mouvement.

L'opération a été extrêmement prompte et facile, et l'enfant n'a nullement souffert. La malade, remise dans son lit, a continué de dormir d'un sommeil extrêmement calme; elle ne s'est réveillée qu'au bout d'une demi-heure; alors elle a éprouvé de petites coliques qu'elle a prises pour des douleurs d'accouchement. Interrogée sur son sommeil, elle a déclaré qu'elle dormait depuis dix heures du soir, que la sage-femme l'avait laissée reposer, qu'elle allait bientôt revenir. Elle a ajouté que ce sommeil lui avait fait beaucoup de bien et qu'elle aurait plus de force pour accoucher. On lui apprit alors, avec beaucoup de précaution, qu'elle était accouchée, en lui expliquant le moyen dont on s'était servi pour calmer ses douleurs. Cette femme se livra aux transports de la joie la plus vive; sa raison est complétement revenue, et il ne lui reste aucune trace de l'exaltation cérébrale déterminée par la violence et la durée des douleurs.

Les faits que nous venons de rapporter suffisent pour mettre à l'abri de toute contestation l'efficacité de la méthode anesthésique, dans les cas qui réclament l'application du forceps. Le dernier, surtout, ajoute un trait démonstratif qui ne saurait être perdu, en prouvant à la fois la gravité des effets de la douleur obstétricale portée à l'excès et l'influence favorable du chloroforme administré à propos. Il serait inutile de multiplier les citations. Si on adopte l'emploi des anesthésiques chez les opérés ordinaires, quel motif aurait-on de les rejeter pour les opérations à pratiquer chez les femmes en couches? L'analogie juge assez bien cette question pour qu'il ne soit pas nécessaire de l'étayer par de nouveaux exemples et par d'autres considérations théoriques. L'art des accouchements aura fait, nous l'espérons, sur ce point, une conquête assurée et ses bienfaits seront d'autant plus appréciables qu'on mettra plus de soin à éviter les abus et à spécifier l'étendue et la nature des applications rationnelles de la méthode anesthésique. En parcourant la série des opérations obstétricales, on en trouve effectivement quelques autres auxquelles l'anesthésie artificielle convient aussi bien qu'à la version et à l'emploi du forceps.

Dans certains cas de *délivrance artificielle*, par exemple, n'est-il pas avantageux de pouvoir recourir à l'action de l'éther ou du chloroforme pour extraire plus facilement le placenta et épargner les douleurs à la femme. M. Le Bêle (du Mans) (1) a cité une observation pleine d'intérêt, qui démontre, dans des cas de ce genre, l'utilité des anesthésiques. Elle est relative à une jeune femme primipare, chez laquelle la délivrance, rendue laborieuse par des contractions irrégulières de l'utérus qui avaient enchatonné le placenta, résistait à tous les moyens rationnels dont l'art peut disposer. L'administration du chloroforme fit cesser le spasme utérin, permit l'introduction de la main et l'extraction non douloureuse du placenta. M. Le Bêle se demande si le chloroforme, qui a besoin d'être poussé à des doses élevées pour suspendre les contractions normales et rhythmiques de l'utérus, n'agirait pas plus efficacement pour faire cesser les contractions irrégulières et spasmodiques. Le cas dont nous lui devons le récit tendrait à le prouver.

La méthode anesthésique ne paraîtra pas moins opportune s'il s'agit de pratiquer ces graves opérations obstétricales qui sont la ressource extrême de l'art, telles que l'*opération césarienne*, la *symphyséotomie*, la *crâniotomie* ou toute autre mutilation du fœtus mort dans le sein de la mère. Déjà la nouvelle méthode a été appliquée plusieurs fois à la première de ces opérations. M. Skey est parvenu à conserver la vie de l'enfant. M. Scanzari a aussi pratiqué la même opération sans que rien de défavorable à l'emploi de l'éther ait été observé. On comprend qu'il est utile de ne pas pousser les inhalations jusqu'à une paralysie trop profonde de l'utérus, afin que cet organe puisse se rétracter immédiatement après l'extraction de l'enfant.

Conclusions. Il résulte des faits et des considérations qui précèdent, que l'éther et le chloroforme peuvent rendre de grands services à l'art obstétrical, dans bon nombre de cas d'accouchements laborieux ;

Que l'opération de la version trouve, dans leur emploi, l'avantage d'être exécutée sans douleur et peut y trouver celui d'être rendue plus facile, si l'action anesthésique est poussée assez loin pour déterminer une torpeur temporaire de l'organe.

(1) *Journal de médecine et de chirurgie pratiques*, t. XIX, p. 581, 1848.

Que l'application du forceps est favorisée, à tous égards, par l'état d'insensibilité de la femme;

Que la délivrance artificielle peut se pratiquer sous l'influence des anesthésiques avec des ressources bien plus puissantes que lorsqu'on emploie la méthode ordinaire;

Enfin, que les opérations obstétricales à la fois sanglantes et douloureuses, telles que l'opération césarienne, etc., réclament par leur nature et leur gravité, d'une manière plus impérieuse que les précédentes, l'emploi des anesthésiques.

Ainsi, les causes qui rendent la parturition difficile, douloureuse ou impossible, et que l'art obstétrical est appelé à combattre, peuvent être directement amoindries par l'emploi de l'éther ou du chloroforme. Mais ces agents ont surtout l'avantage de faciliter la mise en action des moyens de l'art. Les opérations manuelles ou instrumentales sont mieux supportées par la femme et plus sûrement exécutées par le chirurgien. Telle est, au reste, l'opinion qui tend de plus en plus à s'accréditer, et ceux même qui ont combattu l'introduction des anesthésiques dans la pratique des accouchements sont disposés à faire des concessions aux partisans de leur emploi dans les accouchements laborieux. Mais M. Simpson a été plus loin au sujet de la suppression de toute douleur chez la femme en couches. Il a posé la question d'obligation et a demandé si, d'après des motifs empruntés à la médecine et à la morale, un membre de notre profession pourrait s'estimer justifiable, en s'abstenant de faire respirer l'éther ou le chloroforme à la femme qu'il serait appelé à accoucher.

Nous ne pensons pas, malgré l'adhésion que nous avons donnée à l'application de la méthode anesthésique aux accouchements *laborieux* que, sur ce point, la conduite et les devoirs du médecin aient pris un caractère essentiellement obligatoire. La convenance et l'innocuité de la nouvelle méthode fussent-elles à l'abri de toute contradiction, il n'y aurait pas lieu à soulever le point de vue de la responsabilité morale et médicale. Quant aux accouchements *naturels* auxquels M. Simpson se croit aussi le devoir de ravir leur expression normale, celle de la douleur, ils peuvent se passer du secours de la méthode anesthésique. Nous ne nous croyons pas, en conséquence, aussi fortement engagé que le professeur d'Edimbourg, à considérer cette pratique comme une règle sacrée de la profession.

Ce point de déontologie restera tout au moins à l'état de discussion, tant qu'il ne sera pas prouvé que les agents anesthésiques sont eux-mêmes absolument exempts d'inconvénients et de dangers. Les motifs par lesquels nous avons cru devoir appuyer l'exclusion de la méthode anesthésique pour les accouchements naturels, se renforcent par d'autres considérations que nous examinerons plus tard, au sujet de la médecine légale. Toute adhésion à une réforme radicale dans la pratique obstétricale ordinaire serait au moins prématurée, au point où en est arrivée l'enquête scientifique commencée par M. Simpson et ses compatriotes. La réserve des praticiens français sur l'emploi des anesthésiques dans les accouchements naturels repose non seulement sur des bases scientifiques, mais aussi sur une répugnance intuitive que la vérité admet parmi ses preuves et d'après laquelle on hésite légitimement à supprimer la douleur normale et significative de la parturition. Quel que soit le principe auquel le temps réserve sa sanction, ce n'est pas moins une justice à rendre à M. Simpson, que de reconnaître que par sa pénétration, sa persévérance et ses succès, il a ouvert une voie nouvelle et féconde, en important dans l'obstétrique l'intéressante découverte dont la chirurgie avait été la première à faire ses profits.

CHAPITRE XVIII.

DE L'EMPLOI DES AGENTS ANESTHÉSIQUES DANS LA THÉRAPEUTIQUE MÉDICALE.

On se ferait une idée incomplète de la méthode anesthésique, si on bornait ses applications à la médecine opératoire et aux accouchements. Un nouveau progrès nous semble réservé à la thérapeutique, si on s'attache à discerner, avec soin, tous les cas dans lesquels l'inhalation des vapeurs d'éther, de chloroforme et de tous les agents anesthésiques pourra contribuer au soulagement ou à la guérison des maladies. Après avoir fait à la chirurgie la part du lion dans cet ouvrage, nous devons consacrer quelques mots à l'exposition des services que la médecine peut attendre de la méthode Jacksonienne. Son importation dans le domaine médical proprement dit, a déjà réalisé des espérances que l'ancienne médecine pneumatique avait pompeusement données et n'avait jamais pu tenir. Essayée et prônée sous diverses formes, la méthode des inhalations n'avait pu effectivement obtenir une faveur générale. Les essais mêmes de Beddoes, à la fin du dernier siècle, n'ont eu qu'une durée éphémère, et bien que la vapeur d'éther fût affectée par lui à certaines maladies des voies respiratoires, bien que de temps en temps de nouvelles additions aient été faites à son catalogue d'airs artificiels et de vapeurs, notamment l'oxygène, la vapeur de goudron, celle de chlore, cette manière d'administrer les médicaments a été stérile en grands résultats pratiques. La réintroduction des inhalations dans la thérapeutique et le puissant patronage qu'exerce l'éthérisation, donneront probablement une impulsion plus durable à la médecine pneumatique (1), s'il faut en juger par les essais déjà nombreux auxquels on s'est livré concernant la vapeur d'éther et de chloroforme. Nul doute que ces médicaments n'apportent des ressources inattendues, et qu'on n'ait à se louer de n'avoir pas restreint leur emploi à la suppression de la douleur dans les opérations.

En dehors du domaine de la médecine opératoire, la douleur est le triste apanage d'un grand nombre de maladies ; elle les constitue essentiellement, les précède, les accompagne ou leur survit, suivant les cas. Qu'elle soit cause ou effet, symptôme ou élément morbide, qu'elle se manifeste comme lésion primitive de l'innervation ou qu'elle ait le caractère d'une sympathie, elle peut revêtir un degré d'acuité assez prononcé pour donner lieu à une indication distincte que les moyens ordinaires de la médecine ne peuvent dominer. La puissance sédative de l'opium, par exemple, est bien souvent insuffisante pour apaiser la douleur. Dans ces cas d'impuissance trop avérée des agents médicamenteux ordinaires, l'éther et le chloroforme apparaissent avec leur supériorité absolue et réussissent à éteindre la douleur déjà produite, aussi bien qu'à empêcher son développement dans les opérations chirurgicales. Leur puissance peut s'étendre plus loin, et, en attaquant la cause de la douleur ou en épuisant

(1) Voyez à l'appui de cette pensée la Thèse de M. Colomiès, de Toulouse, intitulée : *Essai sur les effets thérapeutiques des vapeurs et des gaz dirigés sur la muqueuse de l'appareil respiratoire*. Paris, 1849.

son activité, déterminer la guérison. C'est ainsi que le traitement des névralgies tombe heureusement dans le domaine de la méthode anesthésique. Par une extension légitime, la même méthode a dû être appliquée à diverses affections spasmodiques ou convulsives, à des cas d'éréthisme et à des affections variées du système nerveux ou de ses dépendances. Si on se rappelle l'action que les anesthésiques exercent sur la sensibilité, l'intelligence et les mouvements, on comprendra comment les tentatives de leur application concernent spécialement les maladies où des désordres fonctionnels de cette nature ont été observés. C'est à cette catégorie d'affections nerveuses que s'applique principalement la méthode des inhalations d'éther ou de chloroforme; nous y joindrons quelques détails sur l'emploi topique des mêmes agents dans diverses maladies.

§ Ier. Traitement des affections nerveuses par les inhalations d'éther et de chloroforme.

A. Névralgies. — Ces affections, qui semblent consister exclusivement dans une sensation douloureuse ressentie dans le trajet de certains nerfs, ont suscité, par ce fait même, les premières applications médicales des anesthésiques. M. Honoré fit part à l'Académie de médecine (1) des bons effets qu'il avait obtenus des inhalations éthérées pour un cas de névralgie faciale très intense, et jusqu'alors rebelle à tous les moyens. M. Honoré fut suivi dans cette nouvelle voie expérimentale par plusieurs médecins, et bientôt on connut les succès obtenus au moyen du même agent par MM. J. Roux, de Toulon, Malle, d'Alger, et plusieurs praticiens anglais.

Le chloroforme a été essayé, à son tour, contre ces affections si souvent rebelles aux moyens ordinaires de l'art, et qui torturent si cruellement certains malades. On consultera avec fruit, sous ce rapport, les observations publiées par M. Barrier (2), de Lyon, qui a cherché à se rendre un compte fidèle des effets du médicament. M. Barrier conseille de choisir le moment de la crise nerveuse

(1) *Bulletin de l'Académie de médecine*, t. XII, p. 301 et 313.

(2) *Sur le traitement des névralgies par le chloroforme.* (*Bulletin général de thérapeutique*, t. XXXV, p. 537.)

pour faire inhaler le chloroforme, et de se contenter de produire un demi-sommeil. On peut, sans inconvénient, exercer une action plus profonde chez les individus qui n'ont pas été affaiblis par de longues souffrances, et lorsque la névralgie est très intense. J'ai vu guérir, par ce moyen, un élève en médecine atteint d'un tic douloureux opiniâtre et dont les accès étaient très fréquents. Il est inutile d'ajouter que les inhalations anesthésiques ne devront pas être indifféremment employées pour toutes les espèces de névralgies, que la cause de ces affections, leur forme périodique ou telles autres circonstances devront être prises en considération, et que l'emploi de la nouvelle méthode sera subordonné aux indications qui émanent des sources énoncées.

Lorsque la médication anesthésique est reconnue convenable, on peut non seulement l'employer par la voie pulmonaire, mais aussi et avec moins d'inconvénients, par la méthode directe. L'anesthésie locale artificielle au moyen du chloroforme a déjà donné des résultats avantageux dans les névralgies de diverses régions, notamment dans les névralgies faciale (Ameuille), cervicale (Leriche), intercostale (Contal), sciatique (Desterne), etc. Je l'ai vue réussir très promptement pour un cas de névralgie ilio-scrotale depuis longtemps rebelle à d'autres moyens internes ou topiques. L'action locale des anesthésiques a été utilisée par les praticiens dans le traitement de plusieurs affections douloureuses que nous aurons bientôt à énumérer.

B. DOULEURS VISCÉRALES. Lorsque la sensibilité des organes appartenant à la vie de nutrition s'exalte dans la maladie jusqu'au point d'être perçue comme celle des organes de la vie animale, les inhalations anesthésiques étendent leur effet sur la douleur qui s'y rattache et peuvent être employées comme moyen thérapeutique. C'est ce qui explique les bons effets qu'on en a obtenus pour diverses névroses douloureuses de l'estomac, des intestins et autres organes. M. Duméril a cité un cas remarquable de guérison d'une *gastralgie* par l'inhalation du chloroforme. On lit dans un journal espagnol (1) divers exemples d'*entéralgie* ou de *coliques nerveuses* guéries par l'emploi du même médicament prescrit à l'intérieur à la dose de huit à dix gouttes dans une potion. Déjà M. Bouvier (2) avait si-

(1) *La Verdad.* Madrid, 1847.

(2) *Bulletin de l'Académie de médecine*, t. XII, p. 318.

gnalé de bons effets obtenus de l'éthérisation pour calmer les douleurs de la *colique saturnine.* C'est sans doute par une action du même genre qu'au rapport de MM. Hill, de Londres, Brady (1) et Max. Vernois, le chloroforme employé en potion et en frictions sur la colonne vertébrale s'est montré efficace pour modérer les douleurs abdominales et les crampes de la première période du *choléra.* L'éther avait aussi été annoncé par les médecins de quelques villes d'Orient comme souverain dans la même maladie. Mais l'expérience n'a pas tardé à prouver qu'il fallait restreindre la prétendue efficacité des anesthésiques à une influence purement palliative. Un médecin prudent n'administre les inhalations d'éther, et spécialement de chloroforme, qu'avec la plus grande réserve, dans le choléra, s'il se rappelle que ces agents ont pour effet d'affaiblir non seulement l'action nerveuse, mais l'action circulatoire, et que ces deux fonctions sont profondément altérées dans le choléra. On retire de l'action de ce genre de médicament un profit plus certain pour dissiper soit certaines névralgies viscérales, soit les douleurs qui accompagnent diverses maladies internes, variables d'ailleurs par leur siége et leur nature. Ainsi, la science possède quelques faits qui tendent à prouver que l'*angine de poitrine*, cette névralgie du cœur si pénible, s'est amendée par l'usage interne du chloroforme. M. Aubrun (2) est parvenu, en l'employant, à éloigner à plus de huit jours d'intervalle des accès qui se renouvelaient plusieurs fois dans les vingt-quatre heures. J'ai obtenu une prompte cessation des douleurs d'une *colique néphrétique* en faisant inhaler au patient de la vapeur d'éther : il est probable que la *colique hépatique* serait calmée par le même moyen, et c'est autant à l'action sédative de l'éther qu'à sa propriété de dissoudre les calculs biliaires, qu'il faut rapporter les bons effets attribués par Durande, et plus récemment par M. Martin-Solon au mélange d'éther et de térébenthine qui a joui d'une certaine vogue dans le traitement des calculs biliaires.

On comprend que le genre de médication que nous examinons est susceptible d'une grande extension dans la thérapeutique des affections douloureuses, surtout si, guidé par la médecine des symptômes, on y a recours pour calmer les douleurs qui sont liées à

(1) *Union médicale*, 1848.

(2) *Journal des connaissances médico-chirurgicales*, février 1849.

l'existence de certaines maladies, sans les constituer essentiellement. Aussi faut-il s'attendre à voir se multiplier les observations tendant à prouver la possibilité d'appliquer la méthode anesthésique à des cas d'une nature très différente. Pour nous borner à un dernier exemple du profit varié qu'on peut en tirer, nous signalerons les services obtenus des inhalations chloroformiques par M. Bennet (1) pour soulager les douleurs qui accompagnent diverses maladies de l'utérus, et particulièrement la *dysménorrhée*. Ces résultats rentrent dans la catégorie des faits déjà signalés, à propos des accouchements anesthésiques, faits qui prouvent que les fonctions de l'utérus rentrent dans la sphère d'influence de ces puissants agents.

C. Affections spasmodiques. Ces maladies, pour lesquelles la matière médicale offre des remèdes si nombreux, mais si souvent impuissants, ont été traitées aussi par les inhalations anesthésiques, et quelques médecins, surpris par des résultats en apparence avantageux, ont pu concevoir l'espérance d'un progrès réel dans leur thérapeutique. Aujourd'hui que l'expérience est un peu plus affermie sur ce point, on ne saurait assurer que le bénéfice de la nouvelle méthode appliquée à la plupart des maladies spasmodiques soit bien grand. Un mot sur leurs principales applications.

L'*hystérie* est, parmi ces maladies, l'une de celles qui, par sa fréquence, a permis d'apprécier le plus facilement le genre d'effets produits par les vapeurs éthérées. Les chirurgiens qui ont éthérisé des femmes hystériques destinées à subir des opérations ont observé des résultats très contingents par rapport aux premiers effets des inhalations. Chez certaines, le sommeil s'est produit naturellement; chez d'autres, des attaques d'hystérie ont été provoquées par l'éther; chez d'autres enfin, un affaissement profond du système nerveux a suivi l'éthérisation. La même variabilité a été remarquée lorsqu'on a soumis à ce genre de traitement des femmes atteintes d'hystérie dans le but de dissiper cette affection. M. Piorry, qui, l'un des premiers, expérimenta l'éther chez trois hystériques, n'observa d'amélioration que chez une seule, à la suite de la troisième expérience. Rien ne prouve que les cas cités comme suivis de guérison, aient eu des résultats avantageux bien durables. Il paraît, toutefois, que tantôt l'éther a réussi à enrayer des attaques com-

(1) Voyez *Union médicale*, mars 1848.

mençantes, et qu'administré dans l'intervalle des attaques, il a contribué, chez certaines malades, à éloigner leur retour. L'hystérie légère, non liée à des lésions organiques, se développant chez des femmes bien constituées, peut céder à l'emploi des anesthésiques, comme elle cède à celui de divers médicaments antispasmodiques. L'hystérie ancienne, passée à l'état d'habitude morbide chez des femmes très nerveuses et affaiblies, non seulement ne cède pas aux inhalations anesthésiques, mais celles-ci peuvent être la source d'une aggravation ou même d'un danger, ainsi que nous l'avons établi à propos des indications et des contre-indications de la nouvelle méthode.

Le chloroforme agit comme l'éther lorsqu'on l'administre aux femmes hystériques. Je lui ai vu produire les résultats les plus opposés. Chez une malade que je devais lithotritier et qui eut une attaque d'hystérie avant l'opération, le chloroforme calma l'attaque et me permit d'opérer. Chez une autre femme que j'avais chloroformisée pour réduire une luxation ancienne de la mâchoire, les inhalations déterminèrent une attaque d'hystérie très longue et très intense. Cette variabilité d'effets ne saurait permettre de compter sur l'efficacité du chloroforme dans le traitement de l'hystérie. On trouve néanmoins quelques observations de succès parmi lesquelles nous nous bornerons à mentionner celle que l'on doit à M. Ossieur (1), de Roulers. Il s'agit d'une jeune fille chez laquelle une affection hystérique, liée à une menstruation laborieuse, s'était montrée rebelle aux médicaments ordinaires, et qui guérit par l'emploi du chloroforme. Ce médicament avait été administré en potion.

L'épilepsie a été soumise, comme l'affection précédente, à des essais curatifs au moyen des anesthésiques. MM. Kronser et Riedl en Allemagne, Moreau et Lemaître, en France, ont les premiers fait connaître les résultats de leurs observations, concernant ce nouveau mode de traitement. L'éther employé par ces médecins a produit les résultats suivants : sur trois malades traités par M. Kronser, l'un eut des accès plus fréquents, le second les eut plus rares, et l'état du troisième ne fut pas modifié. D'après

(1) *Journal des connaissances médico-chirurgicales*, octobre 1848.

M. Riedl (1), de Prague, l'éther acétique aurait déterminé une amélioration chez trois aliénés épileptiques. Les essais de M. Moreau (2), bien qu'entrepris à Bicêtre sur une plus vaste échelle et dirigés avec régularité, n'ont pas donné de résultats concluants. Neuf épileptiques ont subi l'éthérisation sans qu'on ait pu rigoureusement conclure ni pour ni contre ce moyen. M. Lemaître (3), de Rabodange, a été plus heureux. D'après une communication faite à l'Académie des sciences, sur deux épileptiques traités par l'inhalation des vapeurs d'éther, l'un aurait éprouvé de l'amélioration et le second une guérison complète. Ce dernier résultat, assurément très encourageant, a décidé quelques essais nouveaux. Mais parmi ceux dont nous avons eu connaissance, aucune guérison n'est venue couronner les essais des praticiens. Notre collègue, M. Rech, qui a éthérisé plusieurs épileptiques à la maison des aliénés de Montpellier, non seulement n'a pas remarqué d'amélioration, mais il a vu quelquefois l'attaque d'épilepsie directement provoquée par les vapeurs d'éther.

Quant au chloroforme, dont l'action est plus profonde, nous le croyons tout aussi inefficace que l'éther dans le traitement de cette redoutable maladie; nous pensons même qu'il faut se défier de ce médicament, si l'on s'en rapporte aux faits qui constatent l'action accidentellement léthifère du chloroforme. Parmi les cas de mort enregistrés par la science, on en remarque plusieurs dans lesquels des convulsions épileptiformes ont précédé la syncope fatale. En général, les épileptiques, surtout ceux qui sont affectés depuis longtemps, doivent être considérés comme ayant le système nerveux dans un tel état de désordre et d'affaiblissement, qu'on ne saurait impunément le soumettre à la stupéfaction produite par les anesthésiques.

Dans l'*éclampsie*, si semblable à l'épilepsie dans sa forme, mais où la maladie est plus aiguë et s'accompagne d'une moindre dépravation des fonctions nerveuses, les inhalations anesthésiques peuvent déterminer un calme plus efficace et plus durable. On a remarqué, en effet, que l'éther et le chloroforme avaient pu rendre de

(1) Voyez la Thèse de M. Lach, p. 293.

(2) *Union médicale* et *Gazette des hôpitaux*, 1847.

(3) *Idem.*

véritables services dans le traitement de cette complication de l'état puerpéral, ainsi que cela résulte des observations publiées par M. Richet (1) et par M. Gros (2).

Quelques autres maladies spasmodiques ont pu être traitées avec un succès variable par les inhalations anesthésiques; telles sont, entre autres, la *coqueluche*, dont M. Fourniol (3) de Mauriac a réussi à modérer les accès au moyen des inhalations éthérées, chez les enfants; le *hoquet*, au sujet duquel M. A. Latour a pu vérifier l'influence heureuse et presque instantanée des vapeurs d'éther; l'*asthme nerveux*, que M. le docteur Leriche (4), de Lyon, dit avoir calmé par l'inhalation d'une petite quantité de chloroforme répandu sur un mouchoir. La *chorée* a été avantageusement traitée au moyen du chloroforme par notre collègue M. Fuster. M. Carron du Villards a recommandé l'essai des mêmes agents contre l'*hydrophobie.* Enfin on comprend que telles autres maladies spasmodiques pourraient recevoir avantageusement l'application de la nouvelle méthode, en subordonnant les indications de son emploi à l'ancienneté, à la cause de la maladie, à la constitution du sujet, et en mesurant à la résistance de celui-ci le degré de stupéfaction qu'on doit atteindre et le nombre de séances d'éthérisation qu'il convient de faire.

D. TÉTANOS. La thérapeutique de cette grave affection serait-elle enfin entrée dans une voie heureuse, en substituant les agents anesthésiques aux autres moyens si souvent impuissants contre le tétanos? Sans pouvoir considérer l'éther et le chloroforme comme d'une efficacité toujours rassurante, il n'en faut pas moins reconnaître qu'ils ont offert une ressource réelle pour combattre l'état tétanique. Si l'on n'a pas constamment réussi à prévenir les suites funestes de cette maladie depuis l'application des nouveaux agents, il n'en est pas moins avéré que le nombre des succès obtenus représente une proportion très favorable et évidemment supérieure au chiffre des guérisons produites par tous les autres moyens de traitement. L'opium, la

(1) *Revue méd.-chir.*

(2) *Bulletin de thérapeutique.*

(3) *Journal de médecine et de chirurgie pratiques*, 1847.

(4) *Revue médicale et scientifique*, février 1848.

belladone, les bains de vapeur et tous les médicaments ou moyens thérapeutiques qui calment le système nerveux ou tendent à faire obtenir la résolution musculaire, ne sauraient atteindre au degré d'action exercé par l'éther administré en vapeur, et, dans ce cas, comme dans l'état physiologique, le chloroforme ne lui cède point sous le rapport de l'activité. Au reste, l'expérience, seul juge en pareille matière, est venue apporter des espérances qu'on ne saurait trop s'attacher à vérifier.

C'est toutefois par un insuccès que les inhalations anesthésiques appliquées au traitement du tétanos se sont annoncées dans la pratique. M. Roux ayant éthérisé un tétanique déjà très avancé, le vit périr assez promptement, et on soupçonna que l'éther avait hâté sa mort. Mais le médicament n'avait-il pas été donné trop tard? Quand le tétanos est arrivé à sa troisième période, la mort est inévitable. Dans ces cas même, l'éthérisation peut être funeste à cause du trouble de l'hématose déjà produit par l'état tétanique des muscles de la poitrine. M. Pertusio (1), de Turin, fut plus heureux dans ses essais d'éthérisation : il réussit à guérir une tétanique en employant les inhalations dès le début et les renouvelant pendant plusieurs jours, jusqu'à six fois, dans les vingt-quatre heures. M. Petit (2), d'Hermonville, fit connaître successivement trois exemples de guérison par les inhalations éthérées. Mêmes résultats favorables par MM. Théobald (3), à Baltimore, Hopgood (4), à Londres, Mignot (5) et Ledru, à l'hôpital Beaujon. Bientôt on connut de nouveaux exemples de guérisons obtenues au moyen du chloroforme. M. Forget (6), de Strasbourg, fit connaître une observation très intéressante, suivie bientôt d'un autre cas recueilli par un de ses élèves, M. le docteur Hergott. M. Cary, en Angleterre, signala, de son côté, un fait de guérison de tétanos par le chloroforme. En sorte qu'aujourd'hui il n'est plus permis de méconnaître les bienfaits attachés à l'introduction de la méthode anesthésique dans le traitement du tétanos. Sur quinze cas de cette maladie traités par la nouvelle

(1) *Gazette médicale de Paris*, 1847.
(2) *Revue médico-chirurgicale de Paris*, t. IV, p. 295.
(3) *American Journal of medical sciences*, 1848.
(4) *The medical Times*, 1848.
(5) *Revue méd.-chir., loc. cit.*
(6) *Bulletin de thérapeutique*, t. XXV.

méthode, que nous avons pu recueillir dans les journaux, nous trouvons dix succès, sept par l'éther et trois par le chloroforme, c'est-à-dire que les deux tiers des tétaniques auraient guéri, ce qui représente un résultat où l'on ne saurait puiser trop d'encouragements. En supposant que tous les essais malheureux n'aient pas été publiés, ce qui est probable et ce qui ferait changer la déduction de la statistique précédente, on n'en est pas moins fondé à augurer favorablement de la méthode anesthésique et à la conseiller dans le traitement du tétanos. Si l'on remarque surtout que les faits connus de guérison concernent les principales variétés de cette maladie, qu'on a employé les inhalations anesthésiques pour le tétanos spontané ou traumatique, qu'on a eu occasion de le traiter avec succès chez des enfants, chez des adultes et chez des femmes, on reconnaîtra que la question vaut tout au moins la peine d'être reprise, sous le rapport des essais thérapeutiques, et que la médecine s'est peut-être enrichie d'une puissance nouvelle contre une maladie jusqu'à présent rebelle à ses efforts (1).

Nul doute que la forme sous laquelle l'éther et le chloroforme sont employés ne soit la cause de leurs effets curateurs dans le tétanos; l'inhalation pulmonaire en augmentant l'énergie et la promptitude de leur action en change, pour ainsi dire, la vertu thérapeutique. Pour ce qui concerne l'éther, par exemple, il n'y a pas de comparaison à établir entre son degré d'efficacité lorsqu'on l'emploie par la voie pulmonaire ou par la voie gastrique. Donné en potion et à dose élevée dans le traitement du tétanos, il a pu réussir accidentellement, comme on le voit d'après une observation recueillie au Caire et publiée par M. Franc (2). Mais il fallut prolonger très longtemps l'action du médicament, et ce mode d'action, lent et incertain, ne saurait soutenir le parallèle avec l'éthérisation qui efface si promptement les contractions tétaniques. D'ailleurs, l'éther en potion avait été souvent essayé sans succès dans cette maladie. M. Hutin (3), chirurgien en chef des Invalides,

(1) La médecine vétérinaire paraît aussi avoir obtenu des avantages de l'éthérisation dans le traitement du tétanos. D'après le *Journal vétérinaire belge*, deux chevaux atteints de cette maladie ont été guéris par les inhalations d'éther.

(2) *Spectateur égyptien*, 1847.

(3) *Gazette médicale*, 1847.

dit, en effet, avoir observé en Afrique 60 cas de tétanos traumatique, et sur ce nombre en avoir traité un tiers par l'éther en potion, en lavements et en frictions sous les aisselles et le long de la colonne vertébrale, sans obtenir de résultats favorables. J'ai été témoin, à l'hôpital Saint-Éloi de Montpellier, dans la clinique de M. Serre (1), d'un fait qui permet de juger les effets respectifs de l'éther administré sous différentes formes. Chez un cultivateur atteint de tétanos consécutif à une lésion grave de l'avant-bras, le médicament fut d'abord inhalé à deux reprises. Chaque éthérisation fut suivie d'une détente manifeste dans la roideur des muscles. M. Serre crut devoir changer le mode d'administration de l'éther; à partir de ce moment la contraction tétanique des muscles ne cessa pas un seul instant. Le malade succomba le cinquième jour.

Les anesthésiques employés en frictions dans le tétanos partiel réussiraient-ils à vaincre la roideur musculaire? divers faits portent à penser qu'ils pourraient être un utile auxiliaire. Nous nous bornerons à signaler un fait emprunté à la pratique de M. Martin-Solon, et qui, bien que relatif à un cas autre que le tétanos, n'en établit pas moins la possibilité de résoudre la contraction tonique des muscles. Ce fait concerne une *contraction musculaire* qui, chez un jeune sujet, avait déformé le membre inférieur et qui, malgré sa chronicité, céda à l'action locale d'un liniment chloroformé.

E. Maladies diverses des centres nerveux. Nous comprendrons, sous ce titre général, différents états morbides relatifs à des troubles de l'intelligence ou de l'action nerveuse qu'on a cherché à combattre par les inhalations anesthésiques.

Aliénation mentale. Les premiers essais ont été faits à l'hôpital Saint-Éloi de Montpellier, par notre collègue M. Rech, qui nous invita à en être témoin. Un aliéné monomaniaque se montra très réfractaire à l'éthérisation, bien qu'il eût supporté volontairement une inhalation prolongée. Une femme en démence et hystérique fut prise d'attaques d'hystérie si réitérées qu'il fallut renoncer à l'éthériser. D'autres aliénés furent soumis à l'action des vapeurs anesthésiques qui produisirent leur effet ordinaire, mais sans aucune amélioration consécutive; un malade atteint de manie parut seulement un peu plus calme. Ces résultats ne permettaient pas de

(1) Voyez l'observation détaillée dans la Thèse de M. Courty, p. 113.

fonder de grandes espérances sur les effets thérapeutiques de l'éther par rapport à l'aliénation mentale. M. Rech se proposait de les poursuivre et de les faire connaître, lorsque M. Falret publia le résultat des observations qu'il avait faites à la Salpêtrière. Ces faits établissaient aussi l'impuissance curative des vapeurs éthérées dans le traitement de la folie. Voulant modifier le délire d'une femme affectée de lypémanie avec tendance au suicide, M. Falret l'éthérisa, et quand elle fut insensible, il lui fit appliquer un séton. Au réveil, le délire reparut comme auparavant. Les modifications que les anesthésiques impriment à l'intelligence sont trop fugaces pour qu'on puisse obtenir des effets réellement curateurs. Tout ce qu'on peut espérer, c'est de trouver des indications à leur emploi dans certaines formes de l'aliénation mentale, comme on affirme en avoir trouvé pour le haschisch, ou tout au moins de les utiliser pour ramener à un degré plus faible l'exaltation qui se manifeste chez quelques aliénés.

C'est dans ce sens qu'on doit accorder une attention particulière aux observations faites dans divers hôpitaux, en France, en Angleterre et dans d'autres contrées où l'on a étudié les effets des vapeurs d'éther ou de chloroforme sur différentes catégories de malades.

La manie furieuse est l'espèce d'aliénation dans laquelle on a employé avec le plus d'à-propos les vapeurs anesthésiques. On sait que cette forme d'aliénation mentale s'aggrave quelquefois par ses propres effets, et que le plus grand obstacle à la guérison se trouve dans l'agitation incessante dont sont travaillés les malades, et surtout dans l'absence complète de sommeil qui en est la conséquence. Les médecins aliénistes ont cherché à obtenir du calme dans cette circonstance à l'aide des sédatifs et des hypnotiques. Mais il s'écoule souvent un long temps avant qu'on puisse arriver à ce but. M. le docteur Casenave, de Pau, ayant eu l'idée d'éthériser une femme dont l'agitation durait depuis cinq mois et qui n'avait pu prendre le moindre repos, réussit à la calmer d'une manière durable en la plongeant dans le sommeil anesthésique. Ces essais ont été repris dans divers hôpitaux, soit au moyen de l'éther, soit à l'aide du chloroforme. M. Mac-Gavin, médecin en chef de l'asile des aliénés de Montrose, s'est spécialement servi de ce dernier agent dans des cas de folie avec excitation, et s'est assuré que nul ne lui est comparable sous le rapport de la rapidité avec laquelle il détermine du calme et du sommeil. Il cite à ce sujet deux observations qui ne laissent point de doute sur la possibilité de calmer l'exaltation mentale.

Serait-il possible d'utiliser, en sens opposé, la période d'excitation des anesthésiques et de relever par ce moyen l'intelligence de la torpeur où elle est plongée, dans d'autres formes de la folie? Le fait suivant ne suffit pas pour résoudre la question, mais il nous a paru assez remarquable pour la poser. M. Imlach (1) raconte que, pendant qu'il administrait le chloroforme à un idiot, ses yeux s'ouvrirent, sa contenance perdit l'expression vague qui lui était habituelle, et qu'il regarda avec l'air le plus raisonnable. Lorsque les effets du chloroforme se dissipèrent, il se réveilla avec le même rire insignifiant et le même regard qu'à l'ordinaire.

Nous signalerons en dernier lieu le parti avantageux qu'on a tiré de l'éthérisation des aliénés, soit pour leur faire subir des opérations que leur indocilité eût rendues impossibles, soit pour s'opposer aux conséquences fâcheuses de leur volonté égarée. Ainsi le cathétérisme œsophagien a pu être employé avec succès pendant l'éthérisation, pour l'alimentation des aliénés résolus à se laisser mourir de faim. Nous tenons de M. Dupré, agrégé à la Faculté de médecine de Montpellier, qu'il a réussi de cette manière à alimenter pendant longtemps un aliéné qui refusait obstinément de prendre de la nourriture.

Méningite. — Ce qu'on avait espéré de l'emploi des anesthésiques dans le délire chronique des maladies mentales, on a essayé de l'obtenir dans le délire aigu de la méningite. L'art est si souvent désarmé dans les maladies des centres nerveux, que ces tentatives trouvent aussi bien leur justification dans la puissance présumée des nouveaux agents, que dans la gravité avérée de l'inflammation des méninges. Guidé par ces considérations, M. Besseron, ayant à combattre les progrès d'une épidémie de meningite cérébro-spinale dans les hôpitaux d'Alger, crut trouver dans les inhalations d'éther le moyen le plus sûr d'hyposthéniser le système nerveux, et résolut de l'expérimenter dans les cas désespérés de méningite (2).

(1) *London medical Gazette*, 1848.

(2) *Comptes rendus de l'Académie des sciences*, 1er mai 1847. — Voyez aussi la Thèse de M. A. Hannard, intitulée : *Emploi des inspirations d'éther dans la méningite cérébro-spinale.* Paris, 1848.

14 malades atteints de cette grave affection ont été éthérisés : 6 ont obtenu leur guérison ; les autres, bien que n'ayant pu être sauvés par ce moyen, ont supporté les inhalations sans aggravation apparente de leur état. En général, M. Besseron aurait remarqué la disposition au sommeil, la cessation du délire, la diminution de la céphalo-rachialgie et celle de la fièvre. Ces résultats, bien qu'imparfaits, seraient de nature à provoquer des études suivies sur l'administration de l'éther dans une maladie qui a fait, dans ces derniers temps, de si nombreuses victimes dans la population militaire et civile. Ils concordent, d'ailleurs, avec les faits dus à MM. Forget et G. Tourdes, de Strasbourg, et Chauffard, d'Avignon, sur les bons effets des narcotiques dans le traitement de la méningite cérébro-spinale. Nous ne sachions pas que M. Besseron ait été suivi dans les essais thérapeutiques qu'il a préconisés, ni que le chloroforme ait été employé après l'éther, dans le même but.

Delirium tremens, *délire traumatique*. — Les maladies nerveuses qui s'améliorent ou se guérissent sous l'influence de l'opium sont celles qu'on a particulièrement tenté de guérir par les inhalations anesthésiques. La supériorité de leurs effets narcotiques a conduit les praticiens à les employer dans les cas où ce genre d'action paraissait indiqué. Ainsi, on a cité, d'après le docteur Anderson (1), un cas où ce médecin avait eu recours avec un plein succès à l'inhalation des vapeurs dans un cas de *delirium tremens* qui avait résisté à l'opium à haute dose. Plus récemment, M. Bocamy (2) a signalé un succès semblable dû à l'emploi du chloroforme. Un homme adonné aux boissons alcooliques est tout à coup atteint de délire tremblant très intense, et admis à l'hôpital civil de Toulon. Les antispasmodiques, les opiacés, le musc furent successivement et infructueusement employés. M. le docteur Long se décida à le chloroformiser ; le calme survint au bout de quatre minutes, après une excitation passagère. Le sommeil s'empara du malade, et, à son reveil, il se trouva en parfaite santé, ne conservant qu'un souvenir confus de ce qui s'était passé. Le *délire nerveux* qui complique les lésions traumatiques et qui se guérit si facilement par l'opium, doit-il être traité par les inhalations anesthésiques ? Guidé par

(1) *Annales de la Société de Roubaix*, 1847.
(2) *Gazette médicale de Montpellier*. 1848.

l'analogie des effets thérapeutiques, nous avons essayé le chloroforme sur un malade admis à l'hôpital Saint-Éloi de Montpellier, pour une fracture de la jambe compliquée de délire nerveux. Le délire était très intense et durait depuis deux jours. Le chloroforme fut administré au moyen du sac à inhalation, mais deux minutes s'étaient à peine écoulées, que le malade pâlit tout à coup et fut pris de mouvements convulsifs épileptiformes. Cet accident ne nous paraissant pas exempt de danger, nous suspendîmes la chloroformisation et il suffit au malade de respirer de l'air frais pour se remettre promptement. L'opium fut administré comme à l'ordinaire, et le délire cessa le lendemain. Cet effet menaçant du chloroforme avait-il tenu à une disposition particulière du malade? dépendait-il d'une contre-indication tirée de l'état des centres nerveux dans le délire traumatique? C'est ce que nous ne saurions rigoureusement déterminer ; mais on doit tirer au moins des faits de ce genre la déduction qu'il faut savoir s'arrêter opportunément, quand on voit les premiers effets des inhalations anesthésiques revêtir un caractère suspect. — Nous pourrions multiplier les exemples des affections du système nerveux dans lesquelles on a essayé l'éthérisation ; la *céphalalgie*, *l'insomnie*, par exemple, qui tiennent à des lésions de ce système, sont susceptibles d'être calmées ou dissipées par ce moyen ; mais en réalité, il importe beaucoup moins d'augmenter le nombre des observations de ce genre, que de poser quelques jallons propres à guider le praticien.

Des faits précédemment énumérés il semble résulter que les anesthésiques, loin d'avoir une indication absolue dans les maladies nerveuses, doivent au contraire n'être administrés qu'après un examen raisonné du caractère de la maladie. En l'appréciant sous ce rapport, le degré d'efficacité de la méthode anesthésique peut être résumé dans les conclusions suivantes :

1° Les lésions de la *sensibilité* réclament principalement les inhalations d'éther ou de chloroforme. Leur emploi est souvent utile, ainsi que nous l'avons vu à propos des névralgies et des douleurs de diverse nature qui atteignent à un degré exagéré.

2° Les lésions de la *motilité* se modifient d'une manière beaucoup moins évidente, surtout lorsqu'elles affectent la forme spasmodique. Il peut même être dangereux, dans des cas de ce genre, d'insister sur les agents anesthésiques, dans l'épilepsie, par exemple. Sous la forme de contraction tonique, telle qu'elle existe dans le tétanos, les lésions de la motilité sont plus susceptibles de recevoir les effets thérapeutiques de ces agents.

3° Les lésions de l'*intelligence* paraissent les moins curables de toutes.

Le classement du degré d'efficacité des inhalations anesthésiques, dans ces trois catégories d'affections nerveuses, pourra contribuer à éclairer le praticien. Mais ces différents états morbides sont loin d'être toujours isolés : souvent ils coexistent ou se compliquent avec des maladies dynamiques, et alors ils sont diversement impressionnables par l'éthérisme. Ils peuvent aussi être sous l'influence de lésions organiques dont la fixité ne saurait être neutralisée par les effets essentiellement fugaces des anesthésiques. Une telle diversité de conditions auxquelles s'ajoutent l'ancienneté de la maladie, l'état général du sujet et d'autres influences qu'il serait trop long d'énumérer, permettent de comprendre que la médication anesthésique n'est pas indifféremment applicable à tous les cas. Les services incontestables qu'on en a obtenus dans le traitement des maladies internes comprises dans les catégories que nous avons désignées, en font une ressource réellement précieuse, mais qui ne saurait inspirer de sécurité et s'implanter dans la thérapeutique médicale qu'autant que son application sera prudente et rationnelle. Ce ne sont pas des agents aussi puissants qu'on peut accréditer en les employant d'après la méthode à *juvantibus* et *lœdentibus*. Il faut donc les administrer avec discrétion et après une appréciation raisonnée des rapports de leurs effets physiologiques avec la nature du cas où leur emploi peut être présumé utile.

§ II. De l'emploi topique de l'éther et du chloroforme.

Les considérations que nous avons eu l'occasion de présenter concernant les effets locaux exercés par les anesthésiques sur les nerfs, ont fait pressentir que la thérapeutique pourrait obtenir quelque profit d'une action de ce genre. De même qu'on cherche souvent à produire une narcotisation locale au moyen des applications et des frictions opiacées, de même il était rationnel de demander aux anesthésiques des ressources analogues, et de les réserver surtout pour les cas qui réclament le maximum de l'action sédative. Les bons effets obtenus de l'application topique du chloroforme ont été d'abord reconnus dans le traitement des névralgies. De cet essai favorable, aux applications nouvelles, il n'y avait qu'un pas pour lequel l'analogie et l'induction étaient des guides fidèles. Aussi les douleurs de diverse nature ont-elles été fructueusement combattues par la médication anesthésique locale, et le nombre des observations destinées à appuyer l'emploi de la nouvelle méthode s'est-il rapidement accru.

A. Application a différents états morbides. On connaissait déjà la vertu sédative de l'éther sulfurique employé comme topique. La vapeur dirigée sur la surface malade avait paru utile pour le traitement topique de quelques affections pulmonaires. M. Delaroche avait recommandé l'inhalation de ses vapeurs pour agir directement sur les organes lésés dans la *phthisie*. On espérait ainsi calmer la toux et favoriser le travail de cicatrisation des cavernes du poumon. Mais il en a été de l'éther comme de tant d'autres remèdes vantés pour guérir les phthisiques. L'éther avait aussi été employé à l'état liquide sur la surface de la peau, pour calmer des douleurs tenant à des causes variées. Sous cette forme, on lui avait reconnu, indépendamment de ses propriétés sédatives, une influence tonique due à la réfrigération qu'il produit en s'évaporant, et une utilité spéciale pour la dessiccation des surfaces humides avec lesquelles il est mis en contact. C'est en raison de ce mode d'action complexe qu'il est employé depuis longtemps à l'hôpital Saint-Éloi de Montpellier, dans le pansement des *ulcères atoniques* dont on veut hâter la cicatrisation. J'ai vu des effets vraiment remarquables de l'emploi topique de ce médicament dans des cas de cette nature. Sur deux malades que j'ai traités dernièrement, l'un pour une plaie de la cuisse résultant d'une brûlure et datant de deux mois, l'autre pour un ulcère de la région abdominale qui, d'origine primitivement vénérienne, avait résisté à tous les traitements internes et externes, la guérison se produisit dans l'espace de quinze jours, en pansant ces solutions de continuité avec de la charpie trempée dans de l'éther sulfurique et renouvelée trois fois par jour. La propriété désinfectante de l'éther a rendu aussi quelques services dans les plaies avec gangrène. M. Lallemand l'a utilement employé comme topique dans le traitement de la pourriture d'hôpital.

Le chloroforme, en raison de son action plus profonde et de son évaporation moins prompte, a été trouvé plus efficace que l'éther pour combattre les *douleurs externes*, quel que fût leur caractère, nerveux, rhumatismal, ou même inflammatoire. Les journaux du moment (1849) sont remplis d'observations relatives à ce genre d'efficacité dont la thérapeutique paraît devoir attendre des services réels. Pour être approprié à ce but, le chloroforme a été employé de différentes manières. M. J. Roux, de Toulon, a proposé d'anesthésier directement les surfaces traumatiques au moyen de la vapeur de cet agent. Il s'est servi, à cet effet, d'un appareil particulier disposé de telle façon qu'un courant d'air entraînât la vapeur stupéfiante vers la partie où il voulait supprimer la douleur. Plus souvent, on se contente d'employer le chloroforme à l'état liquide, pur ou mélangé à divers excipients. Lorsqu'on l'emploie pur, on en imprégne des compresses ou de la charpie qu'on met en contact avec les parties douloureuses et qu'on recouvre d'un morceau de taffetas ciré pour empêcher la trop prompte évaporation. On devra dans tous les cas s'assurer de l'exacte pureté du médicament, soit pour mieux assurer son efficacité, soit pour éviter qu'il n'agisse comme vésicant sur les surfaces où on le dépose. Nous avons observé à ce sujet que la délicatesse de la peau chez les différents individus influe sur l'irritation que le contact du chloroforme peut déterminer. Cette irritation qui précède l'effet sédatif est très faible ou même nulle chez certains malades, elle est très active chez d'autres, bien qu'on se soit servi du médicament recueilli dans le même vase.

Le nombre des cas qui peuvent exiger la médication anesthésique locale est très considérable. Nous avons déjà rappelé à propos du traitement des *névralgies* par la méthode anesthésique, qu'on obtenait un notable soulagement par son emploi topique. Des douleurs externes, tenant d'autres désordres de l'action nerveuse, cèdent également au même moyen. On peut ainsi éteindre des sensations morbides pénibles qui se manifestent dans certaines maladies, et simplifier celles-ci en supprimant leur symptôme le plus fâcheux. M. Briquet a récemment rapporté des observations tendant à prouver que les fomentations de chloroforme guérissent les *douleurs hystériques* à siége extérieur. On a pareillement réussi à soulager des individus affectés de *migraine* par des applications anesthésiques locales. Ce moyen offre des ressources non moins utiles pour dissiper ou affaiblir les démangeaisons ou les douleurs liées à l'existence de certaines *affections cutanées*. Notre collègue, M. Dubrueil, est parvenu, par l'emploi topique du chloroforme, à calmer et à guérir un prurigo rebelle qui faisait le désespoir du malade qui en était affecté. L'emploi local de l'éther et du chloroforme dans l'*odontalgie* provenant de la carie dentaire, est d'une efficacité suffisamment connue. Nous pourrions multiplier les preuves de ce genre d'action et poursuivre ainsi, dans la série des faits pathologiques, les cas dans lesquels l'anesthésie locale artificielle a rendu ou peut rendre des services. Mais cette revue n'aurait rien de profitable en présence d'un fait général, aujourd'hui hors de doute. Nous nous contenterons d'indiquer quelques cas où l'emploi topique des anesthésiques s'est signalé par des résultats importants et soutenus.

B. DOULEURS RHUMATISMALES. Les douleurs liées à l'existence de l'affection rhumatismale, quand elle est chronique et apyrétique, paraissent céder facilement à l'action directe du chloroforme. M. Moreau, de Tours (1), en a fait l'essai sur plusieurs malades de Bicêtre, et en a obtenu un prompt soulagement. Chez un infirmier, âgé de cinquante ans environ, et atteint depuis longtemps de douleurs rhumatismales des lombes, le chloroforme fut appliqué sur la région affectée, et produisit un effet prompt, salutaire et durable. Deux autres cas de lumbago, traités de la même manière, furent guéris avec la même promptitude. Le chloroforme avait été répandu sur un gâteau de charpie, et celui-ci avait été recouvert d'un carré de taffetas gommé pour empêcher l'évaporation. M. Legroux (2), à l'hôpital Beaujon, et M. Aubrun (3) ont cité de nouveaux exemples de douleurs rhumatismales dissipées par l'emploi topique du chloroforme. Généralement, le premier effet de l'application de ce médicament est de faire rougir la peau, d'accroître même la douleur. Mais ce temps de son action n'excède guère cinq minutes, et fait place à une narcotisation locale assez prolongée pour que la douleur en soit modifiée. La réitération des applications, en soutenant l'effet sédatif, complète la guérison.

(1) *Gazette des hôpitaux*, 1848.

(2) *Ibidem*.

(3) *Journal des connaissances médico-chirurgicales*, février 1849.

C. Ophthalmies. Lorsqu'on eut connaissance des bons effets obtenus par MM. Mackenzie et F. Cunier, de l'emploi des inhalations anesthésiques, dans le traitement des inflammations oculaires accompagnées de photophobie, on se hâta d'expérimenter les effets topiques des mêmes agents dans les cas d'ophthalmies douloureuses. Le chloroforme, ainsi employé, a remarquablement réussi entre les mains d'un chirurgien belge, M. A. Uytterhoeven (1). Un malade de l'hôpital Saint-Jean, de Bruxelles, atteint de douleurs névralgiques compliquant une ophthalmie traumatique, fut immédiatement soulagé par l'action topique de ce médicament. Il a été constaté dans le même hôpital que le chloroforme constitue un moyen très utile dans la photophobie scrofuleuse. M. Uytterhoeven l'a prescrit en collyre à la dose de 8 gouttes par 30 grammes d'eau distillée. MM. Bosch et Cunier l'ont administré simultanément en potion à la dose de 8 à 16 gouttes dans un véhicule mucilagineux. Le bénéfice ainsi obtenu, dans 8 ophthalmies scrofuleuses anciennes et dans une névralgie oculaire, a été très remarquable. Je l'ai employé en frictions à la dose de 20 à 30 gouttes sur la région fronto-temporale, chez des individus atteints d'ophthalmie chronique, avec photophobie, dans un cas où l'onguent mercuriel belladoné et d'autres moyens avaient échoué. Le résultat fut extrêmement favorable.

D. Orchite. Placé à la tête d'un service considérable de vénériens militaires, j'ai eu de nombreuses occasions de traiter l'orchite sous diverses formes, et j'ai pu mettre en usage la plupart des moyens préconisés contre cette inflammation. Je n'en ai pas trouvé de plus efficace que l'emploi local du chloroforme, soit dans l'orchite blennorrhagique, soit dans l'orchite simple ou dans la rhumatismale. L'emploi de ce médicament me fut suggéré par un cas d'inflammation du testicule, avec douleur excessive que n'avaient pu calmer ni le traitement antiphlogistique le plus actif, ni les sédatifs les plus énergiques employés localement. Le chloroforme, appliqué sur le scrotum, du côté affecté, fit cesser les douleurs au bout de quelques minutes, et la résolution du gonflement de l'organe ne tarda pas à s'opérer. A dater de cet essai, qui eut lieu au commencement de 1848, je n'ai cessé d'employer le chlo-

(1) *Annales d'oculistique*, mars 1848.

roforme dans le traitement de l'orchite douloureuse, et j'ai pu vérifier, un très grand nombre de fois, l'efficacité de ce nouvel agent thérapeutique.

J'emploie particulièrement le chloroforme lorsque la souffrance est très vive et qu'elle n'a point cédé aux applications de sangsues sur le cordon, à la saignée, aux bains ou aux émollients appliqués sur la région malade. Je l'ai aussi mis en usage exclusivement et dès le début de l'orchite, lorsque les premières douleurs se font sentir et que l'épididyme commence à s'engorger. Il peut agir alors comme abortif, et, en supprimant la douleur initiale, empêcher la fluxion dont le testicule est menacé. Il m'a paru aussi doué d'efficacité dans les engorgements chroniques du même organe, lorsque des douleurs névralgiques compliquent l'état morbide principal. Toutefois, c'est principalement dans l'orchite blennorrhagique aiguë commençante ou confirmée, que j'en ai fait le plus fréquent et le plus favorable usage.

Une compresse, pliée en plusieurs doubles, est trempée dans le chloroforme; on l'applique sur le scrotum, en ayant soin de bien envelopper le testicule affecté. La compresse est recouverte d'un morceau de taffetas gommé, et le tout est soutenu au moyen d'un large suspensoir. Toutes les trois heures, on renouvelle l'application de cet appareil dans la première journée de son emploi, et on revient au chloroforme le lendemain, si on le juge convenable, pour assurer l'effet de la narcotisation locale.

Ce topique agit avec beaucoup d'énergie. Appliqué sur la peau fine et très sensible du scrotum, son premier effet est de déterminer un sentiment de cuisson assez vif, mais de courte durée. Quelques minutes seulement marquent la durée de cette sensation pénible pendant laquelle la peau rougit, surtout chez ceux qui ont cet organe délicat et sujet aux érythèmes ou à des mouvements fluxionaires. Bientôt la douleur extérieure s'efface pour faire place à un affaiblissement local de la sensibilité qui ne tarde pas à se propager aux parties profondément situées et au testicule lui-même. Les applications ultérieures soutiennent cette anesthésie artificielle qui se produit, malgré l'état inflammatoire de l'organe. Les douleurs sympathiques qui siègent à la région lombaire disparaissent en même temps, ainsi que celle du cordon sur lequel on peut, d'ailleurs, étendre l'action directe du chloroforme. La cessation de la douleur, surtout si elle est soutenue par de nouvelles applications, est le premier degré de la guérison de l'orchite; les autres symptômes locaux ne tardent pas à se modifier, notamment le gonflement de l'organe, et cet effet se produit quelle que soit la variété de siége du gonorrhéocèle, qu'il affecte l'épididyme, le testicule lui-même ou son enveloppe séreuse. Si l'effet local du chloroforme est convenablement aidé par des moyens internes, la résolution de la maladie se fait avec une promptitude remarquable; non seulement la période douloureuse de l'orchite est abrégée, mais la durée totale de la maladie est au moins diminuée de moitié. Aussitôt que la marche régressive de l'orchite se manifeste, on peut suspendre le chloroforme, le retour vers l'état normal n'en continue pas moins à s'effectuer. Je n'ai pas observé que l'emploi topique du chloroforme dans l'orchite, exposât particulièrement à la récidive ou à la métastase du côté opposé, ni aux indurations consécutives de l'épididyme. Le seul effet accidentel auquel il expose, consiste dans l'excès de rubéfaction produit sur la peau et qui peut aller jusqu'à la formation de phlyctènes. Encore, dans ce cas, l'inconvénient de la fluxion exagérée de la peau est-il compensé par l'effet dérivatif qui en résulte, par rapport au testicule. En résumé, le chloroforme, employé comme topique, nous paraît être un des moyens de traitement les plus actifs et les plus avantageux à mettre en usage dans le traitement de cette maladie. Il agit simultanément comme sédatif et comme résolutif, et il peut exercer un effet dérivatif.

Les faits qui ont servi à établir les propositions précédentes ont été observés dans le service des vénériens de l'hôpital Saint-Éloi de Montpellier, pendant les années 1848 et 1849. Ils ont fait plusieurs fois le sujet de mes leçons cliniques au lit du malade, et leur nombre est aujourd'hui assez considérable pour m'autoriser à recommander l'emploi du chloroforme dans les différentes espèces d'orchites, et surtout dans celles qui s'accompagnent de vives douleurs. Le relevé des observations que j'ai recueillies, ou fait recueillir, sur ce mode nouveau de traitement, s'élève à environ 60 et comprend tous les cas particuliers de l'inflammation du testicule. Quelques faits concernent la névralgie du même organe. Pour offrir au lecteur un résultat clinique, et éviter, en même temps, des répétitions fastidieuses, je me bornerai à citer les quatre cas suivants dont je réduis l'énoncé aux circonstances strictement utiles à connaître.

Première observation. Lap ..., soldat, âgé de vingt-trois ans, est entré à l'hôpital Saint-Éloi le 28 février 1849, et occupe le n° 53 de la salle Saint-Victor. Atteint d'une blennorrhagie intense et douloureuse, il est soumis à un traitement antiphlogistique : saignée, sangsues, bains, boissons émollientes. Un soulagement est obtenu ; mais, le sixième jour de son entrée, il se plaint d'une vive douleur au testicule gauche qui est gonflé et pesant. Des sangsues sur le trajet du cordon, des onctions mercurielles belladonées, des cataplasmes émollients tièdes n'ayant apporté aucun soulagement, et la douleur étant telle que le malade ne peut reposer, des applications topiques de chloroforme sont prescrites.

Une compresse arrosée de chloroforme est placée sur le scrotum et recouverte de taffetas gommé. Le malade éprouve presque aussitôt du picotement, de la chaleur et une sensation très supportable de brûlure légère. Ces phénomènes ne tardent pas à se dissiper; la douleur morbide et la douleur provoquée par le chloroforme s'affaiblissent simultanément. Trois heures après, l'application est renouvelée; nouveau soulagement, le mieux s'accroît et se maintient après chaque application. Le malade dort d'un bon sommeil. A la visite du lendemain non seulement la douleur est presque nulle, mais le gonflement du testicule a diminué. Les applications de chloroforme sont suspendues vers la fin du troisième jour, et l'orchite est en pleine résolution. On facilite ce résultat en administrant un laxatif huileux ; la blennorrhagie, qui s'était presque entièrement supprimée pendant la période d'acuité de l'orchite, reparaît et devient l'objet d'un traitement spécial.

Deuxième observation. Marcou..., soldat au 2e régiment du génie, est entré, le 14 mars 1849, à l'hôpital Saint-Éloi, salle Saint-Victor, n° 10. Il est atteint de blennorrhagie et d'orchite très douloureuse du côté gauche, survenue à la suite d'une marche fatigante. Vingt sangsues sont appliquées sur le trajet du cordon. Repos au lit, boissons émollientes ; une couche de coton cardé est placée sur le testicule. L'orchite ne cesse de progresser, la douleur de s'accroître. Le surlendemain, le chloroforme est appliqué sur le scrotum d'après le mode précédemment indiqué. Prompt soulagement. La diminution de l'engorgement suit de près la cessation de la douleur.

Les applications anesthésiques locales sont continuées pendant trois jours. L'orchite se dissipe promptement. Il reste un noyau d'engorgement à l'épididyme qui cède lui-même à des frictions avec la pommade d'iodure de plomb, suivies de l'administration d'un traitement antisyphilitique.

TROISIÈME OBSERVATION. Au n° 16 de la même salle, est couché le nommé Chabert, soldat au 9e de ligne, atteint de blennorrhagie chronique traitée par les injections, après avoir résisté à différents moyens. Le malade fait les injections sans précaution, se promène immédiatement après sans porter de suspensoir, et est pris d'une légère douleur au testicule, qui s'accroît pendant la nuit et prend les caractères d'une orchite bien caractérisée. Les applications de chloroforme sont employées de prime abord, sans application concomitante de sangsues ou de tout autre moyen. Le résultat n'en est pas moins satisfaisant ; la douleur cesse dès le premier jour. Les progrès de l'orchite sont enrayés, et l'effet abortif est évident. Sur ce malade, la peau du scrotum rougit sous l'influence locale du chloroforme et se couvre de quelques phlyctènes. Le médicament est suspendu vers la fin du deuxième jour. L'érythème ne tarde pas à disparaître. Des applications de compresses trempées dans de l'eau blanche activèrent la guérison. Le traitement de la blennorrhagie fut repris le sixième jour au moyen de la potion de Chopart.

QUATRIÈME OBSERVATION. M. R....., étudiant en médecine, est affecté d'une blennorrhée dont l'origine remonte à deux ans, et qui, après avoir résisté aux moyens ordinaires, a été entièrement négligée. Vers la fin du mois de juillet 1849, après des excès de divers genres, l'attention de M. R.... est éveillée par des douleurs assez vives qui se font sentir dans la région lombaire du côté droit, le trajet du cordon et le scrotum. Ces douleurs sont très vives, elles sont intermittentes, et suivent un trajet particulier, comme dans la névralgie ilio-scrotale. Bientôt il s'y joint un gonflement notable de l'épididyme avec sensation de douleur et de chaleur. Les bains, les sangsues, les cataplasmes laudanisés, les lavements, les laxatifs, le repos, la diète, des narcotiques de divers genres sont inutilement employés. Depuis huit jours, l'inflammation compliquée de névralgie suit sa marche et occasionne de la fièvre, de l'insomnie et de l'inappétence. Je propose le chloroforme qui est accepté par le malade et employé en applications sur le scrotum, le trajet du cordon et la région iliaque. La première application est faite le soir : un prompt soulagement en est le résultat. La nuit est bonne, la douleur et l'état fébrile se dissipent. Le même moyen est continué le lendemain, et la guérison s'établit si rapidement, que le quatrième jour après l'emploi du chloroforme, le malade put entreprendre un voyage assez long pour retourner chez lui.

De ces faits et des considérations qui les précèdent, je crois pouvoir conclure :

Que parmi les moyens de traiter les orchites aiguës et douloureuses, le chloroforme, employé comme topique, est l'un des plus efficaces;

Que son principal effet est de dissiper la douleur liée à l'existence de l'inflammation ;

Que par la rubéfaction qu'il détermine sur la peau, il diminue le mouvement fluxionnaire dirigé vers les parties profondes;

Qu'il exerce une influence résolutive, lorsque son emploi est soutenu ;

Qu'en somme, il abrége la durée de la maladie, en même temps qu'il affaiblit l'acuité de ses symptômes ;

Enfin, que c'est un moyen d'une utilité non moins évidente dans le traitement de la névralgie ilio-scrotale.

CHAPITRE XIX.

DE L'ÉTHÉRISATION CONSIDÉRÉE DANS SES RAPPORTS AVEC LA MÉDECINE LÉGALE.

La médecine légale présente des rapports si variés avec les autres sciences, elle leur emprunte tant de secours pour l'élucidation des questions dont elle s'occupe, qu'on s'est longtemps demandé si elle avait une existence propre, si elle était constituée comme science distincte, et si elle n'était pas plutôt une collection de faits appartenant à des sources très différentes. Nul doute aujourd'hui que la médecine légale n'ait ses attributions particulières et n'ait conquis son indépendance scientifique. Mais son caractère spécial ne saurait changer le mode de recrutement de ses matériaux ; elle les accepte de toutes les sources, pourvu que la qualité du vrai y réside. Il n'est genre d'arguments et d'observations dont elle n'ait fait ses profits, et l'on voit cette science s'adresser successivement à la physique, à la chimie, à l'anatomie, à la physiologie, à la médecine, à la chirurgie, à l'obstétrique, etc. ; soit pour y établir son domaine et se faire, suivant les cas, chimie légale, chirurgie légale, obstétrique légale, etc. ; soit pour y recueillir des documents dont elle aliène la destination primitive pour leur donner celle qui convient aux questions qui constituent son propre fonds.

Aussi, a-t-on vu, à diverses époques, des découvertes faites dans le domaine de certaines sciences, et en apparence étrangères à la médecine légale, être bientôt revendiquées par celle-ci à titre d'auxiliaire ou de complément, et contribuer à élargir le champ ou à préparer la solution des problèmes médico-judiciaires. Il serait superflu de citer ici, avec détail, les exemples qui pourraient justifier cette réflexion ; la chimie, à elle seule, fournirait un ample contingent.

L'étude des phénomènes de l'éthérisation, d'abord maintenue dans les limites de la physiologie et des applications thérapeutiques, n'a pas tardé à prendre des proportions plus étendues, et l'on a bientôt entrevu qu'à certains égards, la médecine légale pourrait retirer quelques avantages de ce nouvel ordre de faits. M. Baudens (1), le premier, s'est servi de l'éthérisation pour reconnaître un ordre de maladies classées dans le domaine médico-légal, les contractures simulées, et a publié aussitôt ses observations. J'ai eu l'occasion de vérifier l'utilité de l'anesthésie artificielle pour le diagnostic, dans des cas de cette nature, et en réfléchissant sur le développement dont ce genre d'application était susceptible, je n'ai pas tardé à reconnaître que l'étude des rapports des phénomènes de l'éthérisation avec les sujets de la médecine légale, était assez complexe et qu'elle pouvait contribuer, soit à éclairer certains points douteux, soit à soulever de nouveaux problèmes. J'en fis le sujet d'un travail spécial (2).

L'examen approfondi des rapports que j'avais entrevus ne pou-

(1) *Comptes rendus de l'Académie des sciences*, 1847.

(2) Voyez mon Mémoire sur ce sujet. (*Gazette médicale de Paris*, 1847.

vait entrer dans le plan de mon mémoire. Je me proposais un but moins difficile, celui de signaler cette nouvelle matière à l'attention des médecins légistes et de provoquer de leur part des éclaircissements et des recherches. Cet appel a été entendu, et la science doit à M. le docteur Henri Bayard (1) des considérations complémentaires qui prouvent que ce sujet n'est exempt ni d'intérêt, ni de difficulté.

Les cas de médecine légale, sur lesquels l'étude des phénomènes de l'éthérisation peut influer, sont particulièrement ceux dans lesquels la volonté, la contractilité musculaire ou la sensibilité jouent un rôle plus ou moins prochain. L'éthérisation trouble l'intelligence, paralyse les déterminations volontaires; elle agit sur la sensibilité et la contractilité qu'elle abolit ou qu'elle exalte, suivant le degré auquel on porte le développement de ses effets. Elle peut, en conséquence, devenir la source d'observations qui ne sont pas sans importance pour le médecin légiste. On en jugera par l'exposition des sujets suivants.

§ Ier. Emploi de l'éther et du chloroforme pour le diagnostic des maladies simulées.

Les *maladies simulées par imitation*, qui exigent le concours constant de la volonté, seront dévoilées, si l'on détermine, chez les sujets qu'on suppose intéressés à la simulation, une légère ivresse qui les mette dans l'impossibilité de conserver l'idée fixe de la simulation et qui les excite à des propos ou à des réponses propres à révéler leur feinte.

Depuis qu'il est question de l'emploi des anesthésiques et des remarquables effets de l'inhalation de leurs vapeurs, j'ai eu l'idée d'en faire l'application aux cas de *surdité simulée* que l'on observe assez fréquemment dans les hôpitaux militaires. Le hasard ne m'avait fourni aucun cas de ce genre, lorsque je publiai mon mémoire; mais ayant eu, en 1848, à traiter un militaire que je soupçonnais de contrefaire le sourd et qui se montrait fort habile dans ce rôle, je le chloroformisai légèrement, et dès les premiers signes de l'invasion du

(1) *Appréciation médico-légale de l'action de l'éther et du chloroforme.* (*Annales d'hygiène publique et de médecine légale.* Paris, 1849, t. XLII, p. 201.)

sommeil anesthésique, je lui adressai des questions à voix basse, auxquelles il répondit. On s'explique ce résultat en réfléchissant à l'impression exercée par les vapeurs stupéfiantes sur l'intelligence. Les idées sans liaison qui se développent dans l'ivresse font perdre le souvenir des précautions qui assurent le succès du simulateur, et il ne tarde pas à répondre sans difficulté et sans hésitation aux questions qui lui sont adressées, sans s'apercevoir que ses réponses dévoilent son véritable état.

Le *mutisme simulé* serait encore plus sûrement dévoilé. Comment un individu, cessant d'avoir la conscience de lui-même et devenant une machine à paroles sous l'influence des idées étranges et irrésistibles qui se forment en lui, échapperait-il à un piége de cette nature ?

Le *bégaiement simulé* se révélerait probablement aussi, quoique l'ivresse détermine par elle-même un léger embarras dans la parole. Mais cet embarras, provenant à la fois de la formation incomplète des idées et de la paresse musculaire de la langue, ne ressemble pas au bégaiement ordinaire, dans lequel l'hésitation de la parole a quelque chose de caractéristique et de nerveux qui le différencie du bégaiement symptomatique de la torpeur cérébrale. Au reste, tous les sujets éthérisés ne bégaient pas; il en est un grand nombre, au contraire, qui se font remarquer par une extraordinaire volubilité de langage, qui est le signe d'une vive excitation des centres nerveux.

Les *contractures musculaires simulées* doivent céder plus sûrement encore à l'épreuve de l'éther. Jusqu'à ce moment, l'observation des effets de cet agent appliqué au diagnostic des maladies imitées s'est borné à mettre en évidence les cas de contractures permanentes volontaires. L'anesthésie s'est montrée d'une incontestable efficacité pour révéler la fraude; et quelque étrange que ce moyen puisse paraître, il est en réalité plus sûr que tous ceux que l'art a mis en usage jusqu'à ce jour. Je m'empresse de citer à l'appui de cette assertion le fait recueilli au Val-de-Grâce.

OBSERVATION DE M. BAUDENS. — *Voussure du dos simulée.* Un soldat du 25e régiment, incorporé depuis dix-huit mois, s'est présenté au corps avec une voussure du dos des plus prononcées. Placé sur une table et couché sur le dos, ce militaire, dont la colonne vertébrale décrivait un demi-cercle, affectait une position telle, que la région lombaire prenait seule un point d'appui sur la table. En prolongeant cette position très pénible, on serait peut-être parvenu à vaincre la contractilité musculaire; mais j'avais annoncé qu'il n'y aurait point lutte, et je fis mettre un traversin sous la tête de ce militaire pour le soutenir et ne pas le fatiguer. Quatre minutes après l'inspiration des vapeurs éthérées, survint l'insensibilité avec perte de connaissance, et bientôt après la résolution complète des membres. Je fis alors retirer doucement l'oreiller, et l'on vit la tête, le col, les épaules et le dos redressés, tomber naturellement en arrière par leur propre poids, et poser d'aplomb sur la table : le mensonge était dévoilé.

Dans le fait que j'ai observé à l'hôpital Saint-Éloi de Montpellier, la simulation fut aussi irrévocablement mise à découvert, bien que le malade se doutât à l'avance que l'épreuve à laquelle on le soumettait avait pour but de démasquer son artifice.

Observation de l'auteur. — *Contracture des muscles extenseurs du pouce avec atrophie de ce doigt, reconnue par l'éthérisation.* Le nommé M..., chasseur au 12e léger, entra à l'hôpital Saint-Éloi de Montpellier, dans les premiers jours de juin 1847, pour y être traité d'une extension permanente du pouce de la main droite, consécutive à une brûlure de la région dorsale du poignet. Ce malade prétendait que le traitement de sa lésion avait été mal dirigé par le chirurgien qui lui avait donné les premiers soins. Cependant la cicatrisation de cette brûlure, qui était complète, régulière et à peine adhérente aux tissus sous-jacents, ne gênait en aucune manière le jeu des tendons, ce qui me fit douter de la vérité du renseignement qu'il me donnait. Le pouce de ce malade était réduit de volume, et cette atrophie s'expliquait encore moins par l'existence préalable de cette rétraction, qui résistait opiniâtrement aux frictions, aux résolutions et à divers moyens depuis longtemps mis en usage. Je ne tardai pas à reconnaître que l'atrophie était provoquée par une compression circulaire que le malade exerçait pendant la nuit avec une bande étroite; M... l'avait tellement serrée, qu'il en était résulté des phlyctènes dont je reconnus l'existence et l'origine au moment de la visite. Je fus dès lors autorisé à croire que la rétraction des extenseurs du pouce, la roideur permanente de ce doigt, l'impossibilité que le malade disait éprouver de fléchir le pouce, de l'opposer aux autres doigts, de saisir et de serrer les objets qu'on lui présentait, avaient pour seule cause la mauvaise volonté.

Le 30 juin, je proposai à ce soldat l'inhalation éthérée, en le prévenant que ce moyen m'éclairerait sur son état. Il accepta, en protestant de la réalité de son mal. Les phénomènes de l'ivresse ne tardèrent pas à se manifester. Dès les premiers moments de ce nouvel état, l'idée qu'on voulait s'assurer de la réalité de sa maladie le dominait encore, car il présentait automatiquement sa main à ceux qui étaient autour de lui, comme pour les solliciter à constater ce qu'il avait intérêt à faire croire. Mais quand ses idées furent un peu plus troublées, et que les effets de la première période de l'éthérisation atteignirent leur maximum, il entra dans une gaieté folle. Je suspendis l'inhalation de l'éther, et je profitai de ses dispositions expansives et joviales pour l'engager à me serrer la main. Je sentis parfaitement alors la pression exercée par le pouce, qu'il prétendait ne pouvoir ni fléchir ni rapprocher des autres doigts, et j'eus au sujet de la simulation des convictions que je formulai nettement au prétendu malade quand il revint à lui. Il avoua son tort en exprimant des regrets, et fut bientôt après renvoyé à son régiment.

Les deux faits qui précèdent recommandent ce procédé à l'attention des chirurgiens militaires, que leurs fonctions exposent plus spécialement à rencontrer des cas analogues, dont ils ont besoin de bien discerner le caractère, afin de ne pas entreprendre des traitements inutiles ou nuisibles. Or, on sait que ces simulations sont fréquemment exercées avec tant de constance et quelquefois tant d'adresse que les observateurs les plus habiles sont en défaut.

Toutefois, ce ne sera qu'avec discrétion qu'on procédera, par l'éthérisation, à la recherche des maladies simulées. Si la vérité peut être quelquefois obtenue de cette manière, il faut éviter l'abus blâmable qu'on pourrait faire de sa position médicale, même à l'égard des individus qui cherchent à donner le change sur le caractère de leur maladie. Il peut être utile, en conséquence, de prévenir les malades de ce qu'on va faire, afin de ne pas violenter leur liberté morale. Mais nous croyons que M. Bayard, qui a justement insisté pour faire restreindre l'emploi de l'éthérisation appliquée au diagnostic des maladies simulées, a poussé beaucoup trop loin ses inductions, quand il a comparé les conséquences du moyen médical à celles de la question ordinaire et extraordinaire, jadis employée dans les informations judiciaires. Il ne s'agit pas, en effet, d'aliéner la raison des individus pour surprendre leur secret dans des réponses arrachées par l'épreuve, mais d'ajouter un moyen de vérification diagnostique aux probabilités qui portent à penser qu'une maladie est simulée et par conséquent ne doit pas être traitée.

§ II. Irresponsabilité des individus éthérisés.

L'éthérisation, en agissant sur l'intelligence et la volonté de celui qui en subit l'influence, le constitue, pendant qu'elle dure, dans un état particulier, où il cesse d'avoir la responsabilité de ses actions. Toutes les questions médico-légales relatives au *délire*, au *somnambulisme* et surtout à l'*ivresse*, se représentent donc pour les individus éthérisés; et bien que les conditions où ils sont ordinairement placés, les précautions observées autour d'eux et dans leur propre intérêt, soient de nature à les soustraire aux conséquences de l'irrésistibilité des pensées qui peuvent leur survenir, il n'en est pas moins certain que cette considération est digne d'être méditée. Les chirurgiens ont tous été témoins d'exemples de fureur, momentanée à la vérité, surmontable par les assistants et sans conséquence pour les furieux, mais enfin réelles et pouvant devenir la source d'actes fâcheux. Un malade que j'avais opéré d'un sarcocèle, et qui avait supporté l'opération avec la plus complète insensibilité, fut pris, avant de revenir à son état normal, d'une fureur passagère, pendant laquelle il parlait d'étrangler plusieurs assistants à qui l'incohérence et la bizarrerie de ses propos arrachaient un rire explosif. Les armes chirurgicales qui entourent les malades éthérisés pourraient devenir dangereuses si un défaut de surveillance leur permettait de s'en emparer. D'autres individus qui auraient inhalé de l'éther, à titre d'essai de curiosité ou pour tout autre motif, dont la supposition pourrait être diversifiée, seraient exposés à toutes les conséquences de la perte momentanée de leur raison. Quelle juridiction serait applicable à des cas de cette nature? Dans quelle mesure la loi, qui punit avec rigueur les méfaits de l'ivresse volontaire, s'amenderait-elle pour des actes malheureux commis pendant les ivresses factices que nous venons de mentionner? La nature des circonstances où les sujets auraient contracté l'ivresse éthérée dicterait les jugements à émettre. Il serait difficile de les adapter à des suppositions. Mais tout au moins un pareil problème peut-il être soulevé par cette nouvelle et singulière possibilité.

§ III. Questions médico-légales introduites par l'anesthésie artificielle dans l'obstétrique.

C'est particulièrement en détruisant la sensibilité que l'éthérisation, que nous avons si souvent qualifiée de bienfait, peut ouvrir la voie à des abus dont on aurait peut-être à redouter la production, si l'usage de l'éther devenait populaire et passait des mains médicales dans les mains d'individus ayant des intentions coupables. Que l'on parcoure les questions médico-légales relatives à la *conception*, à la *grossesse* et à *l'accouchement*, et l'on ne tardera pas à s'apercevoir combien l'insensibilité et le défaut de conscience des actes qui se rapportent aux fonctions de gestation et de parturition pourraient donner naissance à des cas fâcheux ou épineux.

Si l'éther et le chloroforme, perdant leur qualification de médicaments, sont acquis au public comme une substance usuelle, qu'ils deviennent pour ceux qui recherchent des impressions extraordinaires un moyen facile de satisfaire des goûts étranges ou dépravés, des conséquences sérieuses peuvent s'attacher à la perte momentanée de la sensibilité. Que les motifs qui précèdent, l'insinuation de conseils perfides, ou même le simple attrait de la curiosité, appuyé de la conviction d'une innocuité complète, fassent rechercher à des femmes les hallucinations agréables que l'on attribue aux inhalations anesthésiques, il peut en résulter un si profond sommeil, une telle incapacité de sentir, qu'une dangereuse occasion, soutenue par l'espérance de l'impunité, est offerte à ceux qui auraient la pensée d'outrager une pudeur momentanément sans défense (1). Quand on lit dans les *Annales judiciaires* tant d'exemples d'abus de cette nature; quand on songe à la possibilité des rapports sexuels et de la conception sans conscience de l'acte, de la part de la femme,

(1) Un procès criminel relatif à un attentat à la pudeur pendant l'éthérisation a été jugé à Paris, en 1847, et s'est terminé par une condamnation aux travaux forcés. Bien que ce fait semble justifier nos prévisions, nous ne saurions manquer d'exprimer, à ce sujet, qu'il convient de n'accepter qu'avec la plus grande circonspection les dépositions faites par les individus à demi éthérisés qui peuvent avoir pris pour des réalités des sensations éprouvées pendant des rêves.

on a des éléments suffisants pour juger toute la gravité du problème relatif à ce cas de médecine légale.

La *grossesse*, on le sait, est souvent le motif d'une dissimulation qui n'est pas rare, dans certaines positions sociales, et que suggèrent non seulement la crainte de perdre l'estime publique, mais une foule d'intérêts moraux ou sociaux. La dissimulation est souvent poussée jusqu'au terme, et ce n'est qu'au moment de l'accouchement, lorsque les vives douleurs qui terminent cet acte s'expriment par des cris trop instinctifs pour être contenus, que la dissimulation n'est plus possbile et que les cris révélateurs découvrent la vérité. Les inhalations d'éther, servant des intentions coupables, pourraient achever de voiler ces derniers phénomènes douloureux, qui ne sont pas sans signification naturelle, et qui semblent indiquer que l'acte de la parturition ne doit pas, ne peut pas être clandestin. Je livre cette possibilité et les moyens d'établir la vérité à l'appréciation des médecins légistes.

N'y a-t-il pas encore une grave question comprise dans le fait de la parturition accomplie sans conscience? Supposez l'usage des anesthésiques vulgarisé; supposez qu'on les administre sous le prétexte devenu habituel de calmer les douleurs atroces de l'accouchement, mais que ce prétexte cache des intentions criminelles, l'état de la femme peut favoriser l'accomplissement de ces dernières. On se rappelle ces graves exemples de parturition terminée à l'insu de la femme, et dans lesquels l'enfant fut soustrait à la mère. On lit dans le recueil des *Causes célèbres* l'histoire de la comtesse de Saint-Géran qui fut empoisonnée par un breuvage stupéfiant pendant l'action duquel elle accoucha d'un garçon. Étonnée à son réveil de se voir baignée dans son sang, de la diminution du volume du ventre et de l'épuisement de ses forces, elle comprit qu'elle avait accouché pendant le sommeil, et demanda l'enfant qu'on lui avait soustrait.

Ce que l'opium ou tout autre poison stupéfiant a pu produire, l'éther le déterminerait d'une manière plus complète et moins dangereuse. On peut même ajouter que son administration serait moins compromettante, parce que cet agent n'est pas réputé poison, qu'une ordonnance médicale n'est pas nécessaire pour se le procurer, et qu'aucun soupçon ne s'attache aux personnes qui en font la demande aux pharmaciens.

La *suppression de part*, devenue encore plus facile dans les cas où un accouchement gémellaire permettrait de soustraire l'un des enfants, trouverait dans l'emploi de l'éther et du chloroforme un auxiliaire destiné à cacher plus facilement ce genre de crime aux recherches de la justice. Elle introduirait dans le problème médico-judiciaire une question dont la solution pourrait offrir certains embarras, savoir si la femme doit être écartée de l'accusation de complicité.

Pour compléter les conjectures que peut faire naître l'emploi abusif de l'éther en matière d'obstétrique, on peut ajouter à celles qui précèdent que l'insensibilité, si facile à produire au moyen de ce médicament, favoriserait le crime de la *substitution de part* à l'insu de la mère, et permettrait de remplir plus facilement les suggestions émanées quelquefois d'intérêts très graves, soit qu'il s'agisse de substituer un enfant vivant à un enfant mort avant ou pendant la parturition, et réciproquement; soit qu'il s'agisse de substituer à l'enfant qui vient de naître un enfant d'un sexe différent.

Sans entrer dans l'examen approfondi des cas de cette nature, il suffit de les avoir mentionnés pour faire apprécier toute leur gravité, et pour démontrer combien l'insensibilité provoquée chez la mère au moment de la parturition est une tentative sérieuse, et, à quelques égards, subersive de l'ordre naturel. C'est surtout en réfléchissant sur des éventualités aussi importantes que malheureuses, qu'on peut admettre que les sensations douloureuses qui terminent la grossesse ont une raison finale, et qu'il est contraire au vœu de la nature d'arracher la mère au sentiment d'elle-même au moment où elle donne le jour à son enfant, et de rompre des rapports nécessaires et une harmonie préétablie dont il est impossible de se dissimuler la valeur. Les partisans de l'éther appliqué dans la parturition ordinaire ont paru oublier que la mère est le premier témoin de l'entrée de son enfant dans la vie. Au reste, pour en revenir au point de vue médical, l'accouchement n'est pas un fait morbide, c'est un acte physiologique poussé à sa plus haute expression, puisqu'il se rattache à deux existences naguère confondues, et dont l'indépendance devra désormais l'établir : or tout acte physiologique doit s'accomplir, d'après le type assigné par la nature à son exécution ; la douleur qui se rattache à cette grande fonction doit donc être respectée, quand elle est contenue dans des limites régulières.

Si son développement et son acuité rendent redoutable l'heure de la parturition, du moins la souffrance qui l'accompagne est passagère, et une compensation lui est offerte par les joies de la maternité. Je n'hésite pas à blâmer l'emploi de l'éther appliqué à l'acte naturel de l'accouchement. Il s'agit ici d'une douleur normale ; le médecin doit alors suivre la nature et ne pas la corriger d'une manière inintelligente.

Les mêmes considérations cessent d'être applicables, si l'accouchement s'accomplit dans des conditions morbides. Le moment de l'existence qui correspond à l'enfantement peut, comme toutes les périodes, tous les états de la vie, être troublé par des dispositions ou des phénomènes pathologiques. Si dans des cas de cette nature la douleur est extrême, si elle menace la femme d'épuisement, si des convulsions ou d'autres accidents nerveux lui succèdent, si des complications accidentelles exigent la version, l'application du forceps ou d'autres opérations tocologiques douloureuses, que pour conjurer ces souffrances anormales qu'il est dans le devoir du médecin de modérer et de combattre, on emploie l'éther, cette médication sera rationnelle ; les inconvénients de l'insensibilité au moment de la parturition seront rachetés par les avantages qui se rattachent à la suppression de la douleur ; on aura rempli une indication urgente, et l'on aura maintenu l'emploi d'un agent dont le maniement est délicat, dans la limite des véritables applications médicales.

En somme, l'emploi des inhalations éthérées destiné à prévenir les douleurs inhérentes à l'accouchement ne doit pas être basé seulement sur la considération que cet acte est accompagné de souffrances et qu'il faut toujours anéantir celles-ci. Si le problème de l'abolition de la douleur préoccupe honorablement le médecin, il ne faut point qu'il lui fasse méconnaître qu'il est des considérations dignes d'être placées à côté de ce désir émané d'une philanthropie non suffisamment justifiée.

La douleur naturelle de la parturition a son but, l'anesthésie a ses inconvénients : ceux-ci pourraient, au point de vue social, devenir extrêmes, si une circonstance quelconque faisait tomber entre les mains du crime un moyen aussi dangereux. Nous l'avons amplement démontré, en énumérant quelques cas de médecine légale qui pourraient surgir par le fait de son administration, dans les accouchements. Je conclus que l'éthérisation doit être proscrite pour combattre les douleurs de la parturition normale ; que l'emploi de la puissance supérieure que possèdent l'éther et le chloroforme d'arracher un individu à l'empire de lui-même doit être soustrait au public, confié seulement au médecin, et que l'anesthésie artificielle ne doit s'appliquer, en matière d'obstétrique, qu'aux seuls cas de parturition anormale, comme ressource extrême et avec le consentement librement obtenu de la femme et des assistants.

§ IV. Questions médico-légales suggérées par l'éthérisation sur divers sujets. — Attentats contre la vie. — Recherches cadavériques.

La médecine légale peut avoir, au sujet de l'éthérisation, des questions d'une autre nature à examiner ou à résoudre. Dans les cas que nous venons de passer en revue, ce moyen n'a pas été mis en usage dans le but d'attenter à la vie ; mais il pourrait servir cette intention, et sous ce rapport, nous avons à signaler d'autres relations non moins importantes de la médecine légale avec l'étude des phénomènes et des effets de l'éther et du chloroforme. Jusqu'au moment où la découverte des propriétés du premier agent fut annoncée, son administration était prescrite à petite dose. Les effets se bornaient à produire une légère excitation suivie un peu plus tard d'une action sédative, et si l'on excepte quelques indications recueillies par les toxicologistes, par MM. Orfila et Christison entre autres, on n'attribuait à cette substance aucune action énergique et nuisible. Aussi l'éther n'est-il compris ni dans la liste légale des substances vénéneuses publiée le 9 nivôse an XII (1), ni dans la dernière liste publiée par ordre du gouvernement (2). Quant au chloroforme, bien plus actif, et qui mériterait d'y figurer à juste titre, il n'est nulle part officiellement qualifié de poison. Aujourd'hui les propriétés de ces agents sont mieux connues. Comme tous les médicaments héroïques, ils peuvent soulager ou nuire, sauver ou tuer, en un mot présenter des vertus médicales ou des propriétés toxiques. Il résulte du seul fait de l'insensibilité dont on sait tirer en chirurgie un si ad-

(1) A. Trébuchet, *Jurisprudence de la médecine, de la chirurgie et de la pharmacie en France.* Paris, 1834, p. 615.

(2) *Annales d'hygiène publique.* Paris, 1847, t. XXXVII, p. 173. — *Bulletin de l'Académie de médecine*, t. XIII, p. 1395.

mirable parti, que leur influence compte parmi les plus actives que l'on connaisse, puisqu'elle est capable d'éteindre momentanément les propriétés les plus inhérentes aux manifestations de la vie. Les essais des physiologistes dont il a été fait mention ont surabondamment complété la preuve que la mort peut succéder à leur administration. Aux données chirurgicales et physiologiques se sont ajoutés des faits plus directement afférents à la médecine légale. On connaît plusieurs exemples de mort involontaire occasionnée par le chloroforme, des cas de suicide par le même agent. Les journaux ont fait mention de tentatives criminelles au moyen du sommeil anesthésique. Il peut donc résulter des faits de ce genre, la possibilité d'avoir à déterminer si les morts attribuables à cette cause se rattachent à un suicide, à un homicide ou à une circonstance accidentelle. On peut avoir à rechercher les traces d'un empoisonnement produit par l'éther ou le chloroforme. On peut, en outre, en raison des propriétés odorantes de ces agents, être appelé en médecine légale à reconnaître, comme l'a pressenti M. H. Bayard, si d'autres causes réelles de mort ne seraient pas dissimulées par des apparences d'intoxication anesthésique volontaire. Le sujet comporterait, comme on le voit d'après ces indications, des développements très nombreux, s'il devait être traité d'une manière complète. Je me bornerai à poser les questions suivantes dont le point de vue médico-légal n'a pas encore été examiné.

A. *Les agents anesthésiques peuvent-ils causer la mort?* Nul doute que ce ne soit une cause d'un nouvel ordre à ajouter au triste répertoire toxicologique. En dehors des faits qui appartiennent à la science proprement dite, on connaît divers exemples qui prouvent la nécessité de ne pas laisser manier l'éther, et surtout le chloroforme, par des personnes étrangères à l'art. Nous avons parlé plus haut d'une jeune fille asphyxiée dans son lit par la vapeur de l'éther. On cite, au sujet du chloroforme, le cas d'un garçon épicier endormi et tué par la vapeur de cet agent accidentellement répandue dans un endroit clos. Dans un autre cas mentionné par les journaux anglais, un individu ayant placé sur une table son mouchoir imprégné de chloroforme et s'étant penché pour le respirer par agrément, fut pris d'un sommeil pendant lequel il manqua de secours et qui devint mortel. En consultant les publications périodiques de notre époque, on trouverait beaucoup d'autres faits de ce genre qui ne laisseraient aucun doute sur les dangers des effets anesthésiques. Nous mettons, en conséquence, toute notre insistance pour faire prohiber la vente libre du chloroforme et même de l'éther, et nous avons vu avec satisfaction d'honorables confrères s'associer à notre pensée, émise peu de temps après la découverte de l'éthérisation. Depuis lors, l'Académie de Rouen (1) a réitéré le même vœu et a appelé la surveillance de l'autorité sur la vente de l'éther et du chloroforme, qui doivent être assimilés aux substances délétères. La réponse étant affirmative sur la possibilité de la mort par les agents anesthésiques, les problèmes médico-légaux qui s'y rapportent concernent la constatation de la mort, qui peut être apparente ou réelle, récente ou ancienne, produite par asphyxie, syncope ou sidération, et qui peut se rattacher à un accident imprévu, à un suicide ou à un homicide. Les hommes spéciaux dans la science médico-légale ne dédaigneront pas sans doute d'examiner ces questions que l'avenir rendra peut-être graves.

B. *Peut-on éthériser un malade pendant le sommeil naturel, sans qu'il sans aperçoive?* Cette question prendrait une grande importance, en médecine légale, s'il était démontré que l'inhalation graduelle de l'éther ou du chloroforme peut être tolérée pendant un certain temps par un individu endormi. Or il existe quelques motifs de penser qu'il en est ainsi. Il y a plusieurs années qu'en m'occupant de recherches de physiologie expérimentale, et sans savoir que les inhalations d'éther déterminaient un sommeil suivi d'insensibilité, je plaçai un flacon rempli de cette substance sous le nez d'un chien endormi et le lui fis flairer pendant un quart d'heure. Non seulement l'animal ne se réveilla pas, mais son sommeil me parut devenir plus profond. N'y a-t-il pas lieu de supposer que si j'eusse continué l'expérience, le sommeil artificiel et anesthésique de l'éther aurait pu se substituer au sommeil naturel, sans qu'un réveil de quelques instants eût séparé ces deux états. J'ai vu des malades épileptiques, aliénés ou atteints de maladies nerveuses, respirer longtemps de l'éther, administré dans ce cas à titre de médicament antispasmodique, sans être excités à sortir de leur sommeil pathologique par l'inhalation prolongée de cette substance

(1) Communication faite à l'Académie de médecine de Paris par M. Girardin, de Rouen, janvier 1849.

employée d'ailleurs avec prudence et modération. Ne sait-on pas avec quelle facilité certains individus sont endormis par le chloroforme? La période d'excitation est tellement faible, qu'elle passe inaperçue et que les sujets tombent dans une somnolence presque immédiate. Je suppose que l'emploi de cet agent, rendu facile par sa vente libre et celle des appareils à inhalation, reçût une destination coupable, et que dans le but d'effacer toute trace de violence, on tentât de transformer le sommeil naturel en ce sommeil de mort qui succède à l'éthérisation prolongée, y aurait-il possibilité de consommer un tel crime, et quelle voie faudrait-il suivre pour constater les preuves de son accomplissement?

C. *Peut-on faire périr des individus faibles, des enfants par exemple, en les forçant à respirer des vapeurs anesthésiques?* Ceux qui savent avec quelle facilité on rend ivres-morts, dans les hôpitaux, les enfants à qui on doit faire subir des opérations douloureuses, n'hésiteront pas à répondre affirmativement. La résistance que les enfants opposent d'ordinaire aux premières inhalations est bientôt vaincue. J'ai vu un enfant, après deux minutes, être plongé dans un sommeil profond avec respiration stertoreuse et refroidissement général du corps. Cet état cesse promptement en suspendant l'action de l'éther; mais si on la continuait, ses fâcheux effets seraient d'autant plus inévitables, qu'à cette période de la vie le système nerveux est très impressionnable, que les doses qui seraient médicamenteuses pour des adultes sont toxiques pour les enfants, et que l'absorption s'accomplit avec la plus grande facilité à travers le tissu délicat et perméable de la muqueuse pulmonaire. L'empoisonnement éthérique des enfants, par voie d'inhalation, serait d'une exécution aussi simple que dangereuse, et ceux qui, poussés par des intentions criminelles, voudraient user de ce moyen dans l'espérance de ne laisser aucune trace de leur acte, ne réussiraient que trop bien à donner la mort, si, par une aveugle sécurité, on s'abstenait de prévenir un genre de crime qu'il faut redouter, si l'on ne mettait des obstacles légaux à la vente libre de l'éther et des appareils à inhalation, et si la science, venant en aide à ces dispositions législatives, ne s'appliquait à rechercher les preuves matérielles de ce genre d'empoisonnement. Heureusement elle est déjà en mesure de fournir une solution dans cette question médico-judiciaire.

D. *Peut-on distinguer sur un cadavre si la mort a été produite par l'éther ou le chloroforme?* Les recherches auxquelles se sont livrés les chimistes, les physiologistes et les chirurgiens, lorsque l'étude des effets de l'éther fixait naguère l'attention de tous les savants, ont permis de recueillir quelques éléments propres à éclairer les cas de cette nature. Bien que les animaux éthérisés ou chloroformisés qui succombent à ce genre d'intoxication soient exempts de lésions anatomiques constantes et caractéristiques, ils présentent souvent la plupart des traces que laisse l'asphyxie. Le cœur est distendu par le sang, les poumons sont colorés en rouge foncé; il existe quelquefois des foyers sanguins apoplectiques dans ces organes, des ecchymoses sous-pleurales ou des traces d'emphysème. Le foie, couleur lie de vin, est gorgé de sang noir; les reins ont une teinte, violacée due à l'injection sanguine. Les vaisseaux des méninges sont distendus, la pie-mère est surtout injectée à la face inférieure du cerveau et vers la protubérance annulaire. La pulpe cérébrale est ordinairement piquetée de sang. Ce dernier est lui-même plus noir, plus fluide qu'à l'ordinaire. On y a remarqué plusieurs fois des bulles d'air. Mais le caractère véritablement important, et qui peut différencier l'asphyxie anesthésique de l'asphyxie ordinaire, ou mettre sur la trace du genre de mort, si elle s'est produite autrement que par asphyxie, c'est l'odeur parfaitement caractérisée d'éther ou de chloroforme que conservent le sang, les fluides et les tissus. M. Flandin, en analysant le sang, en a extrait de l'éther, et M. Lassaigne, tout en déclarant qu'il est difficile d'en obtenir beaucoup, n'en signale pas moins des caractères non équivoques de sa présence. Il faut ajouter que l'odeur éthérée se retrouve aussi dans les sécrétions, et même dans les tissus les plus intimes, ce qui n'aurait pas lieu si l'agent n'eût pas été pris pendant la vie; en sorte que la trace matérielle du poison ingéré ou inhalé ne peut être méconnue.

Cette recherche est d'autant plus efficace qu'on se rapproche davantage du moment de la mort. On sait que l'éther et le chloroforme, par leur volatilité, par la facilité avec laquelle ils pénètrent tout l'organisme pour s'exhaler à sa surface, tendent à laisser des traces de moins en moins appréciables de leur présence; la putréfaction peut contribuer à rendre cette recherche encore plus difficile. La détermination du temps pendant lequel la recherche de cet agent toxique serait rationnelle et fructueuse mériterait d'être l'objet d'explorations spéciales.

Les phénomènes de l'éthérisation et les accidents qui se rattachent à l'abus qu'on peut en faire seraient susceptibles d'être examinés sous de nouveaux rapports, et de répandre, suivant les cas, d'autres éclaircissements ou une nouvelle obscurité sur certains problèmes de médecine légale, si l'on voulait épuiser les suppositions que l'analogie permettrait d'établir. Il nous suffira d'avoir montré que dans l'état actuel de la science, la connaissance des propriétés et des effets de l'éther et du chloroforme classe ces substances sur la même ligne que plusieurs agents toxiques. En conséquence, le point de vue que nous avons signalé, loin d'être fictif, est empreint d'une réalité qui doit tenir la science en éveil et préparer à l'avance la solution des problèmes médico-judiciaires qui pourraient se présenter.

Loin de nous la pensée d'avoir voulu, par les suppositions que nous avons énoncées, affaiblir les avantages reconnus à des substances dont l'emploi régulier constitue l'un des progrès les plus remarquables que l'art de guérir ait depuis longtemps enregistrés. La possession d'une arme nouvelle et puissante contre la douleur est une conquête qu'il faut répandre, encourager, glorifier même. Mais comme la plupart des découvertes utiles, celle des agents anesthésiques est la source d'inconvénients possibles, et qu'il faut s'attacher à combattre ou à prévenir avec le même soin qu'il convient de profiter de ses avantages. Il est évident que l'action médicamenteuse de ces agents peut se transformer facilement en action toxique; que l'abus de cette dernière propriété est d'autant plus à redouter que la substance est d'un usage journalier; que l'efficacité de son usage comme médicament peut couvrir facilement l'intention de l'administrer dans un autre but; que les traces de la présence de cet agent dans l'organisme, quoique susceptibles d'être reconnues, sont fugaces; que la loi n'a garanti par aucune disposition spéciale contre l'abus de cette substance dont le caractère toxique était à peu près ignoré; enfin, que les formes sous lesquelles on peut employer l'éther sulfurique et le chloroforme diffèrent de celles qui permettent l'emploi des autres substances toxiques et donnent naissance à un ordre spécial de recherches dignes d'attention sous le rapport médical et judiciaire. Or ces diverses considérations sont plus que suffisantes pour faire entrer ce genre d'études dans le domaine régulier de la médecine légale, pour tirer parti, dès ce moment, des ressources qu'offrent les agents anesthésiques pour éclaircir certains faits d'une appréciation difficile, tels que ceux qui se rapportent aux maladies simulées, et pour s'enquérir à l'avance de la possibilité des abus relatifs à leur usage extra-médical.

On objectera peut-être que ces craintes ne sont pas suffisamment fondées, que le nombre des cas où l'on a fait un usage criminel de l'éther ou du chloroforme est presque nul. Mais faut-il donc attendre d'aussi déplorables résultats? Le devoir de la science ne consiste-t-il pas précisément à prévenir les difficultés qui pourraient s'opposer à leur constatation, et à connaître d'avance ce qu'il y aurait à faire, si des éventualités que l'on est suffisamment autorisé à redouter venaient à se réaliser. Déjà, dans plusieurs États, ce genre de prévoyance n'a pas été dédaigné. Dès 1847, le conseil de santé de Zurich avait interdit aux dentistes et aux saigneurs l'usage de l'éther. Nous avons lu quelque part, qu'en Russie, la vente libre de l'éther sulfurique avait été prohibée. Celle du chloroforme, qui n'a pas d'application dans les arts, comme l'autre agent, pourrait être interdite avec plus d'opportunité. Nul doute, malgré l'heureuse pénurie des exemples d'usage criminel des agents anesthésiques, et l'apparence arbitraire de leur prohibition ordonnée dans certaines contrées, que la crainte des abus n'ait dicté cette mesure. La prévoyance scientifique et quelques mesures administratives peuvent conjurer les éventualités fâcheuses qui se rattacheraient à la trop facile vulgarisation de l'art et des moyens d'éthériser. Pour conserver à la méthode tout son crédit, il ne faut pas que la possibilité de ses abus vienne affaiblir la reconnaissance qu'on lui doit pour les immenses services que la science médicale, et l'art des opérations en particulier, en obtiennent journellement. Afin que l'opinion soit complétement éclairée sur tous ces points et qu'une appréciation régulière serve de base à de sages dispositions législatives, il est d'une urgente utilité que l'on examine à l'avance tout ce qui tient à cet important sujet. Si la chirurgie est déjà fixée sur le profit que l'on peut retirer de la découverte des propriétés anesthésiques de l'éther et du chloroforme, il n'est pas moins important que la médecine légale s'empare des questions que l'emploi de ces substances peut faire naître et qu'elle en recherche avec soin la solution.

D'après les indications que j'ai mentionnées, il résulte que les agents anesthésiques peuvent être utilement employés dans le diagnostic de certaines maladies simulées ;

Que les problèmes médico-judiciaires relatifs à l'ivresse peuvent se représenter à l'occasion de l'usage de l'éther et du chloroforme ;

Que l'administration des anesthésiques pourrait, en matière d'obstétrique, soulever des questions médico-légales très délicates ;

Que l'abus des mêmes agents employés à dose toxique pourrait être cause de mort, avec des circonstances particulières ;

Que la science, déjà pourvue de faits démontrant la possibilité de retrouver sur le cadavre les traces de l'empoisonnement par l'éther et le chloroforme, aurait encore à rechercher sur ce point quelques documents complémentaires ;

Que la médecine légale, intéressée à tirer profit des connaissances relatives aux effets de ces agents, doit ajouter aux questions dont elle s'occupe, celles que peut faire naître leur emploi ;

Que l'éther sulfurique et le chloroforme, n'ayant pas seulement les qualités qui constituent le médicament, mais possédant des propriétés toxiques, doivent figurer légalement sur la liste des poisons ;

Que dans l'intérêt public, la vente de ces substances et des appareils à l'aide desquels on peut les administrer ne devrait avoir lieu que sous des formes et des garanties réglées par la loi.

CHAPITRE XX.

JUGEMENT GÉNÉRAL SUR LES MOYENS ANESTHÉSIQUES. RÉFUTATION DES OBJECTIONS.

Les études qui précèdent, en révélant l'étendue de notre sujet, prouvent, par la diversité même de ses aspects, l'importance qui doit lui être attribuée. En lui, se dévoile plus qu'un objet intéressant de recherches et de méditations ; il se présente avec toute la valeur qui s'attache à une découverte féconde dont le caractère, suffisant pour défrayer l'activité des théoriciens, n'offre pas moins d'intérêt à ceux qui recherchent principalement dans les connaissances humaines leur application et leur utilité. C'est surtout à ce dernier titre que se distingue la découverte de la propriété anesthésique de l'éther sulfurique et du chloroforme. C'est par les services pratiques qu'elle se recommande.

Cette conclusion se déduit assez rigoureusement de tous les faits que nous avons cités, de toutes les expériences entreprises, de toutes les considérations énoncées, pour que nous puissions nous dispenser de résumer tous ces détails et de les poser comme les prémisses d'un syllogisme final. Nous ne faisons donc qu'énoncer une vérité dont l'évidence est aujourd'hui démontrée, en déclarant que la méthode anesthésique représente un progrès réel dans l'art de guérir, une acquisition majeure pour la chirurgie, et que son efficacité est aussi grande qu'avérée.

En bornant à ces termes la formule de notre jugement général sur la méthode anesthésique, nous croyons ne pas déroger aux conditions de l'enquête expérimentale et philosophique que nous nous étions proposée, et nous tenir à égale distance d'un enthousiasme exagéré et d'un scepticisme qui ne saurait être justifié. Sans prétendre que les agents anesthésiques soient exempts d'inconvénients, sans les regarder comme une arme inoffensive entre toutes les mains, nous sommes fondé à voir en eux l'instrument d'une action nouvelle et puissante qui, sous la direction prudente et éclairée de l'homme de l'art, peut atteindre sûrement le but le plus élevé, et longtemps le plus inaccessible de la chirurgie, l'abolition de la douleur.

Au reste, pour asseoir un jugement définitif sur la valeur absolue de la méthode anesthésique, il est juste d'entendre ses adversaires. Quelque faible qu'en soit aujourd'hui le nombre, cette minorité opposante doit être écoutée et ses raisons ou assertions convenablement pesées. Si quelques médecins, épris des merveilles de l'éthérisation, l'ont vantée outre mesure, il s'est trouvé des esprits tournés dans une autre direction et qui ont dénoncé publiquement ce moyen comme un procédé funeste auquel il fallait renoncer pour de graves motifs. On l'a, en effet, successivement accusé d'être irrationnel, immoral, inutile et dangereux.

A. *La méthode anesthésique est-elle irrationnelle?* Ce premier reproche lui a été adressé par les rédacteurs de la *Gazette des hôpitaux*. « Les hommes calmes, lit-on dans ce journal, auront peine à se persuader qu'il soit rationnel de rendre les malades ivres-morts pour les opérer. Ce qui répugne au bon sens et à la raison doit être accueilli avec défaveur, etc. » Ce jugement émis lorsque la méthode des inhalations éthérées était à ses premières épreuves et donnait des résultats très contingents à cause de l'imperfection des appareils, a été sans doute modifié par ceux qui l'ont porté. Mais en se plaçant au point de vue qui l'a dicté, c'est-à-dire en considérant la valeur rationnelle du sommeil anesthésique pour simplifier les effets immédiats des opérations, on ne saurait qualifier d'irrationnel le moyen qui tend à supprimer la douleur. Le but est sans doute à l'abri d'objections; le moyen lui-même doit être approuvé sans répugnance; car l'assimilation que l'on a établie entre les sujets éthérisés et les individus ivres-morts, et dont on s'est autorisé pour en appeler au bon sens et à la raison, surprend plutôt par le rapprochement des mots que par l'identité du fait. Nous avons déja signalé les différences qui séparent l'ivresse anesthésique de l'ivresse alcoolique; et si l'objection porte sur la nature des effets produits, il est évident qu'on ne saurait exiger que l'anéantissement de la douleur soit obtenu sans une impression profonde exercée par l'organisme. En supposant qu'un progrès dans la manière de produire l'anesthésie artificielle puisse se réaliser ultérieurement, le devoir de la science est d'accepter le progrès actuel.

Priver un malade de son intelligence et de sa liberté, le réduire à l'état de machine pour l'opérer, n'est pas, ont ajouté d'autres adversaires, une œuvre de rationalisme bien sévère.

Ce genre d'argumentation ne nous paraît pas mieux réfléchi que le précédent. La douleur étant un mal et l'opération chirurgicale le produisant au plus haut degré, la question se réduit à savoir si l'on ne peut pas faire le sacrifice d'une perte momentanée de sa liberté morale à la possibilité de s'épargner de cruelles souffrances. Pour nous, la réponse n'est pas douteuse; il vaut mieux être machine, pendant quelques moments, que de conserver son libre arbitre avec le triste privilége d'apprécier sans interruption la condition humaine quand elle est si péniblement éprouvée. Cette fameuse question du libre arbitre nous semble d'ailleurs très mal posée dans le cas qui nous occupe. Le libre arbitre du malade s'exprime tout entier dans l'acceptation ou le refus de l'opération et de l'éthérisation. On n'éthérise jamais un malade malgré lui : nous en avons fait un précepte qui intéresse la responsabilité du chirurgien. Mais lorsque le malade a librement consenti à subir une opération, même sans éthérisation, sa liberté est aussi violentée que s'il était éthérisé.

Car lorsque l'opération est commencée, il y a souvent impossibilité de la suspendre, même quand la volonté de l'opéré se prononcerait formellement à cet égard. La sécurité du résultat préoccupe plus le chirurgien que la volonté de son opéré. Celui-ci est contenu par des aides et forcé dans son propre intérêt, que la douleur du moment lui fait méconnaître, à supporter l'opération jusqu'à son entier accomplissement. Il n'est donc pas plus libre que s'il eût été éthérisé; et puisque telle est la triste nécessité de la position où il est placé, il devient évident qu'il vaut mieux qu'il soit enchaîné sous le sommeil anesthésique que de rester, avec sa liberté d'intelligence, spectateur et sujet des tortures salutaires qu'on lui inflige.

Il est un autre genre d'objection adressée à l'éthérisation qui mérite une considération plus grande. Sans la qualifier d'irrationnelle, les opposants dont nous faisons mention contestent à la nouvelle méthode sa fréquente opportunité, et reprochent à ses partisans de méconnaître la nécessité de l'excitation exercée sur les forces de la vie par la douleur inhérente à l'opération chirurgicale. Cette opinion a été soutenue par notre collègue, M. Estor (1), qui l'a développée dans plusieurs circonstances, et qui, sans proscrire l'éthérisation, en restreint tellement les applications, qu'en se conformant à ses vues, la médecine opératoire serait à peine modifiée dans son exercice et ses résultats par l'avénement de la nouvelle méthode. Tout en adoptant les principes de l'école chirurgicale huntérienne, dont M. Estor est aujourd'hui un des représentants les plus distingués, nous prenons à tâche d'éviter les conséquences auxquelles conduit un naturisme exagéré. Pour si puissantes que soient les ressources de l'organisme vivant, elles ne s'élèvent pas jusqu'à désarmer la chirurgie; la thérapeutique expectante a ses limites comme la thérapeutique active, et à force de considérer le côté salutaire des actes de la nature, on peut s'exposer à ne pas apprécier suffisamment les avantages des moyens de l'art. Tel nous paraît être l'inconvénient des opinions enseignées par M. Estor. Ce professeur s'est montré trop naturiste dans sa manière d'apprécier la valeur de l'éthérisation. Déclarer que l'opération chirurgicale exerce une excitation salutaire qui aide l'organisme dans ses réactions, et qu'en

(1) *Leçons orales de médecine opératoire faites à Montpellier*, 1847, 1848.

plongeant un opéré dans l'insensibilité, on enlève à la vie l'occasion d'être excitée à réagir, c'est faire une apologie déguisée de la douleur. Or nous avons vu que la douleur était elle-même la source de dangers particuliers qu'on a intérêt à éviter et que l'anesthésie artificielle offre le moyen de conjurer. L'utilité de la douleur chirurgicale, admise par Monteggia et Mojon, est une idée qu'on ne saurait trop s'attacher à détruire, car le genre de service qu'on lui prête se confond précisément avec les inconvénients dont elle est la source. La douleur n'excite que lorsqu'elle est modérée, et, dans ce cas, l'organisme n'a pas besoin d'être aidé à réagir; elle épuise, au contraire, lorsqu'elle est intense et prolongée, et c'est alors que la vie a le plus besoin d'être soutenue dans ses efforts réparateurs. Aussi les moyens qui calment la douleur sont dans ce cas les meilleurs toniques, les vrais soutiens des forces vitales. A ce point de vue, donc, l'éthérisation conserve un caractère rationnel qui légitime son adoption. En empêchant l'organisme de sentir la douleur, elle le soustrait à l'asthénie dont celle-ci est la cause, asthénie qui est infiniment plus à redouter, soit à cause de sa durée, soit à cause de son caractère, que la dépression temporaire des forces nerveuses produite par les agents anesthésiques. L'application de la nouvelle méthode à l'art des opérations n'a rien qui justifie les prévisions théoriques dont elle a été l'objet. Au reste, c'est plutôt par l'épreuve pratique que par la discussion doctrinale que cette question doit se juger. Il est évident, pour tout observateur impartial, que les suites ordinaires des opérations, loin d'être troublées, sont régularisées, et que la suppression artificielle de la douleur, loin d'enlever à l'organisme une ressource naturelle, lui donne le pouvoir d'accomplir avec plus de simplicité les actes médicateurs spontanés qui suivent les opérations chirurgicales.

Quant au reproche adressé par M. Estor à ceux qui appliquent l'éthérisation à tout propos, nous le trouvons parfaitement fondé. Rien ne nuit plus à un progrès que les abus qu'on en fait. Aussi nous sommes-nous appliqué avec le plus grand soin à préciser les indications de la méthode, en essayant de la réduire à ses limites utiles et en nous préservant de la tendance à trop généraliser ses applications comme à trop les restreindre.

B. *La méthode anesthésique est-elle immorale?* Ce reproche serait bien grave s'il avait le moindre fondement. Jetée au sein même de l'Académie des sciences par un adversaire dont l'opposition a été, au reste, de courte durée, par M. Magendie, une telle qualification aurait arrêté l'essor donné à l'étude des propriétés nouvellement reconnues à l'éther sulfurique, si, en effet, l'immoralité, insuffisamment voilée par l'intérêt scientifique, avait pu surgir au milieu des recherches dont cette question était l'objet. Heureusement, les scrupules soulevés par le récit exagéré de quelques observations ne tardèrent pas à s'effacer, lorsqu'on sut mieux à quoi s'en tenir sur les propriétés des nouveaux agents. Quelques hallucinations érotiques, exceptionnellement provoquées par l'inhalation éthérée sur une femme qui devait être opérée, firent grand bruit dans le monde médical, et en se dénaturant par l'exagération des narrateurs, élevèrent une historiette à la hauteur d'un argument académique. Une expérience plus étendue a prouvé que les effets anesthésiques n'exposaient pas, autant qu'on l'avait cru, la pudeur des femmes; que les rêves érotiques, déjà très rares avec l'éther sulfurique, l'étaient encore plus avec le chloroforme; que leurs manifestations étaient nulles ou insignifiantes, et qu'en conséquence il n'y avait pas lieu de s'arrêter à une telle considération, au moins en tant qu'on la faisait valoir comme un motif de rejeter la méthode anesthésique.

Examiné sous un autre aspect, le reproche d'immoralité n'a pu se justifier assez pour s'opposer à l'adoption de la méthode. Si le pouvoir de procurer un sommeil artificiel devenait une occasion d'abus coupables, le reproche ne saurait porter sur le moyen lui-même, mais sur celui qui commettrait les abus et qui serait justiciable de nos lois dans la proportion de sa faute. Nous avons suffisamment exposé les possibilités de cette nature, en nous occupant de l'éthérisation sous le rapport médico-légal : nous n'insisterons pas plus longuement. Il en est de l'éthérisation comme de tous les moyens actifs de l'art médical : elle peut être l'instrument d'actes répréhensibles ou criminels; mais on ne saurait invoquer ces possibilités pour faire oublier ou méconnaître ses services.

Des esprits méticuleux ont vu dans l'éthérisation quelque chose de plus qu'une occasion d'enfreindre les lois de la morale sociale. Préoccupés non seulement de la possibilité de ses abus, mais du droit même d'exercer cette influence, ils ont demandé jusqu'à quel point on pouvait enlever à un de nos semblables la faculté de sentir et de penser. Ce à quoi on peut répondre que ce pouvoir n'est pas tellement inaliénable que la nature elle-même ne nous donne habituellement l'exemple de sa suppression temporaire. Le sommeil artificiel n'est qu'une imitation du sommeil naturel, et l'on n'est pas très coupable en le portant jusqu'à un degré qui permet d'annihiler la douleur chirurgicale. D'ailleurs, il en est du droit d'abolir temporairement la sensibilité et l'intelligence, comme du droit exercé par l'homme de l'art dans une foule de cas, où, guidé par l'expérience et la conscience, il soumet son semblable à un sacrifice pénible. On ne récrimine pas contre le droit d'amputer un membre, parce que l'utilité justifie l'entreprise opératoire. Pourquoi contesterait-on au chirurgien le droit d'empêcher la douleur, quand on lui reconnaît celui d'exercer une mutilation ?

Dans la pénurie d'arguments empruntés à la raison humaine, d'autres ont fouillé jusque dans les saintes Écritures pour y trouver des arguments contre l'anesthésie artificielle. C'est en Angleterre qu'ont pris naissance ces discussions qui rentrent plutôt dans la compétence des casuistes que dans celle des médecins. La pratique des accouchements anesthésiques a fait soulever contre M. Simpson des objections tirées de la Bible, qui nous montre la femme vouée aux douleurs de l'enfantement. Le chirurgien d'Édimbourg (1), renvoyant à ses adversaires des réfutations puisées aux mêmes sources, a répondu que Dieu a donné le premier exemple de l'anesthésie en plongeant le premier homme dans un sommeil profond pour lui enlever sans douleur la côte dont il forma la femme. Laissons dans la sphère, d'où ils ne devraient point sortir, ces arguments qui, dans la science, font perdre au texte biblique le caractère auguste qui le place au dessus de nos discussions. La tendance irréligieuse ne saurait être supposée dans une découverte qui a pour objet de détruire la douleur physiologique, et l'éthérisation sera acceptée comme un bienfait, même par ceux dont la piété scrupuleuse respecte dans la douleur la volonté divine.

Restreinte dans l'exercice de l'art de guérir, l'anesthésie artificielle n'a rien qui la distingue des autres moyens ou procédés de

(1) *Answers to some alleged objections to the superinduction of anesthesia in labour*, 1847.

la thérapeutique, sous le rapport du droit et des convenances de ses applications, et l'on ne comprend guère pourquoi on a soulevé à son occasion des objections semblables à celles qu'il nous a pour ainsi dire suffi d'exposer pour les réfuter. Mais autant ces motifs justifieraient peu l'abandon de la nouvelle méthode en médecine opératoire et en d'autres branches de la thérapeutique, autant ils acquerraient de force, si l'anesthésie artificielle était détournée de son usage médical pour recevoir une destination contraire aux lois naturelles. On a donné, dans la ville même qui a été le berceau de l'éthérisation, à Boston, un précepte qui ne le cède en rien aux plus fortes excentricités britanniques. Un chirurgien, d'un grand renom, a poussé l'aveuglement de la raison jusqu'à vouloir éthériser jusqu'à la mort les individus qu'on suppose arrivés au terme de l'existence et qui sont en proie à de vives douleurs. Ce procédé, qu'on a décoré du nom d'*euthanasie*, a été appliqué dans les États-Unis. Une femme âgée, à la vérité, de quatre-vingt-dix ans, a été ainsi éthérisée, pour l'aider à franchir le fatal passage, et son exemple a été offert en imitation à ceux qui veulent passer doucement de la vie à la mort. Nous ne pensons pas que ce procédé, quelque peu entaché de la morale païenne, trouve chez nous beaucoup d'adhérents. Les malades, comme au temps du bon La Fontaine, conserveront la devise des hommes : Plutôt souffrir que mourir ; et, quant aux médecins, ils ne sauraient perdre de vue que le but de leur art est de reculer le plus possible le moment de la mort, et qu'il n'est donné à personne, même dans le but d'éviter la douleur, d'enfreindre un devoir qui est plus qu'une règle médicale et qui porte avec lui toute l'autorité d'une loi.

C. *La méthode anesthésique est-elle inutile?* Le peu de valeur de cette objection est si bien apprécié aujourd'hui, que nous n'ajouterons aucun développement aux détails exposés dans cet ouvrage, et qui répondent tous au reproche d'inutilité. Qu'on interprète cette expression dans le sens d'impuissance ou dans celui d'inopportunité, elle n'est pas plus fondée dans un cas que dans l'autre. L'impuissance de l'anesthésie artificielle a pu sembler réelle quelquefois à ceux qui ne connaissaient pas, dès le principe, le moyen de la produire. Aujourd'hui il n'est personne qui puisse soutenir cette assertion. Quant à l'inutilité de la méthode, envisagée au point de ses résultats définitifs, elle n'a pu également être supposée qu'à une époque antérieure aux données de l'expérience. Ces sortes d'objections *à priori* accueillent ordinairement toutes les découvertes ; il se trouve des détracteurs qui pronostiquent leur prochaine déchéance. Certains répétaient, à propos de l'éthérisation, ce que Dubois disait d'une méthode thérapeutique honorée d'une vogue passagère, mais non méritée : Hâtez-vous de l'employer tant qu'elle guérit. On ne pouvait traiter aussi légèrement un progrès comme celui de l'éthérisation. En conséquence, ce genre de reproche n'a été ni général, ni durable, et la méthode anesthésique a dû sa rapide extension à l'évidence de ses résultats.

D. *La méthode anesthésique est-elle dangereuse?* Les éléments de notre réponse se trouvent dans les considérations que nous avons émises et dans les résultats statistiques énoncés à propos du pronostic des opérations sans douleur. Il en résulte que la chirurgie a progressé, non seulement par le fait de l'abolition de la douleur, mais par l'accroissement du nombre des guérisons à la suite des grandes opérations de chirurgie.

Au reste, la question du danger attribué à l'anesthésie artificielle est complexe, et, pour la résoudre, il est nécessaire d'établir une distinction entre les agents anesthésiques et la méthode elle-même.

Nul doute que les agents doués de la propriété de produire l'insensibilité ne cachent dans cette propriété la source d'un danger. Le chloroforme surtout, qui la possède à un haut degré, est une substance d'un maniement délicat, et qui peut éventuellement devenir dangereux. Il recèle un pouvoir toxique qui en fait un agent hostile à la vie, lorsque son action est poussée trop loin ou appliquée mal à propos. Si c'est là ce qu'on veut établir en accusant l'anesthésie d'être dangereuse, nous nous joindrons à ceux qui affirment ce fait. Mais nous ferons remarquer qu'il ne conduit à aucune conséquence essentiellement destinée à exclure son emploi. Les agents anesthésiques sont compris à un degré plus ou moins prononcé dans la catégorie des agents héroïques de la matière médicale. Presque tous figurent dans les cadres de la toxicologie, et le caractère pernicieux que ce classement semble leur attribuer ne les laisse pas moins dans la dépendance de la thérapeutique médicale, qui en obtient souvent d'immenses services. L'éther sulfurique, le chloroforme et les agents anesthésiques secondaires, dont nous avons donné la description, partagent donc le sort de tous les médicaments actifs qui ont mérité d'être conservés malgré leur puissance redoutable, et nous ajouterons malgré les malheurs qui ont quelquefois suivi leur emploi. Si l'on faisait pour les diverses substances un relevé pareil à celui que nous avons fait pour le chloroforme, on trouverait peut-être le nécrologe bien autrement chargé, et cependant les services qu'ils rendent sont du ressort de l'expérience la mieux démontrée. Si l'on descend dans l'échelle des médicaments actifs, et qu'en dehors de ceux qui sont réputés toxiques, on se borne à considérer les effets possibles des médicaments dont l'efficacité thérapeutique est la moins contestée, tels que le quinquina ou les purgatifs, par exemple, qui pourrait affirmer qu'ils se sont montrés constamment innocents? Le danger de leur emploi pourrait-il être invoqué pour les faire rejeter? Il en est de même des agents anesthésiques, qui doivent simultanément à leur puissance leur danger et leur utilité.

La méthode anesthésique a précisément pour but de corriger l'excès d'activité de ses agents, en subordonnant leur emploi à des règles et à des indications précises. Nous nous sommes longuement attaché à faire ressortir leur importance. Telles qu'elles sont établies, elles dépouillent la pratique de l'anesthésie artificielle des éventualités fâcheuses qu'on a eu à regretter dans l'irrégularité des applications qu'on en a faites, et ce progrès s'affermira sans doute par des perfectionnements ultérieurs. La méthode anesthésique, appliquée avec discernement, se présente avec toute l'innocuité qu'on peut désirer dans les procédés de l'ordre thérapeutique. On ne peut pas plus garantir pour elle une possibilité fâcheuse qu'on ne peut garantir le maintien absolu de la santé chez un homme qui en a les apparences. L'histoire des morts subites est là pour nous apprendre que si la transition de la vie à la mort peut être soudaine et inopinée, il peut arriver à une méthode thérapeutique d'être l'occasion d'un fâcheux événement, sans qu'on soit autorisé à transformer celui-ci en objection contre l'emploi de cette méthode. Dans l'ordre des faits vitaux, la probabilité est ce qui domine. Or nous ne craignons pas d'affirmer qu'en ce qui concerne les effets d'une application raisonnée de la méthode anesthésique, la probabilité d'innocuité et de succès est portée au plus haut degré, à ce degré qui permet d'agir en toute conscience et avec cette sécurité logique que l'homme de l'art doit accepter et qu'il doit inspirer à son malade.

Il en résulte que les dangers attribués à la méthode anesthésique elle-même sont à peu près nuls, et que la crainte qu'ils ont inspirée doit être effacée par l'incomparable supériorité de ses avantages. Que l'on examine successivement les inconvénients de cette méthode, et l'on se convaincra que ses services les dominent. Les accidents simples qui entravent le succès de l'anesthésie artificielle, tels que la toux, le vomissement, la turgescence vasculaire de certains organes, ne sont pas de nature à faire renoncer aux inhalations, tout au plus peuvent-ils décider l'opérateur à les suspendre chez le sujet qui présente ces phénomènes insolites; mais l'argument qu'on tirerait de ce genre d'accidents ne pourrait prendre un caractère général. Les suites morbides de l'anesthésie artificielle n'excluent pas davantage l'emploi de ce moyen. Nous avons vu que la fréquence et la gravité de ces suites, comparées, sous les mêmes rapports, aux suites morbides ordinaires des opérations, ne pouvaient entrer en balance avec elles, et que les chances nouvelles que l'on courait étaient bien inférieures à celles qu'on pouvait redouter à la suite des opérations douloureuses. Toutes les complications consécutives aux grandes opérations de chirurgie sont atténuées par la suppression de la douleur, et les accidents morbides que les inhalations anesthésiques peuvent susciter, tels que la pneumonie, l'arachnitis, etc., sont très rares; leur réalité a même été contestée.

Il ne reste donc, comme motifs d'objections importantes contre la méthode anesthésique, que les chances fâcheuses de syncope, d'asphyxie ou de sidération nerveuse, auxquels il faut attribuer les cas mortels qui ont été observés.

Mais il est évident pour nous que si ces exemples regrettables accusent l'excès d'activité des agents anesthésiques, et surtout du chloroforme, ils ne peuvent rien contre l'adoption de la méthode proprement dite. Les accidents mortels tiennent, pour la plupart, à ce que les règles mal connues de cette méthode n'ont pas été convenablement appliquées. Tantôt, par une confiance mal fondée, on a négligé de s'assurer de l'état des organes thoraciques, dont l'intégrité est si importante au succès et à l'innocuité des inhalations. Les lésions du cœur peuvent disposer à la syncope, celles des poumons à l'asphyxie ; il faut donc constater si ces fâcheuses prédispositions n'existent pas. Tantôt on s'est servi du chloroforme lorsqu'il aurait fallu employer l'éther sulfurique, notamment dans les grandes opérations chirurgicales, qui exigent que les forces ne soient pas trop déprimées. D'autres fois, on n'a pas observé les règles dont ces accidents eux-mêmes ont contribué à faire sentir l'importance, et qui se rapportent aux soins préalables ou au mode d'administration des agents. Enfin, plusieurs opérateurs, fidèles aux traditions usuelles de la pratique chirurgicale, d'après lesquelles on fait asseoir les malades pour les opérer plus facilement, se sont dispensés de les mettre dans la position horizontale, et les ont ainsi exposés à des syncopes dangereuses. Ces circonstances ne sont pas, comme on le voit, le fait de la méthode ; elles dépendent de l'ignorance de ses règles. C'est pour contribuer à faire sentir leur importance et pour apporter notre faible influence dans leur vulgarisation, que nous nous sommes décidé à publier ce travail. C'est pour qu'on renonce aux détails imparfaits ou vicieux de la pratique anesthésique que nous n'avons dissimulé aucun des effets fâcheux dont l'emploi du chloroforme peut être l'occasion. Il y a dans ces faits un enseignement qui ne saurait être perdu pour le perfectionnement de la méthode, et dont on trouve des exemples, non seulement à propos des découvertes médicales, mais à propos de l'emploi de tous les moyens dans lesquels réside une grande puissance.

Des résultats malheureux ne sont que trop souvent attachés à des progrès dont le perfectionnement s'achète à ce prix. Dans l'ordre des applications industrielles, n'a-t-on pas à reprocher aux machines dont le moteur est la vapeur, des désastres épouvantables? Qui voudrait en conclure qu'il faut supprimer cette découverte parce qu'elle suscite des dangers? La raison veut qu'au lieu de tourner les efforts contre l'adoption des machines à vapeur, on les étudie en vue de régulariser leur action, de perfectionner les procédés qui s'y rapportent, et de dépouiller graduellement ce progrès des dangers qui ont signalé ses applications. Il en est de même de la méthode anesthésique ; loin de la rejeter sous le prétexte des dangers auxquels exposent ses agents, il s'agit d'obtenir le complément du progrès en cherchant et en faisant adopter de nouveaux perfectionnements.

Une considération majeure doit dominer et résoudre la question de l'emploi de la méthode anesthésique : c'est que cette méthode est incontestablement utile. Si d'après l'ensemble des documents que nous avons à dessein reproduits avec une certaine extension, afin de ne négliger aucun aspect de la vérité, il résulte que l'éthérisation n'a pas été sans influence sur la mort de certains malades, il serait bien peu logique d'en conclure que la nouvelle méthode doit être élaguée du champ de la pratique. Ces faits défavorables sont perdus dans la masse de ceux qui constatent l'heureuse action de l'anesthésie artificielle, et la valeur attribuée aux premiers s'atténue ou s'annule, si l'on tient compte des autres conditions qui ont pu s'ajouter à l'action léthifère des vapeurs anesthésiques. Si, dans l'appréciation des risques que fait courir l'emploi de l'éthérisation, il s'agissait seulement de savoir si la mortalité, qui est sous la dépendance de la douleur, l'emporte sur la mortalité qu'on observe après la suppression artificielle de la douleur liée aux opérations, on ne saurait conserver aucun doute sur l'efficacité et la supériorité de la nouvelle méthode, puisque la statistique a établi que le succès des opérations anesthésiques était bien plus général que celui des opérations douloureuses. Mais la chirurgie a le devoir et le droit d'être plus exigeante. Elle ne doit pas seulement envisager les résultats définitifs des opérations et asseoir ses préceptes et ses règles sur une différence en plus ou en moins dans le chiffre des guérisons obtenues par l'ancienne et la nouvelle méthode. Il faut que l'emploi régulier des agents propres à déterminer l'anesthésie offre par lui-même une sécurité aussi grande qu'il est permis d'en espérer des moyens médicaux ; il faut que l'action de ces agents, envisagée dans ses phénomènes immédiats et indépendants des effets ultérieurs de la suppression de la douleur, n'implique aucun danger probable pendant la durée de l'anesthésie. La méthode ne serait pas digne d'être adoptée, si elle suspendait constamment une menace sur la tête du malade. La chirurgie aléatoire ne nous comptera jamais parmi ses défenseurs. Mais, sur le point qui nous occupe, toutes les probabilités sont en faveur de la nouvelle méthode. C'est par milliers que se comptent aujourd'hui les témoignages d'innocuité ; c'est par unités, dont quelques unes sont sujettes à discussion, que se comptent les preuves des dangers. Ces preuves, le chirurgien ne saurait les oublier; il doit y puiser les motifs d'une sage réserve, d'une appréciation réfléchie des indications de l'anesthésie artificielle, et d'une exécution rigoureuse des règles à suivre dans l'administration des agents anesthésiques. Mais ces diverses précautions étant observées, il faut procéder avec confiance et rendre aux malheureux malades qui doivent subir des opérations le plus grand des services, celui de les exempter de la douleur.

ERRATA.

Page 113, ligne 32, au lieu de : *destinés des appareils*, lisez : des appareils destinés.

Page 255, ligne 20, au lieu de : *or, le système étant*, lisez : or, le système nerveux étant.

Page 283, ligne 8, au lieu de : *vie animale*, lisez : vie organique.

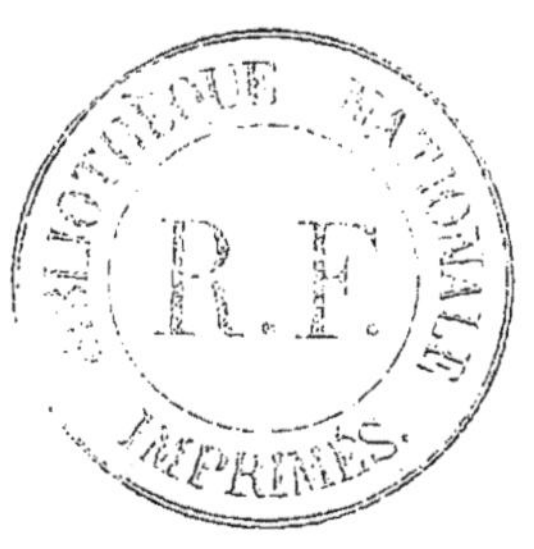
BIBLIOTHÈQUE NATIONALE R.F. IMPRIMÉS

FIN.

TABLE DES MATIÈRES.

FIN DE LA TABLE DES MATIÈRES.

BIBLIOTHÈQUE NATIONALE R.F. IMPRIMÉS

www.ingramcontent.com/pod-product-compliance
Ingram Content Group UK Ltd.
Pitfield, Milton Keynes, MK11 3LW, UK
UKHW012001240726
13965UKWH00001B/80

9 782012 970946